实用内科疾病诊治与护理

主编◎ 王丽云　等

吉林科学技术出版社

图书在版编目（CIP）数据

实用内科疾病诊治与护理 / 王丽云等主编. -- 长春：
吉林科学技术出版社，2022.4
ISBN 978-7-5578-9504-4

Ⅰ. ①实… Ⅱ. ①王… Ⅲ. ①内科-疾病-诊疗②内
科-疾病-护理 Ⅳ.①R5②R473.5

中国版本图书馆CIP数据核字(2022)第115943号

实用内科疾病诊治与护理
SHIYONG NEIKE JIBING ZHENZHI YU HULI

主　　编　王丽云
出 版 人　李　征
责任编辑　杨超然
封面设计　山东道克图文快印有限公司
制　　版　山东道克图文快印有限公司
幅面尺寸　185mm×260mm　1/16
字　　数　571千字
印　　张　24.25
印　　数　500册
版　　次　2022年4月第1版
印　　次　2022年4月第1次印刷

出　　版　吉林科学技术出版社
发　　行　吉林科学技术出版社
地　　址　长春市净月区福祉大路5788号
邮　　编　130118
发行部电话/传真　0431-81629529　81629530　81629531
　　　　　　　　　　　　81629532　81629533　81629534
储运部电话　0431-86059116
编辑部电话　0431-81629518
印　　刷　山东道克图文快印有限公司

书　　号　ISBN 978-7-5578-9504-4
定　　价　198.00元

《实用内科疾病诊治与护理》
编委会

主　编

王丽云　青岛市黄岛区中心医院
贾继清　青岛市黄岛区长江路街道社区卫生服务中心
张淑娜　青岛市黄岛区辛安街道社区卫生服务中心
陈洪瑜　青岛市黄岛区中心医院
韩福森　青岛市黄岛区中心医院

副主编

逄艳珍　青岛市黄岛区人民医院
张春梅　青岛市黄岛区人民医院
高　玲　平度市第三人民医院
韩洪芬　青岛市黄岛区人民医院
张　娟　青岛大学附属医院
荀雪楠　青岛市黄岛区长江路街道社区卫生服务中心
孟丽菲　青岛市黄岛区第三人民医院
杨　燕　青岛市黄岛区人民医院
闫丽丽　青岛市黄岛区中心医院
臧美荣　青岛市黄岛区中心医院
尉　娜　青岛市黄岛区中心医院
杨　静　青岛市黄岛区中心医院
赵雪华　青岛市黄岛区中心医院
吴　潼　青岛市黄岛区中心医院
常正波　青岛市即墨区中医医院
张　萍　青岛市黄岛区中心医院
王梅英　青岛市黄岛区中心医院

《实用内科疾病诊治与护理》
编委会

前　言

随着现代科学的发展,医学知识日新月异。医务工作者需要不断用新的知识来丰富自己的头脑,这样才能跟得上时代的步伐,才能算得上称职的医务工作者,也才能不被时代所淘汰。为此我们依据多年的临床经验,并参考相关医学文献,请教医学领域的有关专家,虚心接受意见,博览众长,吸取精髓,反复思考,认真琢磨,在此基础上编写了这本书,使内科疾病的诊治和护理融为一体。这样能使从事护理工作者懂得每个疾病护理的理论基础,从事医疗诊治的医生知道护理工作实质上是对疾病治疗的一个延续,只有二者紧密结合,相互补充,对于一个疾病才算是完整、彻底的治疗,也才更利于患者的恢复与痊愈。

本书主要以现代常见内科疾病的常见病、多发病为主,在内容上,对内科常见疾病的概念、病因、临床表现、检查、诊断、治疗展开详细的讨论,具体包括呼吸内科疾病、消化内科疾病、心内科疾病、神经内科疾病、肾内科疾病、内分泌系统疾病等的诊疗。本书内容全面,条理清晰,结构合理,融科学性、系统性、理论性及学术性为一体,希望能给各级医院的内科工作者提供帮助,可成为内科临床工作者必备的工具书。

参与本书编写的人员均来自于内科临床一线、各大临床教学医院负责临床教学和科研的工作人员。全体参编人员满怀热情,本着高度负责的态度,互勉互助,齐心协力共同完成此书的编写工作。由于编者能力和水平有限,加之编写此书时间仓促,难免有些错误之处,敬请广大读者批评指正,我们会虚心接受,并表示感谢!

编　者

目　　录

第一章　呼吸内科疾病

第一节　上呼吸道感染

上呼吸道感染简称上感，又称普通感冒。是包括鼻腔、咽或喉部急性炎症的总称。广义的上感不是一个疾病诊断，而是一组疾病，包括普通感冒、病毒性咽炎、喉炎、疱疹性咽峡炎、咽结膜热、细菌性咽－扁桃体炎。狭义的上感又称普通感冒，是最常见的急性呼吸道感染性疾病，多呈自限性，但发生率较高。成人每年发生 2～4 次，儿童发生率更高，每年 6～8 次。全年皆可发病，冬春季较多。

一、病因

上呼吸道感染有 70%～80% 由病毒引起。包括鼻病毒，冠状病毒、腺病毒、流感和副流感病毒、呼吸道合胞病毒、埃可病毒，柯萨奇病毒等。另有 20%～30% 的上感由细菌引起。细菌感染可直接感染或继发于病毒感染之后，以溶血性链球菌为最常见，其次为流感嗜血杆菌、肺炎球菌、葡萄球菌等，偶或为革兰阴性细菌。

各种导致全身或呼吸道局部防御功能降低的原因，如受凉，淋雨、气候突变，过度疲劳等可使原已存在于上呼吸道的或从外界侵入的病毒或细菌迅速繁殖，从而诱发本病。老幼体弱、免疫功能低下或患有慢性呼吸道疾病的患者易感。

二、临床表现

根据病因和病变范围的不同，临床表现可有不同的类型

(一)普通感冒

俗称"伤风"，又称急性鼻炎或上呼吸道卡他，多由鼻病毒引起，其次为冠状病毒，副流感病毒、呼吸道合胞病毒、埃可病毒、柯萨奇病毒等引起。

起病较急，潜伏期 1～3d 不等，随病毒而异，肠病毒较短，腺病毒、呼吸道合胞病毒等较长。主要表现为鼻部症状，如喷嚏、鼻塞、流清水样鼻涕，也可表现为咳嗽、咽干，咽痒或灼热感，甚至鼻后滴漏感。发病同时或数小时后可有喷嚏，鼻塞，流清水样鼻涕等症状。2～3d 后鼻涕变稠，常伴咽痛，流泪、味觉减退，呼吸不畅，声嘶等。一般无发热及全身症状，或仅有低热、不适、轻度畏寒，头痛。体检可见鼻腔黏膜充血、水肿、有分泌物，咽部轻度充血。

并发咽鼓管炎时可有听力减退等症状。脓性痰或严重的下呼吸道症状提示合并鼻病毒以外的病毒感染或继发细菌性感染。如无并发症，5～7d 可痊愈。

(二)急性病毒性咽炎或喉炎

1.急性病毒性咽炎

多由鼻病毒、腺病毒、流感病毒、副流感病毒以及肠道病毒、呼吸道合胞病毒等引起。临床特征为咽部发痒或灼热感，咳嗽少见，咽痛不明显。当吞咽疼痛时，常提示有链球菌感染。流

感病毒和腺病毒感染时可有发热和乏力。腺病毒咽炎可伴有眼结膜炎。体检咽部明显充血水肿，颌下淋巴结肿大且触痛。

2.急性病毒性喉炎

多由鼻病毒、甲型流感病毒、副流感病毒及腺病毒等引起。临床特征为声嘶、讲话困难、咳嗽时疼痛，常有发热、咽痛或咳嗽。体检可见喉部水肿、充血，局部淋巴结轻度肿大和触痛，可闻及喉部的喘鸣音。

(三)急性疱疹性咽峡炎

常由柯萨奇病毒 A 引起，表现为明显咽痛、发热，病程约 1 周，多于夏季发作，儿童多见，偶见于成年人。体检可见咽充血，软腭、悬雍垂、咽及扁桃体表面有灰白色疱疹及浅表溃疡，周围有红晕，以后形成疱疹。

(四)咽结膜热

主要由腺病毒，柯萨奇病毒等引起。临床表现有发热，咽痛、畏光、流泪，体检可见咽及结合膜明显充血。病程 4～6d，常发生于夏季，儿童多见，游泳者易于传播。

(五)细菌性咽-扁桃体炎

多由溶血性链球菌，其次为流感嗜血杆菌，肺炎球菌、葡萄球菌等引起。起病急、明显咽痛、畏寒、发热。体检可见咽部明显充血，扁桃体肿大、充血，表面有黄色脓性分泌物，颌下淋巴结肿大、压痛，肺部无异常体征。

三、检查

(一)血常规

病毒性感染时，白细胞计数多正常或偏低，淋巴细胞比例升高；细菌感染时，白细胞计数常增多，有中性粒细胞增多或核左移现象。

(二)病原学检查

因病毒类型繁多，且明确类型对治疗无明显帮助，一般无须明确病原学检查。必要时可用免疫荧光法、酶联免疫吸附法、病毒分离鉴定、病毒血清学检查等确定病毒类型。细菌培养可判断细菌类型并做药物敏感试验以指导临床用药。

四、诊断

根据病史、流行病学、鼻咽部的症状体征，结合周围血常规和阴性胸部影像学检查可做出临床诊断，一般无须病因诊断。特殊情况下可行细菌培养或病毒分离，或病毒血清学检查等确定病原体。

五、治疗

(一)对症治疗

1.休息

病情较重或年老体弱者应卧床休息，忌烟、多饮水，室内保持空气流通。

2.解热镇痛

如有发热、头痛、肌肉酸痛等症状者，可选用解热镇痛药，如复方阿司匹林、对乙酰氨基酚、吲哚美辛、索米痛片、布洛芬等。咽痛可用各种喉片如溶菌酶片、健民咽喉片，或中药六神丸等口服。

3.减充血剂

鼻塞,鼻黏膜充血水肿时,可使用盐酸伪麻黄碱,也可用1%麻黄碱滴鼻。

4.抗组胺药

感冒时常有鼻黏膜敏感性增高,频繁打喷嚏,流鼻涕,可选用马来酸氯苯那敏或苯海拉明等抗组胺药。

5.镇咳剂

对于咳嗽症状较明显者,可给予右美沙芬、喷托维林等镇咳药。

(二)病因治疗

1.抗菌药物治疗

单纯病毒感染无须使用抗菌药物,有白细胞计数升高、咽部脓苔、咳黄痰等细菌感染证据时,可酌情使用青霉素、第一代头孢菌素、大环内酯类或喹诺酮类。极少需要根据病原菌选用敏感的抗菌药物。

2.抗病毒药物治疗

目前尚无特效抗病毒药物,而且滥用抗病毒药物可造成流感病毒耐药现象。因此如无发热,免疫功能正常,发病超过两天的患者一般无须应用。免疫缺陷患者可早期常规使用。广谱抗病毒药物利巴韦林和奥司他韦对流感病毒、副流感病毒和呼吸道合胞病毒等有较强的抑制作用,可缩短病程。

六、护理

1.保持室内空气新鲜,温湿度适宜。卧床休息,多饮温开水,以加快毒素排泄和降低体温。

2.监测体温。体温超过38.5℃时给予物理降温,或按医嘱给予解热药,预防高热惊厥,并观察记录用药效果.出汗后及时给患儿用温水擦净汗液,更换衣服。加强口腔护理,年长儿亦可含溶菌酶片。

3.饮食要清淡,少食多餐,给高蛋白质,高热量、高维生素的流质或半流质饮食。

4.儿童鼻塞时呼吸不畅,可在喂乳及临睡前用0.5%的麻黄碱溶液滴鼻,每次1~2滴,可使鼻腔通畅。但不能用药过频,以免引起心悸等表现。

5.观察并发症的早期表现,如高热持续不退或退而复升、淋巴结肿大、耳痛或外耳道流脓、咳嗽加重、呼吸困难等。

6.介绍预防上呼吸道感染的知识:增加营养,加强体格锻炼,避免受凉;在上呼吸道感染的流行季节避免到人多的公共场所,有流行趋势时给易感儿服用板蓝根、金金银花或连翘等中药汤剂预防。反复发生上呼吸道感染的小儿应积极治疗原发病,改善机体健康状况。

第二节　急性气管支气管炎

急性气管支气管炎是由于生物性或非生物性致病因素引起的支气管树黏膜急性炎症,为一个独立病症,与慢性支气管炎不存在内在联系,亦非病程上的区分。急性气管支气管炎相当常见,在门诊患者中比肺炎病例多 20 倍,比支气管哮喘多 10 倍。

本病属常见病,多发病,尤以小儿和老年多见。多为上呼吸道病毒感染引起,受凉为主要原因,秋冬为本病多发季节,寒冷地区也多见,在流感流行时,本病的发生率更高。另外经常与理化刺激因子接触人群,均易罹患本病。

起病往往先有上呼吸道感染的症状,如鼻塞、流涕、咽痛、声音嘶哑等。在成人,流感病毒、腺病毒和肺炎支原体感染可有发热,伴乏力、头痛、全身酸痛等全身毒血症症状,而鼻病毒、冠状病毒等引起的急性支气管炎常无这些表现。

一、病因

气管支气管炎是由生物、物理、化学刺激或过敏等因素引起的气管支气管黏膜的急性炎症。临床主要症状有咳嗽和咳痰。常见于寒冷季节或气候突变时。也可由急性上呼吸道感染蔓延而来。

(一)微生物

可以由病毒、细菌直接感染,也可因急性上呼吸道感染的病毒或细菌蔓延引起本病。常见病毒为腺病毒、流感病毒、冠状病毒、鼻病毒、单纯疱疹病毒、呼吸道合胞病毒和副流感病毒。常见细菌为流感嗜血杆菌、肺炎链球菌、卡他莫拉菌等,衣原体和支原体感染有所增加。也可在病毒感染的基础上继发细菌感。

(二)理化因素

过冷空气、粉尘,刺激性气体或烟雾的吸入,对气管-支气管黏膜急性刺激和损伤引起。

(三)过敏反应

常见的吸入致敏原包括花粉、有机粉尘,真菌孢子等;或对细菌蛋白质和过敏,引起气管支气管炎症反应。

二、临床表现

起病较急,常先有急性上呼吸道感染症状。

(一)症状

全身症状一般较轻,可有发热,38℃左右,多于 3～5d 降至正常。咳嗽咳痰,先为干咳或少量黏液性痰,随后可转为黏液脓性或脓性,痰量增多,咳嗽加剧,偶可痰中带血,咳嗽可延续2～3周才消失,如迁延不愈,可演变成慢性支气管炎。如支气管发生痉挛,可出现程度不等的气促,伴胸骨后发紧感。

(二)体征

体征不多,呼吸音常正常,可以在两肺听到散在的干、湿性啰音。啰音部位不固定,咳嗽后可减少或消失。

三、检查

根据病史、咳嗽和咳痰等呼吸道症状以及两肺散在干、湿性啰音等体征,结合血常规和 X 线胸片检查,可做临床诊断,进行病毒和细菌检查,可确定病因诊断。

周围血中白细胞计数和分类无明显改变。细菌感染较重时,白细胞总数和中性粒细胞增高,痰培养可发现致病菌。X 线胸片检查,大多数表现正常或仅有肺纹理增粗。

四、诊断

急性支气管炎的诊断并不困难,通常根据症状、体征、X线表现、血常规检查即可做出临床诊断。相关实验室检查则可做出病原学诊断。可将下呼吸道分泌物送检流感病毒、肺炎支原体和百日咳杆菌等,由于这些病原检查耗费较高,对轻、中度患者的常规检查并无必要。对重症、继发细菌感染则应积极做细菌学检查和药物敏感试验,指导临床正确选用抗菌药物。

五、治疗

(一)一般治疗

休息、保暖、多饮水、补充足够的热量。

(二)抗菌药物治疗

根据感染的病原体及药物敏感试验选择抗菌药物治疗。一般未能得到病原菌阳性结果前,可以选用大环内酯类、青霉素、头孢菌素类和喹诺酮类等药物。多数患者口服抗菌药物即可,症状较重者可用肌内注射或静脉滴注。

(三)对症治疗

咳嗽无痰,可用右美沙芬,喷托维林或可待因。咳嗽有痰而不易咳出,可选用盐酸氨溴索、溴己新等,也可雾化帮助祛痰。中成药止咳祛痰药也可选用。发生支气管痉挛,可用平喘药物如茶碱类、受体激动剂等。发热可用解热镇痛药。

(四)控制感染

由病毒引起者一般用抗病毒药物。婴儿,体弱儿或疑并发肺炎及其他化脓感染时,可用磺胺类药物或肌内注射青霉素,或应用其他广谱抗生素,若考虑病原为肺炎支原体时,可采用红霉素或乙酰螺旋霉素。

(五)支气管炎疫苗注射

对反复发作者,可用气管炎疫苗皮下注射。在不发作时开始,如有效,可再用几个疗程以巩固疗效。

六、护理

(一)护理措施

1.环境要求

环境安静室内空气要流通,温度18~20℃,湿度以55%~60%为宜,避免烟雾、灰尘的刺激。注意保暖。

2.休息与活动

有发热、吐浓痰、活动气短时应卧床休息;退热、痰量减少和气急减轻后可轻度活动,逐渐恢复工作。呼吸困难者给予氧气吸入。

3.饮食护理

给予营养丰富,易消化的饮食,鼓励患者多饮水,补液量不应少于3000mL,以稀释痰液。

4.促进排痰

咳嗽剧烈、痰液黏稠不易咳出时,遵医嘱给予雾化吸入湿化吸痰;声音嘶哑时应注意休息,减少交谈;危重体弱患者,定时更换体位,叩击背部,使痰液易于咳出,餐前应给予胸部叩击或胸壁震荡;对神志不清者,可进行机械吸痰。

5.病情观察

严密观察生命体征、出汗等病情变化,高热时按高热护理常规,出汗时及时用毛巾擦干,更换潮湿衣服,保持皮肤清洁、干燥。

(二)健康指导

平时应加强耐寒锻炼,增强体质,避免过度劳累、受寒,预防感冒。生活要有规律,积极戒烟,注意改善环境卫生,消除和避免有害理化因素的刺激。

(三)主要护理问题

1.清除呼吸道低效与痰液黏稠、咳嗽无力有关。

2.气体交换受损与气管感染有关。

3.体温过高与细菌或病毒感染有关。

4.与缺乏气管支气管感染的预防保健知识有关。

第三节　慢性支气管炎

是指气管、支气管黏膜及其周围组织的慢性非特异性炎症。支气管炎主要原因为病毒和细菌的反复感染形成了支气管的慢性非特异性炎症。当气温下降、呼吸道小血管痉挛缺血、防御功能下降等利于致病;烟雾粉尘,污染大气等慢性刺激也可发病;吸烟使支气管痉挛,黏膜变异、纤毛运动降低、黏液分泌增多有利感染;过敏因素也有一定关系。

一、症状

慢性支气管炎是指除外慢性咳嗽的其他各种原因后,患者每年慢性咳嗽、咳痰三个月以上,并连续两年。并不一定伴有持续存在的气流受限。

(一)咳嗽

长期,反复,逐渐加重的咳嗽是本病的突出表现。轻者仅在冬春季节发病,尤以清晨起床前后最明显,白天咳嗽较少。夏秋季节,咳嗽减轻或消失。重症患者则四季均咳,冬春加剧,日夜咳嗽,早晚尤为剧烈。

(二)咳痰

一般痰呈白色黏液泡沫状,晨起较多,常因黏稠而不易咯出。在感染或受寒后症状迅速加剧,痰量增多,黏度增加,或呈黄色脓性痰或伴有喘息。偶因剧咳而痰中带血。

(三)气喘

当合并呼吸道感染时,由于细支气管黏膜充血水肿,痰液阻塞及支气管管腔狭窄,可以产生气喘(喘息)症状。患者咽喉部在呼吸时发生喘鸣声,肺部听诊时有哮鸣音。

(四)反复感染

寒冷季节或气温骤变时,容易发生反复的呼吸道感染。此时患者气喘加重,痰量明显增多且呈脓性,伴有全身乏力,畏寒、发热等。肺部出现湿性音,查血白细胞计数增加等。反复的呼吸道感染尤其易使老年患者的病情恶化,必须予以充分重视。

本病早期多无特殊体征,在多数患者的肺底部可以听到少许湿性或干性啰音。有时在咳嗽或咳痰后可暂时消失。长期发作的病例可发现有肺气肿的征象。

慢性支气管炎与慢性阻塞性肺疾病(慢阻肺)肺气肿、支气管哮喘之间的关系:慢性支气管炎与慢阻肺和肺气肿关系密切,临床上患者有咳嗽、咳痰等症状时,并不能立即诊断慢阻肺。

如患者只有"慢性支气管炎"和(或)"肺气肿"的临床表现,而无持续存在的气流受限,则不能诊断为慢阻肺,患者仅可诊断为"慢性支气管炎"和(或)"肺气肿"。但是,如果患者肺功能提示持续存在的气流受限,则诊断为慢阻肺。某些患者在患支气管哮喘的同时,也可以并发慢性支气管炎和肺气肿。如支气管哮喘患者经常暴露在刺激性物质中,如抽烟,也会发生咳嗽和咳痰,而咳嗽和咳痰是慢性支气管炎的一项重要特征。这类患者可诊断为"喘息型支气管炎"。

二、检查

急性支气管炎的诊断主要依靠病史和临床表现,X线检查无异常或仅有肺纹理增深。在病毒感染者白细胞计数并不增高,淋巴细胞相对轻度增加,细菌感染时则白细胞总数和中性粒细胞比例均升高。痰涂片或痰培养、血清学检查等有时能发现致病的病原体。

三、鉴别诊断

多种急性感染性疾病如肺结核、肺脓肿、支原体肺炎,麻疹、百日咳、急性扁桃体炎等以及鼻后滴流综合征、咳嗽变异性哮喘、胃食管反流性疾病,间质性肺疾病、急性肺栓塞和肺癌等在发病时常常有咳嗽,类似于急性支气管炎的咳嗽症状,故应深入检查,临床上需详加鉴别。

流行性感冒的症状与急性支气管炎颇相似,但从流感的广泛性流行,急骤起病、全身明显的中毒症状、高热和全身肌肉酸痛等鉴别并不困难,病毒分离和补体结合试验可确诊。

四、治疗

(一)患者有全身症状时,应注意休息和保暖

治疗的目的是减轻症状和改善机体的功能。患者常常需要补充液体和应用退热药物。可适当应用镇咳药物。痰量较多或较黏时,可应用祛痰剂。

(二)慢性支气管炎急性加重期治疗

1.控制感染

视感染的主要致病菌和严重程度或根据病原菌药敏结果选用抗菌药物。如果患者有脓性痰,为应用抗菌药物的指征。轻症可口服,较重患者用肌内注射或静脉滴注抗菌药物。常用的有青霉素C,红霉素、氨基甙类、喹诺酮类、头孢菌素类抗菌药物等。

2.祛痰、镇咳

对急性发作期患者在抗感染治疗的同时,应用祛痰药及镇咳药物,以改善症状。常用药物有氯化铵合剂,溴己新、氨溴索、羧甲司坦和强力稀化粘素等。中成药止咳也有一定效果。对老年体弱无力咳嗽者或痰量较多者,应协助排痰,畅通呼吸道。应避免应用镇咳剂,以免抑制中枢及加重呼吸道阻塞和产生并发症。

3.解痉、平喘药物

常选用氨茶碱、特布他林等口服,或用沙丁胺醇等短效支气管舒张剂吸入。若持续存在气流受限,需要进行肺功能检查。如果明确慢阻肺的诊断,必要时使用长效支气管舒张剂吸入或糖皮质激素加长效支气管舒张剂吸入。

4.雾化疗法

雾化吸入可稀释气管内的分泌物,有利排痰。如痰液黏稠不易咳出,雾化吸入有一定帮助。

(三)慢性支气管炎稳定期治疗

重视感冒的防治:感冒可使缓解期的患者旧病复发。在一个较长的时期内(至少1年),定期进行感冒的预防治疗是很重要的,可用流感疫苗,或服用预防感冒的中草药。

五、护理

(一)戒烟

为了减少吸烟对呼吸道的刺激,患者一定要戒烟。其他刺激性的气体,如厨房的油烟,也要避免接触。

(二)促使排痰

对年老体弱无力咳痰的患者或痰量较多的患者,应以祛痰为主,不宜选用镇咳药,以免抑制中枢神经加重呼吸道炎症,导致病情恶化。帮助危重患者定时变换体位,轻轻按摩患者胸背,可以促使痰液排出。

(三)保持良好的家庭环境卫生

室内空气流通新鲜,有一定湿度,控制和消除各种有害气体和烟尘。改善环境卫生,做好防尘,防大气污染工作,加强个人保护,避免烟雾、粉尘、刺激性气体对呼吸道的影响。

(四)适当体育锻炼

增强体质,提高呼吸道的抵抗力,防止上呼吸道感染,避免吸入有害物质及过敏原,可预防或减少本病发生。锻炼应循序渐进,逐渐增加活动量。

(五)注意气候变化和寒冷季节

严冬季节或气候突然变冷的时候,要注意衣着冷暖,及时增加衣服,不要由于受凉而引起感冒。冬季寒冷季节室内的温度应在18~20℃为宜。

第四节　金黄色葡萄球菌肺炎

金黄色葡萄球菌肺炎是由金黄色葡萄球菌引起的急性肺化脓性炎症。常发生于有基础疾病如糖尿病、血液病、艾滋病、肝病或原有支气管肺疾病者。儿童患流感或麻疹时也易患此病。多表现为急骤起病,高热、寒战、胸痛,脓性痰。X线表现为坏死性肺炎,如肺脓肿、肺气囊肿和脓胸。若治疗不及时或不当,病死率甚高。

一、病因

葡萄球菌为革兰染色阳性球菌,可分为凝固酶阳性的黄色葡萄球菌及凝固酶阴性的葡萄球菌。葡萄球菌的致病物质主要是毒素与酶,具有溶血,坏死、杀白细胞等作用。金黄色葡萄球菌肺炎病情较重,是肺部化脓性感染的主要原因之一。另外,皮肤感染灶中的葡萄球菌可经血循环抵达肺部,引起多处肺部感染,可形成单个或多发性肺脓肿。

二、临床表现

(一)症状

本病起病多急骤,寒战,高热,体温高达 39～40℃,胸痛,脓性痰,可有血丝痰。同时还出现全身肌肉、关节酸痛,精神萎靡,病情严重者可早期出现周围循环衰竭。老年人症状可不典型。

(二)体征

常与严重的中毒症状和呼吸道症状不平行,其后可出现两肺散在湿啰音。病变较大或融合时可有肺实变体征。气胸或脓气胸则有相应体征。

三、检查

(一)外周血常规

显示,白细胞计数和中性粒细胞百分比升高,可有核左移及中毒颗粒。

(二)胸部 X 线

显示肺段或肺叶实变,可形成空洞,或呈小叶状浸润,其中有单个或多发的液气囊腔。另一特征是 X 线阴影的易变性,表现为一处炎性浸润消失而在另一处出现新的病灶,或很小的单一病灶发展为大片阴影。

(三)痰、胸腔积液、血等培养,寻找致病菌。

四、诊断

根据全身毒血症状、咳嗽、脓血痰,白细胞计数增高、中性粒细胞比例增加、核左移并有中毒颗粒和 X 线表现,可做出初步诊断。细菌学检查是确诊的依据,可行痰、胸腔积液、血培养等。

五、治疗

应早期选用敏感的抗菌药物。近年来,金黄色葡萄球菌对青霉素 G 的耐药率已高达 90% 左右,因此可选用耐青霉素酶的半合成青霉素或头孢菌素,如苯唑西林钠,头孢呋辛钠等,联合氨基糖苷类如阿米卡星等,亦有较好疗效。阿莫西林、氨苄西林与 β－内酰胺酶抑制剂组成的复方制剂对产酶金黄色葡萄球菌有效,亦可选用。对于耐甲氧西林的金黄色葡萄球菌,则应选用万古霉素等。临床选择抗菌药物时应参考细菌培养的药物敏感试验。

六、护理

(一)一般护理

嘱患者卧床休息,病室要求空气要新鲜,温度达 18～20℃,湿度为 60%,环境要清洁舒适,开窗通风时应注意给患者保暖,防止受凉。高热的患者机体代谢增强,应给予高蛋白、高热量、高维生素、容易消化的饮食,并鼓励患者多饮水。

(二)高热期的护理

高热时,首先给予物理降温,可用水袋冷敷前额或用 50% 的温水酒精擦拭腋下、腹股沟、腘窝等大血管走行处,每次擦拭 20 分钟左右,待半小时后测试体温,并记录于体温记录单上。酒精擦浴时应用温度为 37℃ 的酒精,稍用力至局部皮肤潮红,同时要注意遮盖患者,以免受凉。效果不佳时,可改用药物降温,用药剂量不宜过大,以免因出汗过多体温骤降引起虚脱。高热时由于神经系统兴奋性增强,患者可出现烦躁不安、谵语和惊厥,应加强防护措施,并给予适当的镇静剂。由于高热唾液分泌减少,口唇干裂,容易发生口腔炎,应用生理盐水或朵贝尔氏液漱口,保持口腔清洁湿润,口唇可涂液状石蜡,防止细菌生长,如出现疱疹,可涂抹甲紫。

(三)给氧

对于气急、呼吸困难、发绀的患者,应给予半卧位吸氧,并注意氧气的湿化,防止呼吸道黏膜干燥,定时观察血气,使 PaO_2 维持在正常水平。

(四)保持呼吸道通畅

应鼓励患者咳嗽,如无力咳嗽或痰液黏稠时,应协助患者排痰,更换体位、叩背、吸引、超声雾化吸入,应用祛痰剂等。同时指导患者做深呼吸,即呼气时轻轻压腹,吸气时松开的腹式呼吸锻炼,可促进肺底部分泌物排出。注意观察痰液的颜色,性质和量,以便协助疾病的鉴别诊断。肺炎球菌性肺炎的患者常咳铁锈红色痰;葡萄球菌肺炎的痰可为脓性带血,呈粉红色乳状;肺炎杆菌肺炎的痰常为红棕色胶冻状等。应按要求留置痰标本,及时送细菌培养和药物敏感试验,以寻找敏感的抗生素。

(五)密切观察病情及生命体征变化

胸痛时嘱患者患侧卧位,可在呼气状态下用 15cm 宽胶布固定患侧胸部或应用止痛剂以减轻疼痛。如发现患者面色苍白,烦躁不安,四肢厥冷,末梢发绀,脉搏细速,血压下降,应考虑休克型肺炎,要立即协助医生进行抢救,加大吸氧量的同时(3~5L/min),迅速建立静脉通路,输入升压药,切勿使药液漏出血管,以免致组织坏死。尿量的改变是休克的重要标志,应记录每小时的尿量,若少于 30mL/h,应考虑急性肾衰竭的可能。当病情进一步恶化出现昏迷时,应加强基础护理,防止护理并发症。若进行机械辅助呼吸时应按常规进行专科护理。

(六)预防

肺炎的发病原因多因为机体抵抗力降低,细菌乘虚而入,特别是在冬季和春季,要加强机体耐寒的锻炼,预防感冒,避免受凉,同时要戒烟,节制饮酒。有条件时可注射流感疫苗或肺炎球菌疫苗,可保持 3~5 年的免疫力。

第五节　支气管肺炎

支气管肺炎又称小叶肺炎,是小儿的一种主要常见病,尤多见于婴幼儿,也是婴儿时期主要死亡原因。肺炎多发生于冬春寒冷季节及气候骤变时,但夏季并不例外。甚至有些华南地区反而在夏天发病较多,患病后免疫力不持久,容易再受感染。支气管肺炎由细菌或病毒引起。

一、病因

支气管肺炎多发生于冬春季节及气候骤变时,有些华南地区反而在夏天发病较多。室内居住拥挤,通风不良、空气污浊、致病性微生物较多,容易发生肺炎。支气管肺炎可由细菌或病毒引起。

二、临床表现

起病急骤或迟缓,多数发病前先有轻度上呼吸道感染。轻者先有流涕、轻咳、低热、食欲缺乏,1～3d后突然高热,体温 38～39℃,咳嗽加剧、气促而发病;也有突然发热、咳嗽、气急、烦躁而发病者。弱小婴儿大多起病迟缓,发热不高,咳嗽和肺部体征均不明显,常见拒食、呛奶、呕吐或呼吸困难。呼吸系统症状和体征:初期为刺激性干咳,极期喘重而咳嗽反稍减轻,恢复期变为湿性咳嗽伴喉中痰鸣。呼吸增快,每分钟可达 40 次以上,伴鼻翼翕动,甚至三凹征(胸骨上窝、锁骨上窝、肋间隙凹陷)、肺部听诊:早期胸部体征常不明显,或仅有呼吸音变粗或稍减低,进而病灶扩大可有叩浊音,两肺可闻及细小水泡音,尤以两肺底深吸气时为著;恢复期出现粗大的湿啰音。

三、检查

(一)血常规

细菌性肺炎患儿白细胞总数大多增高,一般可达$(15～30)\times10^9$个/L,偶可高达 50×10^9个/L。粒性白细胞达$(0.60～0.90)\times10^9$个/L。但在重症金黄色葡萄球菌或革兰氏阴性杆菌肺炎,白细胞可不高或降低。病毒性肺炎时,白细胞数多数低下或正常。

(二)细菌检查

肺穿刺细菌学检查最可靠而被认为是"黄金标准",但很难被医师及患儿接受。痰培养,尤其通过纤维支气管镜取分泌物作培养较为可靠,但也可能污染。

(三)其他病原学检查

病毒学检查以病毒分离最为可靠、重复性好、特异性强,但需时间长、操作烦琐,需一定技术和设备条件。血清学检查特异性抗体有诊断意义。

血气分析、血乳酸盐和服离子间隙(AG)测定。对重症肺炎有呼吸衰竭者,可以依此了解缺氧与否和严重程度、电解质与酸碱失衡的类型和程度,有助于诊断治疗和判断预后。

四、诊断

据急性起病、呼吸道症状及体征,一般临床诊断不难。必要时可做 X 线透视、胸片检查,或咽拭子、气管分泌物细菌培养或病毒分离。其他病原学检查包括抗原和抗体检测。白细胞明显升高和粒细胞增多,血清 C 反应蛋白升高时有助于细菌性肺炎的诊断。白细胞减低或正常,则多属病毒性肺炎。

五、治疗

(一)一般治疗

1.护理环境要安静、整洁。要保证休息,避免过多治疗措施。室内要经常通风换气,使空气比较清新,并须保持一定温度、湿度。

2.饮食应维持足够的入量,给以流食如人乳、牛乳、米汤,菜水,果汁等,并可补充维生素C、A、D、复合 B 族维生素等。对病程较长者,要注意加强营养,防止发生营养不良。

(二)抗生素疗法

细菌性肺炎应尽量查清病原菌后,至少要在取过体液标本作相应细菌培养后,开始选择敏感抗生素治疗。

（三）抗病毒疗法

广义的抗生素疗法包括抗病毒治疗。如临床考虑病毒性肺炎,可试用利巴韦林雾化吸入。

（四）对症治疗

1.退热与镇静一般先用物理降温,如头部冷敷、冰枕或注射阿尼利定,安乃近等退热,对高热严重的病例可用氯丙嗪与异丙嗪合剂肌内注射。

2.止咳平喘的治疗应清除鼻内分泌物,有痰时用祛痰剂(如吐根糖浆),痰多时可吸痰。最好提高室内相对湿度65%左右,同时多饮水。咳喘重时可肌内注射氯丙嗪与异丙嗪合剂(冬眠Ⅱ号)。

3.输氧病情较重者需要输氧。

4.严重肺炎以及合并先天性心脏病的患者,往往发生心力衰竭,出现心率加速、烦躁不安,肝脏在短时间内增大、水肿、面色苍白发灰,甚至心脏扩大及有奔马律。心力衰竭除给氧,祛痰、止咳、镇静等一般处理外,应早用强心药物。

5.液体疗法

对不能进食者,可进行静脉滴注输液。对高热及喘重或微循环功能障碍的患者,由于不显性失水过多,总液量可偏高。

6.激素治疗

一般肺炎不需用肾上腺皮质激素。严重的细菌性肺炎,用有效抗生素控制感染的同时,在下列情况下可加用激素:①中毒症状严重,如出现休克、中毒性脑病,超高热(体温在40℃以上持续不退)等。②支气管痉挛明显,或分泌物多。③早期胸腔积液,为了防止胸膜粘连也可局部应用。以短期治疗不超过3~5d为宜。一般静脉滴氢化可的松或口服泼尼松。用激素超过5~7d者,停药时宜逐渐减量。

六、护理

1.自备温湿度计,保持空气流通,每天开窗2~3次。控制室内的温湿度,温度约在18~22℃,湿度约在60%左右。

2.多吃水果、汤汁,少吃鸡蛋等。食物要清淡,要多补充水分和维生素C,但注意不要一次吃得太多,蛋白质过多会引起消化不良。

3.鼻塞、鼻堵时可用沾有温水的棉棒湿润鼻痂,一点一点地将鼻痂取出,注意千万不可以用力过猛。

4.发烧时肺炎的护理方法是用冷毛巾敷额头给患者降热,也可以选用去热贴。另外,30%~50%的酒精擦身也可以帮助患者物理降温。

第六节　大叶性肺炎

大叶性肺炎,又名肺炎球菌肺炎,是由肺炎双球菌等细菌感染引起的呈大叶性分布的肺部急性炎症。常见诱因有受凉,劳累或淋雨等。属于中医"风温""肺胀"等范畴。是由肺炎双球菌引起的急性肺实质炎症。好发于青壮年男性和冬春季节。常见诱因有受寒,淋雨、醉酒或全身麻醉手术后.镇静剂过量等。主要病理改变为肺泡的渗出性炎症和实变。临床症状有突然寒战、高热、咳嗽、胸痛、咳铁锈色痰。血白细胞计数增高;典型的 X 线表现为肺段、叶实变。病程短,及时应用青霉素等抗生素治疗可获痊愈。

一、病因

多种细菌均可引起大叶肺炎,但绝大多数为肺炎链球菌,其中以Ⅲ型致病力最强。肺炎链球菌为口腔及鼻咽部的正常寄生菌群,若呼吸道的排菌自净功能及机体的抵抗力正常时,不引发肺炎。

当机体受寒,过度疲劳、醉酒、感冒、糖尿病免疫功能低下等使呼吸道防御功能被削弱,细菌侵入肺泡通过变态反应使肺泡壁毛细血管通透性增强,浆液及纤维素渗出,富含蛋白的渗出物中细菌迅速繁殖,并通过肺泡间孔或细支气管向邻近肺组织蔓延,波及一个肺段或整个肺叶。大叶间的蔓延系带菌的渗出液经叶支气管播散所致。

大叶肺炎病变起始于局部肺泡,并迅速蔓延至一个肺段或整个大叶。临床上起病急骤,病程大约一周,常以高热,恶寒开始,继而出现胸痛、咳嗽、咳铁锈色痰,呼吸困难,并有肺实变体征及外周血白细胞计数增高等。

大叶性肺炎是肺炎链球菌感染引起的一个肺叶或一个肺段范围内的肺泡炎。近年由于大量强有力抗生素的使用,典型的大叶性肺炎已较少见到。一般当气候骤变,机体抵抗力下降时发病。冬春季多见,主要见于 3 岁以上儿童,因此时机体的免疫功能也就是防御能力逐渐成熟,能使病变局限于一个肺叶或一个肺段而不致扩散。一般大叶性肺炎起病急,表现为突然高热、胸痛、食欲缺乏、疲乏、烦躁,少数患儿可有腹痛,有时被误诊为阑尾炎。重症的患儿出现中毒性脑病症状,惊厥、谵妄及昏迷;甚或出现感染性休克。

二、临床表现

1.起病急骤、寒战、高热、胸痛、咳嗽、咳铁锈色痰。病变广泛者可伴气促和发绀。

2.部分病例有恶心、呕吐、腹胀、腹泻。

3.重症者可有神经精神症状,如烦躁不安、谵妄等。亦可发生衰竭,并发感染性休克,称休克型(或中毒性)肺炎。

4.急性病容,呼吸急促,鼻翼翕动。部分患者口唇和鼻周有疱疹。

5.充血期肺部体征呈现局部呼吸动度减弱,语音震颤稍增强,叩诊浊音,可听及捻发音。实变期可有典型体征,如患侧呼吸运动减弱,语音共振、语颤增强,叩诊浊音或实音,听诊病理性支气管呼吸音;消散期叩诊逐渐变为清音,支气管呼吸音也逐渐减弱代之以湿性啰音。

三、检查

(一)辅助检查

1.一般患者

检查专案以检查框限"A"为主。

2.重症者

须与其他病原菌肺炎鉴别。检查专案可包括检查框限"A""B"或"C"。

(二)实验室检查

血白细胞计数(10~20)×10^9个/L,中性粒细胞多在 80% 以上,并有核左移,细胞内可见中毒颗粒。年老体弱,酗酒,免疫功能低下者白细胞计数可不增高,但中性粒细胞的百分比仍高。痰直接涂片作革兰染色及荚膜染色镜检,如发现典型的革兰染色阳性、带荚膜的双球菌或链球菌,即可初步做出病原诊断。痰培养 24～48h 可以确定病原体。聚合酶链反应及荧光标记抗体检测可提高病原学诊断率。

(三)X 线检查

早期仅见肺纹理增粗或受累的肺段、肺叶稍模糊。随着病情进展,肺泡内充满炎性渗出物,表现为大片炎症浸润阴影或实变影,在实变阴影中可见支气管充气征,肋膈角可有少量胸腔积液,在消散期,X 线显示炎性浸润逐渐吸收,可有片状区域吸收较快,呈现"假空洞"征,多数病例在起病 3～4 周后才完全消散。老年患者病灶消散较慢,容易出现吸收不完全而成为机化性肺炎。

四、诊断

1.该病好发于青壮年男性,冬春二季多见。

2.起病前多有诱因存在,约半数病例先有上呼吸道病毒感染等前驱表现。

3.突然起病寒战、高热。

4.咳嗽、胸痛、呼吸急促,咳铁锈色痰。重症患者可伴休克

5.肺实变体征。重症患者血压常降至 10.5/6.5kPa(80/50mmHg)以下。

6.血白细胞总数增加,中性粒细胞达 $0.80×10^9$ 个/L 以上,核左移,有中毒颗粒。

7.痰涂片可见大量革兰氏阳性球菌。

8.痰、血培养有肺炎球菌生长。

9.血清学检查阳性(协同凝集试验,对流免疫电泳检测肺炎球菌荚膜多糖抗原)。

10.胸部 X 线检查显示段或叶性均匀一致的大片状密度增高阴影。

11.血气分析检查有 PaO_2 及 $PaCO_2$ 下降,原有慢性阻塞性肺疾病的患者 $PaCO_2$ 可上升。

五、鉴别诊断

(一)干酪性肺炎

有结核病史,起病缓慢,白细胞计数正常。痰中可找到结核杆菌。X 线检查肺部可有空洞形成。

(二)肺癌继发感染

年龄较大,起病缓慢,中毒症状不明显,可持续有痰中带血,X 线检查及纤维支气管镜检查或协助诊断。

(三)急性肺脓肿

常咯大量脓痰,X 线检查有液平面的空洞形成,可资鉴别。

六、治疗

(一)抗生素治疗

青霉素、磺胺类药、红霉素、头孢菌素Ⅳ号。

(二)对症治疗

1.高热者

一般不使用阿司匹林、对乙酰氨基酚等退烧药,避免因严重脱水引起低血容量性休克。

2.疼痛及严重烦躁不安者

可予以水合氯醛镇静治疗者亦不使用可卡因、安定等抑制呼吸类药物。

3.咳嗽咳痰者

氯化铵合剂。

4.保持水电解质平衡。

5.休克呼吸衰竭

作相应处理。

6.颅内高压者

使用利尿剂。

(三)疗效评价

1.治愈

症状、体征消失,血白细胞总数正常,肺部阴影完全吸收。

2.好转

症状、体征基本消失,血白细胞总数及分类正常,肺部阴影大部分吸收。

3.未愈

症状、体征无好转。

(四)应急处理

1.卧床休息,给予高热量、多维生素及易消化食物饮食,鼓励患者多喝水或菜汤以补充水分。

2.全身应用大剂量抗生素如青霉素、氨苄西林等。

3.高热者可在头,腋下、腘窝等处放置冰袋或冷水袋,全身温水或酒精擦浴等物理降温处理,必要时口服解热药物如 APC、吲哚美辛等。

4.神志恍惚或昏迷者,及时清除口腔内异物,保持呼吸道通畅。

5.休克者应平卧,头稍低,并速送医院抢救。

七、预防

1.注意预防上呼吸道感染,加强耐寒锻炼。

2.避免淋雨、受寒、醉酒、过劳等诱因。

3.积极治疗原发病,如慢性心肺疾病、慢性肝炎、糖尿病和口腔疾病等,可以预防大叶性肺炎。

八、护理

(一)一般护理

嘱患者卧床休息,病室要求空气要新鲜,温度达 18~20℃,湿度为 60%,环境要清洁舒适,开窗通风时应注意给患者保暖,防止受凉。高热的患者机体代谢增强,应给予高蛋白,高热量、高维生素、容易消化的饮食,并鼓励患者多饮水。

(二)保持呼吸道通畅

应鼓励患者咳嗽,如无力咳嗽或痰液黏稠时,应协助患者排痰,更换体位、叩背、吸引、超声雾化吸入,应用祛痰剂等。同时指导患者做深呼吸,即呼气时轻轻压腹,吸气时松开的腹式呼吸锻炼,可促进肺底部分泌物排出。

(三)密切观察病情及生命体征变化

胸痛时嘱患者患侧卧位,可在呼气状态下用 15cm 宽胶布固定患侧胸部或应用止痛剂以减轻疼痛。如发现患者面色苍白,烦躁不安,四肢厥冷,末梢发绀,脉搏细速,血压下降,应考虑休克型肺炎,要立即协助医生进行抢救,加大吸氧量的同时(3～5L/min),迅速建立静脉通路,输入升压药,切勿使药液漏出血管,以免致组织坏死。

(四)高热期的护理

高热时,首先给予物理降温,可用水袋冷敷前额或用 50% 的温水酒精擦拭腋下、腹股沟、腘窝等大血管走行处,每次擦拭 20min 左右,待半小时后测试体温,并记录于体温记录单上。酒精擦浴时应用温度为 37℃ 的酒精,稍用力至局部皮肤潮红,同时要注意遮盖患者,以免受凉。效果不佳时,可改用药物降温,用药剂量不宜过大,以免因出汗过多体温骤降引起虚脱。

第七节　间质性肺炎

间质性肺病(ILD)是以弥散性肺实质、肺泡炎和间质纤维化为病理基本改变,以活动性呼吸困难,X 线胸片示弥散阴影、限制性通气障碍、弥散功能(DLCO)降低和低氧血症为临床表现的不同类疾病群构成的临床病理实体的总称。ILD 通常不是恶性的,也不是由已知的感染性致病原所引起的。继发感染时可有黏液浓痰,伴明显消瘦、乏力、厌食、四肢关节痛等全身症状,急性期可伴有发热。

一、诊断

根据患者的病史、病程长短、临床表现及 X 线征象、肺功能检查和肺活检等,即可确诊。

二、实验室检查

血液检查:间质性肺病肺泡结构中炎性和免疫细胞异常与肺外其他病变无关联,许多患者血沉增速,或血液免疫球蛋白增高,与肺纤维化亦无密切关联。有些患者血清中可查到免疫复合体,是从肺脏产生而溢出的。有一部分患者类风湿因子、抗核抗体阳性,部分患者血清出现抗肺胶原抗体。动脉血气分析:由于潮气量减低,呼吸频率增高,呼吸浅速,肺泡通气量不足,导致通气/血流比例降低,发生低氧血症,但动脉血二氧化碳分压正常。运动后血氧分压明显下降。支气管肺泡灌注检查:应用纤维支气管镜插入左肺舌叶或右肺中叶,以生理盐水冲入灌洗,获得支气管肺泡灌洗液。将灌洗液作细胞学和非细胞成分的测定。本法具有以下优点:

1.灌洗液的细胞学检查能真实地反映肺泡炎肺泡结构中的炎性和效应细胞的类型与数目。

2.各种间质性肺病的诊断与鉴别诊断。非吸烟人灌洗液的细胞总数为 $(0.2～0.5)×10^4$/mL 其中肺泡巨噬细胞占 85%～90%,淋巴细胞约占 10%,中性粒细胞及嗜酸粒细胞仅占 1% 以下,细胞总数多由肺泡巨噬细胞的增加而增加,而细胞种类的变化在 ILD 时有诊断意义。

如过敏性肺泡炎、结节病、慢性铍肺时淋巴细胞显示明显增加。胶原病伴肺间质纤维化时也可见淋巴细胞增加。而细菌性肺炎、气道感染以及 ARDS 时嗜中性粒细胞增加。闭塞性细支气管炎伴机化性肺炎时可出现淋巴细胞、粒细胞的增加。支气管肺泡灌洗液的淋巴细胞中 T 细胞占 70%～80%，B 细胞占 10%～20%，而 ILD 中的结节病、过敏性肺泡炎、慢性铍肺则 T 细胞增加。标记 T 细胞亚群或 T 细胞、B 细胞的活化程度解释 ILD 的活动性和预后。仅见结节病时 T 细胞数及活化 T 细胞数的增加与病情的进展情况相关。

此外在特发性肺间质纤维化时活化的 B 细胞增加则提示病情的进展，淋巴细胞增多则对激素治疗效果较好，其预后也较好。

三、辅助检查

(一)胸部 X 线检查

诊断间质性肺疾病的常用方法之一。早期肺泡炎显示双下肺野模糊阴影，密度增高如磨砂玻璃样，由于早期临床症状不明显，患者很少就诊，易被忽略，病情进一步进展，肺野内出现网状阴影甚至网状结节状阴影，结节 1～5mm 大小不等。晚期有大小不等的囊状改变，呈蜂窝肺，肺体积缩小，膈肌上抬，叶间裂移位，发展至晚期则诊断较易，但已失去早期诊断的意义。约有 30% 患者肺活检证实为间质性肺纤维化，但胸部 X 线检查却正常，因此 X 线检查对肺泡炎不够敏感，且缺乏特异性。肺部 CT 或高分辨 CT：对肺组织和间质更能细致显示其形态结构变化，对早期肺纤维化以及蜂窝肺的确立很有价值，CT 影像的特点包括结节影、支气管血管壁不规则影、线状影和肺野的浓度等四种影像，结节可出现在小叶的中心、胸膜、静脉周围，细静脉和支气管血管壁的不规则影处。同样支气管血管壁不规则出现于小叶中心，支气管动脉和静脉及细静脉的周围。高分辨 CT 影像对间质性肺病的诊断明显优于普通 X 线胸片，对于早期的肺纤维化以及蜂窝肺的确立很有价值。尤其 CT 影像在判定常以周边病变为主的 ILD 具有独特的诊断价值。

(二)肺功能检查

此项检查仅是功能的诊断，而非病理诊断，在早期阶段，肺功能检查可以完全正常，当病情进展才可能出现肺功能检查的异常。ILD 最显著的肺功能变化为通气功能的异常和气体交换功能的降低。通气功能是以限制性通气障碍为主，肺活量减少，残气量随病情进展而减少，随之肺总量也减少。第 1s 时间肺活量(FEV1.0)与用力肺活量(FVC)之比即 1s 率出现明显升高，如已达到 90% 则支持 ILD 的诊断。ILD 的早期可有小气道功能障碍，其 V50，V25 均降低 ILD 形成纤维化后而出现 V50、V25 增加。ILD 的早期还可以出现气体交换功能障碍，如弥散功能(DLCO)较早期即有降低，一旦 X 线胸片发现间质性改变，DLCO 则已降低 50% 以下。肺功能改变与肺部病变二者的相关性，在病变轻微者极差，病情严重者相关性较好。凡肺功能严重损害者，肺部病变肯定严重。在肺功能的各项检测中，容量－压力曲线测验和运动时动脉血氧的变化，仅在反映肺纤维化的严重程度上最为敏感。肺功能检查对于 ILD 的早期诊断与判定预后是非常有用的，特别是动态观察 VC，FEV1.0，DLCO 等指标。至于肺功能检查能否判断激素或免疫抑制剂治疗 LD 的疗效，有不同的看法，仅以肺功能的变化评价疗效是不够的。

(三)肺活检

肺活检是诊断 ILD 的最好程序，当病史，X 线胸片、肺功能检查及支气管肺泡灌洗以及生化学、感染病学等检查得不出推断性的诊断时，要进行肺活检。肺活检分为两种：①应用纤维支气管镜做肺活检,其优点为操作简便,安全性高,可作为常规检查,且便于复查。学者认为,纤维支镜所取的肺组织过小,(<2mm 时)难以见到病理组织的全貌。且误诊率及漏诊率较高,为提高阳性率可取 5~6 块肺组织。②刮胸肺活检:切去肺组织 2cm×2cm,可全面观察肺泡炎的类型和程度。此方法虽然是损伤性检查手段,但从确立诊断方面和免受不必要的各类检查及无目的的治疗方面,无疑开胸肺活检是必要的。国外学者报道经纤维支气管镜肺活检不能明确诊断的病例,将有 90% 可在开胸活检得到确诊,并认为特发性肺间质纤维化中的普通间质性肺炎、脱屑性间质性肺炎只有开胸肺活检才能获得确诊。相比之下中国开展开胸肺活检甚少,这是阻碍诊断水平提高的主要原因。

四、治疗

特发性肺间质纤维化是一种进展性的疾病,未经治疗的患者其自然病程平均 2~4 年,自从应用肾上腺皮质激素后可延长到 6 年左右。不论是早期还是晚期,都应立即进行治疗,使新出现的肺泡炎吸收好转,部分纤维化亦可改善并可阻止疾病发展,首选药物为皮质激素,其次为免疫抑制剂及中药。肾上腺皮质激素可调节炎症和免疫过程,降低免疫复合物含量,抑制肺泡内巨噬细胞的增生和 T 淋巴细胞因子功能,在肺泡炎和细胞渗出阶段应用,可使部分患者的肺部 X 线阴影吸收好转,临床症状有显著改善,肺功能进步。如在晚期广泛间质纤维化和蜂窝肺阶段开始治疗,临床症状亦可有不同程度的改善,但肺部阴影和肺功能无明显的进步。慢性型常规起始剂量为泼尼松 40~60mg/d,分 3~4 次服用。待病情稳定,X 线阴影不再吸收可逐渐减量,维持 4~8 周后每次减 5mg,待减至 20mg/d 时,每周每次减 2.5mg,以后 10mg/d 维持应短于 1 年。如减量过程中病情复发加重,应再重新加大剂量控制病情,仍然有效,疗程可延长至两年,如病情需要可终身使用。应注意检测药物不良反应,尽可能以最小的剂量,最少的不良反应达到最好的效果。应用糖皮质激素时应注意机会致病菌感染,注意肺结核的复发,必要时联合应用抗结核药物,长期应用糖皮质激素应注意真菌的感染。如病情进展凶险或急性型发病者,可用糖皮质激素冲击疗法,如甲泼尼龙(甲基泼尼松)500mg/d,持续 3~5d,病情稳定后改口服。

最后根据个体差异找出最佳维持量,避免复发。因特殊原因不能接受激素及不能耐受激素者可改用免疫抑制剂,或减少皮质激素量加用免疫抑制剂。中药如川芎嗪,刺五加、丹参都具有活血化瘀的作用,有一定的预防间质纤维化的作用,雷公藤多甙具有确切的抗感染、免疫抑制作用,能抑制辅助 T 淋巴细胞,间接地抑制了体液免疫,对预防肺间质纤维化有一定的作用,可作为重要的辅助药物。

青霉胺与激素和单用激素治疗肺间质纤维化,疗效比较无明显差异,但青霉胺+激素组不良反应明显少于单用激素组,但青霉胺应用前应做青霉胺皮试,注意其不良反应,主要不良反应为胃肠道反应和过敏反应。尚在实验研究阶段的抗细胞因子疗法,尚无定论。其他对症治疗包括纠正缺氧、改善心肺功能、控制细菌感染等。肺移植技术在一些技术先进的国家已开展并收到一定疗效,单肺移植 1 年存活率达 73.1%,3 年存活率 62.7%;双肺移植 1 年存活率 70%,3 年存活率 55%。

五、护理

1.观察生命体征,呼吸形态。

2.痰的颜色、性状、黏稠度、气味及量的变化。

3.脱水状况:皮肤饱满度、弹性,黏膜的干燥程度。

4.给予端坐位,或半坐位,利于呼吸。

5.鼓励患者咳嗽,指导患者正确咳嗽,促进排痰。痰液较多不易咳出,则有必要吸痰。

6.多饮水,给予高热量,高蛋白质,高维生素的流质、半流质,软食,少量多餐,少吃产气食品,防止产气影响膈肌运动。

7.家属多对患者进行安抚,疏导其心理压力,必要时请心理医生协助诊治。

8.呼吸训练:腹式呼吸(仰卧位,一手放在胸部,一手放在腹部经口缓慢吸气,升高顶住手,缩唇缓慢呼气,同时收缩腹部肌肉,并收腹)和缩唇呼吸。

第八节　支气管扩张

支气管扩张是由于支气管及其周围肺组织慢性化脓性炎症和纤维化,使支气管壁的肌肉和弹性组织破坏,导致支气管变形及持久扩张。典型的症状有慢性咳嗽、咳大量脓痰和反复咯血。主要致病因素为支气管感染、阻塞和牵拉,部分有先天遗传因素。患者多有麻疹、百日咳或支气管肺炎等病史。

一、病因

(一)感染

感染是引起支气管扩张的最常见原因。肺结核、百日咳、腺病毒肺炎可继发支气管扩张。曲霉菌和支原体以及可以引起慢性坏死性支气管肺炎的病原体也可继发支气管扩张。

(二)先天性和遗传性疾病

引起支气管扩张最常见的遗传性疾病是囊性纤维化。另外,可能是由于结缔组织发育较弱,马方综合征也可引起支气管扩张。

(三)纤毛异常

纤毛结构和功能异常是支气管扩张的重要原因。Kartagener综合征表现为三联征,即内脏转位、鼻窦炎和支气管扩张。本病伴有异常的纤毛功能。

(四)免疫缺陷

一种或多种免疫球蛋白的缺陷可引起支气管扩张,一个或多个IgG亚类缺乏通常伴有反复呼吸道感染,可造成支气管扩张。IgA缺陷不常伴有支气管扩张,但它可与IgG2亚类缺陷共存,引起肺部反复化脓感染和支气管扩张。

(五)异物吸入

异物在气道内长期存在可导致慢性阻塞和炎症,继发支气管扩张。

二、临床表现

支气管扩张病程多呈慢性经过,可发生于任何年龄。幼年患有麻疹、百日咳或流感后肺炎病史,或有肺结核、支气管内膜结核,肺纤维化等病史。典型症状为慢性咳嗽、咳大量脓痰和反复咯血。咳痰在晨起、傍晚和就寝时最多,每天可达 $100\sim400\mathrm{mL}$。咳痰通畅时患者自感轻松;痰液引流不畅,则感胸闷、全身症状亦明显加重。痰液多呈黄绿色脓样,合并厌氧菌感染时可臭味,收集全日痰静置于玻璃瓶中,数小时后可分为 3 层:上层为泡沫,中层为黄绿色混浊脓液,下层为坏死组织沉淀物。90%患者常有咯血,程度不等。有些患者,咯血可能是其首发和唯一的主诉,临床上称为"干性支气管扩张",常见于结核性支气管扩张,病变多在上叶支气管。若反复继发感染,患者时有发热,盗汗、乏力、食欲减退、消瘦等。当支气管扩张并发代偿性或阻塞性肺气肿时,患者可有呼吸困难、气急或发绀,晚期可出现肺心病及心肺功能衰竭的表现。

三、检查

(一)有低氧血症

感染明显时血白细胞升高,核左移。痰有恶臭,培养可见致病菌。药敏的细菌学检查,针对囊性纤维化的 sweat 试验、血清免疫球蛋白测定,淋巴细胞计数和皮肤试验,白细胞计数和分类、补体成分测定。

(二)肺功能检查

一秒用力呼出量/用力肺活量比值肺功能损害为渐进性,表现为阻塞性通气障碍,FEV_1、FEV_1/FVC、PEF 降低。残气量/肺总量比值残气占肺总量百分比增高。后期可有低氧血症。

(三)X 线胸

可无异常或肺纹理增多、增粗,排列紊乱。囊状支气管扩张在胸片上可见粗乱肺纹理中有多个不规则蜂窝状阴影,或圆形、卵圆形透明区,甚至出现小液平,多见于肺底或肺门附近。柱状支气管扩张常表现为"轨道征",即在增多纹理中出现 2 条平行的线状阴影。

(四)胸部 HRCT:CT 检查

对支气管扩张显示能力取决于 CT 扫描方法、扩张支气管的级别及支气管扩张的类型,CT 诊断囊状支气管扩张较柱状扩张可靠性更大。支气管扩张的 CT 表现与支气管扩张类型、有无感染及管腔内有无黏液栓有关。

(五)支气管镜纤维支气管镜检查

通过纤支镜可明确扩张,出血和阻塞部位。可进行局部灌洗,取得灌洗液作涂片革兰染色或细菌培养,对协助诊断及治疗均有帮助;通过支气管黏膜活检可有助于纤毛功能障碍的诊断。

四、诊断

1.幼年有诱发支气管扩张的呼吸道感染史,如麻疹、百日咳或流感后肺炎病史,或肺结核病史等。

2.出现长期慢性咳嗽,咳脓痰或反复咯血症状。

3.体检肺部听诊有固定性、持久不变的湿啰音,杵状指(趾)。

4.X 线检查示肺纹理增多、增粗,排列紊乱,其中可见到卷发状阴影,并发感染出现小液平,CT 典型表现为"轨道征"或"戒指征"或"葡萄征"。确诊有赖于胸部 HRCT。怀疑先天因素应做相关检查,如血清 Ig 浓度测定、血清 γ-球蛋白测定、胰腺功能检查、鼻或支气管黏膜活检等。

五、治疗

(一)清除过多的分泌物

依病变区域不同进行体位引流,并配合雾化吸入。有条件的医院可通过纤维支气管镜行局部灌洗。

(二)抗感染

支气管扩张患者感染的病原菌多为革兰阴性杆菌,常见流感嗜血杆菌、铜绿假单胞菌等,可针对这些病原菌选用抗生素,应尽量做痰液细菌培养和药敏实验,以指导治疗。伴有基础疾病者,可根据病情,长期使用抗生素治疗。

(三)提高免疫力

低丙球蛋白血症、IgG 亚类缺乏者,可用丙种球蛋白治疗。

(四)手术治疗

病变部位肺不张长期不愈;病变部位不超过一叶或一侧者;反复感染药物治疗不易控制者。可考虑手术治疗。

六、护理

(一)一般护理

支气管扩张感染严重,伴有高热及咯血等全身反应的患者应卧床休息,保持病室环境的清洁、安静、空气新鲜,随时更换卧具,保持床单的整洁。高热时按高热患者护理,出汗较多的患者,应注意补充液体,防止脱水。及时清理口内分泌物,做好口腔护理,保持口腔清洁,防止口腔炎发生。鼓励患者尽可能多进食,食谱的选择应满足患者的生理和能量所需。应给予高蛋白、高热量、多维生素,易消化的饮食,补充机体消耗,提高机体抗病的能力。

(二)支气管引流的护理

首先应给予祛痰剂,使痰液变稀薄容易咳出,以减轻支气管感染和全身毒性反应。指导患者根据病变的部位使患侧向上,开口向下,做深呼吸、咳嗽,并辅助拍背,使分泌物在气管内振荡,借助重力作用排出体外,必要时还可以进行雾化吸入,效果更好。患者作体位引流应在空腹时,每日可做 2~4 次,每次 15~20min。作引流时要观察患者的呼吸、脉搏等变化,如有呼吸困难、心慌、出冷汗等症状时应停止引流,给予半卧位或平卧位吸氧。引流完毕应协助患者清洁口腔分泌物。

(三)支气管造影的护理

为了明确支气管扩张的范围和部位,常常依靠支气管造影来确定。造影前要向患者讲清目的和注意事项,解除顾虑和紧张情绪,以取得合作。术前 4h 应禁食禁水,做碘过敏试验。术后待咽喉反射恢复后再进食,以免引起呛咳误吸,还应做深呼吸、咳嗽,以利造影剂的排出。

(四)咯血的护理

1.密切观察病情变化

小量咯血时嘱患者安静休息,做好精神护理,解除紧张心理状态,可以加用小量镇静剂。

2.大咯血的抢救护理

大量咯血时要安慰患者,保持镇静,配合医护人员积极治疗,防止窒息。首先要准备好抢救物品和药品,如吸引器、粗吸痰管、氧气、气管切开治疗包、止血剂等等。采取患侧卧位头,头偏向一侧,尽量把血咳出,保持气道通畅,必要时可用吸痰管吸引。迅速建立静脉通路,给予垂体后叶素静脉滴入,可使全身小动脉收缩,回心血流减少,肺循环减少,制止肺的出血、静脉输入垂体后叶素应调好输入速度,观察血压的变化,速度过快易发生恶心呕吐,血压升高、心率增快等,因此高血压、冠心病患者禁用。如果大咯血骤然停止,患者面色发青,神志呆板,应考虑有窒息的可能,必须立即将患者置于头低脚高位,拍背、用粗吸引管吸出气管内血块,必要时行气管插管或气管切开吸引,解除梗阻。同时给予输血、补液等抗休克治疗。

(五)选择性支气管动脉栓塞的护理

对于反复咯血不止,经内科治疗无效的患者,还应采取出血部位血管栓塞的办法,可以挽救大咯血不止的危重患者。其方法是在 X 光下,经股动脉处插入导管,经腹主动脉、主动脉至支气管动脉,注入造影剂,确定出血部位,然后将剪碎的吸收性明胶海绵顺导管填到出血部位的上方,即可止血。这一方法的效果很好,术后患者需卧床休息,给予抗感染治疗,加强营养,继续观察有无咯血情况。

(六)预防

支气管扩张是可以预防的。首先应积极早期治疗婴幼儿的呼吸道感染,进行百日咳、麻疹等传染病的预防接种,减少支气管扩张诱因疾病的发生。

第九节　支气管哮喘

支气管哮喘是由多种细胞及细胞组分参与的慢性气道炎症,此种炎症常伴随引起气道反应性增高,导致反复发作的喘息、气促、胸闷和咳嗽等症状,多在夜间和凌晨发生,此类症状常伴有广泛而多变的气流阻塞,可以自行或通过治疗而逆转。

一、临床表现

哮喘表现为发作性咳嗽、胸闷及呼吸困难。部分患者咳痰,多于发作趋于缓解时痰多,如无合并感染,常为白黏痰,质韧,有时呈米粒状或黏液柱状。发作时的严重程度和持续时间个体差异很大,轻者仅有胸部紧迫感,持续数分钟,重者极度呼吸困难,持续数周或更长时间。症状的特点是可逆性,即经治疗后可在较短时间内缓解,部分自然缓解,当然,少部分不缓解而呈持续状态。发作常有一定的诱发因素,不少患者发作有明显的生物规律,每天凌晨 2～6 时发作或加重,一般好发于春夏交接时或冬天,部分女性在月经前或期间哮喘发作或加重。要注意非典型哮喘患者。有的患者常以发作性咳嗽作为唯一的症状,临床上常易误诊为支气管炎;有的青少年患者则以运动时出现胸闷、气紧为唯一的临床表现。

二、检查

(一)体检

缓解期可无异常体征。发作期胸廓膨隆,叩诊呈过清音,多数有广泛的呼气相为主的哮鸣音,呼气延长。严重哮喘发作时常有呼吸费力,大汗淋漓、发绀、胸腹反常运动,心率增快,奇脉等体征。

(二)实验室和其他检查

1.血液常规检查

发作时可有嗜酸性粒细胞增高,但多数不明显,如并发感染可有白细胞数增高,分类嗜中性粒细胞比例增高。

2.痰液检查涂片

在显微镜下可见较多嗜酸性粒细胞,可见嗜酸性粒细胞退化形成的尖棱结晶,黏液栓和透明的哮喘株。如合并呼吸道细菌感染,痰涂片革兰染色,细胞培养及药物敏感试验有助于病原菌诊断及指导治疗。

3.肺功能检查

缓解期肺通气功能多数在正常范围。在哮喘发作时,由于呼气流速受限,表现为第一秒用力呼气量,一秒率、最大呼气中期流速、呼出 50%与 75%肺活量时的最大呼气流量以及呼气峰值流量均减少。可有用力肺活量减少、残气量增加、功能残气量和肺总量增加,残气占肺总量百分比增高。经过治疗后可逐渐恢复。

4.血气分析

哮喘严重发作时可有缺氧,PaO_2 和 SaO_2 降低,由于过度通气可使 $PaCO_2$ 下降,pH 上升,表现呼吸性碱中毒。如重症哮喘,病情进一步发展,气道阻塞严重,可有缺氧及 CO_2 潴留,$PaCO_2$ 上升,表现呼吸性酸中毒。如缺氧明显,可合并代谢性酸中毒。

5.胸部 X 线检查

早期在哮喘发作时可见两肺透亮度增加,呈过度充气状态;在缓解期多无明显异常。如并发呼吸道感染,可见肺纹理增加及炎症性浸润阴影。同时要注意肺不张、气胸或纵隔气肿等并发症的存在。

6.特异性过敏原的检测

可用放射性过敏原吸附试验测定特异性 IgE,过敏性哮喘患者血清 IgE 可较正常人高 2~6 倍。在缓解期可做皮肤过敏试验判断相关的过敏原,但应防止发生过敏反应。

三、诊断

对典型病状和体征,可做出临床诊断,对不典型病例,应做下列检查,结合治疗后的反应可以确诊。

四、治疗

(一)治疗目标

1.尽可能控制症状,包括夜间症状。

2.改善活动能力和生活质量。

3.使肺功能接近最佳状态。

4.预防发作及加剧。

5.提高自我认识和处理急性加重的能力,减少急诊或住院。

6.避免影响其他医疗问题。

7.避免了药物的不良反应。

8.预防哮喘引起死亡。

上述治疗的目标的意义在于强调：①应该积极地治疗，争取完全控制症状。②保护和维持尽可能正常的肺功能。③避免或减少药物的不良反应达到上述目标，关键是有合理的治疗方案和坚持长期治疗。

(二)缓解期治疗

1.吸烟的患者首先要戒烟，吸烟者比不吸烟者慢性支气管炎发病率高许多倍，戒烟后患者的肺功能有较大改善，同时也要避免被动吸烟。

2.加强身体锻炼，增强机体的抵抗力。运动量要根据自己的身体情况而定。每天早晨可散步、打拳、慢跑等，这样能呼吸新鲜空气，促进血液循环，冬季锻炼能提高呼吸道黏膜对冷空气的适应能力。

3.合理调节室温，预防感冒，冬季室内温度不宜过高，否则与室外温差大，易患感冒。夏天，不宜贪凉，使用空调温度要适中，否则外出易患"热伤风"诱发支气管炎发作，流感流行季节，尽量少到人群中去，大量出汗不要突然脱衣，以防受凉，注意随季节改变增减衣服，老年人可注射流感疫苗，减少流感感染机会。

4.选择必要的多功能治疗及防护措施。

(三)支气管哮喘的治疗原则和临床处理的策略

1.早期不典型者或与其他疾病同时存在者，应该通过支气管激发试验或运动试验、支气管舒张试验、PEF 监测或治疗前后肺功能的系列变化，明确诊断。

2.注意鉴别气管阻塞性疾病，如气管内膜结核、肿瘤等。

3.治疗目标：①完全控制症状；②预防发作或加剧；③肺功能接近个体最佳值；④活动能力正常；⑤避免药物的不良反应；⑥防止不可逆性气道阻塞；⑦预防哮喘猝死。

(四)哮喘防治基本临床策略

1.长期抗感染治疗是基础的治疗，首选吸入激素。

2.应急缓解症状的首选药物是吸入 β_2 激动剂。

3.规律吸入激素后病情控制不理想者，宜加用吸入长效 β_2 激动剂，或缓释茶碱，或白三烯调节剂；亦可考虑增加吸入激素量。

4.重症哮喘患者，经过上述治疗仍长期反复发作时，可考虑做强化治疗。即按照严重哮喘发作处理，待症状完全控制、肺功能恢复最佳水平和 PEF 波动率正常后 2～4d 后，渐减少激素用量。部分患者经过强化治疗阶段后病情控制理想。

(五)综合治疗的治疗措施

1.消除病因和诱发。

2.防治合并存在的疾病，如：过敏性鼻炎，反流性食管炎等。

3.免疫调节治疗。

4.经常检查吸入药物使用是否正确和对医嘱的依从性。

五、护理

(一)消除呼吸窘迫,维持气道通畅

1.用药护理

(1)支气管扩张剂,可采用吸入疗法、口服、皮下注射或静脉滴注等方式给药。其中吸入治疗具有用量少,起效快,不良反应小等优点,是首选的药物治疗方法。使用时可嘱患者在按压喷药于咽喉部的同时深吸气,然后闭口屏气 10s 将获较好效果。目前常用的拟肾上腺素类药物有:沙丁胺醇、特布他林等。拟肾上腺素类药物的不良反应主要是心动过速、血压升高,虚弱、恶心,过敏反应及反常的支气管痉挛。常用茶碱类药物有氨茶碱,其不良反应主要有胃部不适、恶心、呕吐、头晕、头痛、心悸及心率不整等。另外由于氨茶碱的有效浓度与中毒浓度很接近,故宜做血浓度监测,维持在 $10\sim15\mu g/mL$ 水平为最佳血浓度。

(2)肾上腺皮质激素类,是目前治疗哮喘最有效的药物,但长期使用可产生众多的不良反应,如二重感染,肥胖等,当患者出现身体形象改变时要做好心理护理。

2.吸氧

患儿哮喘时大多有缺氧现象,故应给予氧气,以减少无氧代谢,预防酸中毒。氧气浓度以 40％为宜。密切监测动脉血气分析值,作为治疗效果的评价。

3.体位

采取使肺部扩张的体位,可取半坐卧位或坐位。另外还可采用体位引流以协助患儿排痰。

(二)保证休息,并做好心理护理

过度的呼吸运动、低氧血症使患儿感到极度的疲倦,给患者提供一个安静、舒适的环境利于休息,护理操作应尽可能地集中进行。采取措施缓解恐惧心理,确保安全,促使患者放松。了解家属及患者的心理问题并根据个体情况提供相应的心理护理。

(三)提高活动耐力

协助患者的日常生活,指导患儿活动,尽量避免情绪激动及紧张的活动。患者活动前后,监测其呼吸和心率情况,活动时如有气促、心率加快可给予持续吸氧并给予休息。依病情而定,逐渐增加活动量。

(四)密切监测病情

持续观察患者的哮喘情况,观察患者有无咯大量白黏痰、呼气性呼吸困难、呼吸加快及哮鸣音,有无大量出汗、疲倦、发绀及呕吐情况,有无胸廓饱满、呈吸气状,叩诊时有无过度反响,听诊全肺有无哮鸣音,当呼吸困难加重时有无呼吸音及哮鸣音的减弱或消失,心率加快等。另外应密切监测患儿是否有烦躁不安、气喘加剧,心率加快,肝在短时间内急剧增大及血压等情况。警惕心力衰竭及呼吸骤停等并发症的发生,同时还应警惕发生哮喘持续状态,若发生哮喘持续状态,应立即吸氧并给予半坐卧位,协助医师共同处理。

(五)健康教育

1.指导呼吸运动

呼吸运动可以强化横膈呼吸肌,在执行呼吸运动前,应先清除患者鼻通道的分泌物。

(1)腹部呼吸。①平躺,双手平放在身体两侧,膝弯曲,脚平放地板;②用鼻连续吸气,但胸部不扩张;③缩紧双唇,慢慢吐气直到吐完;重复以上动作 10 次。

(2)向前弯曲运动。①坐在椅上,背伸直,头向前倾,双手放在膝上;②由鼻吸气,扩张上腹部,胸部保持直立不动,由口将气慢慢吹出。

(3)侧扩张运动。①坐在椅上,将手掌放在左右两侧的最下肋骨;②吸气,扩张下肋骨,然后由嘴吐气,收缩上胸部和下肋骨;③用手掌下压肋骨,可将肺底部的空气排出;④重复以上动作 10 次。

2.介绍有关用药及防病知识

在护理教育中还包括：协助患者及家长确认哮喘发作的因素，评估家庭及生活环境的过敏原，避免接触过敏原，去除各种诱发因素；使患者及家长能辨认哮喘发作的早期征象、症状及适当的处理方法；提供出院后眼用药物资料；教会患者在运动前使用气管扩张剂预防哮喘发作；介绍呼吸治疗仪的使用和清洁。

第十节　慢性阻塞性肺疾病

慢性阻塞性肺疾病是一种重要的慢性呼吸系统疾病，患者数多，病死率高。由于其缓慢进行性发展，严重影响患者的劳动能力和生活质量。COPD 患者在急性发作期过后，临床症状虽有所缓解，但其肺功能仍在继续恶化，并且由于自身防御和免疫功能的降低以及外界各种有害因素的影响，经常反复发作，而逐渐产生各种心肺并发症。

一、病因

肺气肿是支气管和肺疾病常见的并发症。与吸烟、空气污染，小气道感染、尘肺等关系密切，尤其是慢性阻塞性细支气管炎是引起肺气肿的重要原因。发病机制与下列因素有关：

(一)个体因素

1.阻塞性通气障碍

慢性细支气管炎时，由于小气道的狭窄、阻塞或塌陷，导致了阻塞性通气障碍，使肺泡内残气量增多，而且，细支气管周围的炎症，使肺泡壁破坏、弹性减弱，更影响到肺的排气能力，末梢肺组织则因残气量不断增多而发生扩张，肺泡孔扩大，肺泡间隔也断裂，扩张的肺泡互相融合形成气肿囊腔。

此外，细支气闭塞时，吸入的空气可经存在于细支气管和肺泡之间的 Lambert 孔进入闭塞远端的肺泡内，而呼气时，Lambert 孔闭合，空气不能排出，也是导致肺泡内储气量增多、肺泡内压增高的因素。

2.弹性蛋白酶增多、活性增高

与肺气肿发生有关的内源性蛋白酶主要是中性粒细胞和单核细胞释放的弹性蛋白酶。此酶能降解肺组织中的弹性硬蛋白，结缔组织基质中的胶原和蛋白多糖，破坏肺泡壁结构。慢性支气管炎伴有肺感染尤其是吸烟者，肺组织内渗出的中性粒细胞和单核细胞较多，可释放多量弹性蛋白酶。同时，中性粒细胞和单核细胞还可生成大量氧自由基，能氧化 α_1 －抗胰蛋白酶活性中心的蛋氨酸使之失活。α_1 －抗胰蛋白酶是弹性蛋白酶的抑制物，失活后则增强了弹性蛋白酶的损伤作用。

α_1 －抗胰蛋白酶由肝细胞产生，是一种分子量为 45000～56000 的糖蛋白，它能抑制蛋白酶、弹性蛋白酶、胶原酶等多种水解酶的活性。遗传性 α_1 －抗胰蛋白酶缺乏是引起原发性肺气肿的原因，α_1 －抗胰蛋白酶缺乏的家族，肺气肿的发病率比一般人高 15 倍，主要是全腺泡型肺气肿。但是,在我国因遗传性 α_1-抗胰蛋白酶缺乏引起的原发性肺气肿非常罕见,并不重要。而最重要的也是最常见的是慢性阻塞性肺气肿(继发性肺气肿)。

(二)环境因素

1.空气污染

有害气体如氯氧化氮、二氧化硫等,对支气管黏膜有刺激和细胞毒性作用。空气中的烟尘或二氧化硫明显增加时,急性发作显著增多。其他粉尘如二氧化硅、煤尘,棉尘等也刺激支气管黏膜,使气道清除功能遭受损害,为细菌入侵创造条件。

2.职业性粉尘和化学物质

当职业性粉尘和化学物质的浓度过大或接触时间过久,均可导致与吸烟无关的慢性阻塞性肺病发生。接触某些特殊的物质、刺激性物质、有机粉尘和过敏原还能使气道反应性增加。

3.吸烟

吸烟为慢性阻塞性肺病的重要发病因素。吸烟者肺功能的异常率较高,FEV_1的年下降率较快,吸烟者死于 COPD 的人数较非吸烟者为多。被动吸烟也可能导致呼吸道症状以及慢性阻塞性肺病的发生。吸烟能使支气管上皮纤毛变短、不规则,纤毛运动发生障碍,降低局部抵抗力,削弱肺泡吞噬细胞的吞噬和灭菌作用,又能引起支气管痉挛,增加气道阻力。当吸烟以及吸入有害物质(如汽车尾气、谷物粉尘等)后,炎症细胞在气道和肺泡内大量聚集,这些炎症细胞通过释放细胞因子引起炎症。

4.感染

呼吸道感染是慢性阻塞性肺病发病和使病情加剧的另一个重要因素。肺炎链球菌和流感嗜血杆菌可能是导致 COPD 急性发作的主要病原菌,而肺炎衣原体和肺炎支原体与其发病的直接关系仍有待于进一步阐明。儿童期重度呼吸道感染与成年时的肺功能降低及呼吸系统症状发生有关。

5.社会经济地位

COPD 的发病与患者的社会经济地位相关。此外,慢性阻塞性肺病的发病还与室内外空气污染,患者的营养状况等有一定内在的联系。

二、临床症状

(一)症状

1.慢性咳嗽

随病程发展可终身不愈,常晨间咳嗽明显,夜间有阵咳或排痰。

2.咳痰

一般为白色黏液或浆液性泡沫痰,偶可带血丝,清晨排痰较多。急性发作期痰量增多,可有脓性痰。

3.气短或呼吸困难

早期在劳力时出现,后逐渐加重,以致在日常生活甚至休息时也感到气短,是 COPD 的标志性症状。

4.喘息和胸闷

部分患者特别是重度患者或急性加重时出现的喘息。

5.其他:晚期患者有体重下降、食欲减退等。

(二)体征

早期体征可无异常,随疾病发展出现以下体征。

1.视诊

胸廓前后径增大,肋间隙增宽,剑突下胸骨下角增宽,称为桶状胸,部分患者呼吸变浅,频率增快,严重者可有缩唇呼吸等。

2.触诊

双侧语颤减弱。

3.叩诊

肺部过清音,心浊音界缩小,肺下界和肝浊音界下降。

4.听诊

双肺呼吸音减弱,呼气延长,部分患者可闻及湿性啰音和(或)干性啰音。

三、检查诊断

(一)疾病检查

1.肺功能检查:肺功能检查是判断气流受限的主要客观指标。

(1)第一秒用力呼气容积占用力肺活量百分比:评价气流受限的一项敏感指标。

(2)第一秒用力呼气容积占预计值百分比:评估 COPD 严重程度的良好指标。

(3)肺总量:功能残气量和残气量增高,肺活量减低,表明肺过度通气,有参考价值。

(4)一氧化碳弥散量:一氧化碳弥散量及一氧化碳弥散量与肺泡通气量比值下降,有参考价值。

2.胸部 X 线检查。

3.胸部 CT 检查。

4.血气检查。

5.其他:如痰培养。

(二)疾病诊断

主要根据吸烟等高危因素史,临床症状、体征及肺功能检查等综合分析确定。不完全可逆的气流受限是 COPD 诊断的必备条件。吸入支气管舒张药后 $FEV_1/FVC < 70\%$ 及 $FEV_1 < 80\%$ 预计值可确定为不完全可逆性气流受限。

有少数患者并无咳嗽、咳痰症状,仅在肺功能检查时 $FEV_1/FVC < 70\%$,而 $FEV_1 \geqslant 80\%$ 预计值,在除外其他疾病后,亦可诊断为 COPD。

四、疾病治疗

(一)稳定期的治疗:以提高机体抗病能力为主。

1.预防性用药:支气管舒张药,包括短期按需使用和长期规则使用。

2.长期家庭氧疗:可提高本病慢性呼吸衰竭的生活质量和生存率。

3.免疫治疗。

4.慢阻肺的腹式呼吸锻炼。

5.戒烟,避免发病的高危因素。

(二)急性加重期的治疗:

1.确定急性加重期的病因及病情严重程度。

2.根据病情严重程度决定门诊或住院治疗。

3.支气管舒张剂。

4.氧疗:低流量吸氧。

5.抗生素:治疗的关键。

6.并发症的处理。

五、护理

(一)病情观察

注意观察患者咳嗽、咳痰的性质、痰液量,呼吸困难加重的程度及伴随的症状,监测生命体征、意识状态及缺氧状况;监测水电解质和酸碱平衡情况,发现异常及时报告医生处理。

(二)休息与运动

急性期卧床休息,注意保持家居清洁、安静,避免各种刺激;保持床铺干净整齐,注意口腔卫生,减少并发症发生;症状缓解后鼓励患者积极体育锻炼,如步行、踏车、广播操、太极拳等不仅增加肌肉活动,提高机体抵抗力,而且也改善呼吸循环功能,增强抗病能力。

(三)氧疗

坚持每日 15h 以上低流量吸氧,提高氧分压,氧流量应为 $1\sim 2L/min$ 或氧浓度为 $25\%\sim 29\%$,维持 PaO_2 在 60mmHg 以上。氧疗有效的指标为患者呼吸困难减轻、呼吸频率减慢、发绀减轻、心率减慢、活动耐力增加。

(四)心理支持

肺气肿患者易产生焦虑,抑郁等心理障碍,主动关心患者并提供相关知识信息,对其耐心解释和进行切实有效的治疗指导,让其掌握一些防治措施,减轻患者恐惧和抑郁心理,增强其自信心,提高患者生活质量。

(五)饮食护理

应给予高蛋白、高热量、富含维生素,易消化食物为主,少食易产气食物,指导患者选择食物要易嚼、易咽,进餐时要细嚼慢咽,每日宜少量多餐,并保证每日饮水量要在 1.5L 以上。

(六)康复训练

1.有效排痰技术训练

目的是促进呼吸道分泌物排出,降低气道阻力,减少感染。

(1)胸部叩击:指导家人或照顾者将五指并拢,掌心呈杯状,用前臂带动腕部力量在引流部位的胸壁上叩击 $30\sim 45s$,按压患者胸部嘱患者深呼吸并进行震颤,连续 $3\sim 5$ 次。如此反复 $2\sim 3$ 次,主要是利用震颤方法促使黏稠的痰液脱离气管壁。

(2)咳嗽训练:嘱患者先缓慢深吸气后,屏住气道使气体在肺内得到最大分布,前倾躯干,屈曲手臂向两肋下加压,突然咳嗽 $2\sim 3$ 声,咳嗽时使腹壁内陷,咳嗽后缩唇将余气尽量排出。

2.呼吸训练

肺气肿患者常呈浅快呼吸,呼吸效率低。做深而缓的腹式呼吸可减慢气体流速,呼吸阻力减低,潮气量增大,无效腔通气比率减少,气体分布均匀,通气/血流比例失调改善。

（1）腹式呼吸训练：取坐位或半坐位，双腿屈曲，上身略前倾，使腹肌、呼吸肌放松，嘱患者用鼻子吸气，经口呼气，吸气时腹壁放松，腹部鼓起，呼气时腹肌收缩，腹部下陷，呼吸要均匀缓慢不可用力，胸廓要尽量保持最小活动度，频率为 7～8 次/min，开始训练时可每日训练 2 次，每次时间为 10～20min，以后可逐渐增加训练次数和时间，并可采取各种体位训练。

（2）缩唇式呼气训练：先缓慢地深吸气后，将口唇缩成吹笛子状，用力将气体自口中缓慢呼出，呼吸时间比为（2～3）：1，频率为 7～8 次 1min，每次 10～20min，其作用是提高支气管内压，防止细支气管提早闭合，利于肺泡内气体排出。

（七）健康指导

1.戒烟

吸烟可以使肺通气功能降低，教育患者认识吸烟危害，主动戒烟，改变生活环境。帮助患者计划、安排好日常生活、娱乐，尽可能避开吸烟环境和粉尘刺激性环境，并介绍戒烟成功者进行控烟交流。

2.氧疗

教会患者吸氧技术和用氧注意事项，吸氧过程中禁止吸烟。

3.预防感冒

保持居住环境清洁、空气新鲜，注意季节性和温度性变化，及时增减衣服；尽量避免到入口密集的场所活动；增强体质锻炼，坚持用冷水洗脸、擦身等方法进行耐寒训练，出现小的症状及时采取措施控制。

4.重视营养

食用清淡饮食，保证每日热量的摄入，减少或避免辛辣、刺激性食物摄入，并注意保证液体的摄入量。

5.坚持呼吸训练和体育锻炼

教会并鼓励患者坚持呼吸训练。适宜的体育锻炼可以调节情绪，改善心肺功能，增强体质，提高生命质量。活动时注意运动前后保证良好的状态。运动时注意呼吸、心率变化，逐渐增加运动量，感身体不适时不可勉强，要及时停下来休息。

第十一节　肺栓塞

肺栓塞是指肺动脉及其分支由栓子阻塞，使其相应供血肺组织血流中断，肺组织发生坏死的病理改变，称为肺梗死。栓子常来源于体循环静脉系统或心脏产生的血栓。老年人长期卧床，手术后卧床，产后和创伤之后易形成静脉血栓和栓子脱落导致肺梗死。本病属重危症，常可发生猝死，本病并非少见，临床易误漏诊，常从尸检中证实。

一、病因

1856 年 Rudolf Virchow 提出血栓形成的三个因素，即血流停滞、血液高凝性和血管内皮损伤。现代认为，在静脉血栓形成中内皮损伤起着重要的初始和持续作用。静脉内皮损伤可因机械性创伤，长期缺氧及免疫复合物沉着等引起，使胶原组织暴露，刺激血小板附着和集聚，激活血凝反应链。血液停滞能激活凝血机制,触发血栓形成。血液的高凝状态也是血栓形成的重要机制之一。

二、临床表现

肺栓塞的临床表现多种多样,实际是一较广的临床谱。所见主要决定于血管堵塞的多少,发生速度和心肺的基础状态,轻者 2~3 个肺段,可无任何症状;重者 15~16 个肺段,可发生休克或猝死。但基本有四个临床症候群:

(一)急性肺心病

突然呼吸困难、濒死感、发绀、右心衰竭、低血压、肢端湿冷,见于突然栓塞二个肺叶以上的患者。

(二)肺梗死

突然呼吸困难,胸痛、咯血及胸膜摩擦音或胸腔积液。

(三)"不能解释的呼吸困难"

栓塞面积相对较小,是提示无效腔增加的唯一症状。

(四)慢性反复性肺血栓栓塞

起病缓慢,发现较晚,主要表现为重症肺动脉高压和右心功能不全,是临床进行性的一个类型。另外也有少见的矛盾性栓塞和非血栓性肺栓塞,前者多系与肺栓塞同时存在的脑卒中,由肺动脉高压卵圆孔开放,静脉栓子达到体循环系统引起;后者可能是由长骨骨折引起的脂肪栓塞综合征或与中心静脉导管有关的空气栓塞。

三、检查

(一)血气分析

栓塞时因 V/Q 比例失调及过度通气,常伴有低氧血症和低二氧化碳血症,但在较小的肺栓塞或慢性肺栓塞情况下,亦可表现为正常的动脉氧分压和动脉二氧化碳分压,此时并不能排除进行进一步的肺栓塞检查。当存在低氧血症时,动脉氧分压与栓塞的范围及肺动脉高压成正比。

(二)血浆 D-二聚体测定

D-二聚体为交联的纤维蛋白降解产物,仅在纤维蛋白原形成与分解处于稳定状态才出现。若以血浆 D-二聚体浓度>500μg/L 作为诊断血管栓塞的阳性界限值,对判断肺栓塞有很好的敏感性,且 3d 和 7d 后仍保持较高的敏感性,但其特异性不高,因许多疾病可与纤维蛋白的形成和降解有关,如心肌梗死、肿瘤、感染或炎症性疾病。其诊断肺栓塞的特异性还受年龄增长的影响。

(三)心电图

肺栓塞的心电图异常较为常见,但缺乏特异性。97%的大块肺栓塞和 77%的次大块肺栓塞可发现心电图异常,多在发病后数小时出现,常于数周内消失。因此需对肺栓塞者进行动态心电图观察。最常见的改变是 V1~V2 导联的 T 波倒置和 ST 段压低。比较有意义的改变是 I 导联 S 波变深,III 导联出现深的 Q 波和倒置的 T 波,即所谓类似于陈旧性心肌梗死的 SIQ III T III 型。其他改变还包括电轴右偏、顺钟向转位、完全性和不完全性右束支传导阻滞,右室肥厚,肺型 P 波和低电压,也可发生心律失常。据报道 T 波倒置与肺栓塞严重程度密切相关,经治疗后该改变的逆转表明预后良好。

(四)胸部 X 线检查

胸片:肺栓塞诊断前瞻性研究发现 12% 的肺栓塞可表现为胸片正常,因此胸片正常并不能除外肺栓塞的诊断。肺栓塞的 X 线异常多在 12～36h 或数天内出现。常见的征象包括肺浸润或肺梗死阴影,典型的表现为基底靠近胸膜,尖端指向肺门的楔形,也可呈带状、球形和不规则形;患者膈肌抬高;胸腔积液征;上腔静脉增宽;肺血管阴影改变:近端肺动脉段扩张,当肺血管床阻塞达 50% 以上时可出现持续性肺动脉高压,扩张的肺动脉段急剧变细,称为 Kunckle 征,部分或一侧肺野透亮度过度增强,肺纹理明显减少或消失。当临床怀疑肺栓塞和(或)合并肺梗死时,应首先行胸部 X 线平片检查。它无创伤、方便,经济,可作为最初的诊断和筛选手段,但由于其敏感性较低,因而即使胸部平片正常,仍不能排除肺栓塞的可能。而且由于该检查的特异性不高,故误诊率较高。

(五)胸部螺旋 CT 检查

普通 CT 扫描采样时间长,影像易受呼吸影响,对肺栓塞诊断帮助不大。螺旋 CT 可使患者在一次屏气的短时间内完成 CT 扫描,可清晰地显示主肺动脉和叶肺动脉中的栓子,对一部分段或亚段肺动脉也可较好地显示。

(六)磁共振

MRI 对肺栓塞的诊断有多方面的价值,可鉴别肺动脉内缓慢的血流和不流动的栓子;可区别出血性和感染性肺浸润,前者常与肺栓塞有关。MRI 虽可直接显示栓子,但对 ≤3mm 的小血管,假阳性率较高。据报道,MRI 检测中央肺动脉栓塞的敏感性为 70%～90%,特异性为 77%～100%。MRI 的优点还在于它能在一次检查中,同时检测肺动脉和下肢深静脉的栓塞。目前倾向于将 MRI 作为肺栓塞检查二线方法。新近发展的 MRI 超快速成像和血管造影剂技术,能够迅速完成 MRI 的肺动脉三维血管造影,可望成为肺栓塞诊断的新方法。

(七)放射性核素显像灌注扫描

对确定肺灌注异常有高度敏感性。灌注扫描正常可排除肺栓塞,但灌注异常却无特异性。局部缺损可见于肺实变或萎陷、肺血管阻塞和由于局部肺泡缺氧引起的血管收缩等。扫描的作用是提高灌注扫描对肺栓塞诊断的特异性、灌注缺损但通气正常是肺栓塞的特征表现,理想的通气扫描应与灌注扫描同时进行多体位显像,才能排除。V/Q 不一致可能是对由于患者体位不同所造成。近年多采用^{99m}Tc－二亚乙基三胺五乙酸放射性气溶胶进行通气扫描。

(八)肺动脉造影

肺动脉造影常被认为是诊断肺栓塞的"最佳标准",但那些仅在主要肺动脉内注入造影剂,而且只进行前后位摄片的肺动脉造影,并不足以排除大多数血栓。对较小或较远端的栓子,有时动脉造影同 V/Q 扫描一样也难以发现。因此,造影须以可明确排除栓子的方式进行,即多方位投摄,选择性注射造影剂及放大显像,明显的血管腔内充盈缺损、血管中断和局部血容量减小在造影中足以做出肺栓塞诊断。灌注扫描正常或 V/Q 扫描高度可疑患者,一般不需再行肺动脉造影;临床疑有肺栓塞,而 V/Q 扫描不能确定者,则需再做肺动脉造影。肺动脉造影为侵入性检查,有一定的危险性,其病死率 <1%。

(九)超声检查

如以右室扩大,中度至重度三尖瓣反流、右室压力增高和室间隔反常运动等4项反映右室负荷过重的超声指标中任何两项阳性作为诊断肺栓塞的标准,二维超声检查对肺栓塞诊断的敏感性为54%,特异性为98%。提示对临床怀疑为肺栓塞的患者,如超声检查发现右室负荷过重,则诊断肺栓塞的概率高,但如未发现右室负荷过重,则不宜以此排除肺栓塞的可能性。

(十)静脉血栓诊断技术

目前,对肺栓塞起因于深静脉血栓已取得广泛一致的意见。并将检查深静脉栓塞作为肺栓塞诊断中的一个重要组成部分。放射性核素静脉显像效果差,且是通过静脉放射性缺损或异常积聚间接判断深静脉栓塞;阻抗体容积描记是一种释放阻塞袖带后,非侵入性测定静脉血引流时程的方法,对近端静脉血栓的敏感性可达86%,但特异性较差;虽然静脉造影是确诊深静脉栓塞的最佳方法,但其为侵入性,且需要大量造影剂,会损伤静脉内皮。目前国外大多数医院已将超声检查作为诊断DVT的首选方法之一,可选用的技术包括加压超声显像和彩色多普勒超声显像,彩色多普勒超声显像对有临床症状的股静脉和腘静脉栓塞诊断敏感性≥95%,特异性≥98%。对腓肠静脉栓塞诊断敏感性也可高达98%。但有报道,对那些有高危性而无症状的DVT患者,超声检查的敏感性却较低。

四、诊断

临床症状及体征常常是非特异性的,且变化颇大,与其他心血管疾病难以区别。症状轻重虽然与栓子大小、栓塞范围有关,但不一定成正比,往往与原有心、肺疾病的代偿能力有密切关系。

(一)大面积肺栓塞

表现为突然发作的重度呼吸困难、心肌梗死样胸骨后疼痛、昏厥、发绀、右心衰竭、休克、大汗淋漓、四肢厥冷及抽搐。甚至发生心脏停搏或室颤而迅速死亡。

(二)中等大小的肺栓塞

常有胸骨后疼痛及咯血。当患者原有的心、肺疾病代偿功能很差时,可以产生昏厥及高血压。

(三)微栓塞

可以产生成人呼吸窘迫综合征。

(四)肺梗死

常有发热、轻度黄疸。

五、鉴别诊断

本病的临床和胸部X线变化常需与急性心肌梗死、主动脉夹层动脉瘤破裂和肺炎等鉴别。

六、治疗

(一)一般治疗

除对症、支持疗法外,对呼吸、心跳停止者立即做复苏抢救,吸氧,保持呼吸道通畅,疼痛剧烈者给予吗啡或哌替啶注射。

(二)溶栓疗法

应早期给予溶栓治疗,但对近期做过外科手术、分娩、严重创伤,头颅内出血者,或有溃疡出血和过敏性疾病者禁用。常用制剂为链激酶和尿激酶。应在术前做血小板计数,部分凝血活酶时间和凝血酶时间测定,以便治疗中掌握速度和剂量。

(三)抗凝疗法

轻中度肺栓塞或溶栓治疗后行抗凝治疗。

七、护理

(一)心理护理

患者容易产生焦虑,恐惧应主动关心,体贴患者,加强沟通。要耐心和患者讲解疾病相关的知识。

(二)休息指导

患者休息的房间应舒适、安静,空气新鲜。急性期2～3周应有效制动,绝对卧床休息并限制探视,尽量减少搬动和机体活动。患者一切活动由护士协助,包括饮食、洗漱、大小便、床上翻身均应在床上。保持大便通畅,避免用力及过度屈曲,防止血栓脱落,再发生栓塞。

(三)饮食指导

指导患者进清淡,易消化,富含维生素、高纤维素、低脂饮食,少食生、硬及含鸡骨、鱼刺等食物,以防损伤消化道黏膜,引起消化道出血、保证疾病恢复其间的营养,如牛奶、鸡蛋、瘦肉等。避免用含丰富维生素K的食物,如菠菜、甘蓝、肝等。特别是在华法林治疗期间,因维生素K摄入增加可减少华法林的作用。华法林作用是抑制K依赖性凝集因子的合成而引起。

(四)溶栓,抗凝治疗期间的指导

1.溶栓、抗凝是治疗肺栓塞的主要手段,出血是溶栓,抗凝治疗最常见最严重的并发症,告知患者及家属治疗期间的注意事项,指导及时发现出血倾向,及时报告。如大小便的颜色、有无皮下,牙龈、鼻腔出血。避免自伤性出血,指导患者用软毛牙刷刷牙,禁止揉鼻,避免用力排便。

2.告知用药前、中,后检查血常规,凝血时间以及凝血功能的目的和意义,并行心电监护、观察血压,心率、呼吸、血氧饱和度的变化。定期复查动脉血气及心电图。注意胸痛有无减轻,如胸痛轻,能够耐受可不处理。但对胸痛较重、影响呼吸的患者给予止痛处理。以免剧烈胸痛影响患者的呼吸运动,持续吸氧2～4L/min,观察呼吸困难有无缓解。

3.溶栓、抗凝治疗的患者应避免反复穿刺抽血,既增加患者痛苦又增加局部出血的并发症,可皮下留置管针,以便给药及反复采血检测,这样可以避免患者痛苦和出血。

(五)溶栓治疗后的指导

1.心理护理

溶栓后患者临床上自觉症状减轻,均有不同程度的想下床活动的愿望,这时患者应了解溶栓后仍需卧床休息,以免栓子脱落造成再栓塞。

2.有效制动

急性肺栓塞溶栓后,下肢深静脉血栓松动,极易脱落,要卧床2周,不能对双下肢用力地动作及做双下肢按摩。另外,要避免腹压增加的因素,如上呼吸道感染,要积极治疗,以免咳嗽时腹压增大,造成血栓脱落,吸烟者劝其戒烟;卧床期间所有的外出检查均用平车接送。

3.做好皮肤护理

急性肺血栓溶栓后,卧床时间较长要注意患者皮肤护理,如床垫的软硬度要适中,保持皮肤干燥,床单平整。在护士的协助下,每2~3h翻身一次。避免局部皮肤长期受压,破损。

4.预防感染

保持室内空气新鲜、流通,消毒液擦地,每日2次,严格执行无菌操作,特别是进行穿刺时避免发生静脉炎。

(六)出院指导

1.定期随诊,按时服药,特别是抗凝剂的服用,一定要保证按医嘱服用。

2.自我观察出血现象及注意早期出血症状,注意饮食,不可服用影响药物,如非体类抗感染药、激素、强心剂等。

3.按照医嘱定期复查抗凝指标,了解学会看抗凝指标化验单。

4.平时生活中注意下肢活动,有下肢静脉曲张可穿弹力袜等,避免下肢深静脉血液滞留,血栓复发。

5.病情有变化的及时就医。

6.改善不良生活方式,如戒烟、禁酒。保持乐观情绪。

7.积极治疗诱发疾病,下肢静脉病变,骨折等诱发病因。

第十二节　重症哮喘

哮喘病急性发作期按病情分为轻度、中度、重度和危重型哮喘。重症哮喘包括重度和危重型哮喘。重症哮喘发作持续24h以上,常规疗法不能缓解,称哮喘持续状态,包括在重症或危重哮喘之中。

一、临床表现

哮喘患者的主要症状为呼吸困难,临床上可根据患者呼吸困难的程度来评价其严重性。患者休息状态下也存在呼吸困难,端坐呼吸或卧床;说话受限,只能说字,不能成句。常有烦躁、焦虑,发绀、大汗淋漓,呼吸急促则提示重度病情;若患者不能讲话,嗜睡或意识模糊,呼吸浅快则提示病情危重。一般临床上可用简单的方法进行判断:如果患者能够不费力地以整句方式说话,表明其呼吸困难不严重;如果说话中间时常有停顿,则为中度呼吸困难;如果只能以单音节说话为重度呼吸困难;完全不能说话则为危重状态。

(一)呼吸系统体征

1.哮喘音

哮喘急性发作时的典型体征为两肺闻及广泛的哮鸣音,临床上常习惯于根据哮鸣音的多少来估计病情的轻重,分析病情的变化。但是单凭哮鸣音的强弱判断哮喘的严重程度是不可靠的,因为哮鸣音的强度主要决定于呼吸动力、肺泡通气量和气流流速,流速很快时,即使气道阻塞很轻,也可产生较强的哮鸣音;但是,危重型哮喘由于气道平滑肌痉挛,黏膜充血,水肿,黏液堵塞造成气道明显狭窄,特别是由于呼吸肌疲劳,呼吸动力减弱时,呼吸音以及哮鸣音可明显降低甚至消失,即所谓的"静息胸"。临床上对气促明显还比较重视,而对于哮鸣音微弱,呼吸缓慢的衰竭患者则疏于观察护理,从而失去抢救机会。因此,临床上凡遇到哮喘患者呼吸困难进行性加重,但哮鸣音反而减少者则应高度警惕病情的恶化。

2.呼吸次数

重症哮喘时,呼吸动力学发生了一系列变化,呼气流速的受限,因而潮气量减少,患者要维持足够的通气,只能通过增加呼吸频率,因而形成浅快的呼吸形式。呼吸次数>30 次/分,提示病情严重。

3.辅助呼吸肌的参与

正常情况下吸气是主动的,而呼气是被动的,哮喘严重发作时,呼气流速受限,呼气也转成主动,辅助呼吸肌活动增强,胸锁乳突肌过度收缩。

(二)循环系统体征

1.心动过速

引起的因素有机体对缺氧的代偿性反应、外周血管阻力增高、胸腔内压波幅增大、静脉回心血量减少及低氧本身对心肌的损害等,治疗药物如 β 受体激动剂、茶碱等也可使心率加快,除外发热及药物因素,如心率>120 次/min 是哮喘严重发作的指标之一,一般需 24h 治疗,心率可从 120 次/min 下降到 105 次/min。但是严重的低氧血症也可损害心肌,反使心率减慢,因此严重哮喘患者如出现心率缓慢则预后不良。

2.血压

哮喘严重发作时血压常升高,这与缺氧及应激状态有关,但当静脉回心血量明显减少,心肌收缩力减低时血压反会下降,因而血压降低是病情严重的指标。

检查时全身一般状态的观察非常重要,不能平卧、出汗、感觉迟钝;不能讲话和辅助呼吸肌的参与均提示疾病处于严重状态。

二、病因

(一)遗传因素

哮喘是一种多基因遗传相关疾病,重症哮喘也不会例外,但这方面的研究较少。有研究显示某些受体如 IL-4 和 I-4 受体相关基因突变与肺功能的丧失有关,有些与死亡相关。有趣的是,2 种非 Th2 细胞因子转录生长因子 β-1 和单核细胞趋化蛋白-1 也与哮喘的严重性有关,受体的突变是否减低了对治疗的反应和治疗效果还不清楚。

(二)哮喘触发因素持续存在

引起哮喘发作的吸入性过敏原或其他致敏因子持续存在,致使机体持续发生抗原抗体反应,导致支气管平滑肌持续痉挛和气道黏膜的变态反应性炎症及水肿,致使气道阻塞不能缓解。

(三)激素使用不当

哮喘的严重程度也与患者对药物的依赖有关,部分哮喘患者往往长期使用糖皮质激素治疗,当激素突然不适当的减量或停用,会造成患者体内激素水平突然降低,极易导致哮喘恶化,且对支气管扩张剂的反应不良。

(四)处理不当

镇静剂使用过量,β_2 受体激动剂使用过量以及错误地使用 β 受体阻滞剂等均可导致病情恶化。对患者的病情估计不足,处理不力或不及时,轻中度哮喘发展为重症哮喘。

(五)呼吸道感染

呼吸道感染是导致哮喘急性发作的主要原因。病毒感染特别是呼吸道合胞病毒是诱导儿童哮喘急性发作的主要致病原因,而支原体和衣原体则在成人哮喘急性发作中发挥重要作用。

(六)精神因素

国内外很多研究均证实精神心理因素可促成哮喘,如精神过度紧张、不安,焦虑和恐惧等因素均可导致哮喘的发作和恶化。精神因素可能通过某些神经肽的分泌等途径加重哮喘。

(七)酸中毒

哮喘急性发作时二氧化碳潴留和严重缺氧所致的呼吸性及代谢性酸中毒可加重支气管痉挛,且由于 pH 过低导致患者支气管平滑肌对支气管扩张剂的反应性降低,致使患者喘息等症状不能控制。

(八)脱水

由于摄入水量不足、呼吸道水分丢失以及多汗、感染、发热等原因,患者常常伴有不同程度的脱水,从而造成气道分泌物黏稠难以咳出,甚至形成小气道黏液栓阻塞并发肺不张,从而加重病情。

(九)其他

发生气胸、纵隔气肿、肺不张等都可造成哮喘病情加重,经一般处理不能缓解。其他肺外因素如肥胖、胃食管反流疾病和过敏性鼻炎等也与哮喘的疾病严重程度有关。

三、检查

(一)气流阻塞程度的测定

PEFR 和 FEV_1 的测定可较客观地反映气流阻塞程度,虽然个别患者深吸气可加重支气管痉挛,甚至呼吸骤停,但总的来说是安全的,一般认为如 PEFR 或 FEV_1 小于患者最好状态 $30\% \sim 50\%$,通常为 PEFR<120L/min 和 FEV_1<1L 则提示严重哮喘。PEFR 测定不仅可用于判断病情轻重,还可用于观察病情演变,以估计对治疗的反应。研究表明,初始治疗不能改善呼出气流则意味着病情严峻,需要住院治疗,定时观察 FEV_1 或 PEFR 是估计急性发作患者是否住院治疗的最佳指标。

根据 PEFR 的变化规律,有学者将哮喘分为三种类型:

1.脆弱型

患者吸入支气管扩张剂时 PEFR 可有改善,但维持时间不长,这种患者病情不稳定,需要呼吸监测,病情不易控制,用药量也不易掌握,有突然死亡的危险。

2.不可逆型

PEFR 经常处于低水平,用支气管扩张剂后,PEFR 改善不明显,预后一般较差。

3.清晨下降型

白天 PEFR 近于正常水平,夜间至清晨 PEFR 显著下降,呈现明显的昼夜波动。对于有明显昼夜波动的患者应提高警惕,有人认为,在致命性哮喘或猝死前 PEFR 常出现明显的昼夜波动,夜间到清晨 PEFR 显著下降,因此对于危重哮喘患者不仅要加强白天的观察护理,更重要的是必须加强夜间呼吸监护。PEFR 出现明显的昼夜波动对于预示患者猝死可能是一项很有用的指标,一旦发现,应当严格观察病情的变化。

(二)动脉血气分析

重症哮喘患者均有不同程度的低氧血症,甚至是重度低氧血症。当 $FEV_1<1L$ 或 PE－FR$<120L/min$,建议测定动脉血气,以确定低氧血症程度和酸碱紊乱状态。在危重患者早期阶段,表现为低氧血症和呼吸性碱中毒。如呼吸性碱中毒持续数小时或数天,则出现失代偿。随着气道阻塞程度加重和呼吸肌疲劳、衰竭的出现,肺通气量逐渐减少,体内二氧化碳逐步潴留,出现呼吸性和代谢性酸中毒,通常见于 $FEV_1<25\%$ 预计值者。临床上若无呼吸窘迫,而且 PE－FR$=30\%$ 预计值,发生高碳酸血症的可能性很小,因此若 PEFR$>30\%$ 预计值,监测脉搏血氧饱和度即可,无须频繁测定动脉血气。但临床工作中不要使用脉搏氧饱和仪取代血气分析,以免延误对 $PaCO_2$ 水平和酸碱平衡情况的了解。对于 PEFR$<30\%$ 预计值和呼吸窘迫的患者,测定动脉血气实属必要。

四、治疗

(一)糖皮质激素。

1.局部糖皮质激素

如用必可酮气雾剂,每日可吸入 8～16 撤。早晨 1 次应用,通过储雾罐吸入,或用碟式干粉吸入器。如用必酮碟,则用 200ug 的剂型,每日清晨 2～4 药泡,吸入糖皮质激素气雾剂后,应用清水漱口。如全身应用糖皮质激素,则在停用全身激素后应用。

2.全身应用糖皮质激素

在开始时,应用泼尼松 1 周左右,每日剂量为 1～1.5mg/kg,早晨 1 次或分次服用。1 周后逐渐减量,以至停用口服制剂,以吸入糖皮质激素气雾剂。

(二)β_2 肾上腺素能受体激动剂。

1.吸入治疗。

2.全特宁每日 2 次,每 12h1 次,每次 4mg。

(三)色甘酸钠气雾剂

每日 4 次,每次 2 撤,吸入方法同前。

(四)茶碱缓释片

每日 2 次,如用茶喘平,可按上述剂量将茶喘平 1 天总量平均分为 3 次给药。应用茶碱类药物,最好有血浆药浓度监测,以使血浆茶碱浓度为 5～15pg/mL 为宜。

(五)细胞膜稳定剂

如用酮替芬,每次用 0.5～1mg,每 12h 用药 1 次。

五、护理

(一)病情观察

病情观察是护理最为基础也是最为重要的部分,全面细致并具有预见性的观察能够为患者提供宝贵的救治时间。

1.密切观察患者生命体征以及神志和尿量等情况,以掌握病情进展情况。

2.观察药物作用和不良反应。

3.了解患者复发哮喘的病因和过敏原,避免诱发因素。

4.密切观察患者有无自发性气胸、脱水、酸中毒、电解质紊乱、肺不张等并发症或伴发症。

(二)对症护理

1.采取舒适的体位,让患者取坐位,缓解呼吸困难症状。

2.根据血气分析结果,给予鼻导管或面罩吸氧。氧流量 $1\sim3/min$,为避免气道干燥,吸入的氧气应尽量温暖湿润。

3.促进排痰,痰液黏稠必然影响通气,因此咳嗽咳痰的护理很重要。①要保证患者的液体入量,根据心脏和脱水情况;②要给予患者拍背排痰。

(三)一般护理

1.病室应保持空气清新,流通,尽量避免室内存在有可能诱发哮喘发作的物质。

2.保持室内空气温暖,防止哮喘患者因对冷空气过敏而导致哮喘发作或加重。

3.室内应备齐必需的药物和抢救设施。

4.有条件尽量安排在重症监护室。

第十三节　重症急性呼吸综合征

重症急性呼吸综合征为一种由 SARS 冠状病毒引起的急性呼吸道传染病,世界卫生组织将其命名为重症急性呼吸综合征。本病为呼吸道传染性疾病,主要传播方式为近距离飞沫传播或接触患者呼吸道分泌物。

一、病因

2003 年 4 月 16 日,世界卫生组织根据包括中国内地和香港地区,加拿大、美国在内的 11 个国家和地区的 13 个实验室通力合作研究的结果,宣布重症急性呼吸综合征的病因是一种新型的冠状病毒,称为 SARS 冠状病毒。

二、临床表现

潜伏期 $1\sim16d$,常见为 $3\sim5d$。起病急,以发热为首发症状,可有畏寒,体温常超过 38℃,呈不规则热或弛张热、稽留热等,热程多为 $1\sim2$ 周;伴有头痛、肌肉酸痛、全身乏力和腹泻。起病 $3\sim7d$ 后出现干咳、少痰,偶有血丝痰,肺部体征不明显。病情于 $10\sim14d$ 达到高峰,发热、乏力等感染中毒症状加重,并出现频繁咳嗽、气促和呼吸困难,略有活动则气喘,心悸,被迫卧床休息。这个时期易发生呼吸道的继发感染。

病程进入 $2\sim3$ 周后,发热渐退,其他症状与体征减轻乃至消失。肺部炎症改变的吸收和恢复则较为缓慢,体温正常后仍需 2 周左右才能完全吸收恢复正常。轻型患者临床症状轻,重症患者病情重,易出现呼吸窘迫综合征。儿童患者的病情似较成人轻。有少数患者不以发热为首发症状,尤其是有近期手术史或有基础疾病的患者。

三、检查

(一)血常规

病程初期到中期白细胞计数通常正常或下降,淋巴细胞则常见减少,部分病例血小板亦减少。T 细胞亚群中 CD3、CD4 及 CD8T 细胞均显著减少。

(二)血液生化检查

丙氨酸氨基转移酶、乳酸脱氢酶及其同工酶等均可不同程度升高。血气分析可发现血氧饱和度降低。

(三)血清学检测

国内已建立间接荧光抗体法(IFA)和酶联免疫吸附试验(ELISA)来检测血清中 SARS 病毒特异性抗体。IgG 型抗体在起病后第 1 周检出率低或检不出,第 2 周末检出率 80% 以上,第 3 周末 95% 以上,且效价持续升高,在病后第 3 个月仍保持很高的滴度。

(四)分子生物学检测

以反转录聚合酶链反应法,检查患者血液、呼吸道分泌物、大便等标本中 SARS 冠状病毒的 RNA。

(五)细胞培养分离病毒

将患者标本接种到细胞中进行培养,分离到病毒后,还应以 RT-PCR 法来鉴定是否 SARS 病毒。

(六)影像学检查

绝大部分患者在起病早期即有胸部 X 线检查异常,多呈斑片状或网状改变。起病初期常呈单灶病变,短期内病灶迅速增多,常累及双肺或单肺多叶。部分患者进展迅速,呈大片状阴影。双肺周边区域累及较为常见。对于胸片无病变而临床又怀疑为本病的患者,1~2 天内要复查胸部 X 线检查。胸部 CT 检查以玻璃样改变最多见。肺部阴影吸收、消散较慢;阴影改变与临床症状体征有时可不一致。

四、鉴别诊断

重症急性呼吸综合征的诊断必须排除其他可以解释患者流行病学史和临床经过的疾病。临床上要注意排除上呼吸道感染,流行性感冒,细菌性或真菌性肺炎,获得性免疫缺陷综合征(AIDS)合并肺部感染、军团菌病、肺结核、流行性出血热、非感染性间质性肺疾病、肺嗜酸粒细胞浸润症、肺血管炎等呼吸系统疾患。

五、治疗

(一)一般治疗

1.卧床休息。

2.避免剧烈咳嗽,咳嗽剧烈者给予镇咳;咳痰者给予祛痰药。

3.发热超过 38.5℃者,可使用解热镇痛药,儿童忌用阿司匹林,因可能引起 Reye 综合征;或给予冰敷、酒精擦浴等物理降温。

4.有心、肝、肾等器官功能损害,应该做相应的处理。

(二)氧疗

出现气促应给予持续鼻导管或面罩吸氧。

1.鼻导管或鼻塞给氧常用而简单的方法,适用于低浓度给氧,患者易于接受。

2.面罩给氧面罩上有调节装置,可调节罩内氧浓度,不需湿化,耗氧量较少。

3.气管插管或切开经插管或切开处射流给氧效果好,且有利于呼吸道分泌物的排出和保持气道通畅。

4.呼吸机给氧是最佳的氧疗途径和方法,常用于重症患者的抢救。

(三)糖皮质激素的应用

应用糖皮质激素的治疗应有以下指征之一。

1.有严重中毒症状,高热持续 3d 不退。

2.48h 内肺部阴影面积扩大超过 50％。

3.有急性肺损伤(ALI)或出现 ARDS。

(四)抗菌药物的应用

为了防治细菌感染,应使用抗生素覆盖社区获得性肺炎的常见病原体,临床上可选用大环内酯类(如阿奇霉素等)、氟喹诺酮类、β—内酰胺类、四环素类等,如果痰培养或临床上提示有耐甲氧西林金黄色葡萄球菌感染或耐青霉素肺炎链球菌感染,可选用(去甲)万古霉素等。

(五)抗病毒药物

至今尚无肯定有效抗病毒药物治疗,治疗时可选择试用抗病毒药物。

(六)重症病例的处理

1.加强对患者的动态监护:尽可能收入重症监护病房。

2.使用无创伤正压机械通气。

3.NPPV 治疗后,若氧饱和度改善不满意,应及时进行有创正压机械通气治疗。

4.对出现 ARDS 病例,宜直接应用有创正压机械通气治疗;出现休克或 MODS,应予相应支持治疗。

六、护理

(一)消毒隔离

1.患者住单人房间,门口设消毒液浇洒的脚垫,门把手包以消毒液浸湿的布套。

2.病房内的设备固定、专用,室内物品经严密消毒后方可拿出室外。污染的床上用品先用 84 消毒液浸泡 24h,再装入密闭容器内,单独洗涤和消毒。

3.医护人员进病房需另戴帽子、口罩及穿隔离衣、围裙,换隔离胶鞋。

4.患者的食具、便器、排泄物、分泌物均按不同的处理方法严格消毒处理。

5.患者禁止出病房,禁止探视和陪床。

(二)休息

严格卧床休息,注意勤变换体位,使患者舒适。

(三)饮食

应给予高热量、高蛋白质,高维生素、易消化的流食或半流食,注意补充足够的液体。

(四)病情观察

1.监测生命体征及神志变化,每 1～2h 一次,必要时随时监测。

2.观察有无呼吸困难、发绀,胸痛、咳嗽,每 1～2d 拍片一次,严密观察肺部体征。

3.记录 24h 出入量。

4.及时进行血常规、血清学等实验室检查并快速出检查结果,以便及时发现病情变化。

(五)对症护理

1.高热:维持室温在 16～18℃,湿度在 50%～60%,注意通风,可采取物理降温,如温水浴,冰袋,酒精擦浴降温等。对持续高热物理降温不明显者,予以药物降温。注意用药剂量不宜过大,以免大量出汗引起虚脱。

2.有呼吸道阻塞症状时,要保持呼吸道通畅,及时清除口咽部分泌物。有呼吸困难者可取半坐位或坐位,并给予吸氧,必要时在湿化瓶内加入 20%～30%酒精除泡。

(六)有创呼吸干预治疗

当患者出现呼吸窘迫综合征时,应尽早进行气管插管,采用正压机械通气,选择合理的通气模式,结合最佳呼吸正压通气和间断肺泡复张操作,改善通气血流(V/Q)比值。在技术条件允许时,采用快速诱导气管插管技术。呼吸窘迫综合征呼吸机治疗过程中会排放大量的气体,应进行有效处理,可使病房维持相对洁净状态,避免污染病毒的气体重复吸入,同时进行有效吸痰和冲洗气管导管,并使患者保持呼吸系统平静,减少和预防医护人员被传染。

第十四节　呼吸衰竭

呼吸衰竭是各种原因引起的肺通气和换气功能严重障碍,以致不能进行有效的气体交换,导致缺氧伴二氧化碳潴留,从而引起一系列生理功能和代谢紊乱的临床综合征。在海平大气压下,于静息条件下呼吸室内空气,并排除心内解剖分流和原发于心排出量降低等情况后,动脉血氧分压低于 8kPa,或伴有二氧化碳分压高于 6.65kPa,即为呼吸衰竭。

一、病因

(一)呼吸道病变

支气管炎症、支气管痉挛、异物等阻塞气道,引起通气不足,气体分布不匀导致通气/血流比例失调,发生缺氧和二氧化碳潴留。

(二)肺组织病变

肺炎、重度肺结核、肺气肿、弥散性肺纤维化、成人呼吸窘迫综合征等,可引起肺容量、通气量、有效弥散面积减少,通气/血流比例失调导致肺动脉样分流,引起缺氧和(或)二氧化碳潴留。

(三)肺血管疾病

肺血管栓塞、肺梗死等,使部分静脉血流入肺静脉,发生缺氧。

(四)胸廓病变

如胸廓外伤、手术创伤、气胸和胸腔积液等,影响胸廓活动和肺脏扩张,导致通气减少吸入气体不匀影响换气功能。

(五)神经中枢及其传导系统呼吸肌疾患

脑血管病变、脑炎、脑外伤、药物中毒等直接或间接抑制呼吸中枢;脊髓灰质炎以及多发性神经炎所致的肌肉神经接头阻滞影响传导功能;重症肌无力和等损害呼吸动力引起通气不足。

二、临床表现

除原发病症状外主要为缺氧和二氧化碳潴留的表现,如呼吸困难、急促、精神神经症状等,并发肺性脑病时,还可有消化道出血。

可有口唇和甲床发绀、意识障碍,球结膜充血、水肿、扑翼样震颤,视盘水肿等。

三、检查

(一)血气分析

静息状态吸空气时动脉血氧分压<8.0kPa 动脉血二氧化碳分压>6.7kPa 为Ⅱ型呼吸衰竭,单纯动脉血氧分压降低则为Ⅰ型呼吸衰竭。

(二)电解质检查

呼吸性酸中毒合并代谢性酸中毒时,常伴有高钾血症;呼吸性酸中毒合并代谢性碱中毒时,常有低钾和低氯血症。

(三)痰液检查

痰涂片与细菌培养的检查结果,有利于指导用药。

(四)其他检查

如肺功能检查、胸部影像学检查等根据原发病的不同而有相应的发现。

四、诊断

本病主要诊断依据,急性的如溺水,电击、外伤、药物中毒、严重感染、休克;慢性的多继发于慢性呼吸系统疾病,如慢性阻塞性肺疾病等。结合临床表现、血气分析有助于诊断。

五、治疗

1.首先积极治疗原发病,合并细菌等感染时应使用敏感抗生素,去除诱发因素。

2.保持呼吸道通畅和有效通气量,可给予解除支气管痉挛和祛痰药物,如沙丁胺醇、硫酸特布他林解痉,乙酰半胱氨酸、盐酸氨溴索(沐舒坦)等药物祛痰。必要时可用肾上腺皮质激素静脉滴注。

3.纠正低氧血症,可用鼻导管或面罩吸氧,严重缺氧和伴有二氧化碳潴留,有严重意识障碍,出现肺性脑病时应使用机械通气以改善低氧血症。

4.纠正酸碱失衡、心律失常、心力衰竭等并发症。

六、护理措施

1.饮食护理:鼓励患者多进食高蛋白,高维生素食物。

2.保持呼吸道通畅

(1)鼓励患者咳嗽、咳痰,更换体位和多饮水。

(2)危重患者每2～3h翻身拍背一次,帮助排痰。如建立人工气道患者,应加强气道管理,必要时机械吸痰。

(3)神志清醒者可做雾化吸入,每日2～3次,每次10～20min。

3.合理用氧:对Ⅱ型呼吸衰竭患者应给予低浓度、流量鼻导管持续吸氧。如何配合使用呼吸机和呼吸中枢兴奋剂可稍提高给氧浓度。

4.危重患者或使用机械通气者应做好特护记录,并保持床单平整、干燥,预防发生压疮。

5.使用鼻罩或口鼻面罩加压辅助机械通气者,做好该项护理有关事项。

6.病情危重患者建立人工气道应按人工气道护理要求。

7.建立人工气道接呼吸机进行机械通气时应按机械通气护理要求。

8.用药护理

(1)遵医嘱选择使用有效的抗生素控制呼吸道感染。

(2)遵医嘱使用呼吸兴奋剂,必须保持呼吸道通畅。注意观察用药后反应,以防药物过量;对烦躁不安、夜间失眠患者,慎用镇静剂,以防引起呼吸抑制。

9.健康教育

(1)教会患者做缩唇腹式呼吸以改善通气。

(2)鼓励患者适当家务活动,尽可能下床活动。

(3)预防上呼吸道感染,保暖、季节交换和流感季节少外出,少去公共场所。

(4)劝告戒烟,如有感冒尽量就医,控制感染加重。

(5)严格控制陪客和家属探望。

第十五节　肺结核

结核病是由结核分枝杆菌引起的慢性传染病,可侵及许多脏器,以肺部结核感染最为常见。排菌者为其重要的传染源。人体感染结核菌后不一定发病,当抵抗力降低或细胞介导的变态反应增高时,才可能引起临床发病。若能及时诊断,并予合理治疗,大多可获临床痊愈。

一、病因

结核菌属于放线菌目,分枝杆菌科的分枝杆菌属,为有致病力的耐酸菌。主要分为人、牛、鸟、鼠等型。对人有致病性者主要是人型菌,牛型菌少有感染。结核菌对药物的耐药性,可由菌群中先天耐药菌发展而形成,也可由于在人体中单独使用一种抗结核药而较快产生对该药的耐药性,即获得耐药菌。耐药菌可造成治疗上的困难,影响疗效。

二、临床表现

(一)症状

有较密切的结核病接触史,起病可急可缓,多为低热、盗汗、乏力、食欲缺乏、消瘦、女性月经失调等;呼吸道症状有咳嗽、咳痰、咯血,胸痛、不同程度胸闷或呼吸困难。

(二)体征

肺部体征依病情轻重、病变范围不同而有差异,早期、小范围的结核不易查到阳性体征,病变范围较广者叩诊呈浊音,语颤增强,肺泡呼吸音低和湿啰音。晚期结核形成纤维化,局部收缩使胸膜塌陷和纵隔移位。在结核性胸膜炎者早期有胸膜摩擦音,形成大量胸腔积液时,胸壁饱满,叩诊浊实,语颤和呼吸音减低或消失。

(三)肺结核的分型和分期

1.肺结核分型

(1)原发性肺结核:肺内渗出病变,淋巴管炎和肺门淋巴结肿大的哑铃状改变的原发复合征,儿童多见,或仅表现为肺门和纵隔淋巴结肿大。

(2)血型播散型肺结核:包括急性粟粒性肺结核和慢性或亚急性血行播散型肺结核两型。急性粟粒型肺结核:两肺散在的粟粒大小的阴影,大小一致密度相等,分布均匀的粟粒状阴影,随病期进展,可互相融合;慢性或亚急性血行播散型肺结核:两肺出现大小不一、新旧病变不同,分布不均匀,边缘模糊或锐利的结节和索条阴影。

(3)继发型肺结核:本型中包括病变以增生为主,浸润病变为主、干酪病变为主或空洞为主的多种改变。浸润型肺结核;X线常为云絮状或小片状浸润阴影,边缘模糊或结节,索条状病变,大片实变或球形病变或钙化;慢性纤维空洞型肺结核:多在两肺上部,亦为单侧,大量纤维增生,其中空洞形成,呈破棉絮状,肺组织收缩,肺门上提,肺门影呈"垂柳样"改变,胸膜肥厚,胸廓塌陷,局部代偿性肺气肿。

(4)结核性胸膜炎(Ⅳ型);病侧胸腔积液,小量为肋膈角变浅,中等量以上积液为致密阴影,上缘呈弧形。

2.分期

(1)进展期:新发现的活动性肺结核,随访中病灶增多增大,出现空洞或空洞扩大,痰菌检查转阳性,发热等临床症状加重。

(2)好转期:随访中病灶吸收好转,空洞缩小或消失,痰菌转阴,临床症状改善。

(3)稳定期:空洞消失,病灶稳定,痰菌持续转阴性达 6 个月以上;或空洞仍然存在,痰菌连续转阴 1 年以上。

三、检查

(一)白细胞计数

正常或轻度增高,血沉增快。

(二)痰结核菌

采用涂片、集菌方法,抗酸染色检出阳性有诊断意义。也可行结核菌培养、动物接种,但时间长。结核菌聚合酶联反应阳性有辅助诊断价值。

(三)结核菌素试验

旧结核菌素或纯化蛋白衍生物皮试,强阳性者有助诊断。

(四)特异性抗体测定

酶联吸附试验,血中抗 PPD-IgG 阳性对诊断有参考价值。

(五)胸腔积液检查

腺苷脱氨酶含量增高有助于诊断,与癌性胸腔积液鉴别时有意义。

(六)影像学检查

胸部 X 线检查为诊断肺结核的必备手段,可判断肺结核的部位、范围、病变性质,病变进展、治疗反应、判定疗效的重要方法。

四、诊断

根据病因、临床表现及实验室检查即可做出诊断。

五、鉴别诊断

1.原发复合征应与淋巴瘤、胸内结节病、中心型肺癌和转移癌鉴别。

2.急性血行播散型肺结核,应与伤寒,脑膜炎、败血症、尘肺、肺泡细胞癌、含铁血黄素沉着症相鉴别。

3.浸润型肺结核要与各类肺炎、肺脓肿、肺真菌病,肺癌、肺转移癌、肺囊肿和其他肺良性病变鉴别。

六、治疗

药物治疗的主要作用在于缩短传染期、降低病死率,感染率及患病率,对于每个具体患者,则为达到临床及生物学治愈的主要措施,合理化治疗是指对活动性结核病坚持早期、联用,适量、规律和全程使用敏感药物的原则。

(一)早期治疗

一旦发现和确诊后立即给药治疗。

(二)联用

根据病情及抗结核药的作用特点,联合两种以上药物,以增强与确保疗效。

(三)适量

根据不同病情及不同个体规定不同给药剂量。

(四)规律

患者必须严格按照治疗方案规定的用药方法,有规律地坚持治疗,不可随意更改方案或无故随意停药,亦不可随意间断用药。

(五)全程

乃指患者必须按照方案所定的疗程坚持治满疗程,短程通常为 6～9 个月。一般而言,初治患者按照上述原则规范治疗,疗效高达 98%,复发率低于 2%。

七、护理

(一)病情观察

1.注意观察体温,脉搏、呼吸等变化,如出现高热、咳嗽加剧,应注意是否有结核播散。

2.对咯血患者,要密切观察有无窒息先兆表现,一旦发现应及时抢救。

3.密切观察药物疗效和不良反应。

(二)对症护理

1.发热结核病一般午后低热,应加强休息,如出现高热应按高热护理。

2.盗汗结核病多在夜间出现盗汗,应及时擦身,勤换内衣裤,注意保暖。

3.乏力注意卧床休息,减少活动。

4.咳嗽给予相应止咳剂。

5.女性患者如出现月经紊乱或倒经,应给予适当解释和心理安慰。

6.注意消毒隔离

(1)餐具食用后煮沸 5min 后再擦洗,剩余饭菜煮沸 10min 后弃去。

(2)用具、便器、痰具用后消毒。

(3)痰液入纸盒或纸袋,焚烧处理。

(4)病室,被褥、书籍可用紫外线照射消毒或日光曝晒。

（三）一般护理

1.饮食护理给高蛋白、高热量、高维生素食物。

2.根据病情，适当卧床休息。

3.按时、按医嘱给予服抗结核药。

（四）健康指导

1.不随地吐痰，到公共场所要戴口罩，咳嗽、打喷嚏应轻捂口鼻。

2.尽可能与家人分床、分食。

3.定期随访，有利调整治疗方案。

第十六节　肺脓肿

肺脓肿是由于多种病因所引起的肺组织化脓性病变。早期为化脓性炎症，继而坏死形成脓肿。多发生于壮年，男多于女。根据发病原因有经气管感染型、血源性感染型和多发脓肿及肺癌等堵塞所致的感染型3种。肺脓肿也可以根据相关的病原进行归类，如葡萄球菌性、厌氧菌性或曲霉菌性肺脓肿。自抗生素广泛应用以来，肺脓肿的发生率已大为减少。

一、病因

肺脓肿发生的因素为细菌感染、支气管堵塞，加上全身抵抗力降低。原发性脓肿是因为吸入致病菌或肺炎引起，继发性脓肿是在已有病变的基础上，由肺外播散、支气管扩张和（或）免疫抑制状态引起。

二、临床表现

（一）症状

1.急性吸入性肺脓肿

起病急骤，患者畏寒、发热，体温可高达39～40℃。伴咳嗽、咳黏液痰或黏液脓痰。炎症波及局部胸膜可引起胸痛。病变范围较大，可出现气急。此外，还有精神不振、乏力、胃食欲缺乏。7～10d后，咳嗽加剧，脓肿破溃于支气管，咳出大量脓臭痰，每日可达300～500mL，因有厌氧菌感染，痰有臭味，静置后分为3层，由上而下为泡沫、黏液及脓渣，脓排出后，全身症状好转，体温下降，如能及时应用有效抗生素，则病变可在数周内渐好转，体温趋于正常，痰量减少，一般情况恢复正常。有时痰中带血或中等量咯血。如治疗不及时不彻底，用药不合适、不充分，身体抵抗力低，病变可渐转为慢性。有的破向胸腔形成脓气胸或支气管胸膜瘘，此时症状时轻时重，主要是咳嗽、咳脓痰，不少有咯血，从痰带血至大咯血，间断发热及胸痛等。

2.慢性肺脓肿

有慢性咳嗽、咳脓痰，反复咯血，继发感染和不规则发热等，常呈贫血、消瘦慢性消耗病态。

3.血源性肺脓肿

多先有原发病灶引起的畏寒，高热等全身脓毒血症的症状。经数日至两周才出现肺部症状，如咳嗽、咳痰等。通常痰量不多，极少咯血。

(二)体征

与肺脓肿的大小和部位有关。病变较小或位于肺脏的深部,可无异常体征。病变较大,脓肿周围有大量炎症,叩诊呈浊音或实音,听诊呼吸音减低,有时可闻湿啰音。血源性肺脓肿体征大多阴性。慢性肺脓肿患者患侧胸廓略塌陷,叩诊浊音,呼吸音减低。可有杵状指(趾)。胸廓也有塌陷畸形,活动差。有脓气胸、支气管胸膜瘘者检查可见有相应的体征。

三、检查

(一)实验室检查

1.血液检查

继发感染时可有白细胞计数增高,核左移。病程长或咯血严重者可有贫血、血沉增快等。

2.痰液检查

痰液涂片可发现革兰阳性及阴性细菌,培养可检出致病菌,痰培养有助于敏感抗生素的选择。

(二)辅助检查

1.胸部 X 线检查

是肺脓肿的主要诊断方法。由于脓肿有向不同叶蔓延的特点,可波及多叶甚至全肺。

2.CT 检查

断层可更好地了解病变范围、部位、空腔情况。少数脓肿内脓液未排出,表现为圆形块影,但在可见内有小空洞,真正呈实块的不多,易误为肿瘤。纤维化明显的肺体积缩小,支气管完全闭塞可有肺不张。可见叶间胸膜增厚。脓肿破向胸腔形成脓胸或脓气胸,片上有相应改变。

3.纤维支气管镜检查

纤维支气管镜检查最好在患者情况较稳定时进行,不要在高热及呼吸道炎症严重时检查。

4.支气管造影

肺脓肿的支气管改变是相当明显的,支气管造影可了解病变部位及范围,发现平片未见到或断层上也不明确的病变,对确定治疗原则及手术方式有帮助。造影能见到扩张的支气管,充盈的脓腔,支气管的扭曲变形、狭窄及支气管胸膜瘘。

5.肺功能检查

主要表现为阻塞性通气障碍。晚期可有动脉血氧分压降低和动脉血氧饱和度下降。

四、诊断

依据口腔手术、昏迷呕吐、异物吸入,急性发作的畏寒,高热、咳嗽和咳大量脓臭痰等病史,结合白细胞总数和中性粒细胞显著增高,肺野大片浓密炎性阴影中有脓腔及液平面的 X 线征象,可做出诊断。血、痰培养,包括厌氧菌培养,分离细菌,有助于做出病原诊断。有皮肤创伤感染、疖,痈等化脓性病灶,发热不退并有咳嗽、咳痰等症状,胸部 X 线检查示有两肺多发性小脓肿,可诊断为血源性肺脓肿。

(一)周围血常规

血液白细胞计数及中性粒细胞均显著增加,总数可达 2 万～3 万/mm^2,中性粒细胞在 80%～90%。慢性肺脓肿患者的白细胞无明显改变,但可有轻度贫血。

（二）痰和血的病原体检查

痰液涂片革兰氏染色检查，痰液培养，包括厌氧菌培养和细菌药物敏感试验，有助于确定病原体和选择有效的抗生素治疗。血源性肺脓肿患者的血培养可发现致病菌。

五、治疗

上呼吸道、口腔的感染灶必须加以根治。口腔手术时，应将分泌物尽量吸出。昏迷或全身麻醉患者，应加强护理，预防肺部感染。早期和彻底治疗是根治肺脓肿的关键。治疗原则为抗感染和引流。

（一）抗生素

治疗急性肺脓肿的感染细菌包括绝大多数的厌氧菌都对青霉素敏感，疗效较佳，故最常用。剂量根据病情，一般急性肺脓肿经青霉素治疗均可获痊愈。脆性类杆菌对青霉素不敏感，可用林可霉素肌内注射；病情严重者可用静脉滴注，或克林霉素口服，或甲硝唑口服。嗜肺军团杆菌所致的肺脓肿，红霉素治疗有良效。X线片显示脓腔及炎性病变完全消散，仅残留条索状纤维阴影为止。在全身用药的基础上，加用局部治疗，如环甲膜穿刺、鼻导管气管内或纤维支气管镜滴药，常用青霉素，滴药后按脓肿部位采取适当体位，静卧1小时。

血源性肺脓肿为脓毒血症的并发症，应按脓毒血症治疗。

（二）痰液引流

祛痰药口服，可使痰液易咳出。痰浓稠者，可用气道湿化如蒸气吸入，超声雾化吸入等以利痰液的引流。患者一般情况较好，发热不高者，体位引流可助脓液的排出。使脓肿部位处于高位，在患部轻拍，2～3次/d，每次10～15min。有明显痰液阻塞征象，可经纤维支气管镜冲洗并吸引。

六、护理

1.密切观察患者咳嗽、咳痰、胸痛的性质，痰液的颜色，性质、气味、量，静置后是否分层，是否咯血。

2.保持室内空气新鲜，每日通风2次，每次15～30min，同时注意保暖。

3.保持病室清洁，维持室温在18～22℃，湿度在50%～70%。

4.根据病变部位，指导患者采取不同的体位引流，每日2～3次，每次15～30min，餐前1h进行。对年老体弱者慎用。

5.给患者讲解排痰的意义，指导患者进行有效的排痰，具体方法是让患者尽量取坐位或半坐位，先进行几次深呼吸，然后再深吸气后保持张口，用力进行2次短促的咳嗽，将痰从深部咳出。

6.遵医嘱给祛痰药、支气管扩张剂，以保持排痰通畅。

7.嘱患者多饮水，1500～2000mL/d，吸烟者劝其戒烟。

8.遵医嘱给予雾化吸入，以稀释痰液，促进排痰，必要时吸痰。

9.病情允许者，鼓励患者下床活动，促进排痰。

10.遵医嘱给予抗生素。

11.遵医嘱留取痰标本。

12.需胸腔穿刺抽脓时，应备好闭式引流装置，术中观察患者反应，术后保持引流通畅，并观察记录每日引流量。

第十七节　气胸

气胸又称肺膜穿、爆肺,中医病名为胸痹、喘症,是指气体进入胸膜腔,造成积气状态,称为气胸。更可能影响患者呼吸。

一、病因

根据有无原发疾病,自发性气胸可分为原发性气胸和继发性气胸两种类型。诱发气胸的因素为剧烈运动、咳嗽、提重物或上臂高举、举重运动,用力解大便等。当剧烈咳嗽或用力解大便时,肺泡内压力升高,致使原有病损或缺陷的肺组织破裂引起气胸。使用人工呼吸器,若送气压力太高,就可能发生气胸。据统计,有 50%～60%病例找不到明显诱因,有 6%左右患者甚至在卧床休息时发病。

(一)原发性气胸

又称特发性气胸。它是指肺部常规 X 线检查未能发现明显病变的健康者所发生的气胸,好发于青年人,特别是男性瘦长者。

(二)继发性气胸

其产生机制是在其他肺部疾病的基础上,形成肺大疱或直接损伤胸膜所致。常为慢性阻塞性肺气肿或炎症后纤维病灶的基础上,细支气管炎症狭窄、扭曲,产生活瓣机制而形成肺大疱。肿大的气肿泡因营养、循环障碍而退行性变性。近年来某些疾病引起的继发性气胸逐渐被人们所注意:

1.肺癌

尤其是转移性肺癌,随着综合性治疗的进展,肺癌患者的生存期逐渐延长,继发于肺癌的气胸必将日渐增多;其发生率占肺癌者的 4%(尤其多见于晚期小细胞性肺癌)。其产生原因是:肿瘤阻塞细支气管,导致局限性气肿;阻塞性肺炎进一步发展成肺化脓症,最后向胸腔破溃;肿瘤本身侵犯或破坏脏层胸膜。

2.结节病

主要为第 3 期阶段,气胸发生率为 2%～4%。由于后期纤维化导致胸膜下大疱形成或因肉芽肿病变直接侵犯胸膜所致。

3.组织细胞增多

据报道其自发性气胸的发生率可达 20%～43%,这与该病晚期发生明显的肺纤维化,最后导致"蜂窝肺"和形成肺大疱有关。

4.肺淋巴管平滑肌瘤病(LAM)

本病发生与体内雌激素变化有密切关系。由于支气管旁平滑肌增生可部分或完全阻塞气道,引起肺大疱,肺囊肿,最终导致破裂发生气胸。

5.艾滋病

引起自发性气胸的发生率为 2%～5%。Coker 等报道 298 例艾滋病患者中气胸发生率为 4%。

(三)特殊类型的气胸

1.月经性气胸

即与月经周期有关的反复发作的气胸。

2.妊娠合并气胸

以生育期年轻女性为多。本病患者因每次妊娠而发生气胸。根据气胸出现的时间,可分为早期和后期两种。

3.老年人自发性气胸

60 岁以上的人发生自发性气胸称为老年人自发性气胸。近年来,本病发病率有增高趋势。男性较女性多。大多数继发于慢性肺部疾患,其中以慢性阻塞性肺部疾病占首位。

二、临床表现

(一)症状

1.气胸

症状的轻重取决于起病快慢、肺压缩程度和肺部原发疾病的情况。典型症状为突发性胸痛,继之有胸闷和呼吸困难,并可有刺激性咳嗽。这种胸痛常为针刺样或刀割样,持续时间很短暂。刺激性干咳因气体刺激胸膜所致。大多数起病急骤,气胸量大,或伴肺部原有病变者,则气促明显。部分患者在气胸发生前有剧烈咳嗽,用力屏气大便或提重物等的诱因,但不少患者在正常活动或安静休息时发病。年轻健康人的中等量气胸很少有不适,有时患者仅在体格检查或常规胸部透视时才被发现;而有肺气肿的老年人,即使肺压缩不到 10%,亦可产生明显的呼吸困难。

2.张力性气胸

患者常表现精神高度紧张、恐惧、烦躁不安、气促、窒息感、发绀、出汗,并有脉搏细弱而快,血压下降,皮肤湿冷等休克状态,甚至出现意识不清,昏迷,若不及时抢救,往往引起死亡。气胸患者一般无发热,白细胞计数升高或血沉增快,若有这些表现,常提示原有的肺部感染活动或发生了并发症。

3.少数患者可发生双侧性气胸

其发生率占自发性气胸的 2%～9.2%,甚至达 20%。年龄超过 20 岁者,男女之比为 3 : 1。以呼吸困难为突出表现,其次为胸痛和咳嗽。同时发现双侧异时性白发性气胸较双侧同时自发性气胸的发生率相对为高,达到 83.9%。

4.部分气胸患者

伴有纵隔气肿,则呼吸困难更加严重,常有明显的发绀。更少见的情况是于气胸发生时胸膜粘连带或胸膜血管撕裂而产生血气胸,若出血量多,可表现为面色苍白、冷汗、脉搏细弱、血压下降等休克征象。但大多数患者仅为小量出血。

5.哮喘患者

呈哮喘持续状态时,若经积极治疗而病情继续恶化,应考虑是否并发了气胸;反之,气胸患者有时呈哮喘样表现,气急严重,甚至两肺布满哮鸣音,此种患者一经胸膜腔抽气减压,气急和哮鸣音即消失。

(二)体征

视积气量的多少及是否伴有胸膜腔积液而定。少量气胸时体征不明显,特别是在肺气肿患者叩诊反响也增强,难以确定气胸,但听诊呼吸音减弱具有重要意义。肺气肿并发气胸患者,虽然两侧呼吸音均减弱,但气胸侧减弱较对侧更为明显,即使气胸量不多也有此变化。所以临床上仔细比较两侧呼吸音是很重要的,听诊比叩诊法更灵敏。因此应将叩诊和听诊结合使用,并特别注意两侧对比和上下对比的细微变化。气胸量在30%以上者,病侧胸廓饱满,肋间隙膨隆,呼吸运动减弱,叩诊呈鼓音,心或肝浊音区消失。语音震颤及呼吸音均减弱或消失。大量气胸时,可使气管和纵隔向健侧移位。张力性气胸可见病侧胸廓膨隆和血压增高。左侧少量气胸,有时可在左心缘处听到特殊的破裂音,明显时患者自己也能觉察到,称 Hamman 征。破裂音与心跳一致,患者左侧卧位呼气时听得更清楚。此种"有声音"的气胸常为小量气胸。临床上其他常见体征不易查出,因此是诊断左侧少量气胸的依据之一。这种声音的发生机制,可能因心脏收缩时气体忽然移动,两层胸膜忽然接触及分离所造成。此体征也是诊断纵隔气肿的重要体征。少量胸腔积液常是由于空气刺激胸膜产生的渗出液,但也可能由于气胸导致胸膜连带撕裂引起血气胸。少量积液,体检难以发现,只能从胸部 X 线检查发现。气胸合并大量积液,则胸部可同时查出积气和积液的体征,摇动胸部可有振水音。创伤性气胸临床表现:在具有胸部外伤史、外伤症状和体征的同时,主要表现为突发性胸痛、呼吸困难,偶有少量咯血。随即出现气胸的体征及 X 线表现。如果并发血胸,则有胸腔积液和内出血的表现。

三、检查

(一)影像学检查

X 线检查是诊断气胸的重要方法。胸片作为气胸诊断的常规手段,若临床高度怀疑气胸而后前位胸片正常时,应该进行侧位胸片或者侧卧位胸片检查。气胸胸片上大多有明确的气胸线,为萎缩肺组织与胸膜腔内气体交界线,呈外凸线条影,气胸线外为无肺纹理的透光区,线内为压缩的肺组织。大量气胸时可见纵隔、心脏向健侧移位。合并胸腔积液时可见气液面。局限性气胸在后前位 X 线检查时易漏诊,侧位胸片可协助诊断,X 线透视下转动体位也可发现。若围绕心缘旁有透光带应考虑有纵隔气肿。胸片是最常应用于诊断气胸的检查方法,CT对于小量气胸、局限性气胸以及肺大疱与气胸的鉴别比 X 线胸片敏感和准确。气胸的基本CT 表现为胸膜腔内出现极低密度的气体影,伴有肺组织不同程度的压缩萎陷改变。

(二)气胸的容量

就容积而言,很难从 X 胸片精确估计。如果需要精确估计气胸的容量,CT 扫描是最好的方法。另外,CT 扫描还是气胸与某些疑难病例相鉴别的唯一有效的手段。

(三)胸膜腔内压测定

有助于气胸分型和治疗。可通过测定胸膜腔内压来明确气胸类型的诊断。

(四)血气分析和肺功能检查

多数气胸患者的动脉血气分析不正常,有超过75%的患者 PaO_2 低于80mmHg。16%的继发性气胸患者 $PaO_2 < 55mmHg$、$PaCO_2 > 50mmHg$。肺功能检查对检测气胸发生或者容量的大小帮助不大,故不推荐采用。

(五)胸腔镜检查

可明确胸膜破裂口的部位以及基础病变,同时可以进行治疗。

四、诊断

根据临床症状、体征及 X 线表现,诊断本病并不困难。阻塞性肺气肿并发自发性气胸时,与其原有的症状和体征常易混淆,需借助 X 线检查做出诊断。

五、鉴别诊断

(一)肺大疱

起病缓慢,病程较长;而气胸常常起病急,病史短。X 线检查肺大疱为圆形或椭圆形透光区,位于肺野内,其内仍有细小条状纹理;而气胸为条带状影,位于肺野外胸腔内。肺周边部位的肺大疱易误诊为气胸,胸片上肺大疱线是凹面向侧胸壁;而气胸的凸面常朝向侧胸壁,胸部CT 有助于鉴别诊断。经较长时间观察,肺大疱大小很少发生变化,而气胸形态则日渐变化,最后消失。

(二)急性心肌梗死

有类似于气胸的临床表现,如急性胸痛、胸闷,呼吸困难、休克等临床表现,但患者常有冠心病、高血压病史,心音性质及节律改变,无气胸体征,心电图或胸部 X 线检查有助于鉴别。

(三)肺栓塞

有栓子来源的基础疾病,无气胸体征,胸部 X 线检查有助于鉴别。

(四)慢性阻塞性肺疾病和支气管哮喘

慢性阻塞性肺疾病呼吸困难是长期缓慢加重的,支气管哮喘有多年哮喘反复发作史。当慢性阻塞性肺疾病和支气管哮喘患者呼吸困难突然加重且有胸痛时,应考虑并发气胸的可能,胸部 X 线检查可助鉴别。

六、治疗

自发性气胸是临床常见急症之一,若未及时处理往往影响工作和日常生活,尤其是持续性或复发性气胸患者诊疗不及时或不恰当,常损害肺功能,甚至威胁生命。因此积极治疗,预防复发是十分重要的。在确定治疗方案时,应考虑症状、体征、X 线变化、胸膜腔内压力、有无胸腔积液、气胸发生的速度及原有肺功能状态,首次发病抑或复发等因素。基本治疗原则包括卧床休息的一般治疗、排气疗法、防止复发措施、手术疗法及并发症防治等。

(一)一般治疗

气胸患者应绝对卧床休息,尽量少讲话,使肺活动减少,有利于气体吸收。适用于首次发作,肺萎陷在 20% 以下,不伴有呼吸困难者。

(二)排气疗法

适用于呼吸困难明显、肺压缩程度较重的患者,尤其是张力型气胸需要紧急排气者。

1.胸膜腔穿刺抽气法

2.胸腔闭式引流术

(三)胸膜粘连术

由于自发性气胸复发率高,为了预防复发,用单纯理化剂、免疫赋活剂、纤维蛋白补充剂、医用黏合剂及生物刺激剂等引入胸膜腔,使脏层和壁层两层胸膜粘连从而消灭胸膜腔间隙,使交气无处积存,即所谓"胸膜固定术"

(四)肺或大疱破口闭合法

在诊断为肺气肿大疱破裂而无其他的肺实质性病变时,可在不开胸的情况下经内镜使用激光或黏合剂使裂口闭合。

(五)特殊类型气胸的处理

1.月经性气胸

激素疗法作用是抑制卵巢功能,阻止排卵过程及异位的子宫内膜组织脱落,达到控制症状的目的。常用的药物有孕激素、黄体酮、雄性激素等。某些避孕药物也可使用。

2.双侧同时发生自发性气胸

占整个自发性气胸的 2%～6%。同时发生双侧气胸极为危急,易致死亡,必须及时明确诊断。

3.自发性血气胸

占自发性气胸的 2%～12%。主要是气胸时脏层和壁层胸膜之间粘连带撕裂导致血管断裂引起的,临床上表现为气胸和血胸的症状与体征及 X 线表现。

(六)并发症及其治疗

1.脓气胸:大多合并于感染性肺炎,尤其是坏死性肺炎,如金黄色葡萄球菌、肺炎杆菌、铜绿假单胞菌等引起的肺炎、结核,或由于食管穿孔致胸腔的感染。需要及时抽脓和排气,同时积极进行抗感染治疗。

2.纵隔气肿和皮下气肿:系由于肺泡破裂逸出的气体进入肺间质,形成间质性肺气肿。肺间质内的气体沿血管鞘进入纵隔,造成纵隔气肿。纵隔气体也会沿着筋膜进入颈部皮下组织,甚至进入胸部和腹部的皮下组织,导致皮下气肿。

(七)其他治疗方法

1.高频喷射通气疗法。

2.超短波疗法。

(八)各种治疗方法的比较

由于自发性气胸是内科常见的急症,若不及时抢救,可致死亡。而本病复发率较高。因此,在选择治疗方法时,应对具体病例进行具体分析,正确判断,及时处理。

七、护理

(一)病情观察

1.观察患者胸痛、咳嗽、呼吸困难的程度,及时与医生联系采取相应措施。

2.根据病情准备胸腔穿刺术、胸腔闭式引流术的物品及药物,并及时配合医生进行有关处理。

3.观察患者呼吸、脉搏、血压及面色变化。

4.胸腔闭式引流术后应观察创口有无出血、漏气、皮下气肿及胸痛情况。

(二)对症处理

1.尽量避免咳嗽,必要时给止咳剂。

2.减少活动,保持大便通畅,避免用力屏气,必要时采取相应的通便措施。

3.胸痛剧烈患者,可给予相应的止痛剂。

4.胸腔闭式引流时按胸腔引流护理常规操作。

(三)一般护理

1.给予高蛋白,适量进粗纤维饮食。

2.半卧位,给予吸氧,氧流量一般在 3L/min 以上。

3.卧床休息。

(四)健康指导

1.饮食护理,多进高蛋白饮食,不挑食,不偏食,适当进粗纤维素食物。

2.气胸痊愈后,1 个月内避免剧烈运动,避免抬举重物,避免屏气。

3.保持大便通畅,2d 以上未解大便应采取有效措施。

4.预防上呼吸道感染,避免剧烈咳嗽。

第二章　消化内科疾病

第一节　急性单纯性胃炎

一、病因和发病机制

急性单纯性胃炎可由化学物质、物理因素、微生物感染或细菌毒素等引起。化学因素有药物(如水杨酸盐类、肾上腺糖皮质激素、利血平、某些抗生素及抗癌药物)、烈酒、胆汁酸盐和胰酶等;物理因素如进食过热、过冷或粗糙的食物,损伤胃黏膜引起炎症;微生物有沙门氏菌属、嗜盐杆菌和幽门螺旋杆菌,以及某些流感病毒和肠道病毒等;细菌毒素以金黄色葡萄球菌毒素为多见,偶为肉毒杆菌毒素。细菌和(或)其毒素常同时累及肠道,引起急性胃肠炎;误服某些毒植物如毒蕈等也可引起急性胃肠炎。

二、病理

胃黏膜病变主要是充血、水肿,黏液分泌增多,表面覆盖白色或黄色渗出物,可伴有点状出血和(或)轻度糜烂。黏膜内有中性粒细胞浸润。

三、临床表现

临床上以感染或细菌毒素所致急性单纯性胃炎为多见。一般起病急,在进食污染食物后数小时至24小时发病,表现为上腹不适、疼痛、厌食和恶心、呕吐等,因常伴发肠炎而有腹泻,粪便呈水样;由沙门氏菌感染所引起者常有发热。上腹部或脐周有轻压痛,肠鸣音亢进。病程一般自限,数天内症状消失。有药物或物理因素所致急性单纯性胃炎一般主要限于上腹部。

四、治疗

应除去病因,卧床休息,停止一切对胃有刺激的饮食或药物,酌情暂时禁食或给流质饮食,多饮水,腹泻较重者可饮糖盐水。腹痛者可予局部热敷,或用解痉剂,如阿托品、溴丙胺太林、复方颠茄片、654-2,或山莨菪碱等。有剧烈呕吐或明显失水时,必须静脉输液予以纠正。有时可给西咪替丁,减少胃酸分泌,以减轻黏膜炎症,也可应用制酸剂。一般不用抗生素,但对沙门氏菌、幽门螺旋杆菌和嗜盐菌感染则需应用。

五、护理

1.休息:急性发作期应卧床休息,嘱患者要多饮水,腹泻较重者应饮糖盐水;恢复期,患者生活要有规律,避免过度劳累,注意劳逸休息。

2.饮食护理:急性发作期患者可给予无渣、半流的温热饮食。恢复期给予高热量、高蛋白、高维生素、易消化的饮食。避免食用过咸、过甜、辛辣、生冷等刺激性食物。定期进餐、少量多餐、细嚼慢咽,养成良好的饮食卫生习惯。

3.疼痛的护理:遵医嘱给予局部热敷、按摩、针灸或镇痛药物缓解疼痛。

4.如为沙门氏菌等细菌感染时及时应用抗生素治疗。

5.停用一切对胃黏膜有刺激的药物如水杨酸盐类、肾上腺糖皮质激素、利血平及某些抗生素等。

第二节　急性糜烂性胃炎

一、病因和发病机制

急性糜烂性胃炎是以胃黏膜多发性糜烂为特征的急性胃炎,常伴有出血,故又称为急性出血性胃炎,也可伴有急性溃疡形成。本病又称急性胃黏膜病变,约占上消化道出血病例的20%。能引起急性单纯性胃炎的各种外源性病因,均可严重地破坏胃黏膜屏障而导致 H^+ 及胃蛋白酶的返弥散,引起胃黏膜的损伤而发生出血及糜烂。一些危重疾病如败血症、大面积烧伤、颅内病变、大手术后、创伤、休克,或肺、心、肾或肝衰竭等严重应激状态是更为常见的病因。目前对其确切的发病机制尚未完全明了,但一般认为胃黏膜缺血和胃酸分泌是两个重要的发病原因:应激时,去甲肾上腺素和肾上腺糖皮质激素分泌虽增多,但在上述严重疾病时,仍不足以维持胃黏膜微循环的运行;反之,应激时黏液分泌不足,前列腺素合成减少,削弱了黏膜抵抗力;而前列腺素合成减少却使血栓素(TXA_2)及白三烯的合成相应增多,此二者具强烈的血管收缩作用,结果加剧了黏膜的缺血缺氧,从而导致的返弥散,致使黏膜发生糜烂、出血。

二、病理

胃黏膜呈多发性糜烂,伴有点状或片状出血,有时见浅小溃疡。病变多见于胃底及胃体,但胃窦也可受累。镜下有中性粒细胞和单核细胞的浸润,腺体因水肿或出血而扭曲,糜烂处表面上皮细胞有灶性剥落。

三、临床表现和诊断

起病前可无明显不适,或仅有消化不良的症状,但常为原发的严重疾病所掩盖。往往以上消化道出血为主要表现,有呕血和(或)黑便,但出血量一般不大,且常呈间歇性,可自止。大多数患者可找到病因。诊断主要依靠病前服用消炎药(如阿司匹林)、酗酒,或上述各种严重疾病的应激状态的病史;但确诊有赖于急症显微胃镜检查,一般在出血24～48小时内进行,可见多发性糜烂和出血灶的特征性急性胃黏膜病变。

四、治疗

应针对病因采取预防措施,如给阿司匹林时,宜同时服制酸剂。阿司匹林在酸性环境下不离子化,原药能以被动扩散方式被胃黏膜上皮细胞吸收,而在中性的胞浆中离子化,形成 H^+,致使细胞损伤。如与制酸剂同服,可使之在胃内即离子化而不被吸收。或上述严重疾病状态,亦可预服制酸剂和(或)H_2-受体拮抗剂来预防。制酸剂多采用铝-镁胶体合剂,可每4～6小时口服 20mL;H_2-受体拮抗剂则可用西咪替丁或雷尼替丁。也可用硫糖铝或前列腺素 E_2如一旦发生急性出血,应先止血,并同时采用上述措施。

五、护理

(一)休息

急性发作期应卧床休息;恢复期,患者生活要有规律,避免过度劳累,注意劳逸休息。

(二)饮食护理

急性发作期患者可给予无渣、半流的温热饮食,如患者有少量出血可给予牛奶、米汤等以中和胃酸,利于黏膜的恢复。剧烈呕吐、呕血的患者应禁食,静脉补充营养。恢复期给予高热量、高蛋白、高维生素、易消化的饮食,避免食用过咸、过甜、辛辣、生冷等刺激性食物。定期进餐、少量多餐、细嚼慢咽,养成良好的饮食卫生习惯。如胃酸缺乏者可酌情使用酸性食物如山楂、食醋、浓肉汤、鸡汤。

(三)心理护理

应注意安慰患者使其精神放松,消除症状反复发作而产生的紧张、焦虑、恐惧心理,保持情绪稳定,从而增强患者对疼痛的耐受性。应指导患者掌握有效地自我护理和保健,减少本病的复发次数。

第三节　慢性胃炎

慢性胃炎是指不同病因所引起的慢性胃黏膜炎症病变。本病常见,发病率随年龄增长。慢性胃炎一般可分为:①浅表性胃炎,炎症仅累及胃黏膜的表层上皮;②萎缩性胃炎,炎症已累及胃黏膜深处的腺体并引起萎缩;③肥厚性胃炎,尚无上皮细胞肥大的证据,这类胃炎是否存在,尚有争论。

一、病因和发病机制

(一)急性胃炎的继续

急性胃炎病因未能去除,致反复发作而持续不愈,逐演变成慢性胃炎。诸如反复的机械磨损(由粗糙食物)、烫食、咸食、食物中某些化学制剂刺激、长期服用非甾体类消炎药(如阿司匹林)以及酒癖,均可使胃黏膜反复损伤而转化为慢性炎症。也有人认为营养缺乏,特别是 B 族维生素的缺乏也是一个诱因。

(二)十二指肠液的反流

研究发现慢性胃炎患者因幽门括约肌功能失调,常引起胆汁反流,这可能是一个重要的致病因素。胰液中的磷脂酶 A 与胆汁中的卵磷脂相互作用形成的溶血卵磷脂,具有极强的黏膜损伤作用。溶血卵磷脂与胆汁和胰消化酶一起,能溶解黏液,并破坏胃黏膜屏障,促使 H^+ 及胃蛋白酶反弥散入黏膜,进一步引起损伤。由此引起的慢性胃炎主要在胃窦部。消化道溃疡一般都伴有慢性胃窦炎,因此有人认为与幽门括约肌功能失调有关。烟草中的尼古丁能使幽门括约肌松弛,故长期吸烟者可助长胆汁反流而造成胃窦炎。

(三)免疫因素

胃体萎缩性胃炎伴恶性贫血者,自身免疫反应明显,80%~90%患者的血中可找到抗内因子抗体(IFA),在血液、胃液、和萎缩性黏膜的浆细胞中,也常可检出抗壁细胞抗体(PCA)。研究发现少数胃窦胃炎者,血中有特异性的抗胃泌素分泌细胞(G 细胞)抗体。此外,研究还发现萎缩性胃炎的胃黏膜内有弥散性淋巴细胞和浆细胞浸润。甲状腺功能亢进或减退、慢性淋巴性甲状腺炎、糖尿病、慢性肾上腺皮质功能减退症都可伴有慢性胃炎,可能与免疫有关。

(四)感染因素

随着年龄增长而胃酸分泌功能减退,胃内有细菌和真菌的繁殖,认为可能导致胃炎。目前认为慢性胃炎约 90%有幽门螺杆菌存在,幽门螺杆菌具有鞭毛,能穿过胃的黏液层到胃黏膜,通过其产氨作用、分泌空泡毒素 A 等物质引起细胞损害;其细胞毒素相关基因蛋白能引起炎性反应;幽门杆菌细胞壁可作为抗原诱导免疫反应。以上因素长期存在致使胃黏膜发生慢性炎症。

二、病理

浅表性胃炎的炎症限于胃小凹和黏膜固有层的表层。肉眼可见黏膜充血、水肿、或伴有渗出物,主要见于胃窦,也可见于胃体,有时见少量糜烂出血。镜下见黏膜浅层中有中性粒细胞、淋巴细胞和浆细胞浸润,深层的胃腺体保持完整。此外,某些患者在胃窦部有较多的糜烂灶,或伴有数目较多的疣状凸起,称慢性糜烂性或疣状胃炎。

炎症深入黏膜固有层影响腺体,使之萎缩,称为胃萎缩性胃炎。此时黏膜层变薄,黏膜皱襞平坦甚或消失,可以弥散性,但也可呈局限性。镜下见胃腺体部分消失或个别完全消失,黏膜层、黏膜下层有淋巴细胞和浆细胞浸润。有时黏膜萎缩可并发胃小凹上皮细胞增生,致使局部黏膜层反而变厚,称萎缩性胃炎伴过形成。

如炎症蔓延广泛,破坏大量腺体,使整个胃体黏膜萎缩变薄,称胃萎缩。镜下示所有胃体腺完全消失,炎症细胞已很难见到。隐窝上皮肠化,为杯状细胞或具有刷状缘的肠型细胞所代替。胃窦部基本正常。

萎缩性胃炎时常发生肠腺上皮化生和假性幽门腺化生。增生的胃小凹上皮和肠化上皮可发生发育异常(粘蛋白缺乏伴核极性异常,核增大,分化不良和有丝分裂象增多),形成所谓不典型增生,不典型增生是一种不正常黏膜具有不典型细胞、分化不良和黏膜结构紊乱的特点,认为极可能是癌前病变。

三、临床表现

慢性胃炎的病程迁延,大多无明显的症状,部分有消化不良的表现,包括上腹饱胀不适(特别是在餐后)、无规律性腹痛、嗳气、反酸、恶心呕吐等。这些症状并无特异性。胃体胃炎和胃窦胃炎可有不同的临床表现。一般胃体胃炎消化道症较少,但可出现明显的厌食和体重减轻,可伴有贫血,多系缺铁性。少数可发生恶性缺血。胃窦性胃炎的胃肠道症状较明显,特别是有胆汁反流较多,或伴有胆囊结石的患者。有时颇似消化道溃疡,可有反复小量的上消化道出血,甚至呕血,系发生急性糜烂所致。

慢性胃炎大多数无明显的症状,有时可有上腹部轻压痛。胃体胃炎严重者可有舌炎及贫血。

四、实验室和其他检查

(一)胃液分泌

慢性萎缩性胃体胃炎时胃酸分泌下降,病变严重时胃酸缺乏,此可用五肽胃泌素刺激试验来确定。慢性浅表性胃炎和慢性萎缩性胃窦炎不影响胃酸分泌,但后者如有大量 G 细胞丧失,则因胃泌素的缺乏而胃酸分泌偏低。

(二)血清学检测

慢性萎缩性胃体炎时血清胃泌素常中度升高,这是因为胃酸缺乏不能抑制 G 细胞分泌胃泌素之故,若病变严重,不但胃酸和胃蛋白酶原分泌减少,内因子分泌也减少,因而影响维生素 B2 的吸收,血清 B 族维生素;也下降;血清 PCA 常呈阳性(75％以上)。慢性胃窦胃炎时血清胃泌素下降,下降程度随 G 细胞破坏程度而定;血清 PCA 也有一定的阳性率(30％～40％),但不如慢性萎缩性胃体炎者高。慢性浅表性胃炎时无特殊改变。

(三)胃肠又线钡餐检查

通过气钡双重对比造影,可很好显示胃黏膜象。胃黏膜萎缩时可见胃皱襞相对平坦、减少。可根据胃窦黏膜呈钝锯齿状及胃窦部痉挛,可提示胃窦胃炎。少数胃窦胃炎的 X 线表现为胃窦或幽门前段呈向心性狭窄,并可有结节状充盈缺损,颇似胃癌。

(四)胃镜检查及活组织检查

这是最可靠的确诊方法。浅表性胃炎常以胃窦部为最常见,多为弥散性,也可局限而分散,病变黏膜呈红白相间或呈花斑状,有时可见散在

糜烂,黏液分泌增多,常有灰白色或黄白色渗出物,活检示浅表炎细胞浸润、腺体则完整。

萎缩性胃炎者其黏膜多呈苍白或灰白色,但也可呈红白相间,皱襞变平或平坦,黏膜外观薄而能透见其下紫蓝色血管纹。病变可以弥散,也可以轻重不均匀而使黏膜外观高低不平,有些地方因上皮的过度形成而使黏膜呈颗粒状或小结节状凸起。黏膜表面无炎性渗液,黏液分泌也少。

对活检标本应同时检测幽门螺旋杆菌。可先置一标本于含酚红的尿素液中做尿素酶试验,阳性者于 30～60 分钟内试液变成粉红色;另一标本置特殊的培养液中,在微氧环境下培养;再一标本制成切片,以 HE 或 Warthin－Starry 或 Giemsa 染色,切片上可见在黏液层中(贴邻上皮细胞)有成堆形态微弯的杆菌,呈鱼贯状排列。切片结果与培养结果相吻合。

五、诊断

病史和症状并无特异,X 线检查也只能提示本病,而确诊主要依靠胃镜检查和胃黏膜活检。在我国有 50％～80％患者在胃黏膜中可找到幽门螺旋杆菌。

六、治疗

(一)消除病因

应去除各种可能的致病因素,如戒烟酒、减少食盐摄入、避免对胃有刺激的饮食及纠正不良饮食习惯,以及停服药物,特别是阿司匹林等非甾体类消炎药。胆汁反流明显者特别要戒烟,可服考来烯胺以吸附胆汁,每次 3～4g,每日 4 次,饭后 1 小时或睡前服;亦可服氢氧化铝凝胶吸附之,饭后 1 小时服,每日 3～4 次,甲氧氯普胺和多潘立酮亦能加强幽门张力和胃窦之收缩,防止胆汁反流。胃黏膜活检发现幽门螺旋杆菌须加服抗生素如庆大霉素、呋喃唑酮或

tinidazole 等,以 2～3 周为 1 疗程,之后应重复胃镜检查细菌是否被完全清除。胶体秘既能杀灭幽门螺旋杆菌,又对炎症黏膜具有特殊的亲和力,可形成一层保护膜,兼有防治作用,可以试用。

(二)其他药物

治疗对已形成的胃黏膜炎症,无特殊治疗,主要作对症处理。上腹痛用解痉剂如溴丙胺太林或颠茄合剂;上腹饱胀用甲氧氯普胺或多潘立酮等。硫糖铝和哌比氮平联用。H_2－受体拮抗剂也可试用,有减少胃酸分泌和促进胃泌素释放之作用。

(三)手术治疗

肠黏膜肠化并非癌前病变,但不典型增生则是。慢性萎缩性胃炎伴重度不典型增生时,应考虑手术治疗,但如只是轻度,属可逆性,无须手术。

七、预后

预后一般较佳,浅表性胃炎可逆转至正常,但常演变为萎缩性胃炎,少数萎缩性胃炎有可能演变为胃癌。

八、护理

(一)饮食护理

给予高热量、高蛋白、高维生素、易消化的饮食,避免食用过咸、过甜、辛辣、生冷等刺激性食物。定期进餐、少量多餐、细嚼慢咽,养成良好的饮食卫生习惯。

(二)疼痛的护理

遵医嘱给予局部热敷、按摩、针灸或镇痛药物缓解疼痛。

(三)心理护理

应注意安慰患者使其精神放松,消除症状反复发作而产生的紧张、焦虑、恐惧心理,保持情绪稳定,从而增强患者对疼痛的耐受性。应指导患者掌握有效地自我护理和保健,减少本病的复发次数。

(四)药物的护理

应注意考来烯胺应在饭后 1 小时或睡前服,氢氧化铝凝胶也应在饭后 1 小时服用,不要随意减量或停药,应遵医嘱服用药物。

第四节 消化道溃疡

消化道溃疡主要指发生在胃和十二指肠球部的慢性溃疡,也可发生于食管下端,胃－空肠吻合口附近以及 Meckel 憩室。这些溃疡的形成均与胃酸和胃蛋白酶的消化作用有关。

一、病因和发病机制

(一)损害因素

1.胃酸－胃蛋白酶的消化作用

在损害因素中,胃酸－胃蛋白酶,特别是胃酸的作用占主要因素。胃酸是由胃体壁细胞所分泌,胃酸分泌与壁细胞的数量即壁细胞总体(PCM)有关,在十二指肠溃疡患者 PCM 明显增大,是其发病的主要原因。壁细胞表面有三种受体,在相应物质的刺激下分泌胃酸:①乙酰胆碱受体,在迷走神经兴奋时其神经末梢所产生的乙酰胆碱可弥散至壁细胞表面与此受体结合;②胃泌素受体,胃窦 G 细胞分泌的胃泌素可经血液循环至壁细胞表面与之结合;③组胺受体,壁细胞附近的肥大细胞所分泌的组胺可弥散至壁细胞表面。在十二指肠溃疡时,有迹象表明迷走神经处于持续兴奋状态,不断释放乙酰胆碱;G 细胞也有迷走神经末梢供应,故迷走神经兴奋时 G 细胞也能分泌较多的胃泌素。

壁细胞在泌酸物质刺激下的泌酸过程可简述如下:ATP 转化成 cAMP,激活蛋白激酶使 CO_2 快速变成 H_2CO_3,并电离出 H^+,H^+ 经泌酸微管膜上 H^+-K^+-ATP 酶(H^+-K^+ 泵)的作用于 K^+ 交换,排泌入微管。

2.情绪反应

人生中的七情六欲所产生的情绪波动,均可影响胃的分泌和运动功能。原有消化道溃疡患者的焦虑、忧伤等不良情绪多使本病复发或症状加剧。有关精神因素可能通过下列两个途径影响胃的功能:①自主神经系统:迷走神经反射使胃酸分泌增多,胃运动加强,交感神经兴奋则使胃黏膜血管收缩而缺血,胃运动减弱;②内分泌系统:通过下丘脑-垂体-肾上腺轴而使皮质醇释放,促使胃酸分泌并减少胃黏液分泌。

3.胃泌素和胃窦部滞留

胃运动障碍可使食物在胃窦部滞留,刺激 G 细胞分泌胃泌素,促使胃酸分泌,结果引起胃溃疡,这是部分胃溃疡的发病机制之一。幽门成形术加迷走神经切断后易发生胃溃疡,就基于此理。此外,在复合性溃疡中,十二指肠溃疡常先胃溃疡而出现,慢性十二指肠溃疡所致幽门的功能性或器质性痉挛、狭窄,可使食物在胃窦部滞留,是引起胃溃疡的主要原因。

4.饮食不节和失调

粗糙食物不易被胃液消化者,可使胃黏膜发生物理性损伤,过酸和辛辣食物可致化学性损伤;饮料如烈酒除直接损伤黏膜外,还能促进胃酸分泌,咖啡也能刺激胃酸分泌;这些均可能和消化性溃疡的发病和复发有关。

5.药物的不良反应

最重要的是非甾体类消炎药(如阿司匹林、保泰松、吲哚美辛等),除直接损伤胃黏膜的作用外,还有抑制前列腺素和前列环素之合成,损伤黏膜的保护作用。长期应用肾上腺皮质醇者发现消化道出血者较多见。皮质醇能促使胃酸分泌和减少黏液分泌,其分解蛋白质的作用可能影响黏膜的修复。

(二)削弱黏膜的保护因素

1.黏液-黏膜屏障的破坏

正常情况下,胃黏膜是由其上皮分泌的黏液所覆盖,黏液与完整的上皮细胞膜及细胞间连接形成一道防线,称为黏液-黏膜屏障,具有以下功能:①润滑黏膜不受食物的机械磨损;②阻碍胃腔内 H^+ 反弥散入黏膜;③上皮细胞分泌 HCO_3^- 可扩散入黏液,能中和胃腔中反弥散来的 H^+ 从而使黏膜表面之 pH 保持在 7 左右,这样维持胃腔与黏膜间一个酸度阶差;④保持黏膜内外的电位差。这个屏障可被过多的胃酸、酒精、阿司匹林等非甾体类消炎药或十二指肠液反流所破坏,于是 H^+ 反弥散进入黏膜,引起上皮细胞的破坏和黏膜炎症,为溃疡形成创造条件。

十二指肠球部黏膜也具有这种屏障,黏液和 HCO_3^- 主要由 Brunner 腺分泌。在十二指肠溃疡患者这种分泌减少;另外,胆汁和胰液中的 HCO_3^- 也减少,故不能充分地中和由胃囊进入十二指肠的胃液,从而增加了十二指肠酸负荷,最终导致十二指肠溃疡形成。

2.黏液的血运循环和上皮细胞更新

胃、十二指肠黏膜的良好血运循环和上皮细胞更新是保持黏膜完整所必需的。黏膜层有丰富的微循环网,受黏膜下层广泛的动脉系统及相互沟通的动、静脉丛所灌溉,以清除代谢废物和提供必要的营养物质,从而保证上皮细胞更新必须的条件。正常的胃、十二指肠黏膜细胞周转很快,3～5 天就全部更新 1 次。如若血运循环发生障碍,黏膜缺血坏死,而细胞之再生更新跟不上,则在胃酸－胃蛋白酶的作用下就有可能形成溃疡。在解剖上、胃、十二指肠小弯侧黏膜下血管丛的侧支循环较大弯侧为少,如在胃角附近的胃肌,尤其是斜肌束特别发达,则于收缩时容易关闭黏膜下层的血管,使该处局部黏膜缺血坏死,可能是胃溃疡好发于胃角附近的原因之一。

3.前列腺素的缺乏

外来的前列腺素(PG)有"保护细胞的作用",能防止酒精、胆盐、阿司匹林等引起的胃黏膜损害。胃和十二指肠黏膜的内生前列腺素主要是 PGE_2 也具有这种作用,前列腺素具有促进胃黏膜上皮细胞分泌黏液与 HCO_3^- 作用、加强黏膜血运循环和蛋白质合成等作用,是增强黏膜上皮细胞更新、维持黏膜完整性的一个重要保护因素。非甾体类消炎药能抑制前列腺素的合成,被认为是该类药物引起的黏膜损害的机理之一。部分消化性溃疡患者在其溃疡旁黏膜内有前列腺素缺乏的证据,因此,内生前列腺素合成障碍可能是溃疡形成的机理之一。

4.胃、十二指肠炎症的影响

胃溃疡常伴有胃窦炎。炎症可破坏黏液－黏膜屏障,降低上皮细胞分泌 HCO_3^- 的能力,加剧的 H^+ 反弥散,因而削弱黏膜的抗酸能力,为胃溃疡形成提供基础。胃溃疡好发于炎症胃窦与泌酸胃体的交接处,显示这部分黏膜受到胃酸的损害最甚。随年龄的增长,胃窦炎的炎症向上扩散,胃溃疡发生的部位也上移。十二指肠溃疡也均发生在慢性十二指肠炎的基础上,且也有半数以上患者罹患有胃窦炎。

胃、十二指肠溃疡,除可能和胆汁、胰液反流有关外还可能与幽门螺旋杆菌感染有关。

5.吸烟的不良影响

吸烟能引起血管收缩,降低胰液和胆汁中的 HCO 含量,且能加剧十二指肠液的反流,故为一重要的削弱黏膜的保护因素。持续吸烟不利于溃疡愈合,并可引起复发。

(三)其他因素

1.遗传因素

不少观察说明,O 型血人群的十二指肠溃疡或幽门前区溃疡发病率高于其他血型的人群,有人估计约高出 40%。属 O 型血而不分泌 ABH 血型物质者,十二指肠的发病率更高,达到其他血型的 2 倍。

溃疡与遗传的关系,除表现在血型外,不少观察提示胃溃疡和十二指肠溃疡患者的亲属中,本病的发病率也高于正常人,并认为这两种溃疡的发生倾向是通过不等位基因遗传的。

2.其他

此外,消化性溃疡与某些疾病有一定的联系,诸如在罹患类风湿关节炎、慢性肺部疾病、肝硬化、甲状旁腺功能亢进、慢性肾衰竭、肾结石等疾病的患者其十二指肠溃疡的发病率高于一般人群。

二、病理

溃疡呈圆形或椭圆形,直径一般小于2.5cm,深穿黏膜肌层,边缘光整增厚,与毗邻黏膜一起有炎症、水肿;底部清洁、覆盖有灰白纤维渗出物。溃疡深者可累及胃壁肌层或浆膜层,有时穿过浆膜引起穿孔。如发生在前壁,可引起急性腹膜炎;如在后壁则可与胰腺、肝、或横结肠等相粘连,称穿透性溃疡。当溃疡底部的血管特别是动脉受到侵蚀时,可引起大出血。溃疡愈合一般需要4~8周,短者2~3周,长着12周以上。愈合后遗留瘢痕,瘢痕收缩使周围黏膜皱襞向其集中。

三、临床表现

临床表现的特点有:①慢性过程。一般少则几年,多则十余年或更长;②周期性发作。病程中常出现发作期与缓解期相互交替;发作期可达数周或数月不等,视病情的发展情况和治疗效果而定。发作有季节性,常发生于秋冬或冬春之交,妇女患者在妊娠期常缓解。此外,精神紧张、情绪波动、饮食失调和服用与溃疡发病有关的药物也是诱发因素;③节律性疼痛。有并发症时周期性和节律性消失。然有部分患者虽有溃疡而可以毫无症状。

(一)症状

上腹痛为主要症状。可为钝痛、灼痛、胀痛或剧痛,但也可仅有饥饿感不适。典型者呈轻或中等度持续性疼痛,范围局限于手掌大小,位于剑突下上腹部,可被制酸剂或进食缓解。约半数以上的十二指肠溃疡患者的疼痛具有节律性:晨起空腹不疼,早餐后2~3小时(早上9~10点钟)开始出现疼痛,至午餐后才缓解,下午3~4点钟时又疼痛,至晚餐后缓解。疼痛也可以于睡前或午夜出现,称夜间痛。午夜痛醒常提示罹患有十二指肠溃疡。节律性疼痛多持续1~2周或更长,即使不治疗也会自行缓解。复发常见,多在初次发病后2年内发生,也可间隔更长。

胃溃疡也可出现规律性疼痛,但餐后出现较早,约在餐后1/2~1小时出现,至下次餐前已消失,午夜痛少见。部分患者进食反引起胃痛,在幽门管溃疡时尤为明显。幽门管溃疡可因黏膜水肿或瘢痕形成而发生幽门梗阻,表现为餐后上腹饱胀不适或出现恶心呕吐。

部分病例无上述典型的规律性疼痛,表现为不规则、比较模糊的疼痛,伴有上腹部胀满、食欲缺乏、嗳气、反酸等症状,这些症状泛称为消化不良,以胃溃疡较十二指肠溃疡为多见。消化不良也见于无溃疡的患者,称非溃疡性或功能性消化不良。当溃疡位于后壁而发生穿透时也表现为不典型疼痛。此时疼痛剧烈,放射至背部。

消化性溃疡的腹痛发生机理可能是由胃酸刺激溃疡面而引起,还可能是胃肌痉挛的因素以及因人而异的不同的痛阈。

(二)体征

缓解期无明显症状。发作期于剑突下有稳定而局限的压痛点,压痛一般较轻。后壁溃疡常无压痛点。

(三)特殊类型溃疡的临床表现

1.球后溃疡

球后溃疡一般发生在十二指肠降部的十二指肠乳头近端,常发生于后壁,少见,约占溃疡总数的5%。症状如十二指肠溃疡,但较严重而持续,夜间痛常见,易出血(60%),内科疗效差。如有明显而较严重的十二指肠溃疡的临床表现,而常规钡餐检查未发现球部溃疡时,应作十二指肠低张造影,仔细观察十二指肠降部,以免遗漏球后溃疡。

2.幽门管溃疡

幽门管溃疡好发于50~60岁间,少见。临床特点:病情一般发展快,餐后很快发生疼痛,应用制酸剂的疗效差,并早期出现呕吐。呕吐反映有幽门梗阻的存在。总体来说,此类溃疡内科疗效差,需外科手术治疗。

四、实验室检查

(一)血清胃泌素测定

在怀疑有 Zollinger-Ellison 综合征(胃泌素瘤)时(包括:①球后或空肠溃疡;②溃疡病伴腹泻;③胃黏膜粗大;④顽固性溃疡;⑤溃疡手术后复发)应考虑作胃泌素测定。血胃泌素值一般与胃酸分泌成反比:胃酸分泌低,胃泌素高;胃酸分泌高,胃泌素低。在胃泌素瘤时,两者有反常的关系,既两者同时升高。故如血清胃泌素值>200pg/mL 时,应测胃酸分泌率以明确是否由于低酸,如果 BAO(基础排酸量)也很高(>15mmol/h),则应高度怀疑胃泌素瘤的可能性,须作进一步检查。

(二)胃液分析

胃溃疡患者的胃酸分泌正常或稍低于正常,十二指肠患者则近半数有增高,以基础分泌(BAO)和夜间分泌(NAO)更明显。一般胃液分析方法所得的结果,其胃酸值幅度与正常人多有重叠,故对诊断意义不大。用五肽胃泌素作刺激试验,在下列情况下有参考价值:①帮助区分胃溃疡是恶性抑良性,如果最大酸排量(MAO)降低,证明胃酸缺乏,应高度怀疑癌性溃疡;②以排除或肯定胃泌素瘤。如果 BAO>15mmol/h,MAO>60mmol/h,BAO/MAO>60%,提示有可能是胃泌素瘤,此时应加作血清胃泌素之测定;③胃手术前后的对比性测定,以估价手术效果。

(三)粪便隐血检查

经3天素食后测粪便隐血,如阳性,提示溃疡有活动性,经积极治疗后多在1~2周内转阴。胃溃疡如果粪便隐血持续阳性,提示有癌性可能。

五、诊断

根据慢性病程,周期性发作及节律性上腹痛,一般可做出初步诊断。然后应进行上消化道的。

(一)X 线钡餐检查

如见典型的龛影,则诊断确立;如鉴别溃疡属良、恶性有困难时,或当 X 线检查阴性而临床上需要澄清诊断时,应进行纤维胃镜检查并作活检。对慢性消化不良症候而久治不愈者,也应作 X 线钡餐检查及(或)胃镜检查。

线钡餐检查气-钡双重对比造影,能更好地显示黏膜象,有助于确定有无溃疡。溃疡的 X

线征象有直接和间接两种,龛影系直接征象,是诊断溃疡的可靠依据,良性者向外凸出于胃或十二指肠壁轮廓,有时在其周围见辐射状黏膜。间接征象包括局部压痛、胃大弯侧痉挛性切迹、十二指肠球部激惹及球部畸形等。这些间接征象可提示但不能确诊有溃疡。

(二)胃镜检查和黏膜活检

胃镜检查对消化道溃疡有诊断价值,由于消化道溃疡经胃镜检查仍有 5%～10% 被漏诊,故一般认为 X 线钡餐和胃镜检查这两种手段诊断应同时作,可相互补充,确保诊断的准确性。胃镜下溃疡多呈圆形或椭圆形,直径一般小于 2cm,边缘光滑无结节,底部平整有白色或灰白色苔;周围黏膜肿胀发红;有时可见皱襞向溃疡集中。镜下还可发现伴随溃疡的胃炎和十二指肠炎。与 X 线钡餐检查相比,胃镜对发现胃后部溃疡和十二指肠溃疡更为可靠。胃镜检查时应常规对溃疡边缘及毗邻黏膜作多处活检,此不仅可以借以区分良、恶性溃疡,还能检测幽门螺旋杆菌之有无,此对治疗也有指导意义。

六、鉴别诊断

功能性消化不良(非溃疡性消化不良)功能性消化不良是指有消化不良症候而无溃疡或其他器质性疾病如慢性胃、十二指肠炎或胆道疾病者。此症较常见,多见于年轻妇女。有时症状酷似十二指肠溃疡但 X 线及胃镜检查却无溃疡发现。可有胃肌张力减退,表现为餐后既感上腹饱胀不适、嗳气、反酸、恶心和无食欲,服用制酸剂不能缓解,但服用甲氧氯普胺或多潘立酮后可改善症状。患者常有神经官能症表现,诸如焦虑、失眠、神经紧张、情绪低落、忧郁等,也可伴有肠道激惹征(IBS),表现为结肠痉挛性腹痛或无痛性腹泻。心理治疗或服用镇静剂时奏效。

(一)慢性胃、十二指肠炎

常有慢性无规律性上腹痛,胃镜检查示慢性胃窦炎和十二指肠球部炎症但无溃疡,是主要的诊断和鉴别手段。

(二)胃泌素瘤

亦称 Zollinger－Ellison 综合征,是胰腺非 β 细胞瘤分泌大量的胃泌素所致,特点是高胃泌素血症,高胃酸分泌,和难治性消化道溃疡。肿瘤往往很小(<1cm),生长慢,半数恶性。因胃泌素过度刺激而使壁细胞增生,分泌大量的胃酸,使上消化道包括空肠上段经常浴于高酸环境中,导致多发性溃疡,以在不典型的部位(球后十二指肠降段和横段,甚或空肠近端)为特点。此种溃疡非常难治,常规胃手术后都见复发,且易并发出血、穿孔和梗阻。$1/4$～$1/3$ 病例伴有腹泻。诊断要点是:①基础胃酸分泌过高,常 >15mmol/h,BAO/MAO>60%;②X 线检查常示非典型位置的溃疡,特别是多发性溃疡,伴胃内大量胃液和增粗的胃黏膜皱襞;③难治性溃疡,常规胃手术不奏效,都见复发;④伴腹泻;⑤血清胃泌素 >200pg/mL(常>500pg/mL)。用 H 受体拮抗剂有效,但疗效不巩固,常须切除肿瘤或做全胃切除术。

(三)癌性溃疡

胃良性溃疡与恶性溃疡的区分非常重要,但有时比较困难。一些溃疡型胃癌在早期,其形态和临床表现可酷似良性溃疡,甚至治疗可暂愈合。故有主张对所有胃溃疡患者都应进行胃镜检查,在溃疡边缘多做点活检,明确溃疡的性质。胃恶性溃疡与良性溃疡的鉴别。

(四)钩虫病

钩虫可引起十二指肠炎,发生出血,甚至出现黑便,症状可酷似消化道溃疡。胃镜检查在十二指肠可见寄生的钩虫和出血点。凡来自农村而有消化不良症候者,应作常规粪便检查寻找钩虫卵,阳性者应积极驱虫,治疗后如症状持续,才能考虑消化道溃疡的诊断。

(五)胃黏膜脱垂症

本病可有上腹疼,由于脱垂间歇出现,故症状也呈间歇性。一般上腹疼痛并无溃疡的节律性或夜间痛,制酸剂不能缓解,但可被特殊体位(左侧卧位或床脚抬高)所缓解。诊断主要依靠 X 线钡餐检查显示十二指肠球部有"香蕈状"或"降落伞状"缺损阴影,但其发现不恒定。

七、并发症

(一)大出血

消化道溃疡是上消化道大量出血(＞1000mL)最常见的病因,占患者的 10％～25％。临床表现为黑便伴或不伴呕血,同时有昏厥、出汗和口渴等症状,出血后一般可使原来的溃疡症状减轻,也可事先毫无症状而以大量出血为首发表现。

根据过去消化道溃疡的病史和发病前有溃疡病的症状,诊断一般并不难。确诊可依靠 X 线钡餐检查或胃镜检查。鉴别诊断包括:①食管－胃底静脉曲张破裂出血。这是肝硬化伴门脉高压者的并发症,鉴别一般并不难,但也要考虑消化道溃疡在肝硬化患者中发病率高,以及在肝硬化严重期可发生出血性胃炎,后二者均可引起出血;②急性糜烂性(出血)胃炎。可根据有严重应激的特定之临床情况来诊断,必要时可通过胃镜检查确定之;③胃癌。胃癌有时可表现为上消化道大量出血,鉴别通过 X 线钡餐或胃镜检查;④食管－贲门黏膜撕裂综合征。有强烈呕吐和剧咳史,一般出血量少,诊断需依赖胃镜检查;⑤其他。如反流性食管炎、胃黏膜脱垂等。

(二)穿孔

消化道溃疡穿孔可引起 3 种后果:①破溃入腹腔引起弥散性腹膜炎(游离穿孔);②破溃穿至毗邻实质脏器如肝、胰等(穿透性溃疡);③破溃入空腔脏器如结肠、胆管、胆囊等,前两种较多见,而后者罕见。

(三)幽门梗阻

约见 3％的消化道溃疡病患者,主要发生在十二指肠球部溃疡或幽门管溃疡。溃疡急性发作时可由于炎症水肿和幽门平滑肌痉挛引起暂时的梗阻,可随着炎症的好转而消失。慢性梗阻主要由于瘢痕收缩,呈持久性。幽门梗阻时胃排空延迟,上腹胀满不适、疼痛,餐后加重,常伴有蠕动波,并有恶心、呕吐,大量呕吐后症状可暂时缓解。呕吐物含酸酵宿食、无胆汁。严重呕吐可致失水和低钾低氯性碱中毒。发生营养不良和体重减轻。如果清晨空腹时检查胃内有震水声,插胃管抽液量＞200mL。则应考虑本病的存在,应做进一步的 X 线或胃镜检查。

(四)癌变

少数胃溃疡可癌变,但十二指肠溃疡则否。胃溃疡癌变发生在溃疡边缘,癌变率估计在 1％以下,最高也不超过 5％。慢性胃溃疡,年龄在 45 岁以上,症状变得顽固,而经 1 个月左右之严格内科治疗无效,且同时粪便隐血试验持续阳性者,应考虑有癌变的可能,需作进一步的检查。

八、治疗

治疗的目的在于消除症状，促使溃疡愈合、预防复发和避免并发症。要将整体治疗和局部治疗相结合，要强调治疗的长期性和持续性。消化道溃疡是多种因素引起，在不同患者其病因不全相同，所以对每一个病例应分析其可能涉及的病因，给予适当的处理。

（一）一般治疗

将本病的有关知识教给患者，调动其积极性，增强其战胜疾病的信心。生活要有规律，宜劳逸结合和避免过度精神紧张和情绪不宁。大多数患者只需门诊治疗，少数门诊治疗无效时或有并发症时才需休息或住院治疗。

饮食疗法是本病治疗的一项重要内容之一。原则上强调进餐的规律性，并避免粗糙，过冷过热和刺激性的饮食，并各自摸索并排除某些引起胃部不适或疼痛的食物。症状严重者可暂进流食，少食多餐，以减轻胃部的刺激。

戒酒及戒烟为治疗的一部分。饮酒能促使胃酸分泌和破坏胃黏膜屏障，对溃疡不利。吸烟能延缓溃疡的愈合。烟叶中的尼古丁能降低幽门括约肌的张力，促进胆汁反流，也具有抑制胰泌素分泌 HCO_3^- 的作用；长期吸烟还能加强迷走神经张力，促进胃酸分泌。应禁用损伤胃黏膜的非甾体类消炎药如阿司匹林、吲哚美辛、保泰松等。精神紧张，情绪波动时可用安定药如四氢帕马丁、氯氮䓬、安定或多虑平等，以稳定情绪，解除焦虑，但不宜长期服用。

（二）药物治疗

阻断壁细胞分泌胃酸之各类药物和制酸剂的作用环节。

1.减轻损害因素的药物

（1）制酸剂：制酸剂能降低胃、十二指肠内的酸度，缓解疼痛，促进溃疡愈合。主要有可吸收及不吸收两类。可吸收制酸剂主要有碳酸氢钠（小苏打）和碳酸钙，具有快速止痛和中合胃酸的作用。碳酸氢钠可被完全吸收，长期服用可引起代谢性碱中毒和钠潴留。碳酸钙本身不溶于水，但与胃酸发生化学反应可产生可溶的氯化钙，吸收可引起高钙血症，反过来刺激胃酸分泌（反跳现象）。长期高钙血症还可引起乳-钙综合征，多见于与牛乳同用后，在我国罕见，这将导致肾损害（由于钙的沉积）。因此，应尽可能避免长期服用这些可吸收制酸剂，必要时宜以小剂量并配合其他制酸剂同用一个短时期。中药乌贼骨粉（乌贝散）、珍珠粉的主要成分也是碳酸钙。不吸收制酸药是相对不溶性弱碱，因其不良反应小，故临床上常用，可单独服用一种或数种联合服用。可供选用者有：氢氧化铝凝胶（10～20mL）或片剂（0.6～2.0g）；氢氧化镁乳剂（镁乳，10～20mL）；氧化镁（0.6～2.0g）；三硅酸镁（0.6～10g）；碱式碳酸铋（0.6～1.0g）。它们能与胃酸起反应形成一不吸收或吸收差的盐类，提高胃内 pH，使胃蛋白酶失去活性（pH＞4 时），有些如氢氧化铝凝胶还能吸附胃蛋白酶。其中有些可致便秘（如氢氧化铝，铋剂），另一些可治腹泻（如镁制剂），故常配伍成复方制剂以相互抵消不良反应。复方剂的剂型以液体（如凝胶）效果最佳，粉剂次之，片剂最差。常用的制剂有氢氧化铝-镁乳合剂，每次15～30mL，在餐后 1～2 小时服 1 次（目的在于中和食物所致酸分泌），睡前加服 1 次，也可与抗胆碱能药物同用。一般服用 6～8 周或疼痛消失后 2 周。如上述给药法仍不能控制症状，可增加给药次数而不增大剂量，一般可在餐后 1 小时及 3 小时各服 1 次。这种给药法不能超过1 周。

氢氧化铝能与磷酸盐结合阻碍其吸收,引起缺磷。导致患者软弱无力、食欲缺乏;老年人长期服用应警惕引起骨质疏松。服镁乳可有小剂量镁吸收,对肾功能不良者要注意镁中毒。

(2)抗胆碱能药:这类药物因能抑制迷走神经而减少胃酸分泌,可解除血管痉挛而改善黏膜血运,并能松弛平滑肌以延缓胃排空,从而延长制酸药和食物中和胃酸的作用。这是其止痛机理之一。本类药物的抑制泌酸作用不强(仅 H－受体拮抗剂之一半),且其药效剂量与中毒剂量甚相接近,已很少使用。服用后易出现心率加快、口干、闭汗、瞳孔散大和排尿无力等不良反应,故对老人和青光眼患者慎用。因其使胃排空延长,故不宜用于有幽门梗阻的患者,且胃排空的延长可持续刺激胃泌素的分泌,此为胃溃疡发病机制之一,故对胃溃疡患者也要慎用。

常用的抗胆碱药有:颠茄(浸膏 15～30mg,酊 0.5～0.1mL)、阿托品(0.3～0.6mg)、山莨菪碱(5～10mg)、溴丙胺太林(15mg)、胃肠宁(1～2mg)、安胃(0.5mg)、异丙胺(5mg)、胃欢(15mg)等,每次餐前 1/2～1 小时服 1 次,睡前服 1 次,常与制酸药同用。因能减少夜间胃酸分泌,如在应用 H₂－受体拮抗剂的基础上,睡前加服 1 次,可加速十二指肠溃疡的愈合。

现在主张采用选择性抗胆碱能受体阻滞剂类药物如哌比氮平,具有选择性抑制胃部迷走神经之特点,而对其他部位的迷走神经影响较小,故不良反应较少,而且作用较抗胆碱能药物要强,每次剂量 50mg,日服 2 次,4～6 周为 1 疗程,其疗效接近于西咪替丁。

(3)H₂－受体拮抗剂:组胺与壁细胞上的 H₂－受体结合导致壁细胞分泌胃酸。组胺的这种作用可被 H₂－受体拮抗剂所阻断。这类拮抗剂合成多种,是强烈的胃酸分泌抑制药物,常用的有西咪替丁和雷尼替丁两种。西咪替丁每次剂量 200mg,每次餐后服 1 次,晚间睡前加服 400mg,4～6 周为 1 疗程。用这样的剂量,可使基础胃酸分泌减少 95%,使进餐刺激胃酸分泌减少 75%,在服用 1 个疗程后,有 75%～85% 的溃疡可愈合。一般不良反应少,主要为乏力、SGP(O)T 升高、血肌酐升高和皮疹,均可在停药后逆转。偶致男性乳房发育和阳痿。长期服用偶可发生精神紊乱(特别是有肝、肾功能不全的老人),也偶有粒细胞减少症。西咪替丁能抑制细胞色素酶 P－450 的活力,减弱肝脏对某些药物如苯妥英钠、安定、氯氮䓬、吲哚美辛及普萘洛尔(心得安)等的代谢,加强和延长了这些类药物的药理作用,故长期给药时应予注意。西咪替丁作用短暂,1 次服药后作用仅约 6 小时,故停药后胃酸分泌很快恢复,因而溃疡复发率高(1 年内可达 50% 以上)。有人主张在溃疡愈合后给每晚睡前服 400mg,持续 1 年以上,能明显减少复发率。雷尼替丁作用比西咪替丁强 5～10 倍,用 150mg,日服 2 次可收到同样的效果。雷尼替丁不如西咪替丁容易透过血脑屏障,故无精神错乱等不良反应。H₂－受体拮抗剂法莫替丁,作用更强而持久,每日服 40mg(20mg,日服 2 次)亦获得同样的效果。

(4)丙谷胺:丙谷胺是异谷氨酸的一种衍生物。其降低胃酸分泌的作用被假设为与胃泌素竞争其受体。剂量为 1g,分 3～4 次口服,4～6 周为 1 疗程。此药抑制泌酸的作用不如 H₂－受体拮抗剂,故疗效较差。

(5)前列腺素 E₂ 的合成剂:前列腺素 E₂(PCE₂)的甲基化物,对消化性溃疡的治疗有效,其作用:①干扰壁细胞制造 cAMP,减少基础胃酸的分泌和食物刺激后的胃酸的分泌;②加强黏膜对损伤的抗力("细胞保护作用")。此外前列腺素还能促进黏液的分泌,刺激上皮细胞分泌 HCO_3^-;维持黏膜血流,维持黏膜电势差及加强黏膜上皮细胞的更新。这些均对溃疡的愈合有利。米索前列醇的剂量为 200μg,日服 4 次;恩前列素剂量为 35μg,日服 2 次,4 周为 1 疗程。主要不良反应是腹泻。

(6)奥美拉唑(洛赛克):本药具有强烈的抑制阳离子泵(H^+/K^+-ATP酶)的活力,阻断 H^+ 被排泌至壁细胞体外。它几乎能完全抑制胃酸的分泌,而且作用持久,是最强的抑制胃酸分泌的药物。其解痛及促进十二指肠溃疡愈合的作用远较 H^+ 受体拮抗剂为强。omeprazole 的剂量为 20mg,日服 2 次,试用于少数十二指肠溃疡,2 周时治愈率达 80%,4 周时可达 95%。动物实验显示 omeprazole 能刺激 G 细胞分泌大量的胃泌素,促使胃黏膜增生肥厚,最后导致类癌形成。但在临床上尚未见到这种不良反应。

2.加强保护因素的药物

(1)硫糖铝:硫糖铝是一种八硫酸蔗糖的氢氧化铝盐,在酸性环境下,有些分子的氢氧化铝根可离子化而与硫酸蔗糖复合离子分离,后者可聚合成不溶性带负电的胶体,能与溃疡面带正电的蛋白质渗出物相结合,形成一种保护覆盖溃疡面,促使溃疡愈合。硫糖铝还具有吸附胆汁酸和胃蛋白酶的作用;硫糖铝还有促进内生前列腺素的合成,并能吸附表皮生长因子(EGF)使之在溃疡处浓集。本药对十二指肠溃疡和胃溃疡均有良好的效果。因其不吸收,不良反应较少,偶可致便秘。硫糖铝最好用粉剂,一定要在餐前口服,这样可更好地与溃疡面接触,有利于溃疡的愈合。如用片剂,应咀嚼成糊状后用温水吞服,剂量每次 1g,日服 4~5 次。

(2)三钾二橼络合铋:三钾二橼络合铋(TDB,商品名 Denol)在酸性环境下,可络合成蛋白质形成一种保护膜覆盖溃疡面,促进溃疡愈合。有液体和片剂两种,以液体为优。一般剂量为 5mL,用温水在饭前吞服,日服 3 次,睡前 1 次。此药不吸收,铋可使粪便呈黑色;不良反应较少,但有氨味,有些患者不能接受。

(3)甘珀酸钠:甘珀酸钠是中药甘草的衍生物,有促进黏液分泌,促进黏膜的更新,促进上皮细胞分泌 HCO_3^-,和防止 H^+ 的反弥散作用,对胃溃疡颇有效,但对十二指肠溃疡效果差。甘珀酸钠有醛固酮样作用,能排钾潴钠,故有水肿、高血压、低钾性碱中毒及低血钾性肌病等不良反应,剂量为 50~100mg,日服 3 次,4~6 周为 1 疗程。

为了避免醛固酮样不良反应,已制成去甘草酸的甘草制剂,但去掉不良反应的同时,也削弱了其疗效。

3.抗生素治疗

由于幽门螺旋杆菌与消化道溃疡的发病可能有关系,抗生素治疗也有一定的疗效。西咪替丁与 TDB 相比,即期治疗的愈合率相仿,但停药后西咪替丁的复发率很高(两年内可达 60%~80%),而 TDB 则较低(约半数),可能是由于 TDB 所含之铋具有强烈的杀灭幽门螺旋杆菌的作用,而西咪替丁无这种作用。西咪替丁如加服抗生素,可提高其治疗愈合率,降低复发率。应用西咪替丁而无效的消化性溃疡患者(约 20%)接着给 TDB,则可获较高的治愈率。这些均显示应用抗生素的作用。

研究发现呋喃唑酮(痢特灵)治疗消化道溃疡有效,而且也具有复发率低的优点。呋喃唑酮具有抑制胃酸分泌和黏膜保护作用,也能有效地杀灭幽门螺旋杆菌,后者可能是其主要的作用机理。呋喃唑酮的一次剂量为 50mg,日服 3~4 次,2~4 周为 1 疗程。由于其不良反应较多,特别是周围神经炎,限制了其临床应用。

4.疗程和复发

消化道溃疡在任何有效治疗下,大多数在4～8周内溃疡愈合,少数在4～8周时仍不愈合但有改善者,可继续服用1个疗程或改用其他药物1个疗程。若延长治疗时间,并不能减少停药后复发率,停药后1年内复发率达60％～80％,这导致两种选择:①仅对有症状性复发时重复给予1个疗程的治疗;②用维持量预防复发,每晚睡前服西咪替丁400mg或雷尼替丁150mg;用这样的维持疗法,1年内仍有45％、两年内54％的复发率,但出血发作较少很多没有上腹部疼痛症状。

5.中医治疗

祖国医学认为本病属"胃脘痛"范畴。辩证分类和治疗介绍如下:①脾胃虚寒型,治则为温脾健胃,益气建中,代表方为黄芪建中汤加减;②肝郁气滞型,治则为疏肝理气,和胃止痛,代表方为柴胡疏肝散加减;③火郁伤阴型,治则为养阴柔肝,消火解郁,代表方为化肝煎合一贯煎加减;④血淤型,治则为化瘀通络,代表方为失笑散合海浮散加减。

(三)手术治疗指征

没有并发症的消化道溃疡绝大多数无须手术治疗。鉴于手术本身有时出现术后并发症和后遗症,因此决定手术治疗和采取何种手术应取谨慎态度。一般手术治疗的指征有:①大出血经内科紧急处理无效;②急性穿孔;③器质性幽门梗阻;④胃溃疡疑有癌变;⑤胃溃疡经积极的内科治疗而毫无疗效者。

九、预后

复发率消化道溃疡易复发,第一次治愈后两年复发率高达60％～80％,发作之间的缓解期长短不一。一般认为胃溃疡的复发率低于十二指肠溃疡的复发率。

病死率和死亡原因本病病死率较低,一般在2％～3％。25岁以前的病死率几乎为零,以后随年龄的增长而增长。死亡主要由于并发症,特别是大出血和急性穿孔。

此外,胃手术后残胃发生肿瘤的可能性较一般人群高出1倍左右,影响预后。残胃之所以易发生肿瘤是由于:①幽门切除后,胆汁易反流到残胃,引起炎症,而在此基础上易发生肿瘤;②胃窦切除使胃泌素分泌大为减少,影响到胃黏膜上皮的营养;③腔内细菌因酸少而易繁殖,使胃亚硝胺含量增多。

十、预防

将本病的有关知识灌输给大众,使之树立良好的生活饮食习惯,注意劳逸结合,戒酒烟,放宽心胸,降低精神刺激,是有效的预防措施。对于精神紧张自己不能控制者,必要时应服用安定类药物以消除焦虑和神情不安。消化性溃疡易复发,故在缓解期应采取有效预防措施,包括:①下决心戒烟;②在好发季节特别要注意有规律的饮食起居,一有症状,应即服药;③慎用非甾体类消炎药。

十一、护理

1.注意观察病情,观察患者疼痛的特点,包括疼痛的部位、程度、持续时间、诱发因素,与饮食的关系,有无放射痛。恶心、呕吐等伴随症状的出现。

2.病情较重的活动性溃疡患者或粪便隐血试验阳性患者应卧床休息,病情较轻的患者可边工作边治疗,注意劳逸结合,避免过度劳累、紧张、保持良好的心情,对有酒烟嗜好的患者,应劝其戒除。

3.嘱患者定时进食,少量多餐。进食时应细嚼慢咽,不宜过快、过饱、溃疡活动期患者每天可进餐 5~6 次。同时以清淡、富有营养的饮食为主,应以面食为主食,或软饭、米粥。避免粗糙、过冷、过热、刺激性食物或饮料,如油煎食物、浓茶、咖啡、辛辣调味品等。两餐之间可给适量的脱脂牛奶,但不宜多饮。应注意少食牛乳和豆制品,因牛乳和豆制品虽能稀释胃酸于一时,但其所含钙质吸收后能反过来刺激胃酸分泌。

4.遵医嘱正确服用药物,如抗酸药应在餐后 1 小时或睡前服用,避免与牛奶同时服用;抗胆碱能药及胃动力药如多潘立酮应在餐前 1 小时及睡前服。用药期间要注意药物的不良反应和药物的配伍禁忌。

5.注意关心患者的心理变化,鼓励患者说出心中的顾虑和疑问。帮助患者减轻焦虑、紧张心理,以避免由于精神紧张所造成的迷走神经兴奋,从而减少胃酸的分泌。采取适当的方式给患者补充消化道溃疡的自我保健知识,指导患者使用松弛术、局部热敷、针灸、理疗等方法,以减轻腹痛。

6.对于年龄偏大的患者,应嘱其定期到门诊复查,防止癌变。

第五节　胃癌

胃癌是最多见的消化道肿瘤。在我国恶性肿瘤中列第三位。

一、病因和发病机制

(一)外因

流行病学调查显示胃癌与多吃腌酸菜、咸鱼、咸肉和烟熏食物密切相关。相反,牛乳、新鲜蔬菜、水果、维生素 C 以及冷藏食物却能降低胃癌的危险性。过多使用食盐也可能与胃癌发病有关,流行病区调查显示患者每日食盐摄入量大多超过 10g。

引起胃癌的致癌物质有可能是亚硝胺。亚硝胺是从硝酸盐还原为亚硝酸盐再与胺结合而成。硝酸盐广泛存在于食物中,可在胃内被硝酸盐还原菌转变为亚硝酸盐。亚硝酸盐也广泛存在于食物特别是咸菜、咸鱼、咸肉等,但主要来源可能是从硝酸盐还原而来。胃癌常从慢性萎缩性胃炎发展而来,后者多胃酸偏低而有利于硝酸盐还原菌之繁殖。在高发地区(如我国西北)曾证明土壤及饮水中硝酸盐含量颇高;另外在患者的胃液中也证明有高浓度的亚硝酸盐的存在。较少食盐摄入常伴有硝酸盐及亚硝酸盐摄入的减少。低温可抑制硝酸盐转变为亚硝酸盐。冰箱的广泛使用使胃癌的发病率有所降低。维生素 C 能抑制亚硝酸盐与胺的结合。我们已证明长期服用维生素 C 的人群,其胃癌的发病率明显低于不服维生素 C 者。

(二)内因

胃癌患者亲属中本病的发病率高出正常人群的 4 倍。胃癌可发生于同卵孪生儿,支持了遗传素质和发病的关系,但不能排除相同的环境因素。白种人中属 A 型血者胃癌发病率高于其他血型者。这些显示出遗传因素可能参与胃癌的发病。致癌物质在遗传易感的人体或许更易致癌。

(三)癌前病变

系只能演变为胃癌之良性胃部疾病

1.慢性萎缩性胃炎

慢性萎缩性胃炎特别是慢性萎缩性胃窦炎,可能发展为胃癌,但这是一个漫长的过程,需10年以上的时间。萎缩性胃窦炎常伴肠化生和不典型增生,该处易发生癌症。不论是在实验性胃癌或长期观察人体胃炎演变为胃癌的过程,基本上遵循着这样一个规律:浅表性胃炎→萎缩性胃炎→肠化生和不典型增生→胃癌。因此而形成的胃癌常属膨胀型而非浸润型。应该指出不是所有肠化生和不典型增生都是癌前病变,肠化生可分为两型:Ⅰ型或完全型,黏膜象小肠黏膜和杯状细胞,所分泌的是非硫酸化粘蛋白;Ⅱ型或不完全型,黏膜象结肠黏膜和杯状细胞,所分泌的是硫酸化粘蛋白,一般认为,Ⅱ型者易癌变。

2.胃息肉

胃息肉有增生型和腺瘤型两种,仅腺瘤型可以癌变,多发性息肉或息肉大于 2cm 者,癌变率高。

3.残胃

胃切除后的残胃癌变率比正常人群大两倍,一般需要 15~30 年的时间。术后的胆汁反流多引起残胃萎缩性胃炎,构成癌变基础,加之因胃酸缺乏而细菌繁殖,助长致癌物质如亚硝酸胺的形成。胆汁中的胆酸盐本身也有致癌作用。

4.胃溃疡

十二指肠不会癌变,而胃溃疡却能,但发病率低,估计在 1% 以下。

5.其他

恶性贫血中的胃体萎缩性胃炎可以癌变。在我国血吸虫病流行地区,偶可见到胃血吸虫病,主要由于虫卵沉积在幽门区引起肉芽肿和溃疡,可以如结肠血吸虫病一样发生癌变。

二、病理

大体形态胃癌绝大多数属腺癌,中晚期常以下列形式出现:①蕈生型,呈息肉样突入胃腔,有蒂或无蒂,表面可有浅表溃疡;②溃疡型,呈单个或多个溃疡,发生于凸入胃腔的癌组织,其周围黏膜受癌细胞浸润而隆起、强直者称浸润型溃疡,无或只有轻微浸润者称非浸润型溃疡,此型不易与良性溃疡相鉴别;③浸润型,胃壁受肿瘤浸润伴纤维组织增生,可局限于胃窦而造成局部狭窄,少见者呈弥散性浸润累及整个胃壁,使胃固定成一失去弹性而不能扩张的狭小胃囊,称皮革胃;④浅表扩散型,仅累及黏膜表层,向四周扩散,使黏膜增厚呈颗粒状,少见。

(一)早期胃癌

早期胃癌是指局限而深度只累及黏膜下层的胃癌,而不论有无淋巴结转移。自显微镜被广泛应用以来,这类癌肿越来越多被发现。早期胃癌也以膨胀和浸润形式出现。

(二)组织病理学

可分为以下四类:①腺癌,最常见,癌细胞呈立方形或柱形,排列成腺管,称管状腺癌,有些向胃腔内突起成乳头状,称乳头状腺癌;②黏液癌,(黏液腺癌),癌细胞呈圆形,含大量黏液,分散于黏膜基质内;有时癌细胞含黏液过多,把胞核压扁,挤在一边呈印戒状,称印戒细胞癌;

③实质性癌,是低分化癌,癌细胞形状不一,胞浆少,核大而形态多样,少有腺管;④未分化癌,细胞体积大,呈圆形,胞浆少,核深染,细胞呈弥散分布。

按癌肿起源,Lauren将之分成肠型和弥散型,肠型源于肠腺化生,肿瘤含管状腺体;弥散型无腺体结构,呈散在分布。因有14%病例不能据此分类,Ming按肿瘤生长方式把胃癌分为膨胀型和浸润型,膨胀型指肿瘤以肿块形式生长,相当于Lauren的肠型;浸润型以孤立的癌细胞向广深浸润,相当于Lauren的弥散型。这种观察使我们推测胃癌有两种,一种是癌细胞能相互黏附、形成肿块,另一种无黏附性,以独立的细胞向四面浸润,不形成肿块。

(三)转移途径

胃癌有四种转移途径:①直接蔓延,直接侵及邻近器官如肝、脾、胰、横结肠等;②淋巴结转移,通过淋巴管转移到淋巴结。约75%的胃癌位于胃的远端1/3,其淋巴引流方向是到幽门下、肝门以及胃大小弯的淋巴结,可远达左侧锁骨上淋巴结,称魏尔啸(Virchow)结。癌肿很少转移到胰－脾淋巴结,但在胃中部及上部的癌肿则易向此处转移。腹腔及胰周的淋巴结则均受任何部位之胃癌的转移;③血行扩散,以累及肝脏为最多见,其他有肺、卵巢、骨骼、皮肤等;④腹腔内癌肿移植,癌细胞脱落人腹腔,可种植于某些器官,多见的为在直肠周围形成1个结节状壁,和移植于卵巢称Krukenberg肿瘤。国内病例以转移至左锁骨上淋巴结最常见,其次为盆腔腹膜、肝脏、腋下淋巴结、肺及卵巢等。

三、临床表现

胃镜发现早期胃癌,不少患者没有症状,有些只有轻度的非特异性消化不良,很难归结为胃癌引起。此时体检亦无特殊体征发现。

由于早期胃癌诊断不容易,故患者就诊时已到中晚期。胃纳不佳、食无味和体重减轻为常见的症状。这些症状无特异性,且与肿瘤大小不相关。易饱胀、腹胀、咽下困难和上腹不适或严重的上腹钻痛均属后期表现。易饱胀感是指患者虽感饥饿,但稍一进食既觉胃胀而无食欲,是胃壁严重受累的表现,多见于皮革胃。咽下困难见于贲门癌或胃底癌肿已延及贲门－食管交界处者。呕吐亦可见于没有幽门梗阻但有广泛胃壁浸润而影响其正常运动者。上腹部疼痛常见,约1/4的疼痛规律如消化道溃疡,特别是见于有小弯侧或幽门区的溃疡型癌肿患者;但大多数患者的腹痛出现于餐后,无间歇性,且不能用食物或制酸药获得缓解。有剧烈上腹部钻痛而放射至背部时,表示肿瘤已穿透入胰腺。

体征以腹部肿块为突出,多在上腹偏右近幽门处,可呈结节状,质坚硬,有压痛,可移动。胃体肿瘤有时可触及,但贲门处癌则不易触及。肝脏可因转移而肿大,可扪到坚硬结节,呼吸时在其表面可听到摩擦音。腹膜转移时可发生腹腔积液。淋巴结转移可引起左锁骨上内侧淋巴结肿大,质硬,多不能移动。卵巢受侵时右下腹可扪到包块,同样伴有阴道出血为其特点。肛门指检在直肠周围可扪到结节状壁。在脐孔处有时也可扪到坚硬结节。

伴癌的特殊体征可先胃癌之察觉而出现,主要有:①反复发作性血栓性静脉炎(trousseau综合征);②黑癫皮病,皮肤色素沉着,尤在两腋;③皮肌炎。

四、实验室和其他检查

(一)胃液分析

约2/3病例之空腹胃液中无酸,这些病例在最大刺激后约有1/3仍无酸分泌、这种现象与正常人有交叉,故诊断意义不大,但胃溃疡在最大刺激时无胃酸分泌,则极可能是癌性溃疡。胃液呈咖啡渣样、乳酸含量增加,但也有时与良性溃疡相重叠。

(二)粪便隐血检查

多持续性阳性,经内科治疗很少转阴。

(三)癌胚抗原检测

血清检测癌胚抗原(CEA)无诊断意义,但在胃液中检测癌胚抗原,见50%明显增高,超过100ng/mL,认为有诊断意义。

现在不少研究运用单克隆抗体检测胃癌抗原者,但尚未发现特异性强的胃癌抗原和其相应的单克隆抗体。

(四)X线钡餐检查

诊断胃癌时首先使用。应用压迫法和气钡双重对比法可清楚地把胃黏膜的细微结构显示出来。早期胃癌表现为小面积的黏膜僵直,表面稍凸或凹下,或呈颗粒状细小病灶。黏膜纹的中断、黏膜纹向浅凹陷集中时的中断、变形或融合,均应警惕早期胃癌。中晚期癌的X线诊断率,可达90%以上。X线征包括局部黏膜强直、皱襞中断、蠕动波消失;凸入胃腔的肿瘤呈充盈缺损;溃疡型癌的溃疡发生于凸入胃腔的癌组织上,切线位见龛影位于胃廓之内和可伴有半月征,在正视位,因溃疡周围癌性浸润,可见龛影边缘不整齐,为一圆形较透明之带所围绕,称环堤征;邻近黏膜僵直,无聚合征或可见皱襞中断;癌性溃疡一般较良性溃疡为大,直径常在2.5cm以上;皮革状胃胃腔缩小,呈固定形状,不能扩张,蠕动波减少或消失。X线钡餐检查胃癌和胃淋巴瘤的鉴别并不困难,后者表现为病变广泛累及胃及十二指肠,呈现粗大皱襞伴多发性息肉和多发性浅溃疡。

(五)胃纤维镜检查

纤维镜检查结合刷取的脱落细胞和钳取的活组织检查,是诊断胃癌的最可靠的手段,三者联合起来确诊率可达95%以上。早期胃癌可呈现为一小片变色黏膜,或黏膜颗粒状,或轻度隆起,或凹陷,或僵直等轻微变化而提示癌肿的可能,经脱落细胞和活组织检查而获确诊。活检至少要取6块标本,如此才能降低漏诊至最低限度。

早期胃癌可分为以下各型:

Ⅰ型(隆起型)占早期胃癌的13.6%。病变胃黏膜稍隆起,可与无蒂或短蒂小息肉相似。其表面不平整,边缘不清,可有出血,当大于2cm时应高度警惕癌肿。

Ⅱ型(浅表型)有以下3种,共占76.8%。

Ⅱa型(隆起表浅型)病变稍凸起于黏膜面,高度都不超过5mm,面积小,表面平整。

Ⅱb型(平坦表浅型)病变与黏膜等平,最难发现,胃小区大小和形状不均匀,病变黏膜粗糙呈细颗粒状。钡餐检查时可有钡剂粘着。

Ⅱc型(下陷浅表型)最多见,有表浅下陷,基底不平整,可见聚合黏膜,但聚合线可被打乱。

Ⅲ型(溃疡型)占早期胃癌的9.6%。陷下程度壁比Ⅱc型者深,有溃烂,周围有细片癌浸润。溃疡可与良性溃疡相似。

Ⅰ型和Ⅱa型又称息肉型,Ⅱc及Ⅲ型又统称溃疡型。Ⅰ型及Ⅱ型病变只累及黏膜,而Ⅲ

型则已累及黏膜下层。

中晚期的病变大多可从肉眼观察做出拟诊,表现凹凸不平,表面污秽的肿块,常有出血和糜烂;或为不规则的较大的溃疡,其底部为秽苔所覆盖,可有出血,溃疡边缘隆起,常呈结节状,质硬,无聚合皱襞。

五、诊断

诊断主要依靠 X 线钡餐检查及胃镜活检。早期诊断是根治的前提。但一般出现明显症状和体征时,虽诊断易定,然往往为时已晚。因此,为早期诊断胃癌,应对下列情况及时进行 X 线钡餐、胃镜检查加活检以明确诊断:①患者尤为男性,如在 40 岁以后才出现消化道不良的症状者;②虽拟诊为良性溃疡,但最大刺激胃液分泌试验仍缺酸者;③慢性萎缩性胃炎,特别是有肠化生(不完全性)及不典型增生者。对这类病例,如一时不能诊断,应定期随访观察,每半年至 1 年重复 X 线钡餐检查,发现可疑病灶时再行胃镜检查;④胃溃疡患者,在 4～6 周左右的严格内科治疗后症状仍无好转者;或 X 线复查发现溃疡不愈合而反趋增大,应即进行胃镜检查;⑤胃息肉,特别是多发性息肉和菜花样息肉均应作活检;⑥恶性贫血者。以上患者的诊断性检查,有时需反复进行才能及时发现癌肿;活检必须从可疑黏膜处钳取 6 块以上;如活检后诊断仍未明确,但仍高度怀疑有胃癌者,应权衡利弊,认真考虑剖腹检查和做相应的外科手术。

为尽可能早期发现胃癌,应在人群中进行普筛。凡年龄在 40 岁以上,慢性胃炎病史(慢性胃炎或胃溃疡),或近期出现消化道不良症状,或已有胃病手术 10 年以上者,均列为普查对象。对这些高危人群定期进行 X 线或胃镜检查。

六、鉴别诊断

(一)胃溃疡

良性溃疡和恶性溃疡的鉴别见于第四节消化道溃疡。

(二)胃血吸虫病

在血吸虫病流行区,少数患者患胃血吸虫病者有息肉和溃疡,多位于幽门附近,可引起上腹疼和轻度贫血(黑便或呕血),常并发幽门梗阻。X 线和胃镜观察酷似胃癌,活检可以鉴别。

(三)胃部其他恶性肿瘤

胃原发性淋巴瘤可有胃部肿块或巨大皱襞伴多发性息肉和多发性溃疡的形式出现,主要表现为上腹疼和轻度贫血(反复小量出血所致)。鉴别诊断靠特殊的 X 线表现和胃镜加活检。此病的发病率约为胃恶性肿瘤的 5%。

七、并发症

(一)出血

大量出血约见于 5% 患者,但 1/3 的患者有黑便,可为胃癌的首发症状。

(二)幽门、贲门梗阻

位于幽门的肿瘤,其临床表现与消化道溃疡所引起者相同,但低氯性碱中毒少见。位于贲门的肿瘤常引起贲门梗阻,症状有咽下困难和疼痛,全身症状有消瘦、营养不良和恶病质等。

(三)穿孔

比良性溃疡少见,多出现在溃疡型,常发生于幽门前区。

(四)其他

大多数有贫血,由于慢性出血和肿瘤引起的营养不良所致,常是缺铁性贫血,偶为巨细胞性贫血。

八、治疗

(一)手术治疗

是目前唯一有效的疗法。一般采用肿瘤根治性胃次全切除术,局部淋巴结转移不是根除的禁忌证。肿瘤范围很大时才考虑全胃切除术。肿瘤只要有可能,总应尽量予以切除,虽达不到根治目的,亦能减轻患者的痛苦,并可延长寿命。

姑息手术疗法,如对幽门梗阻的胃—空肠吻合术和贲门梗阻的胃造瘘术,均可减轻症状和维持营养。对这类患者,也可不用手术而用内镜激光灼除部分肿瘤,以维持胃的过道通畅。

(二)化学疗法

抗癌药物常用以补充手术治疗,在术前、术中和术后用,以抑制癌细胞的扩散和杀伤残存癌细胞微栓,从而提高手术疗效。对不能实施手术者,化疗起姑息治疗的作用,可减轻症状和延长寿命。最常用的药物为 5-氟尿嘧啶(5-FU)、丝裂霉素(MMC)、阿霉素(ADR)和亚硝尿素(CCNU,甲基-CCNU、ACUN)等。单独应用疗效差,如单独用 5-FU 的有效率仅为 15%～20%左右。5-FU 的衍生物替加氟(FT-207)和 UFT(FT-207 与尿嘧啶的合剂)服用方便,毒性较 5-FU 为低,故常被临床医师所采用。FT-207 口服吸收后,在肝内转变为 5-FU 而起抗癌作用。

联合用药疗效较单味化疗为优。常用的方案有 FAM(5-FU,ADR 及 MMC),FAMe (5-FU,ADR 及 MeCCNU)及 MFC(5-FU,MMC 及 Ara-C),据称有效率可提高到 40% 左右。

也可用顺铂(cis-DDP)等或加用抗癌药物作动脉栓塞疗法治疗晚期胃癌有一定的效果。

高能量静脉营养常被用作辅助治疗。术前及术后可提高患者体质,使之能更好地耐受手术或化疗。

九、预后

未经手术治疗的患者,一般从症状出现后到死亡约 1 年。

根治手术后的 5 年存活率取决于胃壁受侵程度、淋巴结受累范围和肿瘤生长方式。早期胃癌预后佳,如只侵及黏膜层,手术后 5 年生存率可达 95%以上,如已累及黏膜下层,常有局部淋巴结转移,则预后稍差,5 年存活率约为 70%。肿瘤属肠型而以肿块形式出现者,切除率高,较浸润型而早期出现转移者的预后优。皮革胃预后差。如肿瘤只累及肌层,但手术未发现有淋巴结转移者,术后 5 年存活率可达 60%～70%;如已深达基层或浆膜层而有局部淋巴结转移者,则预后显著变坏,5 年存活率平均 20%左右。

十、预防

嘱患者多吃蔬菜、水果,多吃肉类乳品,少进咸菜和腌腊食品,使用冰箱储藏,有预防作用。每日进服维生素 C,可减少亚硝胺的形成。

十一、护理

(一)心理护理

给予患者心理护理使患者用药在最佳心理状态下发挥最大疗效,减少药物的不良反应,提高患者对化疗药物的耐受性;患者家属尽量保持乐观的态度,安慰、劝导、体贴患者,使患者感觉到亲人的关心。

(二)饮食护理

给予患者高蛋白、高维生素食物及高能量饮食,少食多餐;患者呕吐时注意将患者头偏向一侧,以免误吸,及时清理污物,保持病房清洁干燥,给患者提供一个舒适的环境。

(三)疼痛的护理

遵医嘱合理给予患者止痛药物以减轻患者的痛苦。指导患者放松心情,转移注意力。

(四)健康教育

开展卫生宣教,提倡食用含维生素 C 的新鲜水果、蔬菜、多食肉类、鱼类、豆制品和乳制品。有癌前病变者,定期复查,以便早期诊断及治疗。定期复查,以检测病情变化,及时调整治疗方案。

第六节　肝硬化

肝硬化是常见的慢性进行性肝病,由一种或多种病因长期或反复刺激,造成的弥散性肝脏损害。在病理组织学上有广泛的肝细胞变性坏死、肝细胞结节性再生、结缔组织增生及纤维隔形成,导致肝小叶结构的破坏和假小叶的形成,肝脏逐渐变形、变硬而发展为肝硬化。临床上有多系统受累,以肝功能损害和门脉高压为主要表现,晚期常有消化道出血、肝性昏迷、继发性感染等严重的并发症。

一、分类

一般按病因和病理形态分类。

(一)病因分类

1.病毒性肝炎

主要是乙型病毒性肝炎,其次是非甲非乙型,甲型一般不发展为肝硬化。其发病机制与肝炎病毒引起的免疫异常有关,其演变方式主要是经过慢性肝炎,尤其是慢性活动性肝炎阶段。

2.血吸虫病

血吸虫卵主要沉积于汇管区,虫卵及其毒性代谢产物的刺激引起大量结缔组织增生,导致肝纤维化和门脉高压症。

3.酒精中毒

长期大量饮酒,酒精中间代谢产物(乙醛)对肝脏的直接损害和降低肝脏对某些毒性物质的抵抗力,是引起酒精性肝硬化的主要发病机制,由于酗酒所致的长期营养失调也起一定的作用。

4.工业毒物和药物

长期反复接触某些化学毒物如四氯化碳、磷、砷等,或长期服用某些药物如双醋酚丁、辛可芬、甲基多巴、四环素等,可引起中毒性肝炎或慢性活动性肝炎,终而演变为化学性或药物性肝硬化。

5.胆汁淤积

肝外胆管阻塞或肝内胆汁淤积持续存在时,高浓度的胆汁酸和胆红素的毒性作用,可使肝细胞发生羽毛变性、坏死,久之则发展为胆汁性肝硬化。

6.循环障碍

慢性充血性心力衰竭、缩窄性心包炎、肝静脉阻塞等,可致肝脏长期淤血缺氧,肝细胞坏死和结缔组织增生,最终演变为淤血性(心源性)肝硬化。

7.肠道感染和炎症

慢性特异性或非特异性肠炎,常引起消化、吸收和营养障碍,以及病原体在肠道内产生的毒素经门脉到达肝脏,可引起肝细胞变性、坏死,发展为肝硬化。

8.代谢紊乱

由于遗传和先天缺陷,致有某些物质因代谢障碍而沉积于肝脏,引起肝细胞变性坏死和结缔组织增生,逐渐形成肝硬化。如肝豆状核变性时铜代谢障碍沉积于肝脏,血色病时铁沉积于肝内等。

9.营养失调

实验证明食物中长期缺乏蛋白质、B族维生素、维生素E和抗酯肝因子(如胆碱)等能引起肝细胞坏死、脂肪肝,直至形成营养不良性肝硬化。多数人认为长期营养失调可降低肝脏对其他致病因素的抵抗力,称为产生肝硬化的间接原因。

10.原因不明

发病原因一时难于肯定,称为隐源性肝硬化,其中部分病例与隐匿性无黄疸型肝炎有关。

(二)病理分类

目前确认的病理分类是经国际会议(1974)制订、按结节形态分为4型:

1.小结节性肝硬化

结节大小相仿,直径一般在3～5mm,最大不超过1cm,纤维隔较细,假小叶大小也较一致。此型肝硬化最为常见,相当于以往的门脉性肝硬化。

2.大结节性肝硬化

结节较粗大,且大小不均,直径一般在1～3cm,最大可达3～5cm,结节有多个小叶构成;纤维隔宽窄不一,一般较宽;假小叶大小不等。此型肝硬化多由大片肝坏死引起,相当于既往的坏死性肝坏死。

3.大小结节混合性肝硬化

为上述二型的混合型,即同时在肝脏内存在大结节和小结节两种病理状态,实际上此型肝硬化亦很常见。

4.再生结节不明显性肝硬化

又称不完全分隔性肝硬化。其特点为纤维隔显著,向肝小叶内伸展,但肝小叶并不完全被分隔;纤维组织可包绕多个肝小叶,形成较大的多小叶的结节,但结界内再生不显著。此型病因在我国为血吸虫病。

二、病理

肝硬化的共同病理变化是肝脏呈慢性进行性弥散性损害,包括:①广泛的肝细胞变性坏死,肝小叶的纤维支架遭到破坏;②再生的肝细胞不沿原支架排列,而形成不规则的结节状肝细胞团(再生结节);③自汇管区和肝包膜有大量纤维结缔组织增生。增生的结缔组织自汇管区-汇管区或自汇管区-中央静脉区伸延扩展,形成纤维隔膜,不仅包绕再生结节,并将残存的肝小叶再次分割,改建成为假小叶,这就是肝硬化的典型形态变化。

在肝硬化的发展过程中,广泛的肝细胞不断坏死、再生结节形成、肝小叶结构改建和弥散性结缔组织增生,造成肝脏内血液循环的紊乱,表现为血管床的缩小、闭塞和扭曲;血管受到再生结节的挤压;门静脉小支、肝静脉小支和肝动脉小支三者之间失去正常的关系,并相互之间出现交通吻合支等,此外还可并发肝内和肝外门静脉血栓形成,这些严重的肝脏血液循环障碍,不仅是形成门静脉高压症的基础,且更加重肝细胞的营养障碍,促使肝硬化病变的进一步发展。

(一)大体形态的改变

肝脏形态,早期肿大晚期明显缩小、质地变硬、重量减轻,外观呈棕黄色或灰褐色,表面有弥散大小不等的结节和塌陷区,边缘薄锐,包膜增厚。切面可见肝正常结构消失,被圆形或近圆形的岛屿状结节代替,结节周围有灰白色的结缔组织间隔呈轮状包绕。

(二)组织学改变

正常的肝小叶结构消失或破坏,全被假小叶所代替,有的假小叶由几个不完整的肝小叶构成,内含2、3个中央静脉或1个偏在边缘部的中央静脉,甚至没有中央静脉。有的假小叶则有新生的肝细胞集团构成,肝细胞的排列和血窦的分布极不规则。假小叶内肝细胞呈现不同程度的变性、混浊、脂肪浸润以致坏死和再生。汇管区因结缔组织增生而显著增宽,其中可见程度不等的炎性细胞浸润,并见到小胆管样结构(假胆管)。

门静脉压力增高至一定程度,即可形成侧支循环开放,以食管、胃底静脉曲张和腹壁静脉曲张最为重要。脾脏因长期阻性淤血而肿大,脾髓增生和大量结缔组织形成。胃肠黏膜可呈现淤血、水肿和糜烂。睾丸、卵巢、甲状腺、肾上腺皮质等常有萎缩和退行性变。

三、临床表现

肝硬化的起病与病程发展一般均较缓慢,病情也较隐匿,可潜伏3~5年或更长;少数因大片肝坏死而发展较快,3~6个月便可形成肝硬化。临床上一般将肝硬化分为肝功能代偿期和肝功能失代偿期,但两者的界限常不清楚。

(一)代偿期

病情较轻,缺乏特异性。可有乏力、食欲缺乏、恶心、腹胀不适、上腹隐痛及腹泻等,其中乏力和食欲缺乏出现较早,且较突出。上述症状多呈间歇性,因劳累和伴发病而出现,经休息或治疗可缓解。

患者营养状况一般,肝脏轻度肿大,质地偏硬,无或有轻度压痛,脾脏轻、中度肿大。肝功能检查结果正常或轻度异常。

部分病例呈隐匿性经过,只是在体格检查、因其他疾病进行剖腹手术,甚至在尸检中才被发现。

(二)失代偿期

1.肝功能减退的临床表现

(1)全身症状:一般情况与营养状况较差,消瘦乏力,食欲缺乏,重者体形衰弱而卧床不起,皮肤干枯,面色灰暗黝黑,可有不规则热、舌炎、口角炎、夜盲和水肿等。

(2)消化道症状:食欲明显减退,甚至厌食,进食后即感上腹不适和饱胀、恶心、呕吐,对脂肪和蛋白质耐受性较差,稍进油腻肉食,便可引起腹泻;患者因腹腔积液和胃肠积气终日腹胀难受,终末期可出现中毒性鼓肠。上述症状的出现与肝硬化门脉高压时胃肠道淤血水肿、消化吸收障碍和胃肠菌群失调等有关。半数以上患者有轻度黄疸,少数有中度或重度黄疸,提示肝细胞有进行性或广泛性坏死。

(3)出血倾向和贫血:常有鼻出血、齿龈出血、皮肤紫斑和胃肠道黏膜出血等倾向。主要是由于肝脏合成凝血因子减少、脾功能亢进时血小板减少所致,和毛细血管脆性增加亦有关。患者常有不同程度的贫血,是由于营养不良、胃肠吸收功能低下、胃肠失血和脾功能亢进等因素有关。

(4)内分泌失调:内分泌紊乱有雌激素、醛固酮和抗利尿激素增多,雄激素减少,肾上腺皮质激素有时亦减少。肝功能减退时肝脏对雌激素、醛固酮和抗利尿激素的灭活作用减弱,致在体内蓄积、尿中排泄增加;雌激素增多时,通过负反馈机制抑制垂体前叶分泌功能,从而影响垂体-性腺轴或垂体-肾上腺皮质轴的功能,致使雄性激素减少,肾上腺糖皮质激素亦减少。

由于雄/雌激素比率平衡失调,在男性患者常有性欲减退、睾丸萎缩、毛发脱落及乳房发育等;女性患者常有月经失调、闭经、不孕等。此外可在患者面部、颈、上胸、肩背和上肢等上腔静脉引流区域,出现蜘蛛痣/或毛细血管扩张;在手掌大鱼际、小鱼际和指端部位有红斑(肝掌),一般认为有雌激素增多有关。当肝功能严重损害时,蜘蛛痣数目增多、增大,肝功能好转时则减小、缩小。

醛固酮增多时作用于远端肾小管,使钠重吸收增多,抗利尿激素增多时作用于集合管,致水的吸收也增加、水钠潴留使尿量减少和水肿,对腹腔积液的形成和加重亦起重要的促进作用。由于肾上腺皮质功能受累,部分患者面部和其他暴露部位,可见皮肤色素沉着。

2.门静脉高压症的临床表现

构成门静脉高压的三大临床表现:脾大、侧支循环的建立和开放、腹腔积液,在临床上均有重要的意义。尤其侧支循环的建立和开放,对诊断门脉高压症有特征性价值。

(1)脾大:脾脏因淤血而肿大,多为轻、中度肿大,部分可达脐下。上消化道大出血时,脾脏可暂时缩小,甚至不能触及。若发生脾周围炎,可引起左上腹隐痛或胀痛。晚期脾大常伴有白细胞、红细胞和血小板计数的减少,称为脾功能亢进。

(2)侧支循环的建立和开放:门静脉压力增高,超过($200mmH_2O$),正常来自消化道器官和脾脏的回心血液流经肝脏受阻,势必使门静脉系统许多部位与体循环之间建立侧支循环。临床上重要的侧支循环有:①食管下段和胃底静脉曲张,系门静脉系的胃冠状静脉等与腔静脉系的食管静脉、肋间静脉、奇静脉等吻合形成。常因门脉压力显著增高、食管炎、十二指肠食管反流、粗糙坚锐食物机械损伤或腹内压力突然增高而致曲张静脉破裂大出血,发生呕血、黑便及休克等症状;②腹壁和脐周静脉曲张,在门脉高压时奇静脉重新开放并扩大,与副奇静脉、腹壁静脉等连接,即在脐周与腹壁可见迂曲的静脉,以脐为中心向上及下腹延伸,若脐周静脉异常明显曲张,有时听诊可闻及连续性静脉杂音;③痔核形成,系门静脉的直肠(痔)上静脉与腔静脉系的直肠(痔)中、下腔静脉吻合扩张形成痔核,破裂时引起便血。

(3)腹腔积液:是肝硬化最突出的表现,失代偿期患者75%以上有腹腔积液。腹腔积液形成的基本原理为钠水的过量潴留,与下列腹腔局部因素和全身因素有关:①门静脉压力增高超过300mmH$_2$O时,腹腔内脏血管床静水压增高,组织液回吸收减少而漏入腹腔;②低蛋白血症:血浆清蛋白低于25~30g/L时,血浆胶体渗透压降低,致血浆外渗;③肝淋巴液生成过多:肝静脉流出道受阻时,血浆自肝窦壁渗透至窦旁间隙,致肝淋巴液生成过多(每日7~11L,正常为1~3L),超过胸导管回流输送能力,淋巴液自肝包膜表面和肝门淋巴管壁渗出至腹腔;④继发性醛固酮增多致钠重吸收增多;⑤抗利尿激素分泌增多致有水的重吸收增多;⑥有效循环血容量不足:致肾交感神经活动增强、前列腺素(PGE$_1$、PGE$_2$)、心钠素活性降低,从而致肾血流量、排钠和排尿量减少。

腹腔积液出现以前,常有肠内胀气,大量腹腔积液时腹部隆起、腹壁绷紧发亮,致患者行走困难,有时腹压显著增高可发生脐疝,并使膈肌抬高出现端坐呼吸和心悸。部分患者可伴有胸腔积液,系腹腔积液通过横膈淋巴管进入胸腔所致。

3.肝脏触诊

肝脏大小与肝内脂肪浸润的多少,肝细胞再生情况和纤维化的程度有关。一般是先大后小,质地硬,早期表面尚平滑,晚期可触及结节或颗粒状,通常无压痛,但在肝细胞进行性坏死或并发炎症时则可有压痛。

四、并发症

(一)上消化道出血

为本病最常见的并发症,多为突然发生且为大量呕血和黑便,常引起出血性休克或诱发肝昏迷,病死率很高。在肝硬化上消化道出血中,除因食管胃底静脉曲张破裂所致外,部分患者的出血原因可并发急性胃黏膜病变或消化道溃疡。

(二)感染

肝硬化患者抵抗力低下,肝脏枯否细胞功能减退,加之肠道出血,细菌容易进入门静脉,或经门静脉侧支进入体循环等,故常并发感染如肺炎、胆道感染、大肠埃希菌败血症和自发性腹膜炎、结核性腹膜炎等。自发性腹膜炎的致病菌多为革兰阴性杆菌,一般起病较急,常表现为腹胀和腹痛,起病缓慢者多以低热或不规则发热开始,伴有腹部隐痛、恶心、呕吐与腹泻;患者腹腔积液迅速增加,严重者出现中毒性休克。体检发现轻重不等的全腹压痛和腹膜刺激征;末梢血白细胞计数增加,中性粒细胞核左移;腹腔积液常因被原有的漏出性腹腔积液所稀释,其性质介于漏出液和渗出液之间。腹腔积液培养可有细菌生长。

(三)肝性昏迷

是晚期肝硬化常见的并发症,也是最常见的死亡病因。

(四)原发性肝癌

并发原发性肝癌者多在大结节性或大小结节混合性肝硬化基础上,如患者短期内出现肝脏迅速增大、持续性肝区疼痛、肝脏表面发现肿块、腹腔积液转变为血性、无其他原因可解释的发热、虽经积极治疗而病情迅速恶化,应怀疑并发原发性肝癌,做进一步的检查。

(五)功能性肾衰竭(肝肾综合征)

失代偿期肝硬化当其有大量腹腔积液时,由于有效循环血容量不足等因素,可出现功能性肾衰竭,又称肝肾综合征。其特征为自发性少尿或无尿、氮质血症、稀释性低钠血症和低尿钠,但肾功能缺乏重要病理改变,将其移植给别人可发挥正常的肾功能,说明并发肾衰竭大多是功能性的而非器质性损害。功能性肾衰竭的产生与下列因素有关:大量腹腔积液形成时循环血容量降低,致肾血流量和肾小管滤过率降低、肾皮质血液向肾髓质分流;肝衰竭时内毒素血症和钠代谢紊乱等。

(六)电解质和酸碱平衡紊乱

肝硬化患者在腹腔积液出现前已有电解质紊乱,在出现腹腔积液和其他并发症后,电解质紊乱更趋明显,常见的有:①低钠血症:长期钠摄入不足(原发性低钠)、抗利尿激素增多致水潴留超过钠潴留(稀释性低钠血症)、长期利尿和大量放腹腔积液等以致钠丢失;②低钾低氯血症与代谢性碱中毒:摄入减少、呕吐腹泻、继发性醛固醇增多、长期应用利尿剂等,均可使钾和氯减少;长期静脉注射高渗糖水或应用肾上腺糖皮质激素,亦可加重血钾降低。低钾低氯血症可导致代谢性碱中毒,并诱发肝性昏迷。

五、实验室和其他检查

(一)血常规

代偿期多正常,失代偿期常有轻重不等的贫血。脾功能亢进时白细胞和血小板计数减少。

(二)尿常规

代偿期一般无变化,有黄疸、腹腔积液时可出现胆红素和尿胆原增加。有时可见到尿蛋白、管型尿和血尿。

(三)肝功能试验

失代偿期重症患者血清胆红素含量有不同程度的增高,胆固醇酯常低于正常;转氨酶在代偿期时正常或轻度增高,在失代偿期时有轻、中度增高,一般以 SGPT 增高较显著,肝细胞严重坏死时,则 SGOT 活力常高于 SGPT;血清总蛋白正常、降低或增高,但清蛋白降低、球蛋白增高,白/球蛋白比率降低或倒置,在血清蛋白电泳中,清蛋白减少、γ-球蛋白显著增高;由于纤维结缔组织增生,单胺氧化酶(MAO)往往增高;凝血酶原时间在代偿期可正常,失代偿期可有不同程度的延长,经注射维生素 K 也不能纠正;磺溴酞钠(BSP)和靛青绿(ICG)廓清试验,随肝细胞受损情况而有不同程度的潴留。

(四)免疫学检查

肝硬化时可有以下免疫学改变:①细胞免疫学检查可发现半数以上的患者 T 淋巴细胞数低于正常,E-玫瑰花结、PHA 淋巴母细胞转化试验降低,部分患者结核菌素皮肤试验为阴性反应;②体液免疫发现血清 IgG、IgA、IgM 均可增高,一般以 IgG 增高最为显著,与 γ-球蛋白的升高相平行,Ig 增高的机理系由于肠原性多种抗原物质经吸收至肝脏后,不能被肝脏枯否细胞吞噬和降解,或通过门静脉侧支循环直接进入体循环,引起免疫反应;此外,部分患者还可出现非特异性自身免疫,如抗核抗体、平滑肌抗体、线粒体抗体和类风湿因子等;③病因为乙型肝炎患者,乙型肝炎病毒标记可呈阳性反应。

(五)腹腔积液检查

一般为漏出液,如并发自发性腹膜炎时,腹腔积液透明度降低,比重介于漏出液和渗出液之间,Rivalta 试验阳性,白细胞数增加,常在 $300/\mu L$ 以上,分类中以中性粒细胞为主,并发结核性腹膜炎时,则以淋巴细胞为主;腹腔积液呈血性时,除考虑结核性腹膜炎外,应高度怀疑癌变,宜做细胞学检查。当怀疑自发性腹膜炎时,要及时送细菌培养和药物敏感试验,作为选用抗生素的参考。

(六)B 超检查

可显示肝脏大小、外形改变和脾大,门脉高压症时可见门静脉、脾静脉直径增宽,有助于诊断,有腹腔积液时可发现液体性暗区。

(七)食管钡餐 X 线检查

食管静脉曲张时,X 线可见虫蚀样或蚯蚓状充盈缺损,纵行黏膜皱襞增宽;胃底静脉曲张时可见菊花样充盈缺损。

(八)纤维内镜检查

镜下可直接窥见静脉曲张及其部位和程度,阳性率较 X 线检查为高;并发上消化道出血时,急诊胃镜检查对判断出血部位和病因均有重要意义。

(九)放射性核素检查

可见肝脏摄取核素减少,呈现核素稀疏和分布不规则图像,而脾脏则核素浓集。

(十)肝穿刺活组织检查

对疑难病例通过肝穿刺活组织作病理检查,若有假小叶形成,则可明确诊断为肝硬化。

腹腔镜检查可直接观察肝脏表面、色泽、边缘和脾脏等改变,并可在直视下对病变明显处进行穿刺做活组织检查,对鉴别肝硬化、慢性肝炎和原发性肝癌以及明确肝硬化的病因很有帮助。

六、诊断和鉴别诊断

(一)诊断

主要依据为:①有病毒性肝炎、血吸虫病、长期酗酒或营养失调等病史;②肝脏质地坚硬;③有肝功能减退的表现;④门静脉高压的表现;⑤某些肝功能试验呈阳性改变;⑥活组织检查有假小叶形成。

失代偿性患者有明显肝功能减退和门静脉高压的表现及肝功能试验异常,诊断并不困难,但对代偿期的诊断常不容易。因此,对原因不明的肝脾大、长期迁延不愈的肝炎患者和长期酗酒或营养失调者,应定期追踪观察,密切注意肝脏的大小、质地和肝功能试验的动态变化,必要时进行肝穿刺活组织病理检查,以争取早期诊断。

(二)鉴别诊断

1.与伴有肝大的疾病相鉴别

主要有慢性肝炎和原发性肝癌。其他有华支睾吸虫病、肝棘球蚴病、先天性肝囊肿及一些累及肝脏的代谢疾病、慢性白血病等应予仔细鉴别。

2.与引起腹腔积液和腹部肿大的疾病相鉴别

常见的有结核性腹膜炎、缩窄性心包炎、慢性肾炎、腹腔内肿瘤和巨大卵巢囊肿等。

3.与肝硬化并发症相鉴别的疾病

①上消化道出血:应与消化性溃疡、糜烂性胃炎、胃癌、食管癌和胆道出血等相鉴别;②肝性昏迷:应与低血糖、尿毒症、糖尿病、药物中毒、严重感染和脑血管意外所致的昏迷相鉴别;③功能性肾衰竭:应与慢性肾炎、慢性肾盂肾炎以及有其他原因引起的肾衰竭相鉴别。

七、治疗

(一)一般治疗

1.休息

肝功能代偿期患者,以适当减少劳动,注意劳逸结合,可参加部分工作,失代偿期患者应卧床休息为主。

2.饮食

以高热量、高蛋白质、维生素丰富而易消化的食物为宜。肝功能显著损害或血氨偏高的患者,应限制或禁食蛋白质,待病情好转后逐渐增加蛋白质摄入;有腹腔积液时饮食应少盐或无盐。应忌酒和避免进食粗糙、坚锐或刺激性食物。

3.支持疗法

失代偿期患者应加强支持治疗,患者多有恶心、呕吐,进食少或不能进食,宜静脉推注或滴注高渗葡萄糖液,以提供机体必需的热量,输液中可加入维生素 C、胰岛素、氯化钾和肌苷同时滴注,应特别注意维持水、电解质和酸碱平衡,尤其注意钾的补充;病情严重者酌情应用复方氨基酸、鲜血或血浆制品(血浆、清蛋白)。

(二)药物治疗

目前无特效药,亦不宜滥用药。日常服用 B 族维生素、维生素 C 和消化酶(如胰酶、多酶片)可有裨益。经病理组织学和免疫学证实有慢性活动性肝炎者,可试用肾上腺糖皮质激素治疗。

(三)腹腔积液的治疗

腹腔积液的形成及其持续时间的长短与肝功能损害的程度密切相关,肝功能损害较轻者,腹腔积液消退较容易,反之则腹腔积液难以消退。因此,治疗腹腔积液的基本措施应着重于改善肝功能,包括卧床休息、增加营养、加强支持治疗等。治疗腹腔积液的方法甚多,均应在此基础上进行。

1.限制水、钠的摄入

进水量限制在每日 1000mL 左右,如有显著的低钠血症,则应限制在 500mL 以内。钠应限制在每日 250~500mg,或氯化钠 0.6~1.2g,10%~15%患者通过水、钠摄入的限制,可产生自发性利尿。

2.增加水、钠的排出

主要通过应用利尿剂,需要时应用导泻药以增加水钠从粪便中排出,或进行腹腔穿刺放腹腔积液。

(1)利尿剂:通常应用的有留钾利尿剂与排钾利尿剂两种。原则上先用螺内酯或氨苯蝶啶,无效时加用呋塞米或氢氯噻嗪。若用药前测定尿钠/钾比值,更有利于药物的选用。如尿钠/钾比值<1,螺内酯效果较好,>1 则用呋塞米或与螺内酯合用。开始时螺内酯 20mg 每日

3次,5日后如利尿不显著,则增加至40mg每日3次,若疗效仍不显著,则加用呋塞米,每日量40~60mg。服用排钾利尿剂时需补充氯化钾。利尿剂治疗以每周体重减轻不超过2kg为宜。故剂量不宜过大,利尿速度不宜过猛,以免诱发肝性昏迷、肝肾综合征等严重不良反应。

(2)导泻:利尿剂治疗效果不佳时,可配合应用导泻剂如甘露醇口服,通过胃肠道排除水分,一般无严重反应。此方法适用于肝硬化并发消化道出血、稀释性低钠血症和功能性肾衰竭的患者。

(3)腹腔穿刺放液:由于穿刺放液后腹腔积液可迅速再发,且大量或反复多次穿刺放液,因丢失大量的电解质和蛋白质,易诱发电解质紊乱和肝性昏迷,故一般不用穿刺放液法来治疗腹腔积液,且每次放液以不超过2000~3000mL为宜,但在下列情况下可以采用:①高度腹腔积液影响心肺功能;②高度腹腔积液压迫肾静脉影响其血液回流;③并发自发性腹膜炎,需进行腹腔冲洗时。

3.提高血浆胶体渗透压

每周定期小量、多次静脉注射血浆、新鲜血或清蛋白,对改善机体一般状况、恢复肝脏功能、提高血浆胶体渗透压、促使腹腔积液消退,有很大的帮助。

4.腹腔积液浓缩回输

是治疗难治性腹腔积液的较好方法。腹腔积液通过浓缩装置一般可浓缩数倍至数10倍,回输后可补充蛋白质、提高血浆胶体渗透压、增加有效血容量、改善肾血液循环、并可清除部分潴留的水和钠,从而减轻或消除腹腔积液。不良反应及并发症有发热、腹腔积液感染、电解质紊乱等。

5.腹腔—颈静脉引流

又称Le—Veen引流术。采用一根装有单向阀门的硅管,一端留置于腹腔,硅管另一端自腹壁皮下朝向头颈,插入颈内静脉,利用呼吸时腹—胸腔压力差,将腹腔积液引向上腔静脉。腹腔积液感染或疑为癌性腹腔积液时,不能采用本法。并发症有腹腔积液漏、肺水肿、低钾血症、DIC、上腔静脉血栓和感染等。

6.减少肝淋巴漏出

肝淋巴液自肝包膜表面不断漏入腹腔是难治性腹腔积液的重要原因,因此外科采用胸导管—颈内静脉吻合术,使肝淋巴液经胸导管顺利流入颈内静脉,使肝淋巴液漏入腹腔减少。

(四)门静脉高压的手术治疗

手术治疗门静脉高压的目的主要是降低门静脉系压力和消除脾功能亢进,常用的有各种分流术和脾切除术等。手术治疗的效果,与慎重选择适应证和手术时机密切相关。血吸虫病肝纤维化时门脉高压显著,肝功能损害较轻,可考虑作分流术,肝炎性肝硬化肝功能损害严重,一般不作预防性分流术,但一旦发生大出血如无手术禁忌证,可考虑手术治疗。有黄疸、腹腔积液、肝功能损害显著(如血浆清蛋白低于30g/L、凝血酶原时间明显延长)的患者,手术病死率很高(60%~70%),宜列为手术禁忌证。

(五)并发症的治疗

1.上消化道出血

应采取紧急措施,包括:禁食、加强监护、保持安静、迅速补充有效血容量(静脉输液、鲜血、血浆)以纠正出血性休克和采取有效的止血措施(如三腔管压迫)及预防肝性昏迷等。应用纤维内镜注射硬化剂止血效果确切,通过内镜的激光止血亦可以采用。晚期可用普萘洛尔(心得安)减少心搏出量,以降低门脉压力,防治上消化道再出血。内科紧急处理后仍大量出血或反复出血不止,应及早施行手术治疗。

2.自发性腹膜炎

并发自发性腹膜炎和败血症后,常迅速加重肝脏损害,应积极加强支持治疗和抗生素的应用。抗生素的使用原则为早期、足量和联合用药,且须在确诊后立即进行,不能等待腹腔积液(或血液)细菌培养报告后才治疗。因此,抗生素的选用主要宜针对革兰阴性杆菌兼顾革兰阳性球菌。常用的抗生素有氨苄西林、头孢菌素类、庆大霉素等,选择2~3种联合用药,然后再根据细菌培养结果和治疗的反应情况,考虑调整抗生素。开始数天剂量宜大,病情稳定后减量。由于本并发症容易复发,用药时间至少2周。为加强治疗可同时腹腔内注射抗生素,如腹腔积液浓稠,还需配合腹腔冲洗疗法。

3.肝性脑病

肝硬化患者凡出现性格等精神症状,特别是有肝性脑病诱因(如上消化道出血)存在时,应采取积极的措施。详见第三章第八节"肝性脑病的诊治与护理"。

4.功能性肾损害

在积极改善肝功能的前提下,可采用以下措施:①停止、避免使用损害肾功能的药物,如新霉素、卡那霉素、庆大霉素等;②避免、控制降低血容量的各种因素,如强烈利尿、大量放腹腔积液、上消化道大出血等;③严格控制输液量,量出为入,纠正水、电解质和酸碱失衡;④输注右旋糖酐、血浆、清蛋白或浓缩腹腔积液回输,以提高循环血容量,改善肾血流量,在扩容的基础上,应用利尿剂;⑤血管活性药物如八肽加压素、多巴胺可改善肾血流量,增加肾小球滤过率。

八、预后

肝硬化的预后与病因、病变类型、肝功能代偿程度以及有无并发症而有所不同。血吸虫病性肝硬化、酒精性肝硬化、循环障碍引起的肝硬化、胆汁性肝硬化等,如未进展至失代偿期,在消除病因及积极治疗处理原发疾病后,病情可趋停止,较肝炎性肝硬化预后好。有一部分小结节性或再生结节不明显性肝硬化病例,可终身处于代偿期;但大结节性肝硬化和混合性肝硬化,往往在短期内因进行性肝衰竭而死亡。失代偿期患者、黄疸持续不退或重症黄疸、难治性腹腔积液、凝血酶原时间持续或显著延长及出现任何一种并发症者等,预后均较差。死亡原因常为肝性昏迷、上消化道出血与继发感染等。

九、护理

(一)休息

代偿期患者可参加轻体力劳动,避免过度疲劳。失代偿期患者,应卧床休息,有利于肝细胞恢复。

(二)饮食护理

给予高热量、高蛋白、高维生素、易消化的食物,应忌酒,避免进食粗糙、坚锐或刺激性食物。同时根据病情变化及时更改饮食,如血氨偏高者应限制或禁食蛋白质,待病情好转后再逐渐增加蛋白质摄入量;有腹腔积液时应给予低盐或无盐饮食,限制进水量。对于剧烈恶心、呕吐、进食甚少或不能进食的患者,可遵医嘱给予静脉补充足够的营养。

(三)病情观察

注意观察生命体征、尿量等情况。准确记录出入量,观察腹围、体重,注意有无呕血及黑便,有无精神行为异常表现,若出现异常,及时报告医师,采取积极措施,防止肝性脑病、功能性肾衰竭的发生。

(四)皮肤护理

腹腔积液患者多伴有皮肤干枯粗糙、水肿、抵抗力弱;黄疸患者皮肤瘙痒,故应做好皮肤护理。每日用温水擦浴,保持皮肤清洁,避免用力搓擦。患者衣着宜宽大松软。宜吸汗,床铺应平整洁净。长期卧床患者应定时更换体位,以防发生压疮,皮肤瘙痒者可给予止痒处理,嘱患者不要用手挠,以免皮肤破损引起感染。

(五)腹腔穿刺放腹腔积液的处理

1.术前向患者解释操作过程及注意事项,测量体重、腹围、生命体征,排空膀胱。

2.术中及术后监测生命体征,观察有无不适反应。

3.术后用无菌纱布覆盖穿刺部位,并观察穿刺部位有无溢液。术毕应绷紧腹带,防止腹穿后腹内压骤降。记录抽出腹腔积液量、性质、颜色,标本及时送检。

第七节　原发性肝癌

原发性肝肝癌是指肝细胞或肝内胆管细胞发生的癌肿。本病可发生于任何年龄,以 40~49 岁为多,男女之比为 2~5∶1。

一、病因和发病机制

原发性肝癌的病因和发病机制可能与多种因素有关。主要是乙型肝炎病毒、黄曲霉毒素 B 和其他化学致癌物质。

(一)乙型病毒性肝炎

原发性肝癌患者中约 1/3 有慢性肝炎病史,流行病学调查发现肝癌高发区人群的 HBsAg 阳性率较低发区为高,而肝癌患者血清中 HBsAg 及其他乙型肝炎标志的阳性率可达 90%,显著高于健康人群,提示乙型肝炎病毒与肝癌高发有关。

可以用地衣红染色等方法显示肝癌细胞中有 HBsAg 存在,另外也证实乙型肝炎病毒的 DNA 程序可整合到宿主肝细胞的 DNA 中。以上事实说明病毒和肝癌之间有一定的因果关系。

(二)肝硬化

原发型肝癌合并肝硬化的发病率为 50%~90%,病理发现肝癌合并肝硬化多为乙型病毒肝炎后的大结节性肝硬化。肝细胞恶变可能在肝细胞再生过程中发生,既经肝细胞损害引起再生和不典型增生。

(三)黄曲霉毒素

动物实验证明,被黄曲霉毒素污染产生的霉玉米和霉花生能致肝癌,这是因为黄曲霉素的代谢产物黄曲霉毒素 B_1 有强烈的致癌作用。流行病学调查发现在粮油、食品受黄曲霉毒素 B_1 污染严重的地区,肝癌病死率也较高。这些均提示黄曲霉毒素 B_1 可能是某些地区肝癌发生的因素。

(四)某些化学致癌物质

一些化学物质如亚硝胺类、偶氮芥类、酒精、有机氯农药等均是可疑的致癌物质。

(五)寄生虫

有人认为,肝胆小管中的华支睾吸虫感染可刺激胆管上皮增生,为导致原发性胆管细胞癌的原因之一,但绝大多数胆管细胞癌无肝吸虫感染,故可能还有其他因素。

二、病理

(一)分类

1.大体形态分型

(1)巨块型最多见:癌块大于 10cm 者呈巨块,可呈单个、多数或融合成块,多为圆形、质硬、呈膨胀性生长。此型癌组织容易发生坏死,引起肝脏破裂。

(2)结节型:有大小和数目不等的癌结节,一般在 5cm 左右。结节多数在肝右叶,与周围组织的分界不如巨块型清楚。常伴有肝硬化。单个癌结节直径小于 3cm 者称为小肝癌。

(3)弥散型:有米粒至黄豆大小的癌结节散布全肝,肉眼不易于肝硬化相区别。肝大不显著,甚至反可缩小。患者往往因肝衰竭而死亡,此型最少见。

2.细胞分型

(1)肝细胞型:癌细胞由肝细胞发展而来,此型约占肝癌的 90%。癌细胞多呈多角形或圆形,排列成巢状或索状,核大、核仁明显,在巢或索间有丰富的血窦而无间质成分。

(2)胆管细胞型:由胆管上皮细胞发展而来,此型少见。癌细胞呈立方形或柱形,排列成腺体,纤维组织较多,血窦较少。

(3)混合型:上述两型同时存在,或呈过渡形态,既不完全像肝细胞,又不完全像胆管细胞,此型更少见。

(二)转移途径

(1)血行转移:肝内血行转移发生较早,也最常见。很容易侵犯静脉分支形成瘤栓,脱落后在肝内引起多发性转移灶,如门静脉的干支有瘤栓阻塞,可引起门静脉高压的各种表现。在肝外转移中,转移至肺的概率达半数,其次为肾上腺、骨、肾、脑等部位。

(2)淋巴转移:转移至肝门淋巴结的最多,也可至胰、脾、主动脉旁淋巴结、锁骨上淋巴结。

(3)种植转移:少见,从肝脏脱落的癌细胞可种植在腹膜、横隔、胸腔等处引起血性腹腔积液、胸腔积液。如种植在盆腔,可在卵巢形成较大的肿块。

三、临床表现

原发性肝癌的起病隐匿,早期缺乏典型症状。经 AFP 普查检出的早期病例,可以没有任何症状和体征,称为亚临床肝癌。自行就诊患者多属于中晚期,常有肝区疼痛、食欲减退、乏力、消瘦和肝区肿大等症状,其主要特征如下:

(一)肝区疼痛

半数以上患者有肝区疼痛,肝痛是本病的主要特征,相当于肿瘤的位置,多呈持续性胀痛或钝痛。肝痛主要是肿瘤增长快速,肝包膜被牵拉所致,如侵犯横膈,痛可牵涉右肩,如肿瘤生长缓慢,则可完全无痛或仅有轻微钝痛。当但肝表面的癌结节破裂,坏死的癌组织及血液流入腹腔时,可突然引起剧痛,从肝区开始迅速延至全腹,产生腹膜炎的症状和体征。如出血量大,则可引起昏厥和休克。

(二)肝大

肝大呈进行性,质地坚硬,表面凹凸不平,有大小不等的结节或巨块,边缘钝而不整齐,常有不同程度的压痛。肝癌突出在右肋弓下或剑突下时,上腹可呈局部隆起或饱满,如癌肿位于横膈面,则主要表现为横膈抬高而肝下缘可不肿大。由于肝癌动脉血管丰富而迂曲,粗动脉骤然变细,或因巨大的癌肿压迫肝动脉或腹主动脉,有时可在腹部的相应部位听到吹风样血管杂音。位于表面接近肝下缘的癌结节最容易触到,有时有患者自己发现而就诊。

黄疸一般在晚期出现,可因肝细胞损害而引起,或由于癌块压迫或侵犯肝门附近的胆管,或癌组织和血块脱落引起胆道阻塞所致。

(三)肝硬化征象

肝癌伴有肝硬化门脉高压者可有脾大、腹腔积液、静脉侧支循环形成等表现。腹腔积液很快增加,一般为漏出液。血性腹腔积液多因癌肿侵犯肝包膜或向腹腔内破溃而引起,偶因腹膜转移癌所致。

(四)恶性肿瘤的全身表现

有进行性消瘦、发热、食欲缺乏、乏力、营养不良和恶病质等,少数肝癌患者由于癌肿本身代谢异常或影响机体而致的内分泌或代谢紊乱,可有特殊的全身表现,称为伴癌综合征,以低血糖症、红细胞增多症较多见,其他罕见的有高血钙、高血脂、类癌等。对肝大且伴有这类表现的患者,应警惕肝癌的存在。

(五)转移灶症状

如发生肺、骨、胸等多处转移,可产生相应的症状、胸腔转移以右侧为多见,可有胸腔积液征。骨骼或脊柱转移可有局部压痛或神经压迫症状,颅内转移癌可有神经定位体征。

四、临床分型

临床上可分为3种类型:①单纯型:临床无明显肝硬化的表现,肝功能检查基本正常;②硬化型:临床有明显肝硬化的表现,和(或)化验检查符合肝硬化者;③炎症型:有或无明显肝硬化表现但伴有持续性癌性高热或谷丙转氨酶成倍增高者。

五、并发症

(一)肝性脑病

通常为肝癌终末期的并发症,约1/3的患者因此死亡。

(二)上消化道出血

出血约占肝癌死亡病因的15%。肝癌常因伴有肝硬化或门静脉、肝静脉瘤栓而发生门静脉高压、食管胃底静脉曲张或小肠静脉淤血等一系列改变,一旦血管破裂则发生呕血或黑便。后期患者可因胃肠黏膜糜烂合并凝血功能障碍而广泛出血,大出血又可引起休克或肝性脑病。

（三）肝癌结节破裂

出血约 10％的肝癌患者因癌结节破裂而死亡。癌肿增大，坏死或液化时可自发破裂，或因外力而破裂。破裂可限于肝包膜下，产生局部疼痛；如包膜下出血迅速增加则形成压痛性块物；也可破入腹腔引起急性腹痛和腹膜刺激征。大量出血导致休克和死亡，小破口出血则表现为血性腹腔积液。

（四）继发感染

原发性肝癌患者在长期消耗或因放射、化学治疗而致白细胞减少的情况下，抵抗力减弱，再因长期卧床等因素，容易并发各种感染如肺炎、败血症、肠道感染等。

六、实验室和其他检查

（一）甲胎蛋白（AFP）测定

AFP 在胚胎早期存在，大部分由胚胎期肝细胞和卵黄囊产生，胎儿胃肠道也可产生少量，出生后浓度迅速下降接近消失。如 AFP 重现于成人血清，往往提示与胚胎发育有关的肝细胞癌或生殖腺胚胎癌。常用检测 AFP 的方法分定性和定量两种：定性法包括琼脂扩散法（简称扩散法，底限为 $1\sim10\mu g/mL$）和对流免疫电泳法（简称对流法，底限为 $250\sim500ng/mL$）。用扩散法和对流法检测 AFP 诊断原发性肝癌的特异性较高，假阳性极少，在肝细胞癌中阳性率约为 70％。定量法包括放射免疫测定法（简称放免法）和放射火箭自显影术（简称火箭法），两者均很灵敏，正常值＜20ng/mL，阳性率约为 90％。反向间接血凝法为半定量法，底限为 50ng/mL，阳性率约为 90％。此法简便迅速，故常用于普查初筛。扩散法或对流法检测的阳性结果相当于 AFP 含量达到 500ng/mL 或以上。用血凝法和火箭法（或放免法）对普查对象进行 AFP 含量的动态观察，可在症状出现前 6 个月或更早发现肝癌，并可与其他肝病的假阳性病例鉴别。AFP 的定量观察对判断肝癌的病情、疗效、术后复发和估计预后亦有重要价值。

（二）血清酶测定

血清碱性磷酸酶（AP）、γ－谷氨酰转肽酶（γ－GT）显著升高而血清胆红素和血清转氨酶正常时，或 α_1－抗胰蛋白酶、α_1－抗糜蛋白酶升高时应考虑肝癌的可能。AP、γ－GT、醛缩酶、5′－核苷酸磷酸二酯酶同工酶 V 以及铁蛋白的研究，提高了肝癌的诊断价值。对 AFP 阴性的病例起辅助诊断作用。

（三）B超

显像 B 超显像可显示癌瘤实质性暗区或光团。当癌肿坏死液化时，相应部位可出现液性暗区。这项检查可显示直径为 2cm 以上的肿瘤，对早期定位诊断有一定的价值。现在 B 超检查和 AFP 检测已广泛用于普查癌症，有利于早期诊断，对 AFP 阴性的病例，B 超尤为重要。

（四）电子计算机 X 线断层摄影（CT）

肝肿瘤的 CT 图像通常表现为局灶性周界比较清楚的密度减低区，但也可呈边缘模糊或大小不等的多发阴影，阳性率在 90％以上。CT 可显示 2cm 以上的肿瘤，如结合肝动脉造影有时能发现更小的肿瘤。

（五）X 线肝血管造影

由于肝区的血管比较丰富，选择性腹腔动脉和肝动脉造影能显示直径在 1cm 以上的癌结节，阳性率达 87％，结合 AFP 检测的阳性结果，常用于诊断小肝癌。手术前造影可明确肿瘤部位,估计切除范围,因而可减少盲目探查。但这项检查对少血管型和肝右叶病灶显示较差。检查有一定的创伤性,一般在 B 超显示或 CT 检查之后进行。

(六)数字减影肝动脉造影(DSA)

此方法通过电子计算机进行一系列的图像数据处理,将影响清楚度的脊柱、肋骨等阴影减除,使图像对比度增强,可清楚显示 1.5cm 直径的小病灶,是目前最好的小肝癌定位方法。

(七)放射性核素(1998金、113铟、99锝、131碘玫瑰红等)扫描

核素扫描仅能显示直径在 3～5cm 以上的肿瘤。应用趋肿瘤的放射性核素67镓或169镱,或核素标志的特异性抗体,扫描诊断阳性率可更高。肝癌需与肝脓肿、囊肿、血管瘤等良性占位性病变相鉴别,可用放射性核素113铟作肝血池显影。

(八)核磁共振显像检查(MRI)

应用 MRI 能清楚显示肝细胞癌内部结构特征,对发现子瘤和瘤栓有价值。

(九)肝穿刺活检和腹腔镜检查

肝穿刺活检有一定的局限性和危险性。现在在超声或 CT 导引下用细针穿刺癌结节,吸取癌组织检查癌细胞,阳性者可以确诊,安全性提高。腹腔镜检查结合直视下肝穿刺活检,也可以确诊,对剖腹探查有禁忌证的病例仍有用处。

(十)剖腹探查

疑有肝癌的病例,经上述检查仍不能证实或否定,如患者情况允许,应进行剖腹探查以争取早期诊断和手术治疗。

七、诊断

具有典型临床表现的病例不难诊断,但往往已届晚期。因此,对凡有肝病史的中年,特别是男性患者,如有原因不明的肝区疼痛、消瘦、进行性肝大者,应作 AFP 测定和选作上述有关的检查,争取早期诊断。国内资料表明,对高危人群(肝炎病史 5 年以上,HBsAg 阳性,40 岁以上)进行肝癌普查的检出率是自然人群的 34.3 倍。用血凝法测定 AFP,结合超声显像检查,每年 1～2 次是发现早期肝癌的基本措施。低浓度 AFP 持续增高但转氨酶正常,往往是亚临床肝癌的主要表现。在排除活动性肝炎、妊娠、生殖腺胚胎瘤情况下,如①对流法和扩散法阳性,或定量>500ng/mL 持续 1 个月;2AFP 定量>200ng/mL 持续 8 周,则可诊断原发肝癌。

八、鉴别诊断

原发性肝癌需与继发性肝癌、肝硬化、活动性肝病、肝脓肿等相鉴别。鉴别方法在于仔细询问病史,认真体检及综合分析其他各项检查结果。

(一)继发性肝癌

原发于胃肠道、呼吸道、泌尿生殖道、乳房等的癌灶常转移至肝。这类继发性肝癌与原发性肝癌比较,前者病情发展缓慢,症状轻,AFP 检测除少数原发癌在消化道的病例可呈阳性外,一般为阴性,少数继发性肝癌很难与原发性肝癌鉴别,确诊的关键在于病理检查和找肝外原发癌的证据。

(二)肝硬化

原发性肝癌多发生在肝硬化的基础上,二者鉴别常有困难。若肝硬化病例有明显的肝大、质硬大的结节、或肝萎缩变形而影像检查又发现占位性病变,就很可能提示肝癌。反复检测

AFP，密切随访病情，往往能做出正确的诊断。

(三)活动性肝病(急性肝炎、慢活肝、肝硬化活动期)

肝病活动时血清 AFP 往往呈短期上升，提示肝癌的可能性。定期多次随访确定血清 AFP 和 ALT(GPT)并进行分析：如①二者动态曲线平行或同步上升，或 ALT 持续升高至正常的数倍，则活动性肝炎的可能性大；②二曲线分离，AFP 升高而 ALT 正常或降低，则应多考虑原发性肝癌的可能。

(四)肝脓肿

一般有明显炎症临床表现，肿大的肝脏表面平滑无结节，触痛明显，脓肿的相应胸膜壁常有水肿，右上腹肌紧张。白细胞计数升高。超声波可探得肝内液平段。但当脓液稠厚，尚未出现液性暗区时，诊断颇为困难，应反复作超声检查，必要时需在压痛点作诊断性穿刺或进行抗阿米巴治疗试验。

(五)邻近肝区的肝外肿瘤

腹膜后的软组织肿瘤，来自肾、肾上腺、胰腺、结肠等处的肿瘤也可在上腹部呈现包快，造成混淆。超声检查有助于区别肿块的部位和性质，AFP 检测应为阴性，鉴别困难时，需剖腹探查才能确诊。

(六)肝脏非肿瘤性占位性病变

肝血管瘤、多囊肝、棘球蚴病等可用核素血池扫描和超声检查诊断，有时需剖腹才能确诊。

九、治疗

(一)手术治疗

手术切除仍是目前根治原发性肝癌的最好方法，凡有手术指征者均应不失时机争取手术切除。普查发现血清 AFP 浓度持续升高并得到定位诊断者，应及时进行手术治疗。

手术适应证为：①诊断明确，估计病变局限于一叶或半叶肝者；②肝功能代偿良好，凝血酶原时间不低于正常的 50%，无明显黄疸、腹腔积液或远处转移者；③心、肺、肾功能良好，能耐受手术者。

严重肝硬化者不能作肝叶切除，肝切除量在肝功能正常的患者不超过 70%，中度肝硬化患者不超过 50%，或仅能作右半肝切除。另外，对右叶的小肝癌采取局部切除代替肝叶切除，使多数合并肝硬化者能耐受手术。对术后复发或转移灶患者，积极进行再手术。对大肝癌采取二步手术。这些措施为提高切除率，延长生存期起到了重要作用。

如剖腹探查发现肿瘤已不适合切除，可考虑作肝动脉插管进行局部化学药物灌注治疗，效果优于全身治疗；还可考虑肝血流阻断术(即肝动脉结扎或门静脉分支结扎)以减少肝癌的血流供应，有时可得到缩小肿瘤和延长生命的近期效果，并使部分病例获得二期手术切除的机会。选择肝动脉插管注射栓塞剂亦可达到与肝动脉结扎的同样效果。

此外，对手术不能切除的病例可采用液氮冷冻或激光治疗。前者可使肿瘤细胞在 -160℃ 低温下产生不可逆的凝固性坏死，高功率激光可气化或切割肿瘤组织。两者适用于肿瘤范围不大，比较表浅，但所处的部位不好，很难作常规切除，或有严重肝硬化而不能耐受右半肝切除术者。在超声或 CT 导引下，用无水酒精多次作瘤内注射，可使病变坏死和缩小。

(二)放射治疗

原发性肝癌对放射性治疗不太敏感,而肝脏邻近器官却易受放射损害,因此治疗的效果不够满意。现在由于定位方法的改进,常用能源为^{66}Co和直线加速器,多采用局部或半肝照射,对一些病灶较为局限,肝功能较好的早期病例,如能耐受40Gy(4000rad)以上的放射剂量,效果可显著提高,仅次于外科手术切除。应用放射治疗合并化疗,如同时配合中药或其他支持疗法,效果更好。现已用3碘结合铁蛋白抗体或AFP抗体等作导向放射治疗,效果进一步提高。

(三)化学抗癌药物的应用

全身化学治疗虽已广泛应用,其效果尚不满意。常用的药物有5-氟尿嘧啶(每隔日250~500mg,静脉注射,7500mg为1疗程)。其他如顺铂、阿霉素、丝裂霉素、氨甲蝶呤、噻替派等,均有一定的疗效。化学抗癌药物常引起胃肠道反应及造血功能抑制,一般认为单独应用的疗效多不满意,如采用肝动脉插管灌注,按细胞动力学原理进行联合或序贯方案治疗,并注意改善全身营养情况,可取得较满意的疗效。

(四)中医治疗

中医多采用辨证施治、攻补并施的方法,治则为活血化瘀、软坚散结、清热解毒等。中药与化疗、放射治疗合用时,以扶正、健脾、滋阴为主,可改善症状,调动机体的免疫功能,减少不良反应,从而提高疗效。

(五)免疫治疗

在手术切除或化疗、放射杀灭大量肿瘤细胞后,应用免疫治疗可起巩固或增强疗效的作用。多使用主动非特异性免疫治疗如卡介苗、短小棒杆菌皮内或瘤内注射,或注射干扰素以增强细胞免疫活性。抗AFP血清、抗酸性铁蛋白抗体已应用于临床,效果不太肯定。其他免疫制剂如免疫核糖核酸、转移因子、胸腺素、左旋咪唑等,疗效均不肯定。

(六)并发症的治疗

肝癌结节破裂时,应考虑结扎肝动脉、大网膜包裹填塞,喷洒止血剂或急症肝动脉栓塞等治疗。对晚期不能耐受手术的病例,则宜采取补液、输血、止痛、止血等措施。其他并发症如上消化道出血、肝性昏迷、感染等并发症的治疗可参考有关章节。

十、预后

下列各点有助于预后的估计:①瘤体小于5cm、病期早者如能早期手术则预后好;病理发现癌肿有完整包膜,核分裂少,尚无瘤栓形成者预后好;②25岁以下的年轻患者预后好;③机体免疫状态良好,例如旧结核菌素(OT)试验阳性和(或)淋巴细胞转化率大于50%者预后好;④合并肝硬化或有肝外转移者预后差,发生消化道出血、肝癌破裂者预后差;⑤ALT显著升高者预后差。

十一、预防

积极防治病毒性肝炎、肝硬化;注意饮食卫生,做好粮食保管,防霉去毒,保护水源,防止污染是目前采用的措施。乙型肝炎疫苗的研制和应用除预防肝炎外,对原发性肝癌的预防可能也起积极的作用。

十二、护理

(一)疼痛的护理

给患者创造一个舒适、安静的环境。遵医嘱应用止痛药物,减轻患者的疼痛。

（二）饮食的护理

鼓励患者进食，安排良好的进食环境，保持患者的口腔清洁，以促进食欲。提供高蛋白、高维生素饮食，为减轻肝脏负担，避免食用高脂、高热量、刺激性食物。腹腔积液严重者应限制水、钠的摄入量。进食少者可给予静脉补液等支持疗法，必要时给予静脉补充清蛋白等。伴有肝衰竭或肝性脑病倾向的患者，蛋白质的摄入量应减少，甚至禁食。

（三）病情监测

密切观察病情的进展，如肝脏的大小、疼痛的变化、黄疸、发热、腹腔积液、恶心、呕吐情况的变化。观察有无肝性脑病、出血性休克等表现。如有异常表现，应及时报告医生，采取急救措施。

（四）化疗的护理

作化疗前应向患者讲解有关化疗的不良反应，让患者有充分的心理准备，帮助患者采取适当的措施以避免或减轻不良反应。如恶心、呕吐症状出现时，可采取深呼吸，少量多餐，遵医嘱使用止吐药物等方法来缓解症状。应用化疗药物时应根据药物的用法，正确操作，避免化疗药物漏到血管外，防止造成组织坏死。

（五）预防感染的护理

观察患者的生命体征及体温变化，监测血常规变化，观察有无呼吸系统、泌尿系统相关感染症状。保持病房干净，空气新鲜，减少探视，做好各项基础护理，严格遵循无菌原则进行各项操作，防止交叉感染。

（六）肝动脉栓塞术后护理

1.饮食与营养：术后禁食 2～3 天，以减轻恶心、呕吐。开始进食可先摄入流食并少量多餐。因术后肝缺血可影响蛋白质的合成，应密切监测血浆蛋白，如少于 25g/L 应静脉补充清蛋白，同时注意维持水、电解质平衡。

2.术后 48 小时内遵医嘱可给予镇痛药，减轻腹痛。低热为术后正常反应，但持续高热应向医生报告。

3.鼓励患者深呼吸、排痰、预防肺部感染，若发现精神错乱，行为异常等肝性脑病的前驱症状应及时向医生报告。

第八节　肝性脑病

肝性脑病又称肝性昏迷，是严重的肝病引起、以代谢紊乱为基础的中枢神经系统的综合征，临床上以意识障碍和昏迷为主。

一、病因

引起肝性脑病的原发疾病有重症病毒性肝炎、重症中毒性肝炎和药物性肝病所致的急性或暴发性肝衰竭，及各型肝硬化（肝炎后肝硬化最多见）、原发性肝癌、妊娠性急性脂肪肝、门静脉分流术后或任何其他弥散性肝病的终末期。

一半以上的肝性脑病病例（多数是慢性肝病引起）有明显诱因，其常见的为上消化道出血、大量排钾利尿、放腹腔积液、高蛋白饮食、安眠镇静药、麻醉药、便秘、尿毒症、外科手术、感染等。

二、发病机制

普遍认为产生肝性脑病的病理生理基础是肝衰竭和门静脉之间有手术分流或自然形成的侧支循环。由于肝衰竭，解毒作用降低，由于肝脏生成的维持脑功能所必需的物质减少，而胃肠道内摄入的或产生的毒性物质（主要是含氨物质）得不到肝脏有效解毒；又因为肝内、肝外的门腔静脉之间存在分流，门静脉中的有毒物质可绕过肝细胞，经侧支径入体循环而至脑部，引起大脑功能紊乱。肝性脑病时体内代谢紊乱是多方面的，脑病的发生是多种因素综合作用的结果，但蛋白质代谢障碍包括氨、硫醇、酚、假性递质的积聚及氨基酸不平衡等可能起主要作用。糖和水、电解质代谢的紊乱以及缺氧可加重脑病。脂肪代谢异常，特别是短链脂肪酸的增多，在脑病的发作中起重要作用。此外，慢性肝病者大脑敏感性增强也可能是重要因素。

(一)氨中毒学说

血氨增高是肝性脑病的临床特征之一，在慢性肝性脑病的发病机制中氨中毒十分重要，但不少病例的血氨并不高，说明还有其他的发病机制存在。

1.氨的代谢与血氨增高

血氨主要来自肠道、肾脏和骨骼肌生成的氨。正常人胃肠道每日可产氨 $4g$，大部分是由血液弥散至肠道的尿素经肠菌的尿素酶分解产生，小部分是食物中的蛋白质被肠菌的氨基酸氧化酶分解产生。氨在结肠的吸收是以非离子型（NH_3）弥散至肠黏膜，其吸收率比离子型（NH_4^+）高得多。NH_3 与 NH_4^+ 的相互转化受 pH 变化的影响，如反应式 $NH_3 + H^+ \rightarrow NH_4^+ + OH^-$ 所示，当结肠中 pH > 6，氨大量弥散入血，pH < 6，则氨从血液转至肠腔。肾小管上皮细胞的谷氨酰胺酶可分解肾血流中的谷氨酰胺为氨。肾小球滤液呈碱性时，大量氨被吸收入肾静脉，使血氨增高；呈酸性时，氨大量进入肾小管腔，并以 NH_3 形式随尿排出体外。此外，骨骼肌活动时也能产生氨。

机体清除血氨的主要途径为：①尿素合成，来自肠道的氨在肝脏中经鸟氨酸代谢环，转变为尿素；②脑、肝、肾等组织利用和消耗氨以合成谷氨酸和谷氨酰胺（a-酮戊二酸 $+ NH_4^+ \rightarrow$ 谷氨酸，谷氨酸 $+ NH_3 \rightarrow$ 谷氨酰胺）；③肾脏排泄尿素，且在排酸的同时也排除氨；④血氨也可以从肺脏排除少量。

肝性脑病时血氨增高的原因是血氨生成过多和（或）代谢清除过少。肝衰竭时，肝将氨合成尿素的能力减退，门体分流存在时，肠道的氨未经肝脏解毒而直接进入体循环，使血氨增高。

许多诱发肝性脑病的因素能影响血氨进入脑组织的量，和（或）改变脑组织对氨的敏感性。例如：

(1)低钾性碱中毒：进食少、呕吐、腹泻、排钾利尿、放腹腔积液，继发性醛固酮增多症等均可导致低钾性碱中毒，从而促使 NH_3 透过血脑屏障，进入细胞产生毒性。

(2)摄入过多的蛋白质食物或含氮药物，或上消化道大出血（每 100mL 血液约含 20g 蛋白质）时，肠内产氨增多。

(3)低容量与缺氧：见于上消化道出血、大量放腹腔积液、利尿等情况。休克与缺氧可导致肾前性氮质血症，使血氨增高。脑细胞缺氧可降低脑对氨毒的耐受性。

(4)便秘:使含氮、胺类和其他有毒性衍生物与结肠黏膜接触的时间延长,有利于毒素吸收。

(5)感染:增加组织分解代谢从而增加产氨,失水可加重肾前性氮质血症、缺氧和高热增加氨的毒性。

(6)低血糖:葡萄糖的氧化磷酸化过程有助 NH,与谷氨酸结合,故低血糖可增加氨的毒性。

(7)其他:镇静安眠药可直接抑制大脑和呼吸中枢造成缺氧、麻醉和手术增加肝、脑和肾功能的负担。

2.氨对中枢神经系统的毒性作用

正常时,骨骼肌、肝和脑组织能摄取血中过多的氨(分别占 50%、24%、7.5%);肝硬化时常因肌肉消耗而摄氨减少,由于门腔分流又使肝摄氨减少,故大脑承受较大的氨负荷。一般认为,氨的毒性作用是干扰脑的能量代谢,引起高能磷酸化合物的浓度降低。血氨过高可直接抑制丙酮酸脱氢酶活性,从而影响乙酰辅酶 A 的生成,干扰脑中三羧酸循环。在脑、肝、肾等组织的去氨过程中,氨与 α-酮戊二酸结合成谷氨酸,谷氨酸又与氨结合成谷氨酰胺,需消耗大量的辅酶— ATP 以及 α-酮戊二酸。α-酮戊二酸是三羧酸循环中的主要中间产物,缺少则使大脑细胞的能量供应不足,以至不能维持正常的功能。此外,氨可抑制 Na^+-K^+-ATP 酶,改变 Na^+,K^+ 在神经细胞膜上的正常分布,并能干扰神经传导活动。

(二)氨、硫醇和短链脂肪酸的协同毒性作用

甲基硫醇是蛋氨酸在胃肠道内被细菌代谢的产物,甲基硫醇及其转变的二甲基亚矾,二者均可在实验动物引起意识模糊,定向力丧失、昏睡和昏迷。肝硬化患者进食蛋氨酸后发生肝性脑病的机理可能与这两种代谢产物有关。肝臭可能是甲基硫醇和二甲基二硫化物挥发的气味。在严重肝病患者中,甲基硫醇的血浓度增高,伴肝性脑病者增高更明显。

短链脂肪酸(主要是戊酸、己酸和辛酸)能诱发实验性肝性脑病,在肝性脑病患者的血浆和脑脊液中明显增加。

硫醇和短链脂肪酸对神经元和突触的膜均有直接的毒性作用。

在实验性肝衰竭的动物模型中,单独使用氨、硫醇和短链脂肪酸这 3 种毒性物质的任何 1 种,如所用剂量较小,进入大脑浓度较低,不足以诱发肝性脑病,如果联合使用,即使剂量不变也能引起脑病症状,因此我们认为氨、硫醇、短链脂肪酸(可能还包括酚)对中枢神经系统的协同毒性作用,可能在肝性脑病的发病机制中占重要地位。

(三)假性递质学说

神经冲动的传导是通过递质来完成的。神经递质分兴奋性和抑制性两类,正常时两者保持平衡。兴奋性神经递质有儿茶酚胺中的多巴胺和去甲肾上腺素、乙酰胆碱、谷氨酸和门冬氨酸等;抑制性神经递质包括 5-羟色胺、γ-氨基丁酸、苯乙醇胺和谷氨酰胺等。由肠内氨类转化形成的去甲肾上腺素和多巴胺不能通过血脑屏障,脑组织中的这类兴奋递质只能在脑内形成,但多巴胺的前体左旋多巴却能通过血脑屏障进入脑组织。因此临床使用左旋多巴治疗肝性脑病的机理即在于此。

食物中的芳香族氨基酸,如酪氨酸、苯丙氨酸等,经肠菌脱羧酶的作用分别转变为酪胺和苯乙胺。正常时这两种芳香胺在肝内被单胺氧化酶分解清除,肝衰竭时,肝脏清除发生障碍,这两种胺可进入脑组织,在脑内经羟化酶的作用分别形成胺(β—多巴胺)和苯乙醇胺。后二者的化学结构与正常神经递质去甲肾上腺素相似,但能传递神经冲动的作用很弱,因此称为假神经递质。当假神经递质被脑细胞摄取并取代了突触中的正常递质,则神经传导发生障碍,兴奋冲动不能正常地传至大脑皮层而产生异常抑制,出现意识障碍与昏迷。

正常椎体外系基底节保持抑制与兴奋的平衡,当通路中的多巴胺被假性递质取代后,则乙酰胆碱能占优势,出现扑击样震颤。

(四)氨基酸代谢不平衡学说

血浆氨基酸测定发现,肝硬化患者的血浆芳香族氨基酸(如苯丙氨酸、酪氨酸、色氨酸)增多而支链氨基酸(如缬氨酸、亮氨酸、异亮氨酸)减少,两组氨基酸代谢呈不平衡现象。正常人的芳香族氨基酸在肝脏中分解代谢,肝衰竭时分解减少,故血浓度升高。正常时支链氨基酸主要在骨骼肌而不在肝脏代谢分解,但胰岛素有促进这类氨基酸进入肌肉的作用。肝衰竭时由于胰岛素在肝内的灭活作用降低,血浓度升高,因而促使支链氨基酸大量进入肌肉组织,故血浓度降低。上述两组氨基酸是在相互竞争和排斥的过程中通过血脑屏障。支链氨基酸减少,则进入脑中的芳香族氨基酸增多,脑中增多的色氨酸可衍生更多的5—羟色胺,后者是中枢神经某些神经元的抑制递质,有拮抗去甲肾上腺素的作用,可能与昏迷有关。精氨酸、谷氨酸与门冬氨酸本身或其衍生物对氨中毒所致的实验性肝性脑病有逆转作用,对肝硬化昏迷患者有催醒作用。

γ—氨基丁酸(CABA)是哺乳动物大脑中的抑制性神经递质,由肠道细菌产生,在实验性肝性脑病的动物模型中,GABA血浆浓度增高,脑组织中的GABA受体增多,血脑屏障的通透性也增高。用精密脑电仪器测得的视觉诱发电位(VEP)与巴比妥盐和安定等药激活GABA神经递质系统所产生的VEP的特征相似,故我们认为肝性脑病是由于抑制性递质GABA增多所致。

三、病理

急性肝衰竭所致的肝性昏迷的脑部无明显解剖异常,但38%~50%有水肿,可能是本病的继发性改变。慢性肝性脑病患者可能有病理变化,常见的是大脑和小脑灰质以及皮层下组织的原浆性星形细胞肥大和增多,病程较长者大脑皮层变薄,神经元及神经纤维消失,皮层深部可有片状坏死,小脑和基底节也可累及。

四、临床表现

肝性脑病的临床表现往往因肝病的性质、肝细胞损害轻重缓急以及诱因的不同而很不一致。急性肝性脑病常见于暴发性病毒性肝炎,有大量肝细胞坏死和急性肝衰竭,诱因不明显。患者在起病数日即进入昏迷直至死亡。昏迷前可无前驱症状。慢性肝性脑病通常属于门体分流性脑病,由于大量门体侧支循环和慢性肝衰竭所致。多见于肝硬化患者,以慢性反复发作性木僵与昏迷为突出表现,常有上消化道出血、感染、放腹腔积液、大量排钾利尿等诱因。在肝硬化终末期所见的肝性脑病多数起病缓慢,昏迷逐渐加深,最后死亡。

根据意识障碍程度、神经系统表现和脑电图改变,将肝性昏迷自轻微的精神改变到昏迷分为四期。

一期(前驱期)

轻度性格改变和行为失常,例如欣快激动或淡漠少言,衣冠不整或随地便溺。应答尚准确,但有时吐词不清且较缓慢。可有扑击样震颤(亦称肝震颤:嘱患者两臂平伸,手指分开时,出现手向外侧偏斜,掌指关节、腕关节,甚至肘关节与肩关节的急促而不规则的扑击样抖动)。脑电图多正常。此期经历数天至数周,有时症状不明显,易被忽视。

二期(昏迷前期)

以意识错乱、睡眠障碍、行为失常为主。前一期的症状加重。定向力和理解力均减退,对时、地、人的概念混乱,不能完成简单的计算和智力动作(如搭积木、用火柴杆摆五角星等)。言语不清、书写障碍、举止反常也很常见。多有睡眠时间倒错、昼睡夜醒,甚至有幻觉、恐惧、狂躁,而被看成一般精神病。此期患者有明显神经体征,如腱反射亢进、肌张力增高、踝痉挛及阳性 Babinski 征等。此期扑击样震颤存在,脑电图表现异常,具有一定的特征性。也可出现不随意运动及运动失常。

三期(昏睡期)

以昏睡和精神错乱为主,各种神经体征持续或加重。患者大部分时间呈昏睡状态,但可以叫醒,醒后尚可应答问题,但常有神志不清和幻觉。扑击样震颤仍可引出。肌张力增加,四肢被动运动常有阻抗。锥体束征常呈阳性,脑电图有异常发现。

四期(昏迷期)

神志完全丧失、不能唤醒。浅昏迷时,对痛刺激和不适体位尚有反应,腱反射和肌张力仍亢进;由于患者不能合作,扑击样震颤无法引出。深昏迷时,各种反射消失,肌张力减低,瞳孔常散大,可出现阵发惊厥、踝痉挛和换气过度。脑电图明显异常。

以上各期的分界不很清楚,前后期临床表现可有重叠,病情发展或经治疗好转时,表现可进级或退级。少数肝性脑病患者常有明显黄疸、出血倾向和肝臭,易并发各种感染、肝肾综合征和脑积水等情况,使临床表现更加复杂。

五、实验室和其他检查

血氨慢性肝性脑病尤其是门体分流性脑病患者多有血氨增高。急性肝性脑病时,血氨多正常。动脉血氨较静脉血氨高,也更稳定可靠。

脑电图检查前驱期患者的脑电图在正常范围内。从昏迷前期到昏迷期,脑电图明显异常,不仅有诊断价值,而且有一定的预后意义。典型的改变为节律变慢,在昏迷前期和昏迷期主要出现普遍性每秒 4～7 次的 θ 波,有的也出现每秒 1～3 次的 θ 波。昏迷时两侧同时出现对称的 θ 波。现在可应用 1 种可以测定视觉诱发电位技术(VEPS),较一般脑电图更能准确地反映大脑的电活动,可用于检出症状出现之前的肝性脑病。

六、诊断和鉴别诊断

肝性脑病的主要诊断依据为:①严重肝病和(或)广泛门体侧支循环;②精神错乱、昏迷或昏睡;③肝性脑病的诱因;④明显的肝功能损害或血氨增高。扑击样震颤和典型的脑电图改变有重要的参考价值。

在急性肝炎病情发展过程中,如出现神志改变或昏迷,则诊断比较容易。肝硬化患者有明显肝功能失代偿的症状,或病史中有过门静脉分流术,或近期有上消化道大量出血、感染、大量利尿、应用麻醉镇静剂等诱因,肝性脑病的诊断也不困难,此时如发现扑击样震颤和血氨增高,则可以肯定诊断。

七、治疗

肝性昏迷尚无特效治疗,治疗应采取综合措施。

(一)消除诱因

某些诱因可诱发或加重肝性脑病。肝硬化时,药物在体内半衰期延长,廓清减少,大脑的敏感性增加,因此多数患者不能耐受麻醉、止痛、安眠、镇静等类药物。如使用不慎,患者可迅速进入昏迷。当患者躁动不安或有抽搐时,原则上禁用吗啡及其衍生物、副醛、水合氯醛、哌替啶及速效巴比妥类,可注射小量安定、东莨菪碱或苯巴比妥钠,用时减少剂量(至常量的 1/2 或 1/3)或减少给药次数。抗组织胺药如苯海拉明、氯苯那敏等有时可做安定药代用。必须及时防止感染和上消化道出血、避免快速和大量的排钾利尿和放腹腔积液。注意纠正水、电解质和酸碱平衡失调。

(二)减少肠内毒素的生成和吸收

1.饮食

开始数日应禁食蛋白质。每日供给热量 5000～6700kJ(1200～1600kcal)、高维生素,以碳水化合物为主的食物,昏迷期不能进食者可下胃管给予鼻饲饮食。脂肪可延缓胃的排空,最好少用。鼻饲液最好用 25％蔗糖或多糖溶液,并加入必要的氨基酸(3～6g 为宜)。胃不能排空时应停止鼻饲,改用静脉滴注 25％葡萄糖溶液维持营养,长期静脉滴注者需作锁下静脉或颈静脉穿刺插管,在大量滴注葡萄糖的过程中,必须警惕低钾血症、心力衰竭和脑水肿。神志清楚后,逐渐增加蛋白质,但须控制在 40g 以下。植物蛋白含蛋氨酸、芳香氨基酸和产氨氨基酸较少,适用于肝性脑病患者。

2.灌肠或导泻清除肠内积食或积血

可用生理盐水或弱酸性溶液(例如盐水加白醋)灌肠、口服或鼻饲 25％硫酸镁 30～60mL 导泻。

3.抑制肠菌生长

口服新霉素 2～4g/d 或选服卡那霉素、氨苄西林。现在用甲硝唑 0.2g,每日 4 次,疗效和新霉素相同,适用于肾功能不全者。如患者可耐受 40g 以上的蛋白质食物,即可停用新霉素。

乳果糖:口服后在结肠中被细菌分解为乳酸和醋酸,肠内呈酸性,因而减少氨的形成和吸收。在肾功能损害或耳聋、忌用新霉素的患者,或需长期治疗者,乳果糖为首选药物。不良反应为饱胀、腹绞痛、恶心、呕吐等。还有某些双糖(如乳糖)和多醇糖(例如山梨醇)在结肠中经细菌发酵也可降低粪便的 pH,减少氨含量,用以治疗肝性脑病,效果和乳果糖一样,但价格较便宜。

(三)促使毒素的代谢清除,纠正氨基酸代谢紊乱

1.降氨药物常用的有:①谷氨酸钾(每支 6.3g/20mL,含钾 34mmol)和谷氨酸钠(每支5.75 g/20mL,含钠 34mmol),每次剂量为 4 支,加入葡萄糖中静脉滴注,每日 1～2 次,谷氨酸钾、钠比例视血清钾、钠浓度和病情而定,尿少时慎用钾剂,明显腹腔积液和水肿时慎用钠剂;②精氨酸 10～20g 加入葡萄糖液中每日静点 1 次,此药呈酸性,适用于 pH 偏高的患者。这些药物

对慢性反复发作性的门体分流性脑病的疗效较好,对重症肝炎所致的急性肝性昏迷无效。

2.口服或静脉输注以支链氨基酸为主的氨基酸复合液,可纠正氨基酸代谢的不平衡,对门体分流性脑病的疗效好。

(四)其他对症治疗

1.纠正水、电解质和酸碱平衡失调

每日入液总量以不超过 2500mL 为宜。肝硬化腹腔积液患者的入量应加控制(一般为尿量加 1000mL),以免血液稀释,血钠过低而加重昏迷。及时纠正钾和碱中毒,缺钾者补充氯化钾;碱中毒者可用精氨酸盐酸盐溶液静脉滴注。

2.保护脑细胞功能

用冰帽降低颅内温度,以减少能量消耗,保护脑细胞功能。

3.保持呼吸道通畅

深昏迷者,应作气管切管给氧。

4.防治脑水肿

静脉滴注高渗葡萄糖、甘露醇等脱水剂以防治脑水肿。

5.防治出血和休克

有出血倾向者,可静脉滴注维生素 K 或输新鲜血。消化道大量失血者,要及时补充新鲜血,纠正休克、缺氧和肾前性尿毒症。

(五)其他治疗措施

1.左旋多巴:有人认为大剂量左旋多巴可补充正常神经递质,竞争性地排斥假神经递质。此药对急性和慢性肝性脑病有效,使患者暂时苏醒。

2.溴隐亭:是一种特异性多巴胺受体促效剂,有人认为有助于一般内科治疗无效的慢性门体分流性脑病患者恢复神志。

3.肾上腺糖皮质激素:有人报道大剂量激素治疗急性重型肝炎所致的肝性脑病有效。对肝硬化引起的肝性脑病无效。

4.尿激酶抑制剂(如乙酰氧肟酸等):对尿激酶的免疫治疗和嗜酸乳杆菌制剂无确实疗效。

5.换血、交叉循环、吸附性血液灌注、结肠绕道手术、肝移植的疗效均不肯定。

八、预后

诱因明确且容易消除者(例如出血、失钾等)的预后好。肝功能较好,由于门、腔静脉分流术后进食高蛋白饮食引起的脑病预后好。肝硬化患者有腹腔积液、黄疸、出血倾向等提示肝功能甚差者预后差。急性重型肝炎所致的肝性脑病预后最差。

九、预防

积极防治肝病。肝病患者应避免一切诱发肝性脑病的因素。严密观察肝病患者,及时发现肝性脑病的前驱期和昏迷前期的表现并进行适当治疗。

十、护理

(一)严密观察病情

密切观察肝性脑病的早期征象,观察患者的思维及认知改变,识别意识障碍程度,观察并记录患者的生命体征、瞳孔大小、对光反射等,如有异常及时报告医师,以便及时处理。

（二）避免各种诱发因素

1.禁止给患者应用镇静催眠药物，如临床确实需要，遵医嘱可用地西泮、氯苯那敏等，也只用常量的 $1/3\sim1/2$。

2.防止感染：加强基础护理，观察体温变化，保持口腔、会阴部皮肤的清洁，注意预防肺部感染，如有感染症状出现，及时报告医师并遵医嘱及时、准确地给予抗生素。

3.防止大量进液或输液，过多液体可引起低血钾，稀释性低血钠、脑水肿等，可加重肝性昏迷。

4.避免快速利尿和大量放腹腔积液，及时纠正频繁的腹泻和呕吐，防止有效循环血量减少、电解质紊乱和酸碱失衡。

5.保持大便通畅：大便通畅有利于清楚肠内含氮物质。便秘者，可口服或鼻饲 50% 硫酸镁 $30\sim50mL$ 导泻，也可用生理盐水或弱酸性溶液洗肠可使肠内的 pH 保持在 $5\sim6$，有利于血中 NH_3 逸出进入肠腔随粪便排除。禁用肥皂水灌肠，因其可使肠腔内呈碱性，使氨离子弥散入肠黏膜进入血液循环至脑组织，使肝性昏迷加重。

（三）饮食护理

限制蛋白质摄入，发病开始数日禁食蛋白质，供给足够的热量和维生素，以糖类为主要食物。昏迷患者应禁食蛋白质，可鼻饲或静脉补充葡萄糖供给热量。足量的葡萄糖除提供热量和减少组织蛋白质分解产氨外，又有利于促使氨与谷氨酸结合形成谷氨酰胺而降低血氨。清醒后可逐渐增加蛋白质饮食，最好给予植物蛋白，如豆制品。植物蛋白含支链氨基酸较多，含蛋氨酸、芳香族氨基酸少，适用于肝性脑病。腹腔积液患者应限制钠、水量，限制钠应在 $250mg/d$，水入量一般为尿量加 $1000mL/d$。脂肪类物质延缓胃排空，应尽量少食用。

（四）意识障碍患者的护理

对于躁动不安者需加床档，必要时宜用保护带，以防坠床。经常帮助患者剪指甲，以防抓伤皮肤。

（五）昏迷患者的护理

保持患者卧姿舒适，头偏向一侧，保证患者呼吸道通畅，必要时给予吸氧。可用冰帽降低颅内温度，使脑细胞代谢降低，以保护脑细胞功能。做好患者的口腔护理、皮肤护理，保持床单整洁，协调患者翻身，防止感染、压疮。同时注意肢体的被动活动，防止血栓形成和肌肉萎缩。

（六）药物护理

遵医嘱迅速给予降氨药物，并注意观察药物的疗效及不良反应。静脉点滴精氨酸时速度不宜过快，以免出现流涎、面色潮红与呕吐等不良反应。

第九节　急性胰腺炎

急性胰腺炎是指胰腺及周围组织被胰腺分泌的消化酶自身消化的化学性炎症。临床上以急性腹痛伴有恶心、呕吐及血尿淀粉酶增高为特点，是常见的消化系统病急症之一。按病理组织学改变，分为急性水肿型胰腺炎与急性出血坏死型胰腺炎两种；前者多见，临床上占急性胰腺炎的 90%，预后良好；后者虽少见，但病情急重，并发症较多，病死率高。

一、病因和发病机制

引起胰腺炎的病因甚多。在我国，胆道疾病为常见原因，在西方国家除胆石症外，酗酒也是主要原因。

(一)梗阻与反流

1.胆道疾病

约 50% 的急性胰腺炎有胆道结石，炎症或胆道蛔虫引起，尤其以胆结石为最常见。有人研究胆结石与急性胰腺炎的关系，发现胆结石伴急性胰腺炎的患者中，94% 可在粪便中淘出小胆石，而胆石症不伴发急性胰腺炎者，仅 8% 在粪便中找出结石。现已证明在非酒精性急性胰腺炎患者中，证实 60% 有胆结石。以前对胆道疾病与急性胰腺炎的关系，多用"共同通道"学说解释，认为胆管与胆总管汇合形成共同通道并开口于十二指肠壶腹部。但"共同通道"只能解释约占 2/3 的急性胰腺炎患者。胆道疾病引起急性胰腺炎可归纳为下列因素：①壶腹部出口梗阻：包括胆石嵌顿、蛔虫堵塞胆总管、胆道感染所致 Oddi 括约肌痉挛等，如伴有胆道内压增高，则可通过共同通道使胆汁反流入胰腺；②Oddi 括约肌松弛：胆结石移行过程中损伤胆总管、壶腹部或胆道炎症引起 Oddi 括约肌松弛，致富含有肠肽酶的十二指肠液反流入胰管，激活胰酶，产生急性胰腺炎；③胆道炎症时细菌毒素、释出的激肽，可通过胆胰间淋巴管交通支激活胰腺消化酶，引起急性胰腺炎。

2.胰腺疾病

胰管结石或蛔虫、胰管狭窄、肿瘤等可引起胆管阻塞，致胰液排出障碍及胰管内压力增高，胰腺腺泡破裂，胰液溢入间质，引起急性胰腺炎。少数分割胰(系胰腺胚胎发育异常)因主胰管汇入副胰管，后者因相对狭窄，可致胰液排泄不畅。

3.十二指肠乳头邻近部病变

如邻近乳头的十二指肠憩室炎、肠系膜上动脉综合征、输入祥综合征等，常伴有十二指肠内压增高和 Oddi 括约肌功能障碍，均有利于十二指肠液反流入胰管，使肠肽酶激活胰腺消化酶。

(二)酗酒和暴饮暴食

可使胰液分泌过度旺盛。酗酒可引起十二指肠乳头水肿与 Oddi 括约肌痉挛；剧烈呕吐时有十二指肠内压剧增，致使十二指肠液反流。慢性酒癖患者常有胰液蛋白沉淀，堵塞胰管致胰液排泄障碍。

(三)手术与创伤

常见于胆、胰或胃手术后、腹部钝挫伤，直接或间接损伤胰实质与血液供应；ERCP 检查时，可因反复注射造影剂或注射压力过大，产生注射性胰腺炎。

(四)内分泌与代谢失调

任何引起高血钙的原因(如甲状旁腺瘤、维生素 D 过量等)均可使胰腺分泌增加和促使胰蛋白酶原激活。家族性高脂血症可使胰液内脂质沉着。其他如妊娠、糖尿病昏迷与尿毒症时也偶伴有急性胰腺炎。

(五)急性传染病

多伴发于流行性腮腺炎,有时病毒性肝炎、柯萨奇病毒感染等可伴有急性胰腺炎。

(六)药物影响

已确定可能诱发急性胰腺炎的药物有硫唑嘌呤、肾上腺糖皮质激素、噻嗪类利尿剂、四环素等,可使胰腺分泌或黏稠度增加。

(七)其他

有原因不明的特发性急性胰腺炎、遗传性胰腺炎等,均系少见。

各种病因引起的急性胰腺炎虽致病途径不同,但却有共同的发病过程,即胰腺各种消化酶被激活所致的胰腺自身消化。正常胰腺分泌的消化酶有二类:一类为具有生物活性的淀粉酶、脂肪酶等;一类为不具有活性的酶原,如胰蛋白酶原、糜蛋白酶原、弹力蛋白酶原、磷脂酶原 A、激肽酶原等,酶原以一种胰酶颗粒的形式存在于腺泡细胞内,外裹一层磷脂膜与胞浆隔绝。各种蛋白酶原进入十二指肠后,在肠肽酶的作用下,首先激活胰蛋白酶原,形成胰蛋白酶。胰蛋白酶一旦形成,便始动各种酶原活化的级联,使各种胰消化酶原被激活。在正常情况下,胰腺血液循环充沛,胰腺腺泡和胰管中含有一种胰蛋白酶抑制剂,同时在血清中的 α_1 一抗胰蛋白酶、抗糜蛋白酶等,均可抑制胰蛋白酶的活性,使胰腺分泌各种酶原进入十二指肠前,不被胰蛋白酶所激活。这是一种使胰腺避免自身消化的生理防卫作用。

胰腺在各种致病因素作用下,其自身消化的防卫作用被减弱,同时由于胆汁或十二指肠液反流入胰管,胰腺消化酶原被激活,即导致胰腺自身被消化的病变过程。其中起主要作用的消化酶为磷脂酶 A、弹力蛋白酶和激肽酶等。磷脂酶 A 使卵磷脂转变为具有细胞毒的溶血卵磷脂,引起胰腺组织坏死;弹力蛋白酶可水解、破坏血管壁的弹力纤维,造成胰腺出血和血栓形成;激肽酶可使血中的激肽酶原转变为激肽和缓激肽,导致血管扩张和血管壁通透性增强,引起微循环障碍、休克、胰腺水肿及蛋白渗出;脂肪酶参与胰腺及周围脂肪组织坏死、液化作用。上述各种消化酶的作用相互影响,彼此促进,造成胰腺及邻近组织的病理变化。消化酶与坏死组织液,又可通过血液循环、淋巴管途径输送到全身,引起全身脏器损害,造成出血坏死性胰腺炎的多种并发症和致死原因。

二、病理

在病理学上,急性胰腺炎一般分为两型。

(一)水肿型(亦称间质性)

肉眼见胰腺肿大,质地坚硬,病变累及部分或整个胰腺,胰腺周围有少量脂肪坏死。组织学检查有间质水肿、充血和炎性细胞浸润,可见少量腺泡坏死,血管变化不明显。

(二)出血坏死型

胰腺肿大变硬,腺泡及脂肪组织坏死,血管出血坏死是本型的主要病变特点。肉眼可见胰腺有灰白色或黄色斑块状脂肪坏死灶,如出血严重则胰腺呈棕黑色,并有新鲜出血区;脂肪坏死可累及周围组织,如肠系膜和后腹膜,称为钙皂斑。病程长者可见脓肿、假性囊肿或瘘管形成。组织学检查见胰腺坏死病变呈间隔性或小叶周围分布,坏死灶外周有炎性细胞包绕。常见静脉炎、淋巴管炎和血栓形成。

胰液及坏死组织液扩散至腹腔或经淋巴管进入胸腔,即可产生化学性腹膜炎与胸膜炎,并常可继发细菌感染。

三、临床表现

由于病理变化的性质与程度不同,故临床表现也轻重不一。临床表现以出血坏死型比水肿型为严重,常伴有休克及多种并发症。

(一)症状

1.腹痛

为本病的主要表现,多数为突然发作,常在酗酒或暴食后发病。腹痛常位于上腹中部,亦有偏右或偏左者,疼痛剧烈呈持续钝痛、钻痛、刀割痛或绞痛,可向腰背部呈带状放射,取弯腰踏腿体位可减轻疼痛。水肿型患者腹痛 3～5 天后缓解。出血坏死型病情发展迅速,腹痛延续较长,当有腹膜炎时,腹痛弥散全腹。应注意年老体弱者有时腹痛轻微,甚或无痛。

2.恶心、呕吐与腹胀

起病时有恶心、呕吐,有时颇频繁,呕吐剧烈者可吐出胆汁或咖啡渣液,多同时伴有腹胀,出血坏死型者常有明显腹胀或麻痹性肠梗阻。

3.发热

水肿型患者有中度发热,少数为高热,一般持续 3～5 天;出血坏死型发热较高,且持续不退,特别是在有胰腺及腹腔继发感染时,常呈弛张高热。

4.休克

仅见于出血坏死型,可在病初突然出现,提示胰腺有大量坏死,也可逐渐出现,或有并发症时发生。休克主要由于血容量不足所致。

5.水电解质及酸碱平衡紊乱

多有轻重不等的脱水,呕吐频繁者可有代谢性碱中毒。出血坏死者没有明显脱水与代谢性酸中毒,常伴有血钾、血镁降低。因低钙血症引起手足抽搐者,为重症及预后不佳的标志。

(二)体征

1.水肿型患者腹部体征较少,上腹腹部有中度压痛,往往与主诉腹痛程度不相称,无腹肌紧张及反跳痛,均有程度不同的腹胀。

2.出血坏死型胰腺炎上腹压痛显著,当胰腺与胰周大片坏死渗出或并发脓肿时,上腹可触及肿块,并有肌紧张与反跳痛,出现腹膜炎时,则全腹显著压痛与腹肌紧张。因肠麻痹常有明显腹胀,肠鸣音稀少而弱。少数患者因胰酶及坏死组织液穿过胸膜与肌层渗入腹壁皮下,可见下腹皮肤呈灰紫斑(Grey－Turner 征)或脐周皮肤青紫(Cullen 征)。胰液渗入腹腔及肠系膜,或经腹膜后途径进入胸导管时,则产生腹膜炎与胸膜炎,胸腹腔积液多呈血性或紫褐色,淀粉酶浓度显著升高。因胆总管或乳头嵌顿性结石,胰头炎症水肿压迫胆总管时,可出现黄疸。患者常有低钙血症,系由于大量脂肪组织坏死时分解出脂肪酸与钙结合成脂肪酸钙所致,和胰腺炎所致胰高糖素释放而刺激甲状腺分泌降钙素也有关系。

(三)病程

大多数急性水肿型患者经数天治疗后症状可减轻,1 周左右症状消失,若病因不根除,常反复发作。急性出血坏死型者病情严重,至少需 2～3 周始能恢复,且多伴有并发症。极少数患者起病急骤,常无明显腹痛症状,迅速出现休克、心肺功能衰竭、昏迷而死亡。

四、并发症

(一)局部并发症

有胰腺脓肿与假性囊肿,主要发生在出血坏死型胰腺炎。一般在起病 2~3 周,因胰腺及胰周坏死继发细菌感染而形成脓肿。此时高热不退,持续腹痛,有上腹肿块,高淀粉酶血症等。假性囊肿常在病后 3~4 周形成,系胰腺坏死组织或脓肿内容物与胰管相通排除所致。多位于胰腺体尾部,囊壁为坏死、肉芽与纤维组织而无上皮覆盖,囊壁破裂或有裂隙时,囊内胰液流入腹腔,是产生胰源性腹腔积液的主要原因。

(二)全身并发症

急性出血坏死型在病后数天内可出现多种严重并发症,如急性肾衰竭、急性呼吸窘迫综合征、心律失常或心力衰竭、败血症、肺炎、糖尿病、脑病、血栓性静脉炎、皮下或骨髓脂肪坏死与弥散性血管内凝血等,病死率极高。

五、实验室和其他检查

(一)白细胞计数

多有白细胞增多,在严重病例由于血浆流入腹膜后间隙或腹膜腔而可有血液浓缩,红细胞比容可高达 50%。

(二)淀粉酶测定

血清淀粉酶超过 500 单位即可确诊本病。但病情的严重性与淀粉酶升高的程度并不一致,有时胰腺已严重坏死而淀粉酶值正常或甚至低于正常。一般在起病后 8 小时血清淀粉酶开始升高,48~72 小时后开始下降,持续 3~5 天。除急性胰腺炎外,其他如消化性溃疡穿孔或慢性溃疡穿透至胰腺、急性腹膜炎、胆石症、胆囊炎、肠梗阻等都可有血清淀粉酶升高,但一般不超过 500 单位。尿淀粉酶多采用 Winslow 法较为简便,如肾功能正常,急性胰腺炎患者常超过 256 单位。尿淀粉酶下降较慢,为时可达 1~2 周。胰源性腹腔积液与胸腔积液的淀粉酶浓度明显增高。

(三)淀粉酶、肌酐清除率比值(CAm/CCr%)

在急性胰腺炎,肾脏对血清淀粉酶清除率增加而对肌酐清除率无改变。CAm/CCr 的正常值均不超过 5%,在急性胰腺炎时可增加达 3 倍,而其他原因所致的高血清淀粉酶症正常或低于正常。但在糖尿病、烧伤、肾功能不全时也可升高。

(四)血清脂肪淀粉酶

正常值在 1.5 单位以下,在急性胰腺炎时常超过 1.5 单位。在病程中血清脂肪酶升高较晚,可持续 5~10 天,故对早期诊断无帮助。但如检测血清淀粉酶较迟且其结果已恢复正常时,则血清脂肪酶测定对诊断有帮助。

(五)血清正铁血清蛋白

当腹腔内有出血性疾病时,在血液循环中的血红素代谢物与清蛋白结合形成正铁血清蛋白。在出血坏死型胰腺炎,血中正铁血清蛋白常呈阳性。故有助于判断急性胰腺炎的预后,但有部分严重胰腺炎本试验可阴性。

(六)生化检查及其他

高糖血症常见,其发生与胰岛素释放减少,胰高糖素增加、肾上腺糖皮质激素和儿茶酚胺产生过多有关。高胆血红素血症约见于10％急性胰腺炎患者，多为暂时性，可于发病后4～7天恢复正常。血清碱性磷酸酶和血清谷草转氨酶亦可增高。血钙减低可见于约25％急性胰腺炎，如低于1.75mmol/L则为预后不良之征兆。人血清蛋白降低，病死率也高。15％～20％的病例有高三酰甘油血症，如患者发生低氧血症，动脉血氧分压少于60mmHg，则需注意急性呼吸窘迫综合征，心电图检查可见ST段和T波的异常变化，酷似心肌缺血。

(七)X线腹部平片、B超与CT扫描

X线腹部平片可发现肠麻痹；B超与CT扫描可见胰腺普遍增大、光点增多、轮廓与边界不清楚等，有一定的诊断意义。

六、诊断和鉴别诊断

典型的病例诊断并不困难。水肿型患者有剧烈持续的上腹痛、恶心、呕吐、发热与上腹压痛，但腹肌不紧张，同时有血清或尿淀粉酶短期显著增高及CAm/CCr比值增高，可作为诊断本病的依据。如腹痛剧烈、发热不退、血清淀粉酶持续不降，出现休克、腹腔积液、低血钙、高血糖、低血氧、低蛋白血症和氮质血症者，可诊断为出血坏死型胰腺炎。

鉴别诊断包括以下几种疾病：

(一)急性胃肠炎

多在餐后短期发作，除有恶心、呕吐、腹痛外，可有腹泻与肠鸣音亢进，血、尿淀粉酶正常。

(二)消化性溃疡急性穿孔

多有消化性溃疡病史。突然发病、腹痛剧烈、且有腹肌板样强直、肝浊音界消失，X线透视下见膈下游离气体，血清淀粉酶一般不超过500单位(Somogyi)。

(三)胆结石和急性胆囊炎

常有绞痛发作史。疼痛多在右上腹，往往牵扯至右肩。Mur－phy征阳性，偶有右上腹肌紧张与反跳痛。发作时常有黄疸。X线检查可有胆结石和胆囊炎的征象。血与尿淀粉酶可轻度升高。

(四)心肌梗死

常突然发作，心前区有压迫感或疼痛，疼痛也可见于上腹部，但有冠心病史，心电图检查及血清淀粉酶检查可资鉴别。

(五)急性肠梗阻

有阵发性腹绞痛，多在脐周，有高亢的肠鸣音、便秘和不能排气。X线平片显示肠梗阻征象。血清淀粉酶可轻度升高。

(六)其他

有时需与肠系膜血管栓塞、高位阑尾穿孔、肾绞痛、脾破裂、异位妊娠破裂及伴有急性腹痛的糖尿病酮症酸中毒、尿毒症等相鉴别。

七、治疗

水肿型胰腺炎的病情多不严重，经3～5天积极治疗可治愈。出血坏死型患者则需积极抢救治疗。

(一)内科治疗

1.监护

应严密观察体温、呼吸、脉搏、血压与尿量；每日至少两次进行腹部检查，了解有无腹肌紧

张、压痛程度和范围、腹胀、腹围与腹腔积液;每日或不定期检验白细胞计数、血和尿淀粉酶值、电解质(K^+、Na^+、Cl^-、Ca^{2+})与血气情况等;需要时急诊 X 线胸腹部透视或摄片与 B 超检查。

2.抗休克及纠正电解质平衡失调

应积极补充体液及电解质(钾、钠、钙离子),以补充有效血液循环量,出血坏死型患者常有休克,应给予血浆、清蛋白、鲜血及血浆代用品(如右旋糖酐),输液速度及量应根据中心静脉压与治疗反应加以调整。若循环衰竭症状不见好转或有心力衰竭,则可加用升压药物或强心剂。应注意全身弥散性血管内凝血的发生,及早给予治疗。

3.抑制或减少胰液分泌

①禁食及胃肠减压可减少食物与胃酸刺激胰液分泌,对减轻呕吐、腹胀有重要作用;②抗胆碱药物(阿托品、654-2 等)与 H_2 受体拮抗剂可抑制胃肠分泌,从而减少胰液分泌。但有肠麻痹或高度腹胀时,不宜使用阿托品;③胰高糖素、生长抑素、降钙素等据实验研究证明,均有抑制胰液分泌的作用,但在人类胰腺炎的应用上,还需要慎重。

4.镇痛解痉

可用阿托品或 654-2,必要时每 6～8 小时重复 1 次,疼痛严重者可同时加用哌替啶(50～100mg)。普鲁卡因 0.5～1.0g 溶于生理盐水静脉滴注,对减轻腹痛也有效果。

5.抗生素

应用于胆道疾病引起胰腺炎与出血坏死型患者,如青霉素、链霉素、庆大霉素、氨苄西林与头孢菌素等,根据病情选用。

6.肾上腺糖皮质激素

仅在出血坏死型胰腺炎伴休克或呼吸窘迫综合征时,考虑短期使用。每日给地塞米松20～40mg 或琥珀酸氢化可的松 300～500mg,加入葡萄糖内滴注。

7.抑制胰酶活性

仅适用于出血坏死性型胰腺炎的早期。①抑肽酶每日每千克体重约 2 万激肽单位,分次溶于葡萄糖液静脉滴注;②盐酸普鲁卡因据研究有一定抑制磷脂酶 A 的活性作用,尚待进一步研究。

(二)并发症的处理

对有腹膜炎患者,多主张采用腹膜透析治疗。对急性呼吸窘迫综合征,可做气管切开,并使用呼吸终末正压人工呼吸器及给予呋塞米等。有高糖血症或糖尿病时,可用胰岛素治疗。

(三)中医治疗

对水肿型胰腺炎效果较好,常用的为清胰汤,主要成分为:柴胡、黄连、黄芩、木香、白芍、芒硝、大黄粉(后下),随症加减。对出血坏死型在用中药治疗的同时,应加强内科治疗。

八、预后

水肿型胰腺炎预后良好,但若病因不去除常可复发。坏死型胰腺炎轻症的病死率为20%～30%,重症者因并发症较多,预后险恶,病死率可达 60%～70%。重症病例即使幸免于死,亦多遗留不同程度的胰功能损害,或发展为慢性胰腺炎。影响急性胰腺炎不良预后的因素有:年龄大、低血压、低钙血症及各种并发症。

九、预防

积极治疗胆道疾病,戒酒烟及避免暴饮暴食。

十、护理

(一)监护

密切监测患者的生命体征和血氧,准确记录出入量,观察尿量变化,注意观察腹部情况,以及早发现并发症。对于重症胰腺炎患者如有条件应转入重症监护病房监护。

(二)休息

给患者提供安静的休息环境,协助患者采取舒适卧位,以减轻疼痛,如屈膝卧位。对于疼痛剧烈在床上辗转不安的患者,应注意防止坠床。保证休息,睡眠充分,有利于减轻胰腺负担和增加脏器血流量,增进组织修复和体力恢复,以改善病情。

(三)饮食护理

禁食并给予胃肠减压,是为防止食物及胃液进入十二指肠,刺激胰腺分泌消化酶。腹痛和呕吐基本消失后,可进食少量糖类流食,但仍忌油脂食品,以便使胰腺分泌减少。可选用少量优质蛋白质,每日供 25g 左右,以利于胰腺的恢复。

(四)口腔的护理

禁食期间应每天做好口腔护理,以保证患者口腔清洁、舒适。患者如口渴可含漱或用水湿润口唇,以减少不适及口腔干燥。

(五)疼痛的护理

注意观察疼痛的性质和特点,有无伴发症状。指导和协助患者采用非药物止痛法,如松弛疗法、皮肤刺激法。疼痛较重时遵医嘱给予镇痛药,如阿托品、654－2 或哌替啶。注意用药后疼痛有无减轻和药物不良反应的发生。

(六)健康教育

应向患者及家属讲解本病主要诱发因素,帮助患者养成良好的生活方式,如避免酗酒、暴饮暴食,多食低脂、无刺激的食物等,以防本病复发。有胆道疾病、十二指肠疾病者应积极治疗,避免此病的发生。

第十节　结核性腹膜炎

结核性腹膜炎是由结核杆菌引起的慢性、弥散性腹膜感染。本病常合并有肠系膜淋巴结结核、胃肠道结核、女性盆腔结核等,统称为腹部结核病。

结核性腹膜炎可见于任何年龄,以青壮年最多见,多数在 40 岁以下,以女性为多,男女之比约为 1∶1.8。

一、病因和发病机制

本病有结核杆菌引起,多继发于体内其他部位的结核病,约有 5/6 患者伴有其他器官的结核病灶。

感染途径以腹腔内结核病灶直接蔓延为主,肠系膜淋巴结核、肠结核、输卵管结核等是常见的直接原发病灶。有时,腹腔内干酪样坏死病灶破溃,可引起急性弥散性腹膜炎。

少数病例可有血性播散引起,常伴有结核性多浆膜炎、粟粒型结核、结核性脑膜炎或活动性关节、骨、睾丸结核等。

二、病理

根据本病的解剖特点,可分为渗出、粘连和干酪三型。以粘连型最为常见,渗出型次之,干酪型最少见。在本病发展的过程中,上述两种或三种类型病变往往并存,成为混合型。

(一)渗出型

腹膜充血、水肿,表面覆有纤维蛋白渗出物,有许多黄白色或灰白色细小结节,可融合成较大的结节或斑块。腹腔内有浆液纤维蛋白渗出物积聚,腹腔积液少量至中等量,呈草黄色,有时可微呈血性。

(二)粘连型

有大量纤维增生,腹膜明显增厚。肠样相互粘连,并和其他脏器紧密缠结在一起,肠曲常因受到压迫与束缚而发生肠梗阻。大网膜也增厚变硬,蜷缩成团块。严重者腹腔完全闭塞。本病常有渗出型在腹腔积液吸收后形成,但也可因起病缓慢,始终以粘连病变为主。

(三)干酪型

以干酪样坏死病灶为主,肠曲、大网膜、肠系膜或腹腔内其他脏器之间相互粘连,分隔成许多小房,小房腔内有混浊或脓性积液,干酪样坏死的肠系膜淋巴结常产参其中,形成所谓的结核性脓肿。小房可向肠曲、腹腔或阴道穿破而形成瘘管。本型多有渗出型或粘连型演变而来,是本病的重型。

三、临床表现

结核性腹膜炎随原发病灶、感染途径、病理类型及机体反应的不同,临床表现各异。一般起病缓慢者,症状较轻,常在发病后数周至数月才就医诊治;少数起病急骤,以急性腹膜炎或骤起高热为主要表现;有时起病隐袭,无明显症状,仅从和本病无关的腹部疾病在实施手术时,才意外发现。

结核性腹膜炎的临床表现是多种多样的,可归纳如下:

(一)全身症状

结核病毒血症常见,主要为发热和盗汗。热型以低热或中等发热为多,约 1/3 患者有弛张热,少数可呈稽留热。高热伴有明显的毒血症状者,主要见于渗出型、干酪型,或见于伴有粟粒型结核、干酪型肺结核等严重的腹外结核患者。后期有营养不良,表现为消瘦、水肿、苍白、口角炎、维生素 A 缺乏等。

(二)腹痛与腹部压痛

早期腹痛不明显,以后可出现持续性隐痛或钝痛,或可始终没有腹痛。痛多位于脐周、下腹,有时在全腹。腹痛除有腹膜炎引起外,常和伴有的活动性肠结核、肠系膜淋巴结核或盆腔结核有关。当并发不完全性肠梗阻时,有阵发性腹痛。偶可表现为急腹症,系因肠系膜淋巴结结核或腹腔内其他结核的干酪坏死病灶破溃引起,也可由肠结核急性穿孔所致。

腹部压痛一般轻微,少数压痛严重,且有反跳痛,常见于干酪型。

(三)腹胀与腹腔积液

患者常有腹胀感,可由结核病毒血症或腹膜炎伴有的肠功能紊乱引起。少数腹腔积液在临床检查中不易发现,一般在腹腔积液量超出 1000mL 时可经仔细检查发现转移性浊音;结核性腹膜炎的腹腔积液以少量至中量者为多,因此必须认真检查。

(四)腹壁柔韧感

一般认为是粘连型结核性腹膜炎的临床特征。但应指出,腹壁柔韧感只是腹膜遭受轻度刺激或有慢性炎症的一种表现,因此可见于本病的各型;此外,其他情况如血腹或腹膜癌播散也有类似的征象。故不能仅凭腹壁柔韧感而拟诊为结核性腹膜炎。

(五)腹部肿块

多见于粘连或干酪型,常位于脐周,也可见于其他部位。肿块多由增厚的大网膜、肿大的肠系膜淋巴结、粘连成团的肠曲或干酪样坏死脓性物积聚而成,其大小不一,边缘不整,表面不平,有时呈结节感,不易推动,容易误诊为肿瘤或肿大的盆腔内脏器。

(六)其他

腹泻常见,一般每日不超过 3～4 次,粪便多糊样。腹泻有多种原因,除腹膜炎所致的肠功能紊乱外,可能由伴有的溃疡型肠结核、广泛肠系膜淋巴结结核导致的吸收不良、不完全性肠梗阻、干酪型患者并发的肠管内瘘等,均可引起腹泻。有时腹泻与便秘交替出现。肝大并不少见,可由营养不良所致的脂肪肝或肝结核引起。

并发症以肠梗阻为多见,多发生在粘连型结核性腹膜炎。梗阻近端的肠段可发生急性穿孔。肠瘘一般多见于干酪型,往往同时有腹腔脓肿的形成。

四、实验室和其他检查

(一)血常规

红细胞沉降率和结核菌素试验部分患者有轻度至中度贫血,后者多见于病程较长而病变活动的患者,特别是干酪型或有并发症者。血白细胞计数多正常或稍偏高,少数偏低。腹腔结核病灶急性扩散者或干酪型患者的白细胞计数可增高。红细胞沉降率可作为病变活动的简易指标,在本病活动期一般增快,病变趋于静止者逐渐正常。结核菌素试验呈强阳性者对诊断本病有帮助,但在粟粒型结核或重症患者反而可呈阴性。

(二)腹腔积液检查

B超显像检查对少量腹腔积液的发现有价值。腹腔积液为草黄色渗出液,静置后自然凝固,少数呈淡血性,偶见乳糜性,比重一般超过 1.016,蛋白质含量在 30g/L 以上,白细胞计数超过 500×10^6/L,以淋巴细胞为主。但有时因低蛋白血症,或在合并肝硬化的患者,腹腔积液性质可接近漏出液,必须结合全面进行分析。有人主张对感染性腹腔积液的判断应增加实验诊断指标,腹腔积液葡萄糖<3.4mmol/L、pH<7.35 时,指示细菌感染;特别是腹腔积液腺苷脱氨酶活性增高时,提示结核性腹膜炎。本病腹腔积液的一般细菌培养阴性,浓缩找到结核杆菌的阳性机会很少,结核菌培养的阳性率也低,但腹腔积液动物接种阳性率可达 50% 以上。

(三)胃肠 X 线检查

钡餐检查可发现粘连、肠结核、腹腔积液、肠瘘、腹腔外肿块等征象,对本病诊断有辅助价值。腹部平片有时可见钙化影,提示钙化的肠系膜淋巴结。

(四)腹腔镜检查

有腹膜广泛粘连者禁忌检查。一般适用于有游离腹腔积液的患者,可窥见腹膜、网膜、内脏表面有散在或集聚的灰白色结节,浆膜失去正常光泽,混浊粗糙。活组织检查有确诊价值。

五、诊断和鉴别诊断

典型病例诊断并不困难。主要依据有:①青壮年患者,有结核病史,伴有其他器官结核病证据;②发热原因不明达 2 周以上,伴有腹胀、腹痛、腹泻、腹腔积液、腹壁柔韧感或腹部包块;③腹腔穿刺获得腹腔积液,呈渗出性,一般细菌培养阴性;④X 线胃肠钡餐检查发现肠粘连等征象。

由于本病的临床表现不典型,往往给诊断带来困难,误诊率相当高,国内报告达 14%,国外报告甚至达 50%,因此更需要提高警惕,认真进行鉴别诊断。

(一)以发热为主要表现者

在有稽留热患者,特别是白细胞计数偏低,或合并粟粒型结核而脾大者,需与伤寒相鉴别。后者常有伤寒毒血症,包括神情淡漠、听力减退、相对缓脉,有时可见皮肤蔷薇疹。进一步检查可采血、尿、粪培养伤寒杆菌,或作伤寒血清凝集试验,可以鉴别。

(二)以腹腔积液为主要表现者

渗出型病例如果病程较长,结核病毒血症不明显,尤其是腹腔积液检验不完全符合渗出性时,应和肝硬化腹腔积液相鉴别;实际上肝硬化腹腔积液的患者有时可合并结核性腹膜炎。对有血性腹腔积液的患者,须考虑腹膜癌的可能性。腹腔积液顽固不消者,应和缩窄性心包炎、肝静脉阻塞综合征或慢性胰原性腹腔积液相鉴别。

(三)以腹痛为主要表现者

可根据腹痛发生的缓急,考虑急性或慢性腹痛各常见疾病、慢性腹痛应和克罗恩病、消化性溃疡、慢性胆囊炎、慢性阑尾炎、非结核性不完全性肠梗阻、慢性盆腔炎等相鉴别。急性腹痛应和常见的急腹症相鉴别。

(四)以腹部肿块为主要表现者

腹部肿块可出现在不同的部位,具有不同性状,可以酷似肝、脾、胃、胆囊、肾脏、卵巢等器官的病变。应仔细地从病史与体征,结合有关的辅助检查,进行鉴别诊断。有时需要经剖腹探查才能获得确诊。

六、治疗

本病的治疗关键在于坚持进行早期治疗、联合、适量、规则及全程抗结核化学药物治疗,以达到早日康复、避免复发与防止并发症为目的。治疗中应注意休息和营养,作为重要的辅助措施,以调整全身情况、增强抗病能力。

(一)抗结核化学药物治疗

在结核性腹膜炎的应用应注意以下各点:

1.抗结核化学药物对本病的疗效一般比溃疡型肠结核略差,因此药物的选择宜有所加强。在粘连型合并渗出或干酪样坏死病变的患者,由于纤维增生并有活动性病灶,病变不易控制,更应加强抗结核化疗的联合用药。一般用 3～4 种药物联合强化治疗,包括异烟肼、利福平、吡嗪酰胺三药,也可另加链霉素或乙胺丁醇四药,治疗 2 个月;然后继续应用异烟肼与利福平联合治疗 7 个月。

2.结核性腹膜炎常继发于体内其他结核病,多数患者过去已接受过抗结核化疗,对已产生抗药性的患者,应根据过去用药史或结核菌的药物敏感试验,帮助选药。但由于结核菌培养费时过长,故临床上多参考患者过去详细用药情况,选用以往未用或少用的药物,制订联合用药方案。

3.有血行播散或严重结核毒性症状者,在抗结核化学药物治疗的同时,可加用肾上腺糖皮质激素短期治疗。

(二)手术治疗

手术的指征包括:①并发完全性、急性肠梗阻,或有不全性、慢性肠梗阻经内科治疗而未见好转者;②肠穿孔引起急性腹膜炎者,或局限性化脓性腹膜炎经抗生素治疗而未见好转者;③肠瘘经加强营养与抗结核化疗而未能使闭合者;④当本病诊断有困难,和腹腔内肿瘤或某些原因引起的急腹症不能鉴别时,可考虑剖腹探查。

七、预防

对肺、肠、肠系膜淋巴结、输卵管等结核病的早期诊断与积极治疗,是预防本病的重要措施。

八、护理

(一)休息

保证休息,尤其是结核活动期,应提供阳光充足、空气新鲜的环境。保证患者睡眠,发热患者应卧床休息,减少活动,以降低代谢率,同时应做好皮肤护理,提高患者的舒适度。

(二)饮食护理

应给予高热量、高蛋白、高维生素、易消化食物。如新鲜蔬菜、水果、鲜奶及蛋黄等,增强机体抵抗力。

(三)病情观察

定时监测体温、脉搏,密切注意腹痛、腹胀等情况。对突发性腹痛,要考虑腹腔内其他结核破溃或穿孔所致的并发症,及时报告医师处理。

(四)疼痛的护理

密切观察腹痛的部位、性质及持续时间。慢性腹痛可用放松技巧、热敷、艾灸足三里等方法缓解。

(五)腹腔积液的护理

必要时可配合医师做腹腔穿刺以缓解症状。操作前应向患者解释腹穿的意义及过程,以取得患者的合作。操作中协助患者采取半卧位,并协助医生完成放液,穿刺后应用无菌辅料覆盖穿刺孔,以预防感染。

(六)用药护理

注意用药后的效果和不良反应,注意观察胃肠道反应、肝肾功能及听力。向患者及家属讲解有关抗结核药物的知识,使其了解药物的作用和不良反应,同时告知用药的规则,并嘱其发现不良反应,应及时报告医护人员。对应用糖皮质激素治疗的患者,需定期检查血压、血糖及大便潜血,防止并发症的发生。

(七)健康教育

根据患者原发结核灶的不同,对患者及家属进行有关消毒、隔离、生活安排等方面的知识教育。同时告知患者及家属有关结核药物治疗的知识,嘱其一定按医嘱按时用药,不要因症状改善而自行停药治疗。应规律服药,全程治疗直至彻底治愈,发现药物的不良反应及时就医。并告知患者定期复查的重要性。

第十一节　上消化道大出血

上消化道出血是指屈氏韧带以上的消化道,包括食管、胃、十二指肠或胰胆等病变引起的出血;胃空肠吻合术后的空肠病变所致的出血亦属这一范畴。

上消化道大量出血一般指在数小时内的失血超过 1000mL 或循环血容量的 20%,其临床主要表现为呕血和(或)黑便,往往伴有血容量减少引起的周围循环衰竭。是临床上常见的急症。

一、病因

常见的病因有消化道溃疡、急性胃黏膜损伤、食管胃底静脉曲张和胃癌。上消化道大出血的病因可归纳列述如下:

(一)上胃肠道疾病

1.食管疾病

食管炎(反流性食管炎、食管憩室炎),食管癌,食管消化性溃疡,食管损伤(物理损伤:食管贲门黏膜撕裂又称 Mallory-Weiss 综合征,器械检查或异物损伤,放射性损伤;化学损伤:强酸、强碱或其他化学制剂刺激引起的损伤)。

2.胃十二指肠疾病

消化性溃疡,急性胃炎(非甾体类消炎药如阿司匹林、保泰松、吲哚美辛等或酗酒引起的胃黏膜损伤),慢性胃炎,胃黏膜脱垂,胃癌,急性胃扩张,十二指肠炎,胃手术后病变(胆汁反流性吻合口炎与残胃炎,复发性消化性溃疡,缝线引起的残胃黏膜糜烂及溃疡,残胃癌等),其他病变(淋巴瘤、平滑肌瘤、壶腹周围癌、息肉、平滑肌肉瘤、血管瘤、神经纤维瘤、膈裂孔疝、胃扭转、胃或十二指肠憩室炎等)。

3.空肠疾病

胃肠吻合术后空肠破溃。

(二)门静脉高压引起食管、胃底静脉曲张破裂

1.肝硬化

结节性肝硬化,血吸虫病性肝纤维化,胆汁性肝硬化等。

2.门静脉阻塞

门静脉炎,门静脉血栓形成,门静脉受临近肿块压迫。

3.肝静脉阻塞

肝静脉阻塞综合征（Budd－Chiari 综合征）。

(三)上消化道邻近器官或组织的疾病

1.胆道出血：胆管或胆囊结石，胆道蛔虫病，胆囊或胆管癌，胆总管引流管造成的压迫坏死，肝癌、肝脓肿或肝动脉瘤破入胆道等。

2.胰腺疾病累及十二指肠：胰腺癌，急性胰腺炎并发脓肿溃破。

3.动脉瘤破入食管、胃或十二指肠、主动脉瘤、肝或脾动脉瘤破入上消化道。

4.纵隔肿瘤或脓肿破入食管。

(四)全身性疾病

1.血液病：白血病，血小板减少性紫癜，血友病，播散性血管内凝血及其他凝血机制障碍。

2.尿毒症。

3.血管性疾病：动脉粥样硬化，过敏性紫癜，遗传性出血性毛细血管扩张（Ren－du－Osler－Weber 病），弹性假黄瘤（Gonblad－Strandberg 综合征）等。

4.结缔组织疾病：结节性多动脉炎，系统性红斑狼疮或其他血管炎。

5.应激性溃疡：严重急性感染、外伤与大手术后、休克、肾上腺糖皮质激素治疗、烧伤、脑血管意外或其他颅脑病变、肺气肿与肺源性心脏病、重症心力衰竭等引起的应激状态。

6.急性感染：流行性出血热，钩端螺旋体病等。

二、临床表现

上消化道大出血的临床表现一般取决于病变的性质、部位和出血量与速度。

(一)呕血与粪便

是上消化道出血的特征性表现。

上消化道大量出血之后，均有黑便，但不一定有呕血。出血部位在幽门以下者，可只表现为黑便，在幽门以上者常兼有呕血。然而，幽门以上的病变如食管或胃的出血量较小或出血速度较慢，往往并无呕血，仅见黑便。幽门以下的病变如十二指肠出血量大、速度快，血液可反流入胃，除黑便外，可有呕血。

呕血多棕褐色，呈咖啡渣样，这是由于血液经胃酸作用而形成正铁血红素所致。但如出血量大时，未经胃酸充分混合接触即呕出，则为鲜红色或伴有血块。粪便呈柏油样，黏稠而发亮，系血红蛋白的铁经肠内硫化物作用而形成硫化铁所致。当出血量大，血液在肠内推进较快，粪便可呈暗红色或鲜红色，酷似下消化道出血；相反，空肠或回肠出血的部位虽较低，如出血量不大，在肠内停留时间较久，也可表现为黑便，有时被误诊为上消化道出血，必须根据全面的资料综合分析，才能做出判断。

(二)失血性周围循环衰竭

上消化道大量出血所表现的急性周围循环衰竭，其程度轻重随出血量大小和失血速度而异。出血量较大、失血较快者，由于循环血容量迅速减少，静脉回心血量相对不足，导致心排出量明显降低，可导致一系列临床表现，如有头昏、心悸、出汗、恶心、口渴、黑蒙或昏厥等。患者在上消化道出血后，常因有便意而至厕所，在排便时或便后起立昏厥倒地，应特别注意。患者脉搏细速，血压下降，收缩压在 80mmHg 以下，呈休克状态，但在出血性休克早期，血压可以正常,甚至一时偏高,应注意血压波动,脉压较窄,如不及时抢救,血压可迅速下降甚至测不到。由于外周血管收缩和血液灌注不足,皮肤湿冷,呈灰白色或紫灰花斑,施压后褪色经久不见恢复。静脉充盈甚差,体表静脉塌陷。常感乏力,或进一步出现精神萎靡、烦躁不安,重者反应迟钝、意识模糊。老年患者因有脑动脉硬化,即使出血量不大。也可出现神志淡漠或意识不清。此外,除心动过速外,常有心音低钝,有时出现心律不齐,老年患者需进行严密观察或心电监护。尿量减少或尿闭者应警惕急性肾衰竭。

(三)发热

多数患者在休克被控制后出现发热,一般不超过 38.5℃,可持续 3～5 天。发热机理尚不清楚,实验证明经胃肠道注入血液并不引起发热,故肠道积血和发热无关。目前认为因循环血容量减少,周围循环衰竭,导致体温调节中枢功能障碍,再加以贫血的影响,可能是引起发热的原因。

(四)氮质血症

在上消化道大量出血后,血中尿素氮浓度常升高,称为肠性氮质血症。一般于 1 次出血后数小时血尿素氮开始升高,24～48 小时可达高峰,大多数不超过 6.7mmol/L,3～4 小时后才降至正常。肠性氮质血症主要是由于大量血液进入肠道,其蛋白消化产物被吸收所引起。同时因出血导致周围循环衰竭而使肾血流量与肾小球滤过率下降,影响肾脏排泄功能,是血尿素氮增高另一原因。

如临床上无明显脱水或肾功能不全的证据,而血尿素氮继续升高或持续超过 3～4 天者,提示上消化道继续出血或有再出血。若无活动性出血证据,且血容量已基本纠正而尿量仍少,有血尿素氮持续升高者,应考虑由于休克时间过长或原有肾脏病基础,患者已发生肾衰竭。

(五)血常规

上消化道大量出血后均有急性失血后贫血。在出血的早期,血红蛋白测定、红细胞计数与红细胞比容并无变化,因此血常规检查不能作为早期诊断和病情观察的依据。在出血后,组织液渗入血管内,使血液稀释,一般经 3～4 小时以上才能出现贫血,其程度取决于失血量外,还和出血前有无贫血基础、出血后液体平衡状况等因素有关。

患者有正细胞正色素性贫血。在出血后骨髓有明显的代偿增生,可暂时出现大细胞性贫血,周围血片可见晚幼红细胞与嗜多染色红细胞。出血 24 小时内网织红细胞既见增高,至出血 4～7 天后可达 5%～15%,以后逐渐降至正常。如出血未止,网织红细胞可持续升高。

上消化道大出血后 2～5 小时,白细胞计数可升达 $10 \times 10^9 \sim 20 \times 10^9$L,止血后 2～3 天才恢复正常。但在肝硬化食管胃底静脉曲张破裂出血患者,如同时有脾功能亢进,则白细胞计数可不增高。

三、诊断

(一)上消化道大出血的早期识别

上消化道大出血在短期内即可出现急性周围循环衰竭的征象,但此时可无呕血与黑便,因此早期诊断可有困难。必须考虑并排除各种病因所致的中毒性休克、心源性休克或过敏性休克,也应和重症急性出血坏死性胰腺炎或异位妊娠破裂、自发性与创伤性脾破裂、动脉瘤破裂等引起的内出血相鉴别。及时进行直肠指检,可以较早地察见尚未排除的便血,有助于早期诊断。

呕血与黑便应首先和鼻盖、拔牙或扁桃体切除术吞下血液或进食禽畜血液引起者加以鉴别;口服骨炭、铁、铋剂或血丹等均可出现黑色便粪,也应和黑便区别。

(二)出血量的估计

粪便隐血试验阳性者提示每日出血量在 5mL 以上。黑便的出现一般说明每日出血量在 50～70mL 以上。胃内储积血液达 250～300mL 以上可引起呕血。一般 1 次出血量不超过 400mL 时,因轻度的血容量减少可由组织液与脾贮血所补充,并不引起全身症状。凡上消化道大量出血,特别是出血较快者有头晕、乏力、心悸、心动过速和血压偏低等表现。随出血量的增加,症状更加明显,引起出血性休克。

关于出血量的估计,主要依据血容量减少所致的周围微循环衰竭表现。应对血压、脉搏作动态观察,结合患者接受的补液与输液量对血压、脉搏的恢复与稳定效果加以判断。如果患者由平卧改为伴卧位即出现脉搏加快、头昏、出汗、甚至昏厥,即提示出血量较大,有紧急输血的指征。

呕血与黑便的频度与数量对出血的估计虽有一定的帮助,但由于上消化道出血在止血后仍有部分血液贮留在胃肠道内,且呕血与黑便常分别混有呕吐物与粪便,因此不能根据此精确地估计出血量。此外,从患者的血红蛋白测定、红细胞计数及红细胞比容虽也可估计失血的程度,但不能在急性失血后立即反映出来,且受出血前有无贫血存在的影响。

(三)出血是否停止的判断

有下列迹象者,应认为有继续出血或再出血,须予及时处理:①反复呕血,或黑便次数增多、粪质稀薄,甚至呕血转变为鲜红色、黑便呈暗红色,伴有肠鸣音亢进;②周围循环衰竭的表现经补液输血而血容量未见明显改善,或虽有好转而又恶化,经快速补液输血,中心静脉压仍有波动,稍有稳定又再下降;③红细胞计数、血红蛋白测定与红细胞比容继续下降,网织红细胞计数持续增高;④补液与尿量足够的情况下,血尿素氮持续或再次增高。

(四)出血的病因诊断

1.病史、症状和体征

慢性、周期性、节律性上腹痛多提示出血来自消化性溃疡,特别是在出血前疼痛加剧,出血后减轻或缓解,更有助于消化性溃疡的诊断。有服用阿司匹林等损害胃黏膜的药物、酗酒史或有应激状态者,可能为胃黏膜急性损害。过去有病毒性肝炎、血吸虫病或慢性酒精中毒病史,并有肝病与门静脉高压的临床表现者,可能是食管、胃底静脉曲张破裂所致的出血;但因脾脏常在上消化道出血后暂时缩小,诊断时不应过分强调脾大作为依据。还应指出,上消化道出血的患者即使诊断为肝硬化,不一定都是食管、胃底静脉曲张破裂引起的出血,有 30%～40% 患者出血实系来自消化性溃疡、急性胃黏膜损害或其他原因,故应做进一步检查,以确定病因诊断。此外,对中年以上的患者近期出现上腹痛,伴有厌食、消瘦者,应警惕胃癌的可能性。

2.实验室检查

急性出血后白细胞计数常增高;如增高不明显,甚至白细胞与血小板计数偏低,可见于肝硬化。肝功能试验结果异常亦有助于肝硬化的诊断。出血后短期内发现血清胆红素增高,应考虑胆道出血、肝硬化或壶腹肿瘤等的诊断。

3.消化液检查

在仅表现为黑便的活动性出血者,可插管逐段低压吸取消化液,观察有无血迹,以确定出血的部位。有时需用带气囊的双腔管,插管通过幽门后充盈气囊,可随肠蠕动由十二指肠送至空回肠,逐段吸取肠液进行出血的定位诊断。

4.吞线试验

吞入长度约 100cm 的棉线,一端固定在患者的颊部,另一端系有小金属球,借其重量可经胃和幽门进入肠道。一般停留 6~8 小时后取出,检查有无血迹,用于估计活动性出血的部位。本法简单,适用于不能耐受 X 线、内镜或动脉造影检查的患者。

5.纤维内镜检查

这是上消化道出血病因确诊率最高的手段。应用前视式或斜视式内镜可以顺序窥视并诊断食管、胃、十二指肠的病变性质和出血情况,经直视下取活组织检查,并可做出相应的病理诊断。一般主张在上消化道出血后 24~48 小时内,进行紧急内镜检查,这样可以不失时机地明确病因,同时还可经内镜进行紧急止血治疗。

6.X 线钡餐检查

因急性胃黏膜损害或浅小的消化性溃疡可在短期内愈合或好转,延迟检查使 X 线诊断的阳性率大为降低,故有人主张在出血后应紧急 X 线钡餐检查。

鉴于患者此时处于危机阶段,补液输血等抢救措施都需争取时间,紧急的 X 线钡餐检查不免给患者带来困扰,且活动性出血时胃内有积血与血块,或因患者呼吸急促而不能满意配合,使 X 线钡餐检查或摄片发生困难。故多数人主张 X 线钡餐检查最好在出血停止或病情稳定数天后进行。

7.选择性动脉造影

纤维内镜检查如无阳性发现,而患者仍有活动性出血,可采取肠系膜上动脉造影,多可明确诊断。在动脉插管进行造影后,还可滴入垂体加压素等收缩血管药物,发挥止血效果。

四、治疗

(一)一般紧急措施

应对出血性休克采取抢救措施。需卧床休息,保持安静。宜取平卧并将下肢抬高。保持呼吸通畅,必要时吸氧,避免呕血时血液引起窒息。对肝病患者忌用吗啡、巴比妥类药物。

(二)积极补充血容量

立即配血,尽快用输血器进行静脉输液,或经锁骨下静脉插管输液与测量中心静脉压。输液开始宜快,用生理盐水、林格氏液、右旋糖酐或其他血浆代用品,尽快补充血容量。补液量根据估计失血量而定,但右旋糖酐 24 小时内不能超过 1000mL。应及早输入足量全血,以恢复血容量与有效血液循环。最好保持血红蛋白不低于 90~100g/L。库血含氨量较多,在肝硬化患者可诱发肝性脑病,宜用新鲜血。应注意避免因输血、输液过多而引起肺水肿,在老年患者最好根据中心静脉压调整输液量。

(三)止血措施

1.药物治疗

可用去甲肾上腺素 8mg 加入 100mL 水中分次口服,或作鼻胃管滴注。也可用垂体加压素 20 单位加在 5％葡萄糖 200mL 中,于 20 分钟内缓慢静脉滴注,用以降低门静脉高压,对食管、胃底静脉曲张破裂出血者有止血效果,必要时可重复静脉滴注,但每日不超过 3 次为宜。在进行选择性动脉造影时,可通过插管滴注垂体加压素,一般用量为每分钟每毫升 0.1～0.2 单位,不仅对静脉曲张破裂出血有效,对其他出血性病灶如消化性溃疡、急性胃黏膜损害或食管贲门黏膜撕裂等引起的出血,也有止血效果。垂体加压素滴注不宜过快,慎防引起心律失常;在冠状动脉粥样硬化性心脏病可诱发心肌梗死,应属禁忌。也可静脉点滴巴曲亭,巴曲亭,加入生理盐水 100mL 静脉点滴,每日不超过 8ku。在急性胃黏膜损害或消化性溃疡引起的出血可试用西咪替丁静脉滴注 400mg,每日 6～8 次,或雷尼替丁静脉滴注 50mg,每日 6～8 小时 1 次,均可获得一定效果。

2.三腔气囊管压迫止血

适用于食管、胃底静脉曲张破裂出血。经口或鼻腔插入这种三腔管,进入胃腔后充气使管端的气囊膨胀,然后向外牵引,用于压迫胃底的曲张静脉。此时再充气使位于食管下端的气囊膨胀,即可压迫食管的曲张静脉,一般均获得满意的效果。操作中必须警惕引起的血液反流进入气管而致窒息。置管 24 小时后宜放出气囊空气,以防气囊压迫过久而导致黏膜糜烂;必要时可重复充盈气囊。在出血停止后 24 小时,可放出气囊内空气,继续观察,如 24 小时内未再出血,即可拔管。

3.纤维内镜直视下止血

对食管静脉破裂出血,可通过内镜注射硬化剂至曲张的静脉。一般采用的硬化剂为无水酒精、鱼肝油酸钠、乙氧硬化醇或油酸酒精胺;也可利用利多卡因、高渗盐水、肾上腺素混合液(简称 L－HS－E),均有一定的效果。糜烂性胃炎、消化性溃疡的出血 70%～80% 不经特殊处理可自行止血。但当这些患者出血不止,特别是老年患者因伴有血管硬化而持续出血或再出血的发生率高,宜经内镜作高频电凝止血或用氩激光、Nd:YAG 激光光凝止血,成功率一般可达到 90% 以上。

五、护理

1.休息与睡眠:大量出血患者应绝对卧床休息,采取舒适的体位或平卧位,可将下肢略抬高,以保障脑供氧。呕血时头偏向一侧,避免误吸,保障呼吸道通畅。合理安排日常生活,避免劳累、精神紧张,保持乐观情绪。注意避免引起上消化道出血的病因和诱因。

2.治疗护理:迅速建立有效静脉通道,注意监测输液速度,及时、准确地补充血容量、给予止血类药物,输液开始时宜快,必要时测定中心静脉压来调整输液量和速度,避免引起急性肺水肿。鼓励患者坚持服药治疗溃疡病或肝病,尽量避免服用对胃黏膜有刺激性的药物如阿司匹林、吲哚美辛、激素类药物等。

3.严密观察病情变化:密切观察生命体征的变化,注意观察皮肤的颜色及肢端温度变化。如出现血压下降、心率加快、脉细数、面色苍白、出冷汗、皮肤湿冷等,提示微循环血流灌注不足,应及时报告医生。观察呕血与黑便的次数、性质及量。注意观察尿量,准确记录出入量。

4.心理护理:对于大量出血的患者应注意陪同和照顾,及时处理不适症状,使其有安全感。及时清除血迹,向患者及家属解释各项检查、治疗的目的,以减轻其恐惧心理。

5.饮食护理:对急性大出血的患者应禁食。对少量出血,无呕吐、无明显活动出血的患者,可选用温凉、清淡无刺激性流食。止血后应给予营养丰富、易消化的半流食、软食,开始少量多餐,以后改为正常饮食。同时应嘱咐患者定时进餐,避免过饥、过饱,避免食用过冷、过热食物。避免粗糙、刺激性食物。劝患者戒烟酒。

6.定期复查红细胞计数、血红蛋白、红细胞比容与尿素氮,必要时进行中心静脉压测定,老年患者需心率与心电图监护。

7.其他:告知患者要遵从医嘱,不要滥用处方以外的药物,同时注意调节生活起居,不要过度劳累,避免长期精神紧张。戒烟戒酒,注意合理饮食。应教给患者和家属如何早期判断出血征象、应急措施和及时就诊方式。慢性患者也应定期门诊随访。

第三章　心内科疾病

概述:心功能不全是指在有适量静脉回流的情况下,心脏排出的血液不足以维持组织代谢需要的一种病理状态。临床上依心排出量不足,组织血流量减少,和(或)体循环静脉淤血为特征,又称充血性心力衰竭。是一种临床综合征,各种心血管疾病由于心脏长时间负荷过重、心肌病损及收缩力减弱,都可导致心功能不全。临床表现不一。按发生过程可分为急性和慢性两种。按症状和体征可分为左心、右心或全心衰竭。心脏排血功能不全引起的心力衰竭也称泵衰竭,但泵衰竭一词通常主要用于急性心肌病变,特别是急性心肌梗死引起的急性心功能不全。

第一节　慢性心功能不全

一、病理生理

心功能不全的主要问题是心排出量不足。对于心脏排出量来说,心肌收缩力是其决定因素,但心脏的前负荷、后负荷和心率对排出量也起着重要的作用。

(一)心肌收缩力的改变

心肌收缩力取决于心肌收缩的基本单位——肌节的长度((最佳长度为 $2.0\sim2.2\mu m$)及兴奋收缩耦联过程中化学能转变为机械能的速率,后者受 Ca^{2+} 的调节。在心脏扩大,心肌纤维伸长,肌节过长($>2.2\mu m$)及心肌有病变、缺血和(或)肥厚时,肌浆网对 Ca^{2+} 的摄取和释放减少,均可使心肌收缩力减低而致心排出量减少。

(二)心脏前负荷的改变

在舒张末期,心室所承受的容量负荷称为前负荷。临床上左心室的前负荷常用左心室舒张末期压(亦称充盈压)表示,右心室的前负荷常用右心室的舒张末期压或右心房压表示。根据 Frank－Starling 定律,心肌收缩力随心肌纤维长度改变而改变。在心室舒张末期压正常或偏低时,增加心室舒张末期容量,提高心室舒张末期压力,可伴有心肌收缩力的增加而增加心排出量。但当心力衰竭时,在同一心室舒张末期压的心排出量要比正常时显著减低,随心室舒张末期容量和压力的增加所得心排出量的提高较少,而当压力超过一定限度($>15\sim18mmHg$)时,心排出量不再增高,甚至反而降低。

(三)心脏后负荷的改变

在开始收缩时,心室所需克服的排血阻抗即为心室的后负荷,也称压力负荷。对左心室来说,在无主动脉瓣狭窄或主动脉狭窄时,其后负荷取决于主动脉顺应性、周围血管阻力、血液黏度和动脉内容量等,其中以周围血管阻力为最重要,临床上以此作为左心室后负荷的指标。当左心室后负荷增加时,心排出量减少;后负荷降低时,则心排出量增加。

(四)心率的改变

由于心排出量＝心搏量×心率,所以在一定范围内,在心搏量不变的情况下,心率的增快可使心排出量增加。但若心率增加超过一定限度时,则由于心室舒张期缩短,充盈不足,心排出量反而减少。对于心脏患者来说,心率每分钟超过120～140次,就可使心排出量降低。心动过缓时,虽然心搏量因舒张期充盈较多而较大,但心排出量可减少。

二、病因

(一)基本病因

心功能不全大多有器质性心血管疾病的基础,从病理生理角度可分为三大类

1.心肌收缩力减低(心肌衰竭)

包括原发性和继发性心肌收缩力减弱。前者主要见于冠心病、扩张型心肌病和心肌炎;后者包括继发于长期机械负荷过重、全身性疾病(如甲状腺功能低下)或医源性心肌损害(如阿奇霉素、丙吡胺及纵隔放射治疗)所致的心肌衰竭。

2.机械性负荷过重

包括心室后负荷(压力负荷)过重和前负荷(容量负荷)过重。前者常见于高血压、主动脉口狭窄、肺动脉高压或肺动脉口狭窄等左或右心室收缩期射血阻抗增高的情况。后者可见于瓣膜反流性疾病(如二尖瓣和(或)肺动脉瓣关闭不全致右心室前负荷过重)、心内外分流性疾病(如房间隔缺损可导致右心衰竭,室间隔缺损和动脉导管未闭可导致左心衰竭)和全身血容量增多的情况(如甲状腺功能亢进、贫血、动静脉瘘、脚气病等)

3.心室充盈受限

包括心室舒张期顺应性降低(如冠心病心肌缺血、高血压心室肥厚、肥厚性心肌病)、限制性心肌病(心内膜炎或心肌病变)和心包疾病(缩窄或填塞)。二尖瓣狭窄和三尖瓣狭窄也使心室充盈受限。但导致心房衰竭。

(二)诱发因素

心功能不全常由一些因素所诱发,称为诱因。常见的诱因有

1.感染:特别是呼吸道感染。

2.心律失常:特别是心房颤动;有时显著心动过缓,如完全房室传导阻滞。

3.心脏负担过重:如体力劳动、情绪激动、钠盐摄入过多及输液过多或过速等。

4.妊娠和分娩。

5.合并甲状腺功能亢进、贫血、肺栓塞、感染性心内膜炎及水、电解质和酸碱平衡失调。

6.药物:如洋地黄用量不足或中毒,某些抑制心肌收缩力的药物的应用,如利血平、胍乙啶、普萘洛尔、奎尼丁、丙吡胺4等。

三、发病机制

心脏有丰富的储备力,能充分适应机体需要的变化。当心脏病变致心排出量降低时,机体可通过心血管和神经体液的调节,动员储备力量使心排出量恢复正常,以能维持机体所需,此即为心功能的代偿期。但若心排出量下降超过代偿的限度时,则为心功能的失代偿期。如在急性情况下,一些代偿调节机制未能及时有效地发挥,可出现急性心功能不全。在慢性过程中,则视代偿调节机制的完善与否,可出现或出现不同程度的慢性心功能不全。代偿调节机

制主要包括三方面：

(一)交感神经兴奋

在心排出量降低的同时，心房压力增高和动脉压降低，通过感受器反射性地使交感神经兴奋和迷走神经抑制，从而可使心肌收缩力增强和心率加快，心排出量增加。同时使周围小血管收缩，有助于维持动脉压和血液重新分布，以保证重要脏器的供血。但交感神经兴奋也有其不利的一面：心动过速可增加心肌耗氧量而加重心肌缺血，过度的周围小动脉收缩可增加心脏后负荷而影响心排出量。

(二)水钠潴留

心排出量减少时，通过肾素－血管紧张素－醛固酮系统的活动增加和肾小管率过滤的降低，致水钠潴留，血容量增多，回心血量及心室充盈增加。根据 Frank－Starling 定律，在一定范围内，心室肌纤维的牵张可增加心室收缩力和心搏量，从而可发挥代偿作用。但当心脏扩大超过一定限度时，尤其是在心力衰竭时心室功能下降，回心血量的增加不再使心搏量增加，反使其降低，并使静脉压增高。

(三)心肌肥厚

为一种缓慢发生的代偿调节机制，主要在长期压力负荷过重的情况下，收缩蛋白合成加速，使心肌总量增加，收缩力加强。但在肥厚的过程中也有不利的因素：肥厚心肌的需氧量增多，而冠状动脉供血不足可造成心肌缺血。当肥厚心肌的每个收缩单位的收缩力降低不能被心肌总量增多所致的收缩力增强所弥补，可导致整个心脏收缩力的下降。

近研究揭示，在心力衰竭时，心房由于内压的增高而被牵张，释放出心钠素(又称心房肽)。后者具有对抗血管紧张素Ⅱ的作用，而能排钠利尿和扩张血管，起一定的代偿作用，研究还表明心钠素的水平与心力衰竭的程度密切相关，但当心力衰竭严重时，心钠素的增加不能克服血管紧张素Ⅱ所致的血管收缩和水钠潴留作用，而呈现出明显的充血性心力衰竭。

四、临床表现

心功能不全的早期表现主要系由于交感神经兴奋发挥代偿过程中所产生的症状，如心动过速、面色苍白和出汗等。心排出量减少致周围灌注不足，可引起倦怠、乏力和活动耐力减退等症状。在明显的心功能不全时，常发生循环淤血。临床上根据病变的心腔和淤血的部位，可分为左心、右心和全心功能不全。其中以左心功能不全开始较多见，以后继发肺动脉高压，导致右心功能不全。单独的右心功能不全较少，见于肺或肺动脉疾病及肺动脉瓣狭窄。

(一)左心功能不全的表现

1.症状

(1)呼吸困难：是左心功能不全时较早和最常见的症状，为肺淤血和肺顺应性降低而致肺活量减少的结果。呼吸困难最初仅发生在重体力劳动时，休息后可自行缓解，称为"劳力性呼吸困难"，系体力劳动使静脉回流增加，肺淤血加重的结果。随着病情的进展，呼吸困难可出现在较轻的体力活动中，劳动力逐渐下降。有的则表现为阵发性夜间呼吸困难，通常入睡并不困难，但在夜间熟睡后，突然胸闷、气急而被迫坐起，轻者坐起后数分钟可缓解，但有的伴阵咳、咳泡沫痰，若伴有哮喘，可称为心源性哮喘。重者可发展成肺气肿。夜间阵发性呼吸困难的发病机制，可能与平卧时静脉回流增加，膈肌上升，肺活量减少和夜间迷走神经张力增高有关。左心功能不全严重时,患者即使平卧休息也感呼吸困难,被迫取半卧位或坐位,称为端坐呼吸。由于坐位时重力的作用,使部分血液转移到身体下垂部位,可减轻肺淤血,且膈肌下降又可增加肺活量。在左心功能不全的晚期,由于心排出量明显降低,脑组织缺血缺氧,呼吸中枢受抑制而呈现陈-施呼吸。

(2)咳嗽、咳痰和咯血:系肺泡和支气管黏膜淤血所致。痰常为浆液性,呈白色泡沫样,有时带血而呈粉红色泡沫痰。

(3)其他症状:如低心排出量所致的倦怠、乏力等。严重时,由于脑缺氧可出现嗜睡、烦躁、甚至精神错乱等精神神经症状。

2.体征

除原有的心脏体征外,常示心率增快,心尖区可闻及舒张期奔马律。左心室扩张时,可发生相对性二尖瓣关闭不全而出现心尖区收缩期吹风样杂音。两肺底部常可闻及湿啰音。当有继发性支气管痉挛时,尚可伴有哮鸣音或啰音。少数可产生胸腔积液,以右侧多见,部分病例可出现交替脉。严重者有发绀(中枢性)。

(二)右心功能不全的表现

1.症状

主要为多脏器慢性持续性充血而发生的功能改变。如食欲缺乏、恶心、呕吐、尿少、夜尿,肝区胀痛甚至或出现黄疸。

2.体征

主要为体循环静脉压增高的表现。

(1)颈静脉充盈或怒张:即在半卧位或坐位时在锁骨上方可见到充盈的颈外静脉,肝颈仅流征阳性,即压迫肿大的肝脏时,可见颈静脉充盈加剧,是右心功能不全的早期表现,严重者由于静脉压显著升高,患者的手臂或其他浅静脉也可见充盈、怒张。

(2)肝大和压痛:发生于皮下水肿之前。进展快速的右心衰竭,尚可出现黄疸伴转氨酶增高。长期右心衰竭,可导致心源性肝硬化,此时肝脏质地变硬,压痛和肝颈仅流反而不明显,常伴黄疸、腹腔积液及慢性肝功能损害。

(3)水肿:为下垂凹陷性,发生在身体的下垂部位,起床活动者以脚、踝内侧和胫前部较明显,仰卧位则表现为骶部水肿。严重者可发展为全身水肿。

(4)胸腔积液和腹腔积液:以右侧胸腔积液多见,也可为双侧胸腔积液。腹腔积液大多发生于晚期。

(5)发绀:见于长期右心衰竭者,为静脉压增高,静脉血氧降低所致,属于周围性发绀。

(6)心脏病恶病质:晚期病例可发生营养不良,消瘦,表现出恶病质。

右心功能不全时,心脏本身的体征除原有心脏病体征外,可有心率加快,在胸骨左侧第3~4肋间可闻及舒张期奔马律。右心室显著扩大者可导致三尖瓣相对关闭不全,在三尖瓣区可闻及收缩期吹风样杂音伴吸气时增强。

(三)全心功能不全的表现

此时左、右心功能不全的临床表现同时存在。但因有右心功能不全,右心排出量减少,左心功能不全所致的肺淤血的临床表现反可有所减轻或不明显。

五、实验室和其他检查

心功能不全的诊断主要依靠临床症状和体征。有些实验室检查对诊断有帮助。如左心功能不全时,在心电图上 V_1 的 P 波终末负电势增大($<-0.03mm/sec$)。在胸片 X 线上可呈现上叶肺静脉扩张;如有肺间质水肿则在两肺下野则可形成水平位的 KerLeyB 线;当发生肺泡性水肿时,肺门阴影呈蝴蝶状;还常有胸腔积液。在右心功能不全时,周围静脉压增高。

近年来无创伤心功能测定和创伤性血流动力学测定对心功能不全的诊断、预后和评价治疗措施有重要的意义。

(一)心室时相测定

利用多导生理记录仪在体表同步记录心电图、心音图、颈动脉波及心尖波动图。测定收缩时间间期:左室射血前期(PEP)和左室射血时间(LVET)可反映左心室的收缩功能。在心肌收缩功能障碍时,PEP 延长而 LVET 缩短,使 PEP/LVET 增大(正常约为 0.35 ± 0.04)。测定左室等容舒张期(IRP)、左室快速充容期(RFP),和缓慢充盈期(SFP)可反映左心室的舒张功能。当心肌顺应性减退、舒张功能障碍时,IRP 延长,RFP 缩短而 SFP 延长。

(二)超声心动图

可用 M 型二位或多普勒超声技术测定左心室的收缩功能和舒张功能,M 型超声心动图较简便,在腱索水平测定左心室舒张末期和收缩末期内经(Dd 和 Ds),可演算左室短轴缩短率、平均周径缩短率。并可应用立方公式或 Teichholz 等公式演算左室容量及心搏量(SV)和射血分数(EF),但当左心室形态有显著的改变或存在室壁运动不协调时,上述 M 型超声心动图的参考价值有限,易用二维(其中以 Simpson 法最准确)或多普勒测定 SV 和 EF。对于左室舒张功能,可用二尖瓣前叶舒张中期关闭速度(EF 斜率)和左室后壁运动分析法,也可用二尖瓣口流速曲线测定(舒张晚期与早期流速峰值之比,即 A/E)等法。舒张功能减退时,EF 斜率降低,RFP 缩短和 SFP 延长,A/E 增大。

放射核素心血管造影用放射性核素(^{99m}TC)进行心血管造影,采用平衡法或 1 次通过法,可迅速测定左室射血分数(正常为 0.6 ± 0.09),并可反映室壁节段运动。

创伤性血流动力学测定大多采用 Swan-Ganz 漂浮导管和温度稀释法进行心脏血管内压力和心排血功能的测定。

六、诊断和鉴别诊断

(一)心功能不全的诊断

根据临床表现的特点,一般不难做出诊断。对于心功能不全的患者,临床诊断应包括心脏病的病因诊断(基本病因和诱因),解剖诊断、心律及心功能状态的诊断和心排血功能的测定。

一级:体力活动不受限制,日常活动不引起心功能不全的表现。

二级:体力活动轻度受限制,一般活动可引起乏力、心悸和呼吸困难等症状。

三级:体力活动明显受限制,轻度活动可引起上述症状。

四级:体力活动重度受限制,患者不能从事任何体力活动,即使在休息时亦有上述症状。

(二)鉴别诊断

1.左心功能不全主要应与肺部疾病所引起的呼吸困难和非心源性肺水肿相鉴别。肺部疾病如肺炎、支气管炎等所引起的呼吸困难受体位改变的影响不大,而左心功能不全者坐位时可减轻呼吸困难。心脏性哮喘与支气管哮喘发作之鉴别有时较困难,需结合过去病史。但若患者咳粉红色泡沫样痰,心脏性哮喘的诊断不难确诊。

2.右心功能不全主要应与心包积液、缩窄性心包炎、肾炎、肝硬化等引起的水肿和腹腔积液相鉴别。

七、治疗

心功能不全的治疗,包括针对病因的治疗和针对病生理变化的治疗两大方案。

对每一例心功能不全的患者,都应仔细分析和寻找心功能不全的病因,针对病因治疗。如高血压、甲状腺功能亢进、能手术治疗的心瓣膜病或先天性心血管畸形、室壁瘤等。此外应积极防治心力衰竭的诱发因素,如控制感染和心律失常、纠正贫血、电解质紊乱和酸碱平衡失调等。

针对病生理异常的治疗主要包括减轻心脏负荷和增强心肌收缩力。

(一)减轻心脏负荷

1.休息

休息是减轻心脏负荷的重要措施之一,包括限制体力活动和心理活动,需要时可给予适量的镇静安眠药物,因为即使轻度的活动也可因起心动加速、氧的需求增加和钠潴留。休息不仅可以减轻心脏工作,而且卧位时由于刺激醛固醇生成作用的减弱而有排钠利尿作用。休息的时限取决于心力衰竭的程度、导致心力衰竭的基础心脏疾病及患者的年龄。有明显的左心衰竭者至少休息 2～3 周才允许恢复活动。弥散性心肌炎、围生期心肌病常需较长时间的休息。老年人长期卧床易导致血栓形成、直立性低血压及虚弱等,在心功能改善后,应鼓励患者尽早活动。

2.控制钠盐摄入

心力衰竭患者钠的排泄减少,任何形式的钠盐摄入均可加重心力衰竭的症状。应适当限制钠盐,切记盐腌食品,避免食用含钠量高的食品或药物。目前由于强力的排钠利尿剂的应用,钠盐的强制可不必过严,以免影响食欲,也可减少低钠综合征的发生。但对于难治性心力衰竭,尤其是伴有稀释性低血钠时,应严格控制钠和水的摄入。钠盐应限制在每日 1g 以内。

3.利尿剂的应用

利尿剂可使过多的体液排除,既可以减轻周围组织和内脏的水肿,又可以减轻过多的血容量。减轻心脏的前负荷,改善心功能,增加心排出量。

目前临床上常用的利尿剂有:

(1)噻嗪类:作用于远曲肾小管近端,通过阻碍钠、氯化物和钾的重吸收而引起利尿作用。一般服药后 1～2 小时开始利尿,4 小时左右达高峰,持续约 12 小时。主要的不良反应是低钾,低氯血症碱中毒,并可导致血糖、尿酸增高,对糖尿病和痛风患者忌用。使用时宜间断给药,或同时补充氯化钾或与潴钾类利尿剂合用。噻嗪类制剂很多,常用的有双氢氯噻嗪 25mg,每日 1～2 次,环戊甲噻嗪 0.25～0.5mg,每日 2～3 次,口服。非噻嗪类但作用相似的长效利尿剂氯噻酮 0.1g,每日 1 次也常用。

(2)袢利尿剂:主要作用于亨利袢的上升支,对近端肾小管也有作用。抑制钠、氯化物和钾的重吸收。利尿作用较噻嗪类强而速,静脉注射后 5～10 分钟即可起利尿作用,口服后也可在

30 分钟左右开始利尿。最适用于急性心力衰竭和肺水肿患者,也可用于一般利尿剂无效的严重慢性心力衰竭患者。大剂量利尿可导致血容量不足,循环衰竭和低钾、低钠以及低氯血症碱中毒,需注意调整。久用后可导致血糖增高,依他尼酸尚可导致听力减退等不良反应。目前袢利尿剂中以呋塞米最常用,可予 20～40mg,每日 1～2 次口服,也可予静脉或肌内注射 20～40mg,每日 1～2 次。依他尼酸由于其利尿作用并不比呋塞米强而不良反应多,已渐趋少用。口服剂量是 25～50mg,每日 1～2 次,也可给予利尿酸钠静脉或肌内注射 25～50mg,每日 1 次。现在多使用丁苯氧酸,起作用较呋塞米更强。常用剂量为 0.5～2mg 口服或静脉注射,每日 1～2 次。

(3)潴钾利尿药:作用于远曲肾小管远端,有排钠和氯化物的作用,对钾却有潴留作用。单独使用时作用较弱,并可导致血钾增高,常与排钾利尿剂联合使用。肾功能不全者慎用。奏效较慢,尤其是醛固酮拮抗剂,需 24～48 小时才起作用。常用的药物有螺内酯 20～40mg,每日 3～4 次;氨苯蝶啶 50～100mg,每日 2～3 次;阿米洛利 5～10mg,每日 2 次口服。

其他利尿剂,如汞利尿剂和碳酸酐酶抑制剂,由于不良反应太大,在临床应用中已被上述药物所代替。

必须指出,利尿剂应合理使用,避免滥用,因持续大量利尿尚可导严重的电解质和酸碱平衡失调,在合并应用洋地黄者易诱致中毒;而且过度利尿尚可导致血容量不足、血液浓缩、并发血栓栓塞、低血压、循环衰竭和氮质血症等。因此使用利尿剂应遵循下列原则:①间断使用,使机体在利尿后有一个恢复和平衡的过程;②一般以噻嗪类为首选,必要时加用潴钾类利尿剂,袢利尿剂多用于急性肺水肿或重度充血性心力衰竭;③在利尿期间需记录出入水量、体重变化及随访电解质和肾功能,使用快速强利尿剂时,尚需要观察脉搏和血压的变化,以防止快速大量利尿导致血流动力学的紊乱。

(4)血管扩张剂的应用:心力衰竭时应用血管扩张剂,可通过扩张小动脉,降低体循环阻力和左心室射血时的阻力(降低心脏后负荷),增加心搏量;以及扩张静脉,减少回流和心室舒张末期容量(降低心脏前负荷)和室壁张力,从而可减轻静脉淤血,并改善心功能而不增加甚至减少心肌耗氧量。

血管扩张剂的种类很多:有很多直接作用于血管平滑肌的扩张剂,如肼屈嗪、硝酸酯类、硝普钠类等;也有 α-肾上腺素受体阻滞剂,如酚妥拉明、盐酸酚苄明和哌唑嗪;神经节阻滞剂,如咪噻吩;和血管紧张素转化酶抑制剂,如疏甲基脯氨酸和依那普利等。钙离子拮抗剂(如硝苯地平)也可以作为扩张血管药物应用于心功能不全的治疗中。各种血管扩张剂的作用部位不同可分为三类:①主要作用于小动脉;②同时作用于小动脉和小静脉;③主要作用于静脉。在临床应用时,应根据血流动力学的异常选择所需要的扩张剂及给药方法:如以肺淤血或肺水肿为主要表现者宜选用扩张静脉为主的药物;如周围阻力增高,心排出量降低为主要表现者宜选择扩张小动脉为主的药物;如兼有肺淤血和低排出量者,则宜选用扩张小动脉和小静脉的药物,或联合应用小动脉扩张剂和小静脉扩张剂。此外应根据病情的轻重缓急,选用制剂和给药途径。

1)主要作用于动脉的药物有:肼屈嗪,口服剂量 25～75mg,每日 3～4 次,10～20 分钟开始发挥作用,持续 6 小时;盐酸酚苄明,口服剂量 10～20mg,每日 2～3 次,持续 4～6 小时。酚妥拉明,静脉滴注 0.1mg/min 开始每 15 分钟加 0.1mg/min,即刻发挥作用,持续数分钟。

2)主要作用于动脉和静脉的药物有:哌唑嗪,口服剂量首剂 0.5mg,以后 1～5mg,每 6～8 小时 1 次,1/2～2 小时开始发挥作用,持续 6 小时;卡托普利,口服剂量 12.5～25mg,每 8 小时 1 次,1/2～1.5 小时开始发挥作用,持续 6 小时;硝普钠,静脉滴注 16pg/min,每 10～15 分钟加 3～6μg/min,即可发挥作用,持续数分钟;咪噻吩,静脉滴注 1～1.5mg/min 开始以后酌情滴定剂量,即可发挥作用,持续数分钟。

3)主要作用于静脉的药物有:硝酸甘油 0.3～0.6mg,舌下含化,数分钟开始发挥作用,持续 20～30 分钟,油膏外涂 15mg(4cm),临睡前,持续 3～5 小时,缓释贴片 5～30mg,每日 1～2 次,持续 8～12 小时,静脉滴注 5～10μg/min 开始,20～50μg/min 维持,即可发挥作用,持续数分钟;二硝酸异山梨醇舌下含化 2.5～10mg,每 4 小时 1 次,2～3 分钟发挥作用,持续 1～1.5 小时,口服 5～20mg,每 4～6 小时 1 次,15～30 分钟开始发挥作用,持续 4～5 小时。

在应用血管扩张剂时应掌握好指征,左心衰竭伴左室充盈压明显增高(＞15～18mmHg)者和周围阻力增高伴低心排出量者适用于扩血管治疗,尤其是对于高血压性心脏病并发心力衰竭、急性心肌梗死并发室间隔穿孔和二尖瓣或主动脉瓣关闭不全所致的心力衰竭效果较好。但如有血容量不足和严重的低血压者,则扩张血管剂列为禁忌,有左室流入道或流出道梗阻性病变者不宜应用小动脉扩张剂。在应用血管剂扩张剂时,需密切观察血压及心率,注意避免血压明显下降,同时观察可能出现的不良反应,尤其是在疗程较长和剂量较大时,如硝普钠可致氰中毒、肼屈嗪可引起狼疮综合征等。

(二)加强心肌收缩力

强心药物的应用,在临床上以洋地黄类药物最为常见,其他还有非洋地黄类强心剂,包括拟交感胺类与非拟交感胺类强心药物。

1.洋地黄类药物

洋地黄通过对心肌细胞膜上钠－钾－ATP 酶的抑制作用,使内流的钙离子增多而起正性肌力作用。同时可直接地或通过兴奋迷走神经间接地降低窦房结的自律性或在心房颤动时延缓房室传导而减慢心率。对衰竭心肌耗氧量并不增加,或可降低。

(1)洋地黄类制剂的适应证和禁忌证:洋地黄适用于各种充血性心力衰竭,对伴有快速室率的心房颤动的心力衰竭效果特别显著。在心脏病伴心脏扩大者而面临手术或分娩等应激时也可起预防作用。对室上性快速性心律失常,如室上性心动过速、心房纤颤和扑动等也有较好的效果。在有洋地黄过量或中毒时禁用,其他不宜使用洋地黄的情况有:①预激综合征伴心房颤动或扑动;②二度或高度房室传导阻滞;③肥厚梗阻型心肌病而无心房颤动或明显心力衰竭者;④单纯性重度二尖瓣狭窄伴窦性心律者。

(2)洋地黄类制剂的毒性反应:常见的有:胃肠道反应:如食欲减退、恶心、呕吐等,应与心功能不全或其他药物所引起者相鉴别。心脏方面的表现:心律失常是重要的一种表现,是药物中毒引起死亡的主要原因。最常见的有室性期前收缩形成二联律。洋地黄类药物中毒可引起局灶性心肌变性与坏死,使心肌收缩力下降,心功能不全加重。神经系统表现:可有头疼、忧郁、无力及黄视或绿视,视力模糊等。

(3)洋地黄类药物制剂的种类和剂量:快速作用类适用于急性心力衰竭或慢性心力衰竭加

重时;缓慢作用类则适用于慢性心力衰竭的维持治疗。

(4)给药方法:由于洋地黄的强心作用与体内蓄积的剂量呈线性正相关,给药方法可根据心功能不全的轻重缓急而定。常用的两种方法:①负荷量加维持量法:即在短期内(如3~5天),给予负荷量以取得最好的疗效,以后每日用维持量以补充排泄所丢失的药量借以维持疗效。适用于心力衰竭急、重而需尽快控制的患者,但若在近2周内已用过洋地黄,则不能用此法;②单量维持法:(不用负荷量)。一般选用地高辛,每日0.25~0.5mg,经6~8天,蓄积的地高辛浓度可达治疗浓度水平。此法虽奏效较慢,但较安全,发生毒性反应较少,适用于病情不太急,允许逐渐控制的患者。

必须注意,洋地黄的治疗剂量与毒性量相差较少,用量的个体差异又较大,不仅不同的患者可有明显的差别,而且同一患者在不同时期和不同条件下也有差异,因此给药因人因时而异。

老年人,心肌有急性病变或缺血缺氧、肾功能不全、低血钾、贫血、甲状腺功能减退等情况,对洋地黄较敏感,易致毒性反应,要特别慎重,宜选用快速类制剂,用量需减少。纠正低血钾、缺氧等因素,可有助于防止洋地黄毒性反应,但在严重心力衰竭及尿量少的患者,应注意防止血钾过高。此外有些合并用药,如奎尼丁、胺碘酮、维拉帕米及其他钙离子拮抗剂、甲氰米胍和有些抗生素,可增高地高辛的浓度而易导致洋地黄中毒。需避免合并使用,需要合并用药时,应减少洋地黄的用量,最好能参照洋地黄的血浓度调整剂量。

(5)洋地黄类制剂毒性反应的治疗:

1)停用洋地黄类制剂及排钾类利尿剂:胃肠道反应于停药2~3日后即可消失,心律失常于停药后需较长时间才能消失。

2)快速性心律失常,可选用:

氯化钾:对低钾血症或快速心律失常而无传导阻滞者,可给予氯化钾1~2g溶于5%葡萄糖500mL内静脉滴注,必要时可重复给予。

苯妥英钠:首次剂量为100~200mg溶于20mL注射用水中,每分钟50mg静脉注入;必要时每隔10分钟静脉注入100mg,但总量不能超过250~300mgo

利多卡因:首次剂量为50~100mg溶于10%葡萄糖20mL静脉注入,必要时可重复注射,但总量高不超过250~300mg。继之以1~4mg/min静脉滴入。适用于室性心律失常。

其他:如普萘洛尔、维拉帕米、普鲁卡因胺、奎尼丁、溴苄胺等。由于洋地黄中毒时电击易导致心室颤动,故一般不选用直流电复律。

3)缓慢性心律失常,可选用阿托品0.5~1.0mg皮下或静脉注射。异丙基肾上腺素也可用以提高心率和加快传导,但要注意增加室性异位搏动的不良反应。一般无须行临时人工心脏起搏,除非并发心源性昏厥。

4)特异性地高辛抗体:用于治疗严重的地高辛中毒,它可使心肌地高辛迅速转移到抗体上,形成失去活性的地高辛1片段复合物。解毒效应迅速而可靠,但可能导致心力衰竭的恶化。

2.其他正性肌力药物

(1)β-肾上腺能受体兴奋剂:此药物通过兴奋 β_1 和(或)β_2 受体,而发挥强心、加快心率和扩张血管的作用。

1)多巴酚丁胺:为合成的异丙基肾上腺素的衍生物,具有较强的 β_1 -肾上腺能受体和轻微的 β_2 和 α 受体兴奋作用。小剂量时($<7.5\mu g/kg\cdot min$),可增加心肌收缩力而心率加快和血管收缩的作用较弱。大剂量时($>10\mu g/kg\cdot min$),可出现心率加快或室性心律失常的不良反应,但较多巴胺轻。周围血管由于 β_2 受体的兴奋,反而扩张。

2)多巴胺:通过兴奋多巴胺受体 β、α 肾上腺素受体而起作用,其效应取决于剂量:小剂量时($1\sim5\mu g/kg\cdot min$)主要兴奋多巴胺能受体而致肾血流量和排钠增加。大剂量时($>20\mu g/kg\cdot min$)以兴奋 α 受体为主而致周围阻力增加。因此在治疗充血性心力衰竭时,宜用小剂量多巴胺,除非并发心源性休克,此时宜用大剂量多巴胺,以维持血压。

3)其他:选择性 β_1 肾上腺能受体兴奋剂,如对羟苯心安。B_2 受体激动剂,如沙丁胺醇、吡啶醇和特布他林,也具有正性肌力作用,被用于心力衰竭的辅助治疗。

(2)非拟交感胺类正性肌力药物:它既有正性心肌收缩作用,又有扩张周围血管;即可静脉给药又可口服。其中如米力农具有短期和长效的良好作用,而无明显不良反应。氨力农具有较好的血流动力学效应,但不良反应的发生率较高,不能长期用于慢性心力衰竭的治疗。

总之,许多心功能不全的患者,通过治疗后症状可缓解,心功能可改善。但也有些患者,虽经各种治疗均无良好反应。临床上称之为"难治性心力衰竭"。对这类患者应作详细的检查和分析:①心功能不全的诊断是否正确;②心功能不全的诱因是否得到妥善处理;③洋地黄制剂的用量是否适当;④利尿剂的用量是否适当;⑤血管扩张剂的应用是否适当;⑥休息和饮食是否得到合理安排;⑦是否有影响洋地黄类制剂作用的药物;⑧原有的心脏病是否得到妥善处理;⑨有无并发症,如感染、电解质平衡失调、低血容量状态、肺栓塞和浆膜腔积液等,只有当进行周密的检查和分析,并采取了适当的治疗措施后,心功能不全仍得不到改善者,才是真正的难治性心力衰竭。此类患者心肌的病变严重而不可逆,是心脏移植的对象。

八、预后

预后除取决于心功能不全的程度外,有众多因素的影响,如基础心脏病可否纠正;有无明显的临时(可控制的)诱因;所接受的治疗,及对治疗的反应。

九、护理

(一)保证患者充分休息

给予半卧位或坐位休息可降低心率,减轻心肌耗氧量,从而减轻心脏负担。注意防止静脉血栓形成和皮肤损伤的发生。

(二)饮食

应摄取高营养、高热量、少盐、易消化清淡食物,少量多餐,减轻心脏负担,避免进食产气食物。

(三)病情监测

严密观察患者呼吸频率、深度、意识、精神状态、皮肤颜色、温度和血压变化。观察肺部啰音的变化,监测血气分析结果。保持呼吸道通畅,观察患者的咳嗽情况,痰液的性质和量,协助患者咳嗽、排痰。控制静脉输液速度,一般为每分钟 $20\sim30$ 滴。

(四)心理护理

患者因严重的呼吸困难而伴有濒死感,焦虑和恐惧,医护人员应及时给予患者心理疏导以增强患者的安全感;患者家属也应给予患者必要的生活与精神支持,使患者感受到亲情的温暖。

(五)用药护理

用吗啡时应注意患者有无呼吸抑制、心动过缓;用利尿药要严格记录尿量,注意水、电解质变化和酸碱平衡情况;用扩血管药要注意调节输液速度、监测血压变化,防止低血压的发生,用硝普钠应现用现配,避光滴注,有条件者可用输液泵控制速度;洋地黄类药物静脉使用时要稀释,推注速度宜缓慢,同时观察心电图变化。

第二节　急性心功能不全

急性心功能不全系指心脏在短时间内发生心肌收缩力明显减低,或心室负荷加重而导致急性心排出量减少的临床情况。其中以急性左心衰竭为最常见,表现为急性肺水肿,可发生心源性休克或心搏骤停。急性右心力衰竭比较少见,多有大块肺栓塞所致,表现为急性肺源性心脏病,偶也可发生急性右心室心肌梗死。

本节讨论的主要是急性左心功能不全。

一、病因

(一)急性弥散性心肌损害

致使心肌收缩无力,如急性心肌炎、急性广泛性心肌梗死等。

(二)急性机械性阻塞

致使心脏压力负荷过重,排血受阻,如严重的二尖瓣或主动脉瓣狭窄、左室流出道梗阻、二尖瓣口黏液瘤或血栓的嵌顿、急进型或严重高血压等。

(三)急性容量负荷过重

如由于急性心肌梗死、感染性心内膜炎或外伤所致的乳头肌功能不全、腱索断裂、瓣膜穿孔、室间隔穿孔和主动脉瘤破裂等。静脉输血或输入含钠液体过快也可导致急性心功能不全。

(四)急性心室舒张受限

如急性大量心包渗液或积血所致的急性心脏压塞,导致心排出量降低和体循环淤血及过快的异位心率等。

二、临床表现

急性心功能不全发病急骤。急性左心衰竭以肺水肿为主要表现:患者突然出现严重的呼吸困难,每分钟可达 30~40 次。端坐呼吸、频频咳嗽,常咳出泡沫痰,伴烦躁不安,面色灰白、口唇青紫、大汗淋漓。严重时可咳出大量粉红色泡沫痰。发作时心率和脉搏增快,血压在起始时可升高,以后可降至正常或低于正常。两肺可布满湿啰音及哮鸣音。心尖部可听到奔马律,但常被肺部啰音所掩盖。

急性左心衰竭时由于心脏排血功能降低,心排出量不足,可引起心源性休克。临床上除一般休克的表现外,多伴有心功能不全的表现,有循环淤血和周围血管的收缩。严重心功能不全时可出现昏厥和心搏骤停。

三、诊断和鉴别诊断

根据典型的症状和体征,诊断急性心功能不全并不困难。急性肺水肿时肺部哮鸣音,应与支气管哮喘相鉴别,端坐呼吸和心尖部奔马律有利于肺水肿的诊断。心源性休克时可有静脉压和心室舒张末压的升高,可与其他原因所致的休克鉴别。

四、治疗

急性左心功能不全是内科急症之一,应迅速、积极采取有效措施,以免危及患者的生命。治疗原则同慢性心功能不全的处理,具体措施如下:

(一)体位

使患者取坐位或半卧位,两腿下垂,以立即减少静脉回心血量。必要时可轮流结扎四肢,以进一步减少静脉回流。

(二)给氧

予高流量给氧(可达 6~8L/min)。需要时可用面罩加压给氧或正压呼吸,但需要调节,以免影响右心室心搏量导致左心室心搏量减少和血压下降。使用酒精吸氧或有机硅泡剂,可使泡沫表面的张力降低而破裂,有利于通气的改善。

(三)吗啡

3~5mg 静脉注射,或 5~10mg 皮下或肌内注射。可减轻烦躁不安和呼吸困难,并可扩张周围静脉,减少回心血量。但有呼吸抑制、昏迷、休克和慢性肺炎者忌用。老年体弱者应减量。

(四)快速利尿

呋塞米 20~40mg 或利尿酸钠 25~50mg 静脉给予,可大量快速利尿,减少血容量。呋塞米在利尿作用前即先有扩张血管作用,更能迅速见效。但并发于心肌梗死的左心衰竭,由于血容量增多不明显,应慎用,以免引起低血压。

(五)氨茶碱

静脉注射 0.25g(以 50%的葡萄糖液 20~40mL 稀释后缓慢注入),可解除支气管痉挛,减轻呼吸困难。此外尚有增强心肌收缩力继而扩张周围血管的作用。

(六)血管扩张剂

硝酸甘油舌下含化可迅速扩张静脉床,减少回心血量。严重病例可予静脉注射硝普钠,发作时血压高者尤其适用,如有低血压,则宜与多巴胺合用。

(七)强心药

如发病前 2 周内未用过洋地黄或洋地黄毒苷,1 周内未用过地高辛,可予速效洋地黄制剂,如毛花苷 C 或毒毛花苷 K,以加强心肌收缩力和减慢心率。

此对伴有房性快速性心律失常的急性肺水肿特别有效。但对重度二尖瓣狭窄而伴有窦性心律的急性肺水肿忌用。如发病前两周曾用过洋地黄,则强心药的应用需根据病情,小剂量追加。

(八)其他

静脉注射地塞米松 10～20mg,可降低周围血管阻力、减少回心血量和解除支气管痉挛。如因大剂量快速输血或输液所致的肺水肿,或在无快速利尿、扩张血管治疗的情况下,可考虑静脉穿刺或切开放血(300～500mL)以减少过多的血容量。

五、护理

1.体位:使患者取坐位或半卧位,两腿下垂,以立即减少静脉回心血量。必要时可轮流结扎四肢,以进一步减少静脉回流。

2.病情观察:密切观察患者的体温、呼吸、脉搏、血压等,发绀及肺内体征变化及洋地黄的毒性反应,准确记录 24 小时出入量。

3.饮食:食用易消化、低热量、低脂、高维生素。宜少食多餐。

4.吸氧:高流量给氧(可达 6～8L/min)。需要时可用面罩加压给氧或正压呼吸,但需要调节,以免影响右心室心搏量导致左心室心搏量减少和血压下降。使用酒精吸氧或有机硅泡剂,可使泡沫表面的张力降低而破裂,有利于通气的改善。

5.加强皮肤及口腔护理及保持大便通畅。

6.休息:保持病室安静,保证患者充足的睡眠,从而减轻心脏负担。

第三节　房性早搏

房性早搏简称房早,见于 60% 以上的正常成人,通常无症状属良性,有时可伴有心悸。器质性心脏病者房性早搏发生率较高,心房病变、心房增大、或心力衰竭时较常见。对于易感的患者,房性早搏能激发阵发性室上性心动过速。房性早搏可发生在任一心房的任何部位。

心电图可见:①提前出现的 P 波,形态与窦性 P 波不同;②PR 间期大于或等于 0.12s,当房早在心动周期中出现较晚时,可正常地下传到心室。较早出现的房早可能因房室传导系统仍处在其相对不应期,导致传到迟缓,表现 PR 间期延长。过早的房早可能处在房室结的有效不应期中而被阻止,称为被阻止的(或未下传的)房性早搏;③房性早搏 P 波与窦性 P 波之间的间期称为代偿间歇。通常房早进入窦房结并重新安排其节律,导致早搏前后的窦性 P-P 间期的和小于两个正常的窦性 P-P 间期,这种情况称为不完全性代偿间歇;④多数早搏后的 QRS 波群形态正常,但较早的房早传到房室传导系统时,由于束支的反应性可能不一致,一侧束支已脱离不应期,而另一侧束支仍处于不应期,引起形态异常增宽的 QRS 波群,称为室内差异性传导。

多数房早没有症状,故无须治疗。如房早引起心悸或诱发阵发性室上性心动过速,则需予治疗。如诱发房早的因素如烟、酒或肾上腺能兴奋剂,应予去除。无诱发因素者可试用温和的镇静药物或 β 受体阻滞剂。如无效可选用奎尼丁、普鲁卡因胺、或其他同类药物。护理:嘱患者戒酒烟、生活要规律、注意休息和睡眠、保持心情舒畅。

第四节　房室交界性早搏

房室交界性早搏简称交界性早搏,其起源部位认定是在希氏束,因为房室结本身不具有自律性。它较少见,较常发生在器质性心脏病变或洋地黄中毒时。交界性早搏能顺行传导到心室,也能逆行传导到心房,偶尔不向任何方向传导而呈隐匿性。心电图上表现为提前出现的 QRS 波群而其前无相关的 P 波。逆行 P 波(Ⅱ、Ⅲ、aVF 导联 P 波倒置)可出现在 QRS 波群之前、之中、或之后,根据早搏的前向及逆向传导速度而定。

交界性早搏常无症状,可伴有心悸、或出现巨 α 波。后者可能导致颈部波动不适。如有症状,应按房性早搏治疗。护理:嘱患者戒酒烟、低盐低脂饮食、少食多餐、生活要规律、注意休息和睡眠、保持心情舒畅。

第五节　室性早搏

一、病因

室性早搏简称室早是最常见的一种心律失常,心脏病患者和正常人均可发生。在成人男性中,60％以上在 24 小时动态心电图监测期间显示室性早搏。室性早搏最常见于冠心病、风湿性心脏病、高血压性心脏病、心肌病、和二尖瓣脱垂综合征。频发室早是洋地黄过量时最常见的心律失常,常为多源性或呈二联律。其他可以引起室早的原因有:奎尼丁、普鲁卡因胺、或锑剂中毒;血钾过低(特别是同时用洋地黄时);心脏手术或心导管检查时对心脏的机械刺激等。

二、临床表现

室性早搏能引起心悸和颈部搏动。后者是由于巨 α 波的发生或早搏后心脏收缩力的增强所致。频发的室早或二联律者可发生昏厥,因为室早的心搏量不足而导致心排出量减少。

听诊可发现正常搏动后的早搏以及随后的间歇。早搏心室充盈量的减少致第一心音增强。心搏量降低使第二心音减弱甚至消失。桡动脉触诊可发现长的间歇,因早搏本身的脉搏小,往往触不到。

三、心电图检查

1.室性早搏根据提前出现的、宽大(常＞0.14s)、畸形 QRS 波群而其前无相关的 P 波来识别。S－T 段和 T 波的方向与主波方向相反。

2.室性早搏很少能逆传到心房并侵入窦房结,因而包括室性在内的两个窦性搏动之间的间期等于两个基本的 R－R 间期之和,称为完全性代偿间歇。心律较慢时,窦早夹在两个连续窦性搏动之间,不影响后来的窦性冲动,称为间位性室早。

3.室性早搏可单个或成对出现。每个窦性搏动后出现 1 个早搏称为二联律,每两个窦性早搏后出现 1 个早搏称为三联律。

连续 2 个室性早搏称为成对的室性早搏,连续 3 个以上的室性早搏形成短阵室性心动过速。

4.在同一导联上,室性早搏的形态可以相似或不同。后者称为多源性室早,其配对间期常不等。

5.室性并行心律:室性早搏常与前面窦性的 QRS 波群有比较固定的关系,称为固定配对间期的室早。如果配对间期不固定,而室早间的间期有公约数,则称为室性并行心律。它是心室病灶的异常自律性的表现,且心室性病灶有保护性传入阻滞存在,使窦性冲动不能进入并重排其心律。

室性并行心律的心电图有以下 3 个特点:①配对间期不恒定;②室性并行心律时异位搏动之间的间隔时间可变动。虽然这个异位起搏点有规律地发放冲动,但只有那些引起心室反应的才在心电图上表现出来。因此较长的和较短的间隔之间存在着数学上的关系,较长的间隔是最短间隔的倍数,可以算出不同间隔之间的公约数;③室性并行心律起搏点有独特的节律,当其发动的冲动与基本节律的冲动几乎同时达到心室时,即产生室性融合波。其形态介于基本心律的 QRS 波群与并行心律的 QRS 波群之间。室性融合波可见于多种类型的室性心律失常,而并非室性并行心律所特有。

四、治疗

室性早搏治疗的主要目的是预防室性心动过速、心室颤动和心脏猝死。无心脏病的患者的室早无须治疗。有症状时,首先应向患者解释,减轻其焦虑。无效时用抗心律失常药物减少室早以减轻症状。对伴发器质性心脏病的室早,应对其原发病进行治疗,抑制室早首选利多卡因静脉注射,如最大剂量的利多卡因无效,可静脉注射普鲁卡因胺、普罗帕酮等。室早伴随窦性心动过缓或房室传导阻滞时,可用阿托品或异丙肾上腺素增加基础心率,或用起搏器来治疗,而对于一些窦性心动过速的患者,减慢心率可消除室早。

五、护理

嘱患者生活起居要规律、戒酒烟、勿过度劳累、注意休息和睡眠、锻炼身体预防感冒,并给予患者心理护理,减轻其心理负担,减轻焦虑,使其保持心情舒畅。

第六节　窦性心动过速

冲动起源于窦房结的心律称为窦性心律。成人的窦性心律每分钟超过 100 次时称为窦性心动过速,心率每分钟常在 200 次以下。它不是一种原发性心律失常,而常继发于多种情况,如,发热、血容量不足、焦虑、运动、甲状腺功能亢进、低氧血症、充血性心力衰竭等。

心电图显示:①窦性 P 波,P 波在 I、II、aVF 导联直立,aVR 导联倒置,P−R 间期大于 0.12s;②速率每分钟大于 100 次。

当速率超过每分钟 140 次时应与室上性阵发性心动过速、2:1 传导的心房扑动相鉴别。

窦性心动过速的心率有时可改变,而阵发性心动过速和心房扑动的心率多较恒定。窦性心动过速的起始和终止是逐渐的,颈动脉窦按摩常使心率轻度减慢,停止按摩后恢复到原来水平。对于室上性心动过速,颈动脉窦按摩或者能使之恢复为正常窦性心律,或者无效。心房扑动时的颈动脉窦按摩可能暂时减少冲动下传,显示扑动波。

窦性心动过速的治疗应针对原发的病因。如:用洋地黄和利尿剂治疗心力衰竭,氧疗纠正低氧血症,控制甲亢,补充血容量,治疗引起发热的疾病及用安定治疗情绪紊乱等。护理应针对引起原发病的病因做出相应的护理。

第七节 室性心动过速

室性心动过速简称室速,是指 3 个或 3 个以上的室性异位激动,频率大于或等于 100 次所构成的心律失常。室速持续 30 分钟以上或因为严重的血流动力阻碍需要立即终止的,称为持续性室速。

一、病因

室速常伴有各种器质性心脏病。最常见的是慢性冠心病。也可发生于其他心脏病、代谢障碍、药物中毒、或 QT 延长综合征。偶见于无心脏病或其他诱因者。非持续性室速($<30s$)也可伴有心脏病,但较常见于无心脏病时。急性缺血在伴有陈旧性心肌梗死的室速中作用甚微,但有可能使稳定的室速变成室颤。事实上,多数室颤发作从室速开始。

二、临床表现

室速期间,由于失去了心房对心室的充盈作用和心室激动顺序的异常,心排出量减少。室速引起的症状取决于心室率、心动过速持续的时间、和基础心脏病的程度。如心室率很快,伴有严重的心功能障碍和脑血管病变,则常发生低血压和昏厥。室速还可以引起呼吸困难、心绞痛和尿少。这些症状发生于急性心肌梗死时,预示着室颤即将发生。

听诊时第一、第二心音裂增宽,心律基本规则或轻度不规则,第一心音的强度不一致。颈静脉搏动显示间歇性巨 α 波,血压和收缩期杂音的强度可随每次搏动而不同。但如心室激动全部能逆传到心房(房室传导比例为 1:1),则不出现心音和杂音的强度改变,亦无巨 α 波。

室速的预后取决于基础心脏病的状况。如持续性室速在急性心肌梗死后的最初 6 周内发生,则预后严重,1 年内病死率达 85%。心肌梗死后非持续性室速的死亡的危险,高于无室速者的 3 倍。

三、心电图检查

心电图检查表现为①快速的连续 3 个或 3 个以上的室性异位激动;②心室率每分钟超过100 次,节律整齐或轻度不整齐;③QRS 波群增宽,($>0.12s$),有继发的 S-T 改变;QRS 波的形态在任何 1 次发作中可能一致(单行的)也可能不一致(多形的)。双向性心动过速是指QRS 波群的方向交替的室速;④房室分离,心室率较心房率快。但有时心室激动可逆传到心房;⑤有时室上性激动可下传到心室,引起 1 次提早的正常 QRS 波群,称心室夺获。如心室夺获时心室异位激动又几乎同时激动心室,则产生室性融合波。心室夺获和心室融合波的出现是诊断室速的有力根据;⑥室速的起始常突然。非阵发性室速可能逐渐起始。阵发性室速常由1次室性早搏发动。

伴有室内差异性传导的室上性心动过速可能酷似室速,两者的临床意义和治疗完全不同,因此对于它们加以鉴别很重要。鉴别要点如下:

1.窦性心律时的心电图:如在窦性心律期间描记的心电图表明束支传导阻滞的图形,形态特征和在心动过速期间的图形相同,有利于室上性心动过速的诊断。如在窦性心律心电图上显示心肌梗死图形,则提示有发生室速的解剖基础。

2.心动过速开始时有无P波:如发作由1个提前P波开始,则可做出室上性心动过速的诊断。如发作随一个QRS波群开始,则心动过速可能起源于心室或房室交接区。

3.如心动过速的速率与已知的阵发性室上性心动过速的速率相同,则可能为室上性心动过速。

4.房室分离:较常见于室速,也可见于交界性心动过速伴逆向传导阻滞。但1:1的房室关系不能排除室速,因为室速可能发生心房夺获。如RP间期为0.1或小于0.1s,则支持交界性心动过速,因为对于心室到心房的传导,这个时间间期太短。

5.心室夺获和室性融合波:为室速的强有力证据。但交界性心动过速伴有与心房间的逆行传导阻滞时,也可造成心室夺获;交界性心动过速伴有通过旁路引起的室内差异性传导,在交界性搏动和窦性搏动之间可能发生融合。

6.QRS波群的形态:提示室速的发现是:①QRS波群增宽达0.14s以上;②电轴左偏;③全部胸导联的QRS图形一致(均向上或均向下);④不典型的左或右束支阻滞图形。支持室上性心动过速的发现是:①典型的右束支阻滞图形;②QRS波群≤0.14s;③预激综合征。

7.对兴奋迷走神经的反应:心室心动过速时,颈动脉窦按摩不影响其心室率,但可使心房率减慢从而易于显示房室分离。室上性心动过速时,按摩颈动脉窦可能对心律无影响,也可能使心动过速突然转复为窦性。

四、治疗

伴有器质性心脏病的室速,如有显著的血流动力学障碍,或有心肌缺血、充血性心力衰竭、或中枢性神经系统供血减少的证据,应迅速用直流电复律使室速终止。如无上诉表现可试用药物治疗。静脉注射利多卡因对大多数患者有效。普鲁卡因胺也可使室速终止,或使心室率减慢。溴苄胺和安碘达隆对终止室速也有效。在稳定的患者中,如药物无效,可用静脉导管快速起搏法起搏心室,使室速终止。

应致力于寻找和去除与发动和维持室速有关的情况。例如,抗心绞痛治疗、血管加压药、或钾盐有时可能分别地终止与缺血、低血压或低血钾有关的室速。矫正心力衰竭可能减少室性心律失常的频率。由于窦性心动过缓或房室传导阻滞引起的心室率缓慢所伴随的室早和室性快速心率失常,能通过阿托品、临时用异丙肾上腺素、或经静脉起搏得到矫正。室上性心动过速能发动室速,也应加以预防。

再发的预防室性心律失常再发的预防用药首选奎尼丁、普鲁卡因胺或丙吡胺;次选氟卡尼或普罗帕酮,然后是美西律或妥卡尼也可试用胺碘酮。

五、护理

1.给予患者心理护理,消除患者的紧张心情,使患者积极地配合治疗。

2.嘱患者生活起居要规律、戒酒烟、勿急躁,勿吃辛辣刺激性食物,多吃粗纤维食物,保持大便通畅;注意营养,少食多餐。

3.心电监护:严重的室性心动过速有时可以引起猝死,因此应密切观察病情变化,并协同医生采取急救措施如电复律、心肺复苏等。

4.药物的护理:应用抗心律失常药物要经常监测血压、心电图等,观察患者的意识状态,呼吸情况等,如出现严重的不良反应,及时配合医生处理。

5.如需用静脉导管快速起搏法起搏心室,终止室速,应严格掌握其适应证,观察有无感染、血栓、栓塞等并发症,并做好相应的护理。

6.应用心脏电复律时,应密切观察有无新的心律失常、心脏损害、低血压、充血性心力衰竭、肺水肿、栓塞、皮肤灼烧等并发症的发生,一旦发生,应根据情况协助医生进行必要的处理。

第八节 心房扑动

心房扑动简称房扑,几乎总是发生在器质性心脏病患者。可以是阵发性,常由直接因素引起,如心包炎或急性呼吸衰竭,也可是持续性的。房扑和房颤在直视手术后第1周很常见。房扑持续时间常比房颤短,偶尔可持续数月至数年。通常房扑持续1周以上,则会转变为房颤。房扑时发生体循环栓塞比房颤少见。

一、临床表现

心房扑动时心室率常在150次/分钟左右,规则。房室传导比例为4∶1或3∶1时,心率慢而规则。房室传导比例不固定时心律不规则,这是因心室收缩间隔时间有变动,第一心音的强度常不等。心室率不太快的心房扑动,运动时心率可增加一倍,颈动脉窦按摩后又可减少一半。房扑时,颈动脉可显示浅而快的搏动,为心室率的倍数。心室率慢者,听诊可发现轻而快的心房音。

二、心电图检查

心电图表现为:①心房活动呈规则的锯齿样扑动波,每分钟250～350次。在Ⅱ、Ⅲ,aVⅠ导联上最明显;②心室率常为心房率的一半,即每分钟150次。用抗心律失常药如奎尼丁使心房率减慢到每分钟220次以下,由于同时奎尼丁也消除迷走神经的作用,可发生1∶1房室传导,心室率突然加快。有时房室传导比例不固定,引起不规则的心室率。如心室率规则,但频率不是心房率的简单分数,则提示房室传导阻滞;③QRS波群的形态与窦性心律相同,也可有心室内差异性传导。

三、治疗

房扑的最有效治疗是直流电复律。在轻度镇静状态下,用低能量(10～50J)能使房扑转为窦性心律。对心脏直视手术后,或在急性心肌梗死时发生的房扑,尤其是用洋地黄治疗者,用手术时植入的临时起搏电极,或经静脉插入的心房起搏导管,以房扑速率的 $115\% \sim 130\%$ 的速率起搏心房,常时房扑转变为窦性心律。心房起搏有可能把房扑变成房颤,后者的心率较易控制。如患者的临床状态不需要立即复律,应首选使用 β 阻滞剂、钙拮抗剂、或洋地黄制剂减慢心室率(洋地黄制剂有时使房扑变为房颤),然后用奎尼丁或奎尼丁类药物复律。逐渐增加所用药物的剂量,直至恢复窦性心律或出现不良反应。复律后可用奎尼丁类药物、胺碘酮等预防复发。

四、护理

1.密切观察患者的心电图变化,如有改变立即通知医师。

2.随时监测患者的生命体征及用药后的疗效及不良反应。

3.保持病房安静,整洁,定期开窗通风。嘱患者少食多餐,食营养丰富的高蛋白、高维生素食物。

4.应用心脏电复律时,应密切观察有无新的心律失常、心脏损害、低血压、充血性心力衰竭、肺水肿、栓塞、皮肤灼烧等并发症的发生,一旦发生,应根据情况协助医生进行必要的处理。

5.如患者应用临时起搏器或经静脉插入的心房起搏导管等使房扑变为窦性心律,应严格掌握其适应证,观察有无感染、血栓、栓塞等并发症,并做好相应的护理。

6.心理护理:患者因害怕死亡而产生焦虑、抑郁。护士应安慰、鼓励患者,鼓励患者表达自己身体的不适感,应向患者介绍有关疾病的知识,检查目的及药物的作用等,使其积极配合各项检查及治疗。

第九节　心室扑动和心室颤动

心室扑动和心室颤动是最严重的心律失常,简称室扑或室颤。前者心室有快而无效的收缩,后者心室各部分肌纤维发生更快而不协调的乱颤。两者对血流动力学的影响均等于室性停搏。心室颤动可分为原发性和继发性两类,本节主要讨论原发性室颤。

一、病因

心室颤动常为心脏病及其他疾病的临终表现,也是猝死的常见表现之一。后者经抢救可能挽回患者的生命,也称为原发性室颤。原发性室颤最常见于冠心病,也可由抗心律失常药引起,特别是引起 QT 间期延长和尖端扭转型室速的药物。还见于严重的缺血缺氧,和预激综合征发生房颤伴快速心室反应时。室扑和室颤可先后或掺杂出现。

二、心电图检查

室扑和室颤的心电图特点是无法分辨的 QRS 波群和 ST 段以及 T 波。室扑常成正弦波,速率为每分钟 $150 \sim 300$ 次。有时难以与快速的室性心动过速相区别。室颤则表现为形态、频率、振幅均不规则的波形。

三、临床表现及预后

室扑或室颤一旦发生患者迅速出现阿—斯综合征,表现为意识丧失、抽搐、继以呼吸停止。

体检既无心音也无脉搏。如不及时治疗,患者迅速死亡。

预后与原发的疾病密切相关。发生于心肌梗死的原发性室颤的预后一般较轻,心脏性猝死的再发率很低,但不伴有心肌梗死的原发性室颤,1 年内再发率高达 20%~30%。

四、治疗

(一)心脏按压

室颤可导致心搏骤停,一旦发生应立即进行胸外心脏按压。胸外心脏按压的目的是通过顺序的、手控的胸壁按压,维持重要器官的灌注。

(二)除颤和复律

迅速恢复有效心律是治疗成功的关键一步。在心电监测仪器上发现心室颤动时,应立即用 200J 电能进行除颤。如无效,可用 300J 或 360J。开始一、两次电除颤不能成功地恢复有效心律是预后不良的征象。此时应集中注意力于通气和矫正血液生化异常,努力使心脏可能再建立稳定的心律——即改善氧合作用,纠正酸中毒,和改善原来的电生理情况。

(三)药物治疗

作为常规,应给所有的患者静脉内注入利多卡因 1mg/kg。对于不稳定的电活动持续存在的患者,两分钟后重复此剂量。随后用利多卡因持续静脉注入,速率为 1~4mg/min,视患者的年龄、身材、和其他因素而定。应给心室仍在颤动的患者静脉注射肾上腺素 0.5~1.0mg(5 到 10mL1:10000 溶液),并应重复电除颤。在复苏期间可重复此剂量的肾上腺素,每 5 分钟 1 次。只有在不能通过静脉内或气管内给药的情况下才由心内途径给药。多次电除颤失败是使用其他抗心律失常药物的指证,此时最广泛使用的普鲁卡因胺和溴苄胺。用普鲁卡因胺 100mg 静脉注射,每 5 分钟 1 次,总量是 500~1000mg。接着用 2~4mg/min 持续静脉滴注。用溴苄胺首剂 5mg/kg,静脉注射,接着再次试图电除颤。可再用此药,每 15 分钟 1 次,直到最大剂量 25mg/kg。对于难治性心动过速和心室颤动,也有建议用胺碘酮 150~500mg,静脉注射,和 10mg/kg·d,静脉滴注。对于急性高血钾引起的顽固性心室颤动的患者,或低血钙或钙离子通道阻滞剂中毒的患者,用 10%葡萄糖酸钙 5~20mL 静脉注射,速率为 2~4mL/min,可能有帮助。在复苏期间不应常规使用钙剂。

五、护理

1.除颤和起搏:注意电极板与皮肤接触处用盐水纱布垫或导电糊,并用力贴紧,以免引起局部烧伤,在放电时任何人不得接触患者和病床,防止触电。

2.心脏按压:方法要正确,护士用近患者腿的手的中指和示指触及剑突,另一只手的根部置于胸骨下半部,在剑突界上两横指,应把手的根部的长轴置于胸骨的长轴上,以保持主要的按压力量在胸骨上,减少肋骨骨折的机会。接着,护士把近患者腿的手放在胸骨上面的手上,双手相互平行,手指不接触胸壁,使用足够的力量压低胸骨 3~5cm,然后突然放松,速率每分钟 80~100 次。

3.保持呼吸道通畅:抢救者位于患者左侧,左手置于患者颈后,向上托起,右手按压前额使头后仰,此时是通气的最佳位置。

4.人工呼吸:口对口人工呼吸是最简单有效的方法。患者仰卧,护士一手托起下颌使头后仰,张开下唇,另一手捏鼻孔,护士吸气后对患者口内用力吹气,然后放开鼻孔,待胸廓回缩呼气。首先连续吹气 2 次,之后每分钟均匀吹气 10~12 次,每次吹气要见胸廓有明显的起伏才表示有效。

5.监测血气分析结果,密切观察用药效果及药物不良反应,积极配合医师进行抢救。

6.患者神志清楚者,给予患者心理护理,给予患者最大的关照,安慰患者,消除其对死亡的恐惧心理。

第十节　窦性心动过缓

窦性心律每分钟低于 60 次称为窦性心动过缓。常见于健康的成年人,尤其是运动员、老年人和睡眠时。其他原因为颅内压增高、血钾过高、甲状腺功能减退、低温;以及用洋地黄、β阻滞剂、利血平、胍乙啶、甲基多巴等药物。在器质性心脏病中,窦性心动过缓可见于冠心病、急性心肌梗死(尤其是下壁心肌梗死的早期)、心肌炎、心肌病和病窦综合征。

心电图显示窦性 P 波,P 波速率低于每分钟 60 次,PR 间期大于 0.12s。常伴有窦性心律不齐,即 P-P 间期相差大于 0.12s。

窦性心动过缓如心率每分钟不低于 50 次,一般不引起症状,无须治疗。如心率低于每分钟 40 次时常可引起心绞痛、心功能不全或中枢神经系统功能障碍,可用阿托品(0.3~0.6mg 3 次/日),麻黄碱(25mg3 次/日)或含服异丙肾上腺素(10~15mg,每 3~4 小时 1 次)。

护理:①指导患者起居生活要有规律,合理饮食、戒酒烟及刺激性食物。②向患者介绍有关疾病知识和注意事项,如需用药者,按医嘱服用,不得擅自减量或停用。③向患者介绍有关药物的不良反应,使患者对此有充分的了解。

第十一节　房室传导阻滞

正常情况下,特殊分化的心脏传导系统能保障每个窦性冲动从心房同步地传导到心室。如果冲动在房室传导过程中被异常地延迟或阻滞,则称为房室传导阻滞。房室传导阻滞可发生在房室结,希斯束或束支,按阻滞程度可分为第一度、第二度、第三度(完全性)房室传导阻滞。

一、病因

房室结中有丰富的副交感神经和交感神经,因而对自主神经系统的张力很敏感。慢性房室结功能抑制可见于训练有素、迷走神经过度紧张的运动员。很多疾病也影响房室结的传导,其中急性过程包括:心肌梗死(特别是下壁)、冠状动脉痉挛(通常是在右冠状动脉痉挛时)、洋地黄中毒、β阻滞剂或钙拮抗剂过量、急性感染如病毒性心肌炎、急性风湿热、传染性单核细胞增多症等。房室结传导阻滞也可以是先天的。

传导系统变性所致的病变有两种：Lev病为心脏纤维支架的钙化和硬化，常累及主动脉瓣、二尖瓣、中央纤维体和室间隔顶部。Lenegre病是传导系统本身的原发性硬化变性，不累及心肌和心脏纤维支架。这两种病变可能是成人孤立性慢性房室传导阻滞的最常见原因，并可伴有束支阻滞。

高血压及主动脉瓣和二尖瓣狭窄，可加速传导系统的变性，造成传导系统的钙化和纤维化，因而对传导系统有直接影响。

二、临床表现

传导阻滞的临床意义取决于以下因素：①传导障碍的部位；②进展到完全性传导阻滞的危险；③阻滞部位远端产生的逸搏心律在电生理和血流动力上是否稳定。后者最重要，逸搏性起搏点的速率和稳定性决定了心脏传导阻滞所引起的症状。

第一度房室传导阻滞常无症状。第二度Ⅰ型房室传导阻滞患者可能自觉心搏脱漏。第二度Ⅱ型房室传导阻滞患者常有乏力、头晕、昏厥、抽搐和心功能不全，可在短期内进展为完全性房室传导阻滞。第三度房室传导阻滞的患者的症状取决于是否建立了心室自主心律，以及自主心律的速率和心肌的基本情况。如病变进展快，心室自主心律未及建立则出现心室停搏。如自主心律起搏点位于希斯束，患者可能无症状。如为三分支病变，心室自主心律起搏点甚低，心室率过慢（每分钟25～40次），可能出现心功能不全和脑缺血症状，体力活动后症状更明显。严重时出现Adams-Stokes综合征甚至猝死。

第一度房室传导阻滞，由于PR间期延长，心室开始收缩时房室瓣已接近关闭，因而第一心音减弱。第二度Ⅰ型房室传导阻滞听诊时心搏脱漏，第一心音强度随PR间期改变而改变。第二度Ⅱ型房室传导阻滞时，听诊心率可整齐或不整齐，取决于房室传导比率的改变。完全性房室传导阻滞时，心率缓慢可引起收缩压增高和脉压增宽。每搏量增大产生肺动脉瓣区收缩期喷射性杂音和第三心音。由于房室分离，房室收缩不协调，以致不规则地出现心房音和响亮的第一心音。如右房收缩和三尖瓣关闭同时发生，则颈静脉出现巨大的 α 波。

三、心电图检查

(一)第一度房室传导阻滞(房室传导时间延长)

特征为：①PR间期超过0.20s；②每个P波后都有QRS波群。

因为PR间期取决于心房、房室结、和希斯-浦肯野系统的传导速度，这些结构中的任何一处或多处的传导迟缓都可引起PR间期延长。如QRS波群时限正常，PR间期超过0.24s，则迟延几乎总是发生在房窦结内。如QRS波群时限延长，则迟延可出现于上述任何水平。希斯-浦肯野系统内的迟延除PR间期延长外，总伴有QRS波群的时限延长。

(二)第二度房室传导阻滞

第二度房室传导阻滞可分为Ⅰ型和Ⅱ型。Ⅰ型又称文氏（Wenckebach）现象或称莫氏（Mobitz）Ⅰ型，是最常见的类型；Ⅱ型又称莫氏Ⅱ型。其共同特点为部分心房激动不能下传到心室，心电图上一些P波后没有QRS波群。

1.第二度Ⅰ型房室传导阻滞

(1)PR间期延长，直至P波受阻，心室脱漏。

(2)R-R间期逐渐缩短，直至P波受阻。

(3)包含受阻 P 波的 R－R 间期小于两个 P－P 间期之和。这一类型的阻滞几乎总是起源于房室结,QRS 时限正常。

2.第二度Ⅱ型房室传导阻滞

(1)有间歇受阻的 P 波和心室脱漏。

(2)在传导的搏动中,PR 间期恒定,可能正常或延长。莫氏Ⅱ型传导阻滞常由于希斯－浦肯野系统病变引起,通常伴有 QRS 波群间期延长。这一类型的阻滞可进展成完全性房室传导阻滞,且伴有不稳定的缓慢的逸搏心律。

2∶1 的房室传导阻滞在体表心电图上无典型的Ⅰ型或Ⅱ型传导阻滞的特征,如需查明传导阻滞的部位,需描记心内心电图。所谓高度房室传导阻滞,是指连续两个以上的 P 波被阻滞的情况。

(三)第三度房室传导阻滞

是指心房冲动完全不能传导到心室。表现为:①P 波与 QRS 波群无关;②心房速率较心室速率快,心房律可以是窦性心律或异位心律;③QRS 时限可以正常或延长。如逸搏心律的 QRS 时限正常,速率为 40～60 次/分,用阿托品后或运动时能加快,则阻滞可能发生在房室结。如传导阻滞在希斯束内或其远端,则逸搏心律的速率小于 40 次/分,QRS 宽阔,且阿托品和运动不能使之增快。

四、治疗

首先应针对病因进行治疗。如急性感染给予抗生素,迷走神经张力过高给予阿托品,停用洋地黄、奎尼丁等有关的药物,纠正高血钾等。希斯束分支以上的阻滞,大多表现为第一度或第二度Ⅰ型房室传导,预后良好,且不影响血流动力学,如无症状一般无须治疗。第二度Ⅱ型及第三度房室传导阻滞,心室率多缓慢并影响血流动力学,应提高心率以改善症状及防止 Adams－Stokes 综合征的发生。治疗可用以下药物:

1.异丙肾上腺素:每 4 小时舌下含化 5～10mg,病情重者用 1～2mg 加入 5% 葡萄糖液 500mL 中静脉滴注,控制滴速使心室率维持在每分钟 60～70 次。应注意过量会导致严重的室性心律失常。

2.麻黄碱:口服 25mg,每日 3～4 次。

3.阿托品:口服每 4 小时 0.3mg,必要时肌内注射或静脉注射,每 4～6 小时 0.5～1mg。该药物主要是用于迷走神经张力过高所致的房室传导阻滞。

4.糖皮质激素:适用于急性心肌炎、急性心肌梗死、心脏直视手术损伤所致的房室传导阻滞。可口服泼尼松 10～20mg,每日 3 次。必要时用地塞米松每日 10～20mg 静脉滴注。

5.库克乳酸钠静脉滴注或推注,适用于高血钾症或酸中毒所致的房室传导阻滞。第二度Ⅱ型及第三度房室传导阻滞,尤其是阻滞部位在双束支者,若心室率缓慢伴有心、脑供血不足症状,或曾有 Adams－Stokes 综合征发作,均应考虑安装临时或永久性人工心脏起搏器。

五、护理

1.嘱患者起居生活要规律、戒酒烟、勿过度劳累、注意冷暖及时添减衣服,预防感冒。

2.按医嘱服药不要擅自减少药量或停药,如有不适及时告知医师。

3.给予患者心理护理,保持心情舒畅,以积极乐观的态度对待生活。

4.如患者心室率缓慢且伴有心、脑供血不足症状,或曾有 Adams—Stokes 综合征发作,安装临时或永久性人工心脏起搏器者。应注意告知患者尽量避免接触磁场、电场、不使用电刮胡刀等;定期到医院进行全面检查,并检查起搏器的功能。

第十二节　原发性高血压

高血压是我国最常见的心血管疾病,也是最大的流行病之一,它不仅患病率高,且常引起严重的心、脑、肾并发症,是脑卒中、冠心病的危险因素。

动脉压随年龄而升高,同时心血管病病死率和危险性也随着血压水平的升高而逐渐增加。目前多采用国际统一的血压判断标准:收缩压≥140mmHg,舒张压≥90mmHg 即诊断为高血压。

在绝大多数患者中,高血压病因不明,称之为原发性高血压,在约 5% 患者中,血压升高是某些疾病的一种表现,故称为继发性高血压。

一、发病机制

原发性高血压的发病机制目前认为由各种因素的影响下,致使血压的调节功能失调而产生。

(一)血压的调节

正常血压的调节是一个复杂的过程,主要取决于心排出量和外周阻力:

平均动脉压=心排出量×总的外周阻力

心排出量本身受各种因素的影响:细胞外液容量(钠摄人、肾功能、盐皮质激素分泌情况等)、心率和心肌收缩力。

总外周阻力受以下因素的影响:交感神经系统的 α 受体(血管收缩)和 β 受体(血管扩张);血管紧张素,儿茶酚胺使血管收缩;前列腺素,缓激肽使血管扩张等。

此外还有自身调节机理,对血压的调节和对高血压的维持,可以起着重要的作用

1.容量、压力调节机理

当血压下降时,钠与水发生潴留,直到血容量恢复和血压回升为止。如血压升高,则钠和水排出增加,使血容量缩减,心排出量减少,血压恢复正常。

2.控制局部血流的自身调节机理

当心排出量增加时,血压升高,从而刺激压力感受器,引起反射性外周血管扩张、心肌收缩力减弱,从而防止血压过度升高。然而,压力感受器作用逐渐消失,使小动脉反而收缩,外周阻力增加,但它使局部血流不至过多。最后,虽然心排出量已恢复正常,但外周阻力保持增加,使血压持续升高。

(二)钠与高血压

高钠摄入可使血压升高而低钠饮食可降压,利尿剂主要是减少体内钠而产生降压效果。但并非所有的人对钠敏感,因此除环境因素(即钠的摄入)外,还有遗传因素的参与,即存在一

种遗传性排钠障碍。

高钠的摄入和肾排钠能力的减退,使钠在体内积聚,可导致血管平滑肌细胞对去甲肾上腺素、血管紧张素Ⅱ等的反应性增强,易引起外周血管阻力增高。

除钠的摄入增加外,还有其他与钠有关的因素如:①细胞膜钠转运异常,导致细胞内Na增加;②利钠激素,其主要作用是抑制Na^+-K^+-ATP酶,与洋地黄作用相似,所以也称内源类洋地黄物质。它使钠泵活力减低,肾小管钠重吸收减少,钠排出增加。但它作用于小动脉平滑肌细胞,使钠与钙交换增加,细胞内钙浓度增高,小动脉易发生收缩;③心房利钠因子(心钠素)由心房分泌的具有扩张动脉、利尿与利钠、抑制醛固酮合成与肾素释放的物质。

(三)肾素－血管紧张素－醛固酮系统(RAAS)与高血压

肾素主要有肾小球旁细胞分泌。释放入静脉血中的肾素将肝产生的血管紧张素原水解为血管紧张素Ⅰ,再经肺循环中的血管紧张素转化酶(ACE)的作用转化为血管紧张素Ⅱ。后者有下列作用:①直接使小动脉平滑肌收缩,外周阻力增加;②使交感神经冲动发放增加;③刺激肾上腺皮质球状带,使醛固酮分泌增加,从而使肾小球远端集合管钠重吸收增强,导致体内水与钠的潴留。

RAAS是调节钠钾平衡、血容量和血压的重要环节,而起着推动作用的是肾素的释放。后者是由肾灌注减少或肾小管钠浓度减少引起。影响肾素分泌或释放的因素还有:①增加者,如运动、低钠摄入,直立位、血容量减低、失钠、低血钾、利尿剂、转氨酶抑制剂等;②减低者,如钠负荷、卧位、高龄、血容量增加、β阻滞剂等。

(四)中枢神经系统和自主神经系统与高血压

反复的过度紧张与精神刺激可引起血压升高。当大脑皮层兴奋与抑制过程失调时,皮层下血管运动中枢失去平衡,肾上腺能活性增强,使节后交感神经释放去甲肾上腺素增多,而引起外周血管阻力增高,和血压升高,其他神经递质如5－羟色胺、多巴胺也可能参与这一过程。

(五)钙与高血压

钙离子是心肌和血管平滑肌收缩过程中兴奋－收缩耦联的耦联剂,这直接依赖于细胞外钙离子的内流的增加和细胞内储存钙离子的释放,也有钙离子的参与调节。因而钙离子可直接或间接参与血压的调节。

有关机体钙平衡与血压的关系,有两种看法,有人认为钙摄入与血压正相关,但也有观察显示高血压与饮食中缺钙有关。

(六)其他因素

其他因素有肥胖、饮酒过多、低钾摄入、体镁减少,以及具有血管扩张作用的激肽释放酶－激肽系统和前列腺代谢产生异常等因素的参与。

二、病理

早期周身细、小动脉痉挛,日久管壁缺氧,呈透明样变性。小动脉压力持续增高时,内膜纤维组织和弹力纤维增生,管腔变窄,加重缺血。随着细、小动脉硬化和血压高、各脏器发生继发性改变,其中以心、脑、肾为最重要。

(一)心

血压增高后左心室负荷加重,心肌肥厚与扩大,病情进展可出现心力衰竭。持久的高血压有利于脂质在大、中动脉内膜的沉积而发生动脉粥样硬化,如合并冠状动脉粥样硬化,则心肌缺血加重上述心脏的变化。

(二)脑

脑小动脉硬化常见。如伴有血管痉挛或血栓形成,可造成软化灶,痉挛处远端血管壁可发生营养性坏死而形成微小动脉瘤,如破裂则引起脑出血。普遍而急剧的脑小动脉痉挛与硬化使毛细血管缺血、通透性增高,致急性脑水肿。

(三)肾

肾细小动脉硬化。肾小球入球细小动脉玻璃样变和纤维化,引起肾单位萎缩、消失,病情重者导致肾衰竭。

三、临床表现

(一)一般征象

原发性高血压起病缓慢,早期多无症状,一般在 40~50 岁偶于体检时发现血压升高,有时可有头晕、眼花、耳鸣、失眠、乏力等症状。症状与血压水平未必一致。体检时可听到主动脉瓣第二心音亢进,年龄大者呈金属音,可有第四心音。高血压持续时间长时,有左心室肥厚征象。

(二)并发症

随着病情的进展,有心、脑、肾等靶细胞器官受损的表现,主要分为血压升高的直接作用和与加速的动脉粥样硬化有关的表现。

(三)原发性高血压的分期

可根据靶细胞器官受累程度或舒张压水平进行分期:按靶器官受累程度,分为三期:

第一期:有高血压,但临床无心、脑、肾脏的表现。

第二期:有高血压,并有下列一项者:左心室肥厚(体检、X 线、心电图或超声心动图);眼底检查示眼底动脉普遍或局部狭窄;蛋白尿或血肌酐浓度轻度增高。

第三期:有高血压,并有下列一项者:脑出血或高血压脑病;心力衰竭;肾衰竭;眼底有出血或渗出,可有视盘水肿。

按舒张压水平分为:

轻度 90~99mmHg

中度 100~109mmHg 重度≥110mmHg

四、诊断

诊断高血压很容易,但需要在不同的时间测量 3 次血压,为了确诊有无高血压。对偶有血压超过正常范围的,定期重复测量已明确诊断。

五、治疗

原发性高血压的治疗包括非药物治疗和降压药物治疗。通过治疗可以:①使绝大部分患者的血压控制在正常或接近范围内。②减低脑卒中、心力衰竭发生率和病死率,改善和保持肾功能。

(一)非药物治疗

限制钠盐摄入、减轻体重、运动和生物行为治疗的效果较为肯定。

(二)降压药物

降压药物可归纳为五大类:利尿剂、β受体阻滞剂、钙拮抗剂、转化酶抑制剂和血管扩张剂。

1.利尿剂

有噻嗪类、袢利尿剂和保钾利尿剂,噻嗪类应用最为普遍。袢利尿剂如呋塞米的利钠排钾作用最强,主要用于高血压伴有肾功能不全者,或有钠潴留而噻嗪类作用不明显时。保钾利尿剂如氨苯蝶啶容易引起高血钾,在老年人和肾功能不全时,更易发生。

2.β受体阻滞剂

治疗高血压时可用:①阿替洛尔50～200mg日服1～2次;②美托洛尔100～200mg日服1～2次;③纳多洛尔80～160mg日服1～2次。心肌收缩力受抑制、房室传导时间延长、心率过快、支气管痉挛、受冷、低血糖、血脂升高等都是β受体阻滞剂的不良反应。因此有心力衰竭、房室传导阻滞、阻塞性肺疾病、下肢动脉阻塞性病变者均不宜使用β受体阻滞剂。

β受体阻滞剂的降压作用,可能是通过β受体的阻滞,使心排出量减少以及外周循环适应性改变以维持外周血流量,但外周阻力下降。此外,β受体阻滞剂还可以抑制肾素释放,使肾素活性减低,因而对高肾素型高血压效果可能更好。

3.钙拮抗剂

主要是通过钙离子内流和细胞内移动的阻滞而影响心肌及平滑肌细胞的收缩,使心肌收缩力降低,外周阻力血管扩张,阻力降低,使血压下降。

硝苯地平对治疗中、重型高血压有良好的降压效果。还可使支气管扩张。同时由于外周阻力降低,肾血流量增加,因而有利于钠的排除。硝苯地平因使血管扩张而易引起反射性心动过速。硝苯地平的剂量为每日15～60mg,分3次口服,也可用硝苯地平缓释片,剂量为10mg,日2口服,常见的不良反应包括头疼、面红、下肢水肿、心悸(心动过速),可见于15%患者;维拉帕米和地尔硫草对窦房结的自律性,房室传导有抑制作用,可使心率减慢,维拉帕米每日的剂量为120～360mg分3～4次口服,常见的不良反应有便秘;地尔硫草日剂量为60～180mg分2～3次服用。

此外还有尼群地平,尼卡地平,尼莫地平和 felodipine 等。其中,felodipine 对阻力小动脉有高度的选择性,并有轻度抑制肾脏钠重吸收,具有抗利尿作用,但不引起明显的钾丢失。

4.血管紧张素转化酶抑制剂(ACEI)

降压作用是通过抑制转化酶(ACE)而使血管紧张素Ⅱ生成减少。常用的制剂为卡托普利(巯甲丙脯氨酸,captopril)。按其作用机理,降压效应应与治疗前(PRA)或血浆血管紧张素Ⅱ有关,但它对所用的高血压类型均有一定的降压效果,同时限制钠盐摄入或使用利尿剂可增强其降压作用。卡托普利还有抑制激肽酶Ⅱ的作用,后者与 ACE 是同一酶,它参与缓激肽的降解过程。为此,应用卡托普利后,体内缓激肽增加,对血管扩张作用增强。缓激肽也可使具有血管作用的前列腺素 PGI,和 PGE,合成增多,所以 ACE,可能是通过多方面作用而发挥其降压作用的。卡托普利应用宜从小剂量开始,12.5mg日服2次或3次,可以增至25mg日服2～3次,较大剂量易引起不良反应包括白细胞减少、皮疹、蛋白尿、偶可影响肾功能。

ACE,制剂还包括 Enalapril,剂量为2.5mg,日服2次,可增加至10mg日服2次。

5.血管扩张剂

包括①中枢作用药可乐定和甲基多巴,是通过兴奋 α－肾上腺能受体而减少交感神经冲动的发放,使外周血管阻力降低,降压效果较好,但镇静、口干、头痛等不良反应较多;②α－肾上腺能拮抗剂:哌唑嗪,使外周血管扩张,开始剂量为 1mg,日服 3 次,可逐渐增加,首次剂量为0.5mg,以避免发生直立性低血压,不良反应有心动过速、心悸、头疼、嗜睡等。③外周肾上腺能神经元阻滞剂,如利血平、胍乙啶,均以不良反应较明显目前很少用。④直接血管扩张剂如肼屈嗪和米诺地尔,也均因不良反应较多而很少用。

此外还有蚓螨酰胺,该药较大剂量时有利尿作用,小剂量使血管扩张,还可能有轻度钙拮抗作用,剂量为 2.5mg,日服 1 次,很少引起低血钾。

(三)降压药物的选择和应用

我国常使用小剂量复方降压片如复降片,珍菊降压片等,它们的降压作用温和、缓慢、不良反应少,临床上应用广泛。国外除一般制剂组成的复方制剂外,一般不用小复方。

1.首选药物

首选药物传统的一般为利尿剂和 β 受体阻滞剂(一线降压药物)。现在一般选用钙拮抗剂和 ACEI,发挥其降压作用较好,且无前者的一些不良反应。

(1)对较年轻和(或)正常或高肾素者,β 阻滞剂和 ACEI 效应可能较好,而对老年人和(或)低肾素者,则利尿剂或钙拮抗剂可作为首选。

(2)合并冠心病时,β 阻滞剂或钙拮抗剂是首选药物。

(3)有血脂增高、糖尿病或痛风时,不宜使用利尿剂或 β 阻滞剂。

(4)伴有肾功能不全时,β 阻滞剂可使肾血管收缩,因而导致肾血流及肾小球滤过率下降,故不宜使用。利尿剂中,呋塞米可使肾皮质血流量增加,减少肾血管阻力,利尿剂降压效果均较噻嗪类为佳。硝苯地平和 ACEI 可以使用。

2.应用方法与步骤

可按阶梯方案进行:

(1)先用被认为是首选的降压药物如 β 阻滞剂,从小剂量开始或一般剂量开始,必要时,可以增加剂量。

(2)3~4 周后,如血压未能满意得到控制,可用另一种药物取代(第二线降压药物)或加第二线药物如利尿剂。

(3)顺序按上述步骤更换(取代方式)或加用(递增方式)第 3、第 4 种降压药物如 ACEI 或钙拮抗剂。约 70%高血压患者在两种药物联合应用后,血压可以降至正常或接近正常,轻型高血压患者往往仅用单味药物治疗,为此,开始治疗时,不宜使用固定的复方或小复方制剂。

3.停药问题

经过治疗,血压得到满意控制后,可以逐渐减少降压药的剂量,甚至可以考虑停药,但必须注意到突然停药问题,可以发生停药综合征,即出现血压迅速上升和交感神经活性增高的表现如心悸、烦躁、多汗、头痛、心动过速,有冠心病者,由于儿茶酚胺释放增多、心肌缺血可以加重而出现心绞痛、急性心肌梗死、或严重的心律失常。

4.治疗指征

凡舒张压≥90mmHg的原发性高血压患者,都应给予治疗;轻型高血压者,可以先给予非药物治疗措施,对收缩压>160mmHg,而舒张压<90mmHg的患者,降压药物可以减少病死率。收缩期高血压主要见于老年人,降压药物治疗时,必须注意不应过快,以避免影响血流而引起脑卒中。

六、预防

鼓励人们控制体重、低盐低脂饮食、戒酒烟、保持心情舒畅、生活起居有规律。

七、护理

1.促进身心休息:提高机体活动能力,轻度高血压可通过调整生活节奏,良好的休息和充足的睡眠而恢复正常。故高血压初期可不限制一般的体力活动,避免重体力活动,保证足够的睡眠。血压较高、症状较多或有并发症的患者应卧床休息,避免体力和脑力的过度兴奋。

2.用药护理:药物一般从小剂量开始,可联合用药,以增强疗效,减轻不良反应,应遵医嘱调整剂量,不得自行增减和撤换药物,需长期服药。某些降压药可导致直立性低血压,应指导患者在改变体位时要动作缓慢,当出现头晕、恶心、眼花、眩晕时,应立即平卧,以增加回心血量,改善脑部血液供应。

3.限制钠盐摄入小于6g/d,可减少水钠潴留,减轻心脏负荷,降低外周阻力,达到降压、改善心功能目的。

4.减轻体重:特别是向心性肥胖患者,应限制每日摄入总热量,已达到控制和减轻体重的目的。

5.运动如跑步、行走、游泳,运动量指标可以为收缩压升高,心率加快,但舒张压不升高,一段时间后,血压下降,心率增加的幅度下降的运动量。

6.避免诱因:应指导患者控制自己的情绪,调整生活节奏,生活环境应安静,避免噪音刺激和引起精神过度兴奋的活动。寒冷的刺激可使血管收缩,血压升高,冬天外出时应注意保暖,室温不宜过低,保持大便通畅,避免剧烈活动和用力咳嗽,以防发生脑血管意外。避免突然改变体位,不用过热的水洗澡和蒸汽浴,禁止长时间站立。

7.教患者自测血压,每日定时、定位测量血压,定期复查,病情变化时立即就医,如胸痛、鼻出血、血压突然升高、心悸、剧烈头痛、视物模糊、恶心呕吐、肢体麻木、偏瘫、嗜睡、昏迷等。

8.发生心力衰竭时给予患者吸氧4~6L/min,有急性肺水肿时给予35%酒精湿化吸氧,6~8L/min。

第十三节 心绞痛

心绞痛是冠状动脉供血不足,心肌急剧的、短暂的缺血与缺氧所引起的临床综合征。其特点为阵发性的前胸压榨性疼痛的感觉,主要位于胸骨后部,可放射至前心区与左上肢,常发生于劳动或情绪激动时,持续数分钟,休息或用硝酸酯制剂后消失。

本病多见于男性,多数患者在 40 岁以上,劳累、情绪激动、饱食、受寒、阴雨天气、急性循环衰竭等为常见诱因。除冠状动脉硬化外,本病还可以有主动脉瓣狭窄或关闭不全、梅毒性主动脉炎、肥厚型心肌病、先天性冠状动脉畸形、风湿性冠状动脉炎等引起。

一、发病机制

对心脏予以机械刺激并不引起心绞痛,但心肌缺血缺氧则引起疼痛。当冠状动脉的供血与心肌需氧之间发生矛盾,冠状动脉血流量不能满足心肌代谢的需要,引起心肌急剧的、短暂的缺血与缺氧时,即产生心绞痛。

产生疼痛的直接因素,可能是在缺血缺氧的情况下,心肌内集聚过多的代谢产物,如乳酸、丙酮酸、磷酸等酸性物质;或类似激肽的多肽类物质,刺激心脏内自主神经的传入神经末梢,经 1~5 胸交感神经节和相应的脊髓段,传至大脑,产生疼痛的感觉。这种感觉反映在与自主神经进入水平相同的脊髓段的脊神经所分布的皮肤区域,即胸骨后及两臂的前内侧与小指,尤其是在左侧,而多不在心脏部位。有人认为,在缺血区内富有神经供应的冠状血管的异常牵拉或收缩,可以直接产生疼痛冲动。

二、病理解剖和病理生理

病理解剖检验显示心绞痛的患者,至少有一支冠状动脉的主支管腔显著狭窄达横切面的 75% 以上。有侧支循环形成者,则冠状动脉的主支有更严重的阻塞才会发生心绞痛。另一方面,冠状动脉造影发现 5%~10% 的心绞痛患者,其冠状动脉的主要分支无明显病变,提示这些患者的心肌血供和氧供不足,可能是冠状动脉痉挛,冠状循环的小动脉病变、血红蛋白和氧的离解异常、交感神经过度活动、儿茶酚胺分泌过多或心肌代谢异常所致。

患者在心绞痛发作之前,常有血压增高、心率增快、肺动脉压增高和肺毛细血管压增高的变化,反映心脏和肺的顺应性降低。发作时可有左心室收缩力和收缩速度减低、射血速度减慢、左心室收缩压下降、心搏量和心排出量减少、左心室舒张末期压和血容量增加等左心衰竭的病理生理变化。左心室壁可呈收缩不协调或部分心室壁有收缩减弱的现象。

三、临床表现

(一)症状

心绞痛以发作性胸痛为主要临床表现,疼痛的特点为:

1.部位

主要在胸骨体上段或中段之后可波及心前区,有手掌大小范围,甚至横贯前胸,界限不很清楚。常放射至左肩、左臂内侧达无名指和小指,或至颈、咽或下颌部。

2.性质

胸骨常为压迫、发闷或紧缩感,也可由烧灼感,但不尖锐,不像针刺或刀扎样痛,偶伴濒死的恐惧感。发作时,患者往往不自觉地停止原来的活动,直至症状缓解。

3.诱因

发作时常有体力劳动或情绪激动所激发,饱食、寒冷、吸烟、心动过速、休克等亦可诱发。疼痛发生于劳动或情绪激动的当时。典型的心绞痛常在相似的条件下发生,但有时同样的劳动只在早晨而不在下午引起心绞痛,提示与晨间痛阈较低有关。

4.持续时间

疼痛出现后逐渐加重,在 3～5 分钟内消失,一般在停止原来诱发症状的活动后即缓解。舌下含用硝酸甘油后也能在几分钟内使之缓解。可在数天或数星期后发作 1 次,亦可 1 日内多次发生。

(二)体征

平时一般无特异性体征。心绞痛时常见心率增快、血压升高、表情焦虑、皮肤冷或出汗,有时出现第四或第三心音奔马律。可有短暂性心尖部收缩期杂音,是乳头肌缺血以致功能失调引起二尖瓣关闭不全所致,第二心音可有逆分裂或有交替脉。

四、实验室和其他检查

(一)心脏×线检查

无异常或见心影增大、肺充血等。

(二)心电图检查

1.静息时心电图

约半数的患者在正常范围内,也可有陈旧性心肌梗死的改变或非特异性 ST 段和 T 波异常,有时出现房室或束支传导阻滞或室性、房性期前收缩等心律失常。

2.心绞痛发作时心电图

绝大多数人可出现暂时的心肌缺血引起的 ST 段移位。心内膜下心肌容易缺血,故常见 ST 段压低 0.1mV(1mm)以上,发作缓解后恢复。有时出现 T 波倒置,在平时有 T 波持续倒置的患者,发作时可变为直立(所谓"假性正常化")。T 波改变虽然对心肌缺血的特征性不如 ST 段,但如与平时心电图有明显的差别,也有助于诊断。变异性心绞痛发作时心电图上则常见有关导联 ST 段段抬高。

3.心电图负荷试验

最常见的是运动负荷试验,运动可增加心脏负担以激发心肌缺血。运动的方式主要有两种:

(1)双倍二级梯运动(Master 试验):让患者上下登走一座每级 22.86cm 高的二级梯;按性别、体重,规定 3 分钟内所登走的趟数;运动前及运动后立即躺下及每 2 分钟查心电图 V_4、V_5、V_6(或 V_3)加Ⅰ、Ⅱ、aVF 导联,直至运动 6 分钟后。以在 R 波占优势的导联上,运动后 ST 段水平或下斜型压低 0.05mV(0.5mm)以上持续 2 分钟或 ST 段弓背向上型抬高超过 0.2mV(2mm)作为阳性标准,如同时发生心绞痛,则诊断意义更大。

(2)踏板和蹬车运动:运动强度可逐渐分期升级,让受检查者迎着转动的平板就地踏步。运动可至患者发生心绞痛或显著疲劳、气短等症状为终止目标,称为级量运动。目前国内常用的是以达到按年龄预计可达到最高心率的 85％～90％为目标,称为次级量运动。运动期间以 1～2 个双极胸导联,负极置胸骨柄上,正极置 V5 部位为主,运动中示波监视和记录心电图,运动后即刻,2、4、6、8 分钟重复记录。应尽量在运动前、中、后期间断测血压。心电图改变主要是以 ST 段水平型或下斜型压低≥0.1mV(从 J 点起)持续 0.08 秒作为阳性标准。

4.心电图连续监测

让患者佩带慢速转动的磁带盒,以 1～2 双极胸导联连续记录 24 小时心电图(动态心电图),然后在荧光屏上快速播放并选段记录,可从中发现心电图 ST－T 改变和各种心律失常,出现时间可与患者的活动和症状相对照。

(三)放射性核素检查

1. ^{201}Ti－心肌显像或兼做运动试验

^{201}Ti 随冠状动脉血流很快被正常心肌所摄取。休息时铊显像所示灌注缺损主要见于心肌梗死后瘢痕部位。冠状动脉供血不足部位的心肌,则明显的灌注缺损仅见于运动后缺血区周围心肌的血流增多时。变异型心绞痛发作时心肌缺血区常显示特别明显的灌注缺损。

2. 放射性核素心腔造影

静脉内注射焦磷酸亚锡被细胞吸收后,在注射 ^{99m}Tc,即可使红细胞被标记上放射性核素,得到心腔内血池显影。可测定左心室射血分数及显示室壁局部运动障碍。

四、冠状动脉造影

用特制的心导管经股动脉或右肱动脉送到主动脉根部,分别插入左、右冠状动脉口,注入少量造影剂。这种选择性冠状动脉造影可使左、右冠状动脉及其主要分支得到清楚的显影。以左前斜与右前斜两个平面进行电影摄影或快速连续摄片。可发现各支动脉狭窄病变的部位并估计其程度。一般认为,管腔直径缩小至 70%～75% 会严重影响供血,50%～70% 者也有一定的意义。常先作左心室造影以分析左室收缩功能。冠状动脉造影的主要指证为:①对内科治疗下心绞痛仍较重者明确动脉病变的情况以考虑旁路移植手术;②胸痛似心绞痛而不能确诊者。

五、诊断和鉴别诊断

(一)心绞痛的诊断

根据典型的发作特点和体征,含用硝酸甘油后缓解,结合年龄和存在冠心病的易患因素,除外其他原因所致的心绞痛,一般即可诊断。发作时心电图检查可见以 R 波为主的导联中,ST 段压低,T 波平坦或倒置(变异性心绞痛者则有关导联 ST 段抬高),发作过后数分钟内逐渐恢复。心电图无改变的患者可考虑作心电图负荷试验。发作不典型者,诊断要靠观察硝酸甘油的疗效和发作时心电图的改变;如仍不能确诊,可多次复查心电图和心电图负荷试验,有条件者可做 24 小时的动态心电图连续监测,如心电图出现阳性变化或负荷试验诱致心绞痛发作时亦可诊断。诊断有困难者可考虑行放射性核素检查和选择性冠状动脉造影。考虑施行外科手术治疗者则必须行选择性冠状动脉造影。

(二)心绞痛的鉴别诊断

1. 心脏神经官能症

本患者常诉胸痛,但为短暂的(几秒钟)刺痛或较持久的(几小时)隐痛,患者常喜欢不时的深吸一口大气或作叹息性呼吸。胸痛部位多在左胸乳房下心尖部附近,或经常变动。症状多在劳动后出现,而不再疲劳的当时,作轻体力活动反觉更舒服,有时可耐受较重的体力活动而不发生胸痛或胸闷。含硝酸甘油无效或在 10 分钟后才"见效",常伴有心悸、疲乏及其他神经衰弱的症状。

2. 急性心肌梗死

本病疼痛部位与心绞痛相仿,但性质更剧烈,持续时间可达数小时,常伴有休克、心律失常及心力衰竭,并有发热,含用硝酸甘油多不能使之缓解。心电图中面向梗死部位的导联 ST 段抬高,并有异常的 Q 波。实验室检查白细胞计数及血清酶(肌酸磷酸激酶、谷-草转氨酶和乳酸脱氢酶等)增高,红细胞沉降率增快。

3.其他疾病引起的心绞痛

包括严重的主动脉瓣狭窄或关闭不全、风湿性冠状动脉炎、梅毒性主动脉炎引起的冠状动脉口狭窄或闭塞等病,均可引起心绞痛,要根据其他临床表现来进行鉴别。

4.肋间神经痛

本病疼痛常累及 1～2 肋间,但并不一定局限在前胸,为针刺或灼痛,多为持续性而非发作性,咳嗽、用力呼吸和身体转动可使疼痛加剧,沿神经行经处有压痛,手臂上举活动时局部有牵拉疼痛,故与心绞痛不同。

5.不典型疼痛

还需与食道病变、膈疝、消化道溃疡、肠道疾病、颈椎病等鉴别。

六、预后

心绞痛患者大多数能生存很多年,但有发生心肌梗死或猝死的危险,在不稳定心绞痛和自发性心绞痛中更容易发生。有室性心律失常或传导阻滞者预后较差。

七、治疗

治疗原则是,改善冠状动脉的供血和减轻心肌耗氧,同时治疗动脉粥样硬化。

(一)发作时的治疗

1.休息

发作时立刻休息,一般患者在停止活动后症状即可消失。

2.药物治疗

较重的发作,可使用作用较快的硝酸制剂。这类药物除扩张冠状动脉,降低阻力,增加冠状动脉的血流量外,还通过对周围血管的扩张作用,减少静脉回流心脏的血量,降低心室容量、心腔内压、心排出量和血压,减低心脏前后负荷和心肌的需氧,从而缓解心绞痛。

(1)硝酸甘油:可用 0.3～0.6mg,置于舌下含化,使迅速为唾液所溶解而吸收,1～2 分钟即开始起作用,约半小时后作用消失。对约 92％的患者有效,其中 76％在 3 分钟内见效。长期反复作用可由于产生耐药性而效力减低,停用 10 天以上,可恢复有效。不良反应有头晕、头胀痛、头部跳动感、面红、心悸等,偶有血压下降,因此第 1 次用药时,患者宜平卧片刻,必要时吸氧。

(2)硝酸异山梨酯:可用 5～10mg,舌下含化。2～5 分钟见效,作用维持 2～3 小时。还有供喷雾使用的制剂。

(3)亚硝酸异戊酯:为极易气化的液体,盛于小安瓶内,每安部 0.2mL,用时以手帕包裹敲碎,立即盖于鼻部吸入。作用时间快而短,10～15 秒内开始,几分钟即消失。本药作用与硝酸甘油相同,其降低血压的作用更明显,宜慎用。同类制剂还有亚硝酸辛酯。

(二)缓解期的治疗

宜尽量避免各种确知足以诱发发作的因素。调节饮食,特别是 1 次进食不应过多;禁绝烟酒。调节日常生活与工作量;减轻精神负担;保持适当的体力活动,但以不致发生疼痛症状为度。

1.硝酸酯制剂

(1)硝酸异山梨酯:口服每日 3 次,每次 5～10mg,服半小时后起作用,持续 3～5 小时,疗效一般较佳。

(2)戊四硝酯:口服每日 3～4 次,每次 10～30mg,服用后 1～1.5 小时起作用,持续 4～5小时。

(3)长效硝酸甘油制剂:服用长效片剂,硝酸甘油持续而缓慢释放,口服半小时后起作用,持续可达 8～12 小时,可每 8 小时服用 1 次,每次 2.5mg,用 2%硝酸甘油油膏或橡皮膏(含5～10mg)涂或贴在前胸或上臂皮肤而缓慢吸收,可预防卧位时心绞痛发作。

2.肾上腺能 β 受体阻滞剂(β 阻滞剂)

阻断拟交感胺类对心率和收缩力受体的刺激作用,减慢心率、降低血压,减低心肌收缩力和氧耗量,从而缓解心绞痛的发。此外,还减低运动时血流动力的反应,使在同一运动量水平上心肌耗氧量较少;使不缺血的心肌区小动脉(阻力血管)缩小,从而使更多的血液通过极度扩张的侧支循环(输送血管)流入缺血区。用量要大。不良反应有心室射血时间延长和心脏容积增加,这虽可能使心肌缺血加重或引起心力衰竭,但其使心肌耗氧量减少的作用远超过其不良作用。最常用的制剂是普萘洛尔(心得安)每日 3～4 次,每次 10mg,逐渐增加剂量,用到100～200mg。其他的还有氧烯洛尔 20～40mg,逐步增加至每日 240mg;阿普洛尔每日 3 次,每次25～50mg,逐步增至 400mg;吲哚洛尔每日 3 次,每次 5mg,逐步增加至每日 60mg;索他洛尔等药物。

β 阻滞剂可与硝酸甘油酯合用,但要注意:①β 阻滞剂与硝酸甘油酯有协同作用,因而剂量应偏小,开始剂量尤其要注意减小,以免引起直立性低血压等不良反应;②停用 β 阻滞剂时应逐步减量,如突然停药有诱发心肌梗死的可能;③心功能不全,支气管哮喘以及心动过缓者不宜用。

3.钙离子阻滞剂

本类药物抑制钙离子进入细胞内,也抑制心肌细胞兴奋－收缩耦联中钙离子的利用。因而抑制心肌收缩,减少心肌耗氧;扩张冠状动脉,解除冠状动脉痉挛,改善心内膜下心肌的血供;扩张周围血管,降低动脉压,减轻心脏负荷;还降低血液黏度,抗血小板集聚,改善心肌的微循环。常用的制剂有:①维拉帕米 80～160mg 每日 3 次;②地尔硫䓬 30～90mg,,每日 3 次;③硝苯地平 10～20mg 每日 3 次。其他尚有普尼拉明、双环己呱啶等药物。

本药类可以和硝酸酯同服,其中硝苯地平尚可与 β 阻滞剂同服,但维拉帕米和地尔硫䓬与 β 阻滞剂合用时则有过度抑制心脏的作用。停用本药时也宜逐渐减量然后停服,以免发生冠状动脉痉挛。

4.冠状动脉扩张剂

从理论上说能增强冠状动脉的血流,改善心肌的血供,因而都有缓解心绞痛的作用。双嘧啶胺醇(潘生丁)本药有减少血小板黏附和聚集的作用而轻度抗血凝,有助于预防血栓栓塞。25～50mg 每日 3 次;吗多明(脉导敏)1～2mg,每日 2～3 次,不良反应有头疼、面红、胃肠道不适;胺碘酮含碘的苯骈呋喃类制剂,也有抗心律失常的作用,100～200mg 每日 3 次,不良反应有胃肠道反应、药疹、角膜色素沉着、甲状腺功能障碍等。

（三）中医治疗

根据祖国医学辨证论治采用治标和治本两种方法。治标，主要在疼痛期应用，以"通"为主，有活血、化瘀、理气、通阳、化痰等法；治本，一般在缓解期应用，以调整阴阳、脏腑、气血为主，有补阳、滋阴、补气血、调整脏腑等法。其中以"活血化瘀法"（常用丹参、红花、川芎、蒲黄、郁金等）和"芳香温通"法（常用苏合香丸、苏冰滴丸、宽胸丸、保心丸、麝香保心丸等）最为常用。此外针刺或穴位按摩治疗也有一定的疗效。

（四）手术治疗

主要是施行主动脉－冠状动脉旁路移植手术，术后心绞痛改善达 80％～90％，且 659％～85％患者的生活质量提高；经皮腔内冠状动脉形成术，用带球囊的心导管经周围动脉送到冠状动脉，在导引钢丝的指引下进入狭窄部位，向球囊内注入造影剂使之扩张，在有指证的患者中可代替外科手术而收到同样的效果。

八、护理

（一）一般护理

心绞痛发作时应立即停止活动，同时舌下含服硝酸甘油。缓解期可适当活动，避免剧烈运动，保持情绪稳定。平时携带保健药盒，注意硝酸甘油等药物需避光保存，定期更换，以备急用。秋冬季外出注意保暖，以防冠状动脉收缩，加重心肌缺血。对吸烟患者鼓励戒烟，以免加重心肌缺血。

（二）病情观察

了解患者发生心绞痛的诱因，发作时疼痛的部位、性质、持续时间、缓解方式、伴随症状等。发作时应尽可能描记心电图，以明确心肌供血情况。如疼痛频繁发作、程度加重、持续时间延长、休息或药物不能缓解或休息时发作等情况，应警惕急性心肌梗死的先兆表现，及时通知医师。

（三）观察药物不良反应

应用硝酸甘油时，嘱咐患者舌下含服，或嚼碎后含服，应在舌下保留一些唾液，以利于药物迅速溶解而吸收。含药后应平卧，以防低血压的发生。服用硝酸酯制剂后常有头胀、面红、头晕、心悸等血管扩张的表现，一般持续用药数天后可自行好转。

（四）饮食护理

宜低热量、低动物脂肪、少糖、少盐、适量蛋白质、和丰富的维生素饮食，宜少食多餐，不宜过饱，不饮浓茶、咖啡，避免辛辣刺激性食物。

第十四节 心肌梗死

心肌梗死是心肌的缺血性坏死。为在冠状动脉病变的基础上，发生冠状动脉血供急剧减少或中断，使相应的心肌严重而持久地急性缺血所致。临床上表现有持久的胸骨后剧烈疼痛、发热、白细胞计数和血清心肌酶增高以及心电图进行性改变；可发生心律失常、休克或心力衰竭,属冠心病的严重类型。

一、病因和发病机制

本病病因是冠状动脉粥样硬化(偶为冠状动脉栓塞、炎症、先天性畸形、痉挛所致),造成管腔狭窄和心肌供血不足,而侧支循环尚未建立。在此基础上,一旦血供急剧较少或中断,使心肌严重而持久的缺血达 1 小时以上,即可发生心肌梗死。这些情况是

(一)管腔内血栓形成、粥样斑块内或其下发生出血或血管痉挛

使冠状动脉完全闭塞。

(二)休克、脱水、出血、外科手术或严重心律失常

致心排出量骤降,冠状动脉灌流量锐减。

(三)重体力劳动、情绪过分激动或血压剧升

致左心室负荷明显加重,儿茶酚胺分泌明显增加,心肌需氧需血量猛增。冠状动脉供血明显不足。

心肌梗死往往在饱食特别是进食多量脂肪后,安静或睡眠时,用力大便后发生。这与餐后血脂增高,血液黏稠度增高,血小板黏附性增强,局部血流缓慢,血小板易于集聚而致血栓形成;睡眠时,迷走神经张力增高,易使冠状动脉痉挛;用力大便时心脏负荷增加等有关。

心肌梗死后发生的严重心律失常、休克或心力衰竭,均可使冠状动脉灌流量进一步降低,心肌坏死范围扩大。

二、病理

(一)冠状动脉病变

冠状动脉有弥散广泛的粥样硬化病变,至少 1 支,多数 2 支,也可 3～4 支受累,使管腔狭窄,其横切面面积减少 75% 以上。完全闭塞的管腔内半数以上有血栓形成。

(二)心肌病变

冠状动脉闭塞后 20～30 分钟,被其供血的心肌既有少数坏死,1～12 小时间绝大部分心肌呈凝固性坏死,心肌间质则充血、水肿,伴有多量炎性细胞浸润。以后,坏死的心肌纤维逐渐溶解,形成肌溶灶,随后逐渐有肉芽组织形成。大块的心肌梗死累及心室壁的全层或大部分者常见,称为透壁性心肌梗死。它可波及心包引起心包炎症;波及心内膜诱致心室腔内附壁血栓形成。小型心肌梗死呈灶性分布者少见,如仅累及心室壁的内层,不到心室壁厚度的一半,称为心内膜下心肌梗死。在心腔内压力的作用下,坏死心壁向外膨出,可产生心肌破裂(心肌游离壁破裂、心室间隔穿孔或乳头肌断裂)或逐渐形成室壁膨胀瘤。坏死组织 1～2 周后开始吸收,并逐渐纤维化,在 6～8 周形成瘢痕而愈合,称为陈旧性或愈合性心肌梗死。

三、病理生理

主要出现左心室受累的一些血流动力学变化,其严重程度和持续时间取决于梗死的部位、程度和范围。心脏收缩力减弱、顺应性降低、心肌收缩力不协调,左心室压力曲线最大上升速率减低(dp/dt),左心室舒张末期压增高、舒张和收缩末期容量增多。射血分数减低,心搏量和心排出量下降,心率增快或有心律失常,血压下降,静脉血氧含量降低,心脏扩大或心力衰竭(先左心衰竭后全心衰竭),可发生心源性休克。右心室梗死在心肌梗死患者中少见,其主要病理生理改变是右心衰竭的血流动力学变化,右心房压力增高,高于左心室舒张末期压,心排出

量降低,血压下降。

急性心肌梗死引起的心力衰竭称为泵衰竭,可有反映轻度左心衰竭、肺水肿、心源性休克、肺水肿兼心源性休克等不同程度或阶段的血流动力学变化。心源性休克是泵衰竭的严重阶段。

四、临床表现

与梗死的大小、部位、侧支循环的情况密切相关。

(一)先兆

50%～81.2%患者在发病前数日致数周有乏力,胸部不适,活动时心悸、气急、烦躁、心绞痛等前驱症状,其中以新发生的心绞痛(初发型心绞痛)或原有的心绞痛加重(恶化型心绞痛)为最突出。心绞痛发作较以前频繁、性质较剧、持续较久、硝酸甘油疗效差、诱发因素不明显,疼痛时伴有恶心、呕吐、大汗和心动过缓,或伴有心功能不全、严重的心律失常、血压大幅度波动等,同时心电图 ST 段一时性明显抬高(变异型心绞痛)或压低,T 波倒置或增高"假性正常化",应警惕近期内发生心肌梗死的可能。有发病先兆时及时住院处理,可使部分患者避免发生心肌梗死。

(二)症状

1.疼痛

是最先出现的症状,疼痛部位和性质与心绞痛相同,但多无明显诱因,且常发生于安静时,程度较重,持续时间较长,可达数小时或数天,休息和含用硝酸甘油片多不能缓解。患者常烦躁不安、出汗、恐惧,或有濒死感。少数患者无疼痛,一开始就表现为休克或急性心力衰竭。部分患者疼痛位于上腹部,被认为胃穿孔、急性胰腺炎等急腹症;部分患者疼痛放射至下颌、颈部、背部上方,被误认为骨关节炎。

2.全身症状

有发热、心动过速、白细胞增高、和红细胞沉降率增快等,由坏死物质吸收所引起。一般在疼痛发生后 24～48 小时出现,程度与梗死范围呈正相关,体温一般在 38℃ 左右,持续 1 周左右。

3.胃肠道症状

疼痛剧烈时常伴有频繁的恶心、呕吐、和上腹部疼痛,与迷走神经受坏死心肌刺激和心排出量降低组织灌注不足有关。胃胀气也不少见。重症患者可发生呃逆。

4.心律失常

见于 25%～95%的患者,多数发生在起病 1～2 周内,而以 24 小时内最为多见,可伴有乏力、头晕、昏厥等症状。各种心律失常中以室性心律失常最多,尤其是室性期前收缩,如室性期前收缩频发(每分钟 5 次以上),成对出现或呈短阵室性心动过速,多源性或落在前一心搏的易损期时(R 在 T 波上),常为心室颤动的先兆。房室传导阻滞和束支传导阻滞也较多见,严重者可出现完全性房室传导阻滞。室上性心律失常则少见,多发生在心力衰竭患者中。前壁心肌梗死易发生室性心律失常,下壁(膈面)心肌梗死易发生房室传导阻滞。前壁心肌梗死如发生房室传导阻滞表明梗死范围广泛,情况严重。

5.低血压和休克

疼痛中血压下降多见。如疼痛缓解而收缩压低于 80mmHg,有烦躁不安、面色苍白、皮肤湿冷、脉细而快、大汗淋漓、尿量减少(每小时<20mL)、神志迟钝、甚至昏厥者,则为休克的表现,休克多在起病后数小时至 1 周内发生,见于 20%的患者,主要是心源性,为心肌广泛(约40%以上)坏死,心排出量急剧下降所致,神经反射引起周围血管扩张属次要,有些患者尚有血容量不足的因素参与。

6.心力衰竭

主要是左心急性衰竭,可在起病最初几天内发生,或在疼痛、休克好转阶段出现,为梗死后心脏收缩力显著减弱或不协调所致,发病率为 32%~48%。出现呼吸困难、咳嗽、发绀、烦躁等症状,严重者可发生肺水肿,随后可发生颈静脉怒张、肝大、水肿等右心衰竭的表现。右心室梗死者一开始即可出现右心衰竭的表现,伴有血压下降。

(三)体征

1.心脏体征

心脏浊音界可轻度或中度增大;心率多增快,少数可减慢;心尖区第一心音减弱,可出现第四心音(心房性)奔马律,少数有第三心音(心室性)奔马律;10%~20%患者在起病第 2~3 天出现心包摩擦音,为反应性纤维性心包炎所致;心尖区可出现粗糙的收缩期杂音或伴有收缩期中晚期喀喇音,为二尖瓣乳头肌功能失调或断裂所致;可有各种心律失常。

2.血压

除极早期血压可增高外,几乎所有的患者都有血压下降。起病前有高血压病者,血压可降至正常;起病前无高血压者,血压可降至正常以下,且不可能再恢复到起病前的水平。

3.其他

可有与心律失常、休克、或心力衰竭有关的其他症状。

五、实验室和其他检查

心电图和心向量图常有进行性的改变。对心肌梗死的诊断、定位、定范围、估计病情演变和预后都有帮助。

(一)心电图

1.特征性心电图改变

(1)宽而深的 Q 波(病理性 Q 波),在面向心肌坏死区的导联上出现。

(2)ST 段抬高呈弓背向上型,在面向坏死区周围心肌损伤区的导联上出现。

(3)T 波倒置,在面向坏死区周围心肌损伤区的导联上出现。

在背向心肌梗死区的导联上则出现相反的改变,即 R 波抬高、ST 段压低和 T 波直立并增高。心内膜下心肌梗死者无病理性 Q 波,有普遍性 ST 段压低,但 aVR 导联(有时还有 V，导联)ST 段抬高。

2.动态性改变

(1)起病数小时内,可尚无异常或出现异常高大两肢不对称的 T 波。

(2)数小时后,ST 段明显抬高,弓背向上,与直立的 T 波相连接,形成单项曲线。1~2 日内出现病理性 O 波,同时 R 波减低,是急性期病变。Q 波在 3~4 日稳定不变,以后 70%~

80%永久存在。

（3）ST段抬高持续数日至两周左右，逐渐回到基线水平，T波则变为平坦或倒置，是为亚急性的改变。

（4）数周或数月内，T波呈V形倒置，两肢对称，波谷尖锐，是为慢性期改变。T波倒置可永久存在，也可在数月至数年内逐渐恢复。

3.定位和定范围

可根据出现特征性改变的导联数来判断。采用30个以上的心前区导联进行心前区体表ST段等电位标测法，对急性期梗死范围的判断可能帮助更大。

（二）心向量图

有QRS环的改变、ST向量的出现和T环的变化。QRS环的改变最有诊断价值，因坏死的心肌纤维不被激动，不能产生应用的电动力，心室除极时综合向量的方向遂向背离梗死区处进行，所形成QRS环，特别是其起始向量将指向梗死区的相反方向，此起始向量的方位改变对心肌梗死的定位有重要意义。ST向量的出现表现为QRS环的不闭合，其终点不回到起始点，自QRS环起始点至终点的连线为ST向量的方向，指向梗死区，ST向量多在1~2周内消失。T环的改变主要表现为最大向量与QRS环最大平均向量方向相反或QRS-T夹角增大，T环长/宽比例<2.6，T环离心支与归心支运行速度相等，此种变化历时数月至数年可以消失。

用心向量图诊断心肌梗死可能较心电图更为敏感，但并不更具有特异性，需结合临床资料综合考虑。

（三）放射性核素检查

利用坏死心肌细胞中的钙离子能结合放射性得焦磷酸盐的特点，静脉注射^{99m}Tc—焦磷酸盐，用γ照相机进行"热点"扫描或照相；利用坏死心肌血供断绝和瘢痕组织中无血管以致^{201}TI（还有^{131}Cs、^{43}K等）不能进入细胞的特点，静脉注射这种放射性核素进行"冷点"扫描或照相；均可显示心肌梗死的部位和范围。前者主要用于急性期，后者主要用于慢性期。用门电路γ闪烁照相法进行放射性核素心腔造影（常用^{99m}Tc—标记的红细胞或清蛋白），可观察心室壁的运动和左心室的射血分数，有助于判断心室功能、诊断梗死后造成的室壁运动失调和室壁瘤。用单光子计算机体层扫描（SPECT）或正电子体层显影（PET）来诊断则效果更好。

（四）超声心动图

切面和M型超声心动图有助于了解心室壁的运动、室壁瘤和左心室功能，协助诊断。

（五）实验室检查

1.起病24~48小时后白细胞可增至$(10~20)×10^9$/L，中性粒细胞增多，嗜酸细胞减少或消失；红细胞沉降率增快；均可持续1~3周。

2.血清心肌酶含量增高，如肌酸磷酸激酶（CPK）在起病6小时内升高，48~72小时恢复正常；谷—草转氨酶（COT）在起病6~12小时后升高，24~48小时达到高峰，3~6日后降至正常；乳酸脱氢酶（LDH）在起病8~10小时候升高，达到高峰时在2~3日，持续1~2周才恢复正常，其中肌酸磷酸激酶（CPK）的同工酶CPK—MB和LDH的同工酶LDH_1诊断的特异性最高，前者增高的程度还更能较准确地反映梗死的范围。

3.血和尿肌红蛋白增高，其高峰较血清心肌酶出现早，而恢复则较慢。此外，血清肌凝蛋白轻链增高也反映急性心肌梗死的指标。

六、诊断和鉴别诊断

根据典型的临床表现,特征性的心电图和心向量图改变以及实验室检查发现,诊断本病并不困难,对老年人,突然发生严重的心律失调、休克、心力衰竭而原因不明,或突然发生较重而持续较久的胸闷或胸痛者,应考虑本病的可能。宜先按急性心肌梗死来处理,并短时间内进行心电图和血清心肌酶等的动态观察以确定诊断。无病理性 Q 波的心内膜下心肌梗死,血清心肌酶的诊断价值更大。鉴别诊断要考虑以下疾病:

(一)心绞痛

(二)急性心包炎

尤其是急性非特异性心包炎可有较剧烈而持久的心前区疼痛。但心包炎的疼痛与发热同时出现,呼吸和咳嗽时加重,早期既有心包摩擦音,后者和疼痛在心包腔出现渗出时均消失;全身症状一般不如心肌梗死严重;心电图除 aVR 外,其余导联均有 ST 段弓背向下的抬高,T 波倒置,无异常 Q 波出现。

(三)急性肺动脉栓塞

可发生胸痛、咯血、呼吸困难和休克。但有右心负荷急剧增加的表现如发绀、肺动脉瓣区第二心音亢进、颈静脉充盈、肝大、下肢水肿等,以及特异性的心电图改变,可资鉴别。

(四)急腹症

急性胰腺炎、消化性溃疡穿孔、急性胆囊炎、胆石症等,均可有上腹部疼痛,可能伴有休克。仔细询问病史、作体格检查、心电图检查和血清心肌酶测定可协助诊断。

(五)主动脉夹层动脉瘤

疼痛一开始即达高峰,常放射到背、肋、腹、腰和下肢,两上肢的血压和脉搏可有明显的差别,可有下肢暂时性瘫痪、偏瘫和主动脉瓣关闭不全的表现可资鉴别。切面超声心电图检查有助于诊断。

七、并发症

(一)乳头肌功能失调或断裂

发生率可高达 50%。二尖瓣乳头肌因缺血、坏死等使收缩功能发生障碍。造成不同程度的二尖瓣脱垂并关闭不全,心尖区出现收缩中晚期喀喇音和响亮的吹风样收缩期杂音,第一心音可不减弱或增强,可引起心力衰竭。轻症者,可以恢复,期杂音可消失。断裂多发生在二尖瓣后乳头肌,见于下壁心肌梗死,心力衰竭明显,可迅速发生肺水肿,在数日内死亡。

(二)心脏破裂

少见,常在起病 1~2 周,多为左心室游离壁破裂,造成心包积血引起急性心脏压塞而猝死。偶为心室间隔破裂造成穿孔,在胸骨左缘第 3~4 肋间出现响亮的收缩期杂音,常伴有震颤,可引起心力衰竭和休克而在数日内死亡。心脏破裂也可为亚急性,患者能存活数月。

(三)栓塞

发生率为 1%~6%,见于起病后 1~2 周,如为左心室附壁血栓脱落所致,则引起脑、肾、脾或四肢等动脉栓塞。由下肢静脉血栓形成部分脱落所致,则产生肺动脉栓塞。

（四）心室膨胀瘤或称室壁瘤

主要见于左心室,发生率为5%～20%。体格检查可见左侧心界扩大,心脏搏动较广泛,可有收缩期杂音。膨胀瘤内发生附壁血栓时,心音减弱。心电图ST段持续抬高。X线透视、记波摄影、超声心动图、放射性核素心脏血池显像以及左心室造影可见局部心缘突出,搏动减弱或有反常搏动。

（五）心肌梗死后综合征

发生率约为10%。于心肌梗死后数周至数月内出现,可反复发生,表现为心包炎、胸膜炎或肺炎,有发热、胸痛等症状,可能为机体对坏死物质的过敏反应。

肩手综合征肩臂强直、活动受限并疼痛,主要累及左侧,可能是心肌梗死后肩、臂不活动所致,发生于起病后数周,可持续数日至数周,现已极少见。

八、治疗

及时发现,及时住院,并加强住院前的就地处理。治疗原则是保护和维持心脏功能,挽救濒死的心肌,防止梗死扩大,缩小心肌缺血范围,及时处理严重的心律失常和各种并发症,防止猝死,使患者不但能度过急性期,且康复后还能保持尽可能多的有功能的心肌。

（一）监护和一般治疗

1.休息

卧床休息2周,保持环境安静。减少探视,防止不良刺激,解除焦虑。

2.吸氧

最初几周间断或持续通过鼻管面罩吸氧。

3.监测

在冠心病监护室里进行心电图、血压、和呼吸监测5～7日,必要时还监测肺毛细血管压和静脉压。密切观察心律、心率、血压和心功能的变化,为适时做出治疗措施,避免猝死提供客观资料。

（二）解除疼痛

选用下列药物尽快解除疼痛:①哌替啶50～100mg肌内注射或吗啡5～10mg皮下注射,必要时1～2小时再注射1次,以后每4～6小时可重复注射,最好与阿托品合用并注意呼吸功能的抑制;②疼痛较轻者可用可待因或罂粟碱0.03～0.06mg肌内注射或口服;③或再试用硝酸甘油0.3mg或二硝酸异山梨醇5～10mg舌下含化或用静脉滴注硝酸甘油,要注意心率增快和血压下降;④中药可用苏合香冰片滴丸、苏合香丸、冠心苏合丸、保心丸、麝香保心丸或宽胸丸含服或口服,或复方丹参注射液2～4mL加入50%葡萄糖40mL中静脉注射,或8～16mL加入5%葡萄糖或低分子右旋糖酐500mL静脉滴注。

疼痛顽固上述治疗不能缓解者,可用人工冬眠法,以哌替啶50～100mg、异丙嗪25～50mg、双氢麦角碱0.6～0.9mg,加入5%葡萄糖溶液500mL中静脉注射,同时密切观察血压。

（三）心肌再灌注

起病3～6小时内,使闭塞的冠状动脉再通,心肌得到再灌注,濒死坏死的心肌可能得以存活或坏死范围缩小,预后改善,是一种积极的治疗措施。

1.溶解血栓疗法

以纤溶酶激活剂激活血栓中纤溶酶原,使转变为纤溶酶而溶解冠状动脉内的血栓。可用尿激酶 24 小时内静脉滴注 270 万 U 的大剂量,或先以 5 万 U 静脉注射,继而 20 万 U~40 万 U 静脉滴注半小时的中等剂量。链激酶皮试阴性后以 75 万 U 加入 5% 的葡萄糖 100mL 中静脉滴注,在 30 分钟左右滴完,然后每小时给予 10 万 U,连续静脉滴注 24 小时。用药过程中要注意出血倾向,年过 70 岁或过去有出血倾向者不宜用。用链激酶时,宜于治疗前半小时用异丙嗪 25mg 肌内注射,并与少量的地塞米松(2.5~5mg)同时滴注可防止引起寒战发热等不良反应。如能通过心导管直接将尿激酶或链激酶注入有血栓阻塞的冠状动脉,效果较好。尿激酶每分钟 600OU、链激酶每分钟 2000~400OU 至少持续 1 小时,如血栓溶解后用肝素抗凝治疗 2~7 日。

溶解血栓制剂还有组织型纤溶酶原激活剂(TPA),用于静脉或冠状动脉内注射,对血栓溶解有高度的选择性,因而很少引起全身出血,剂量为 0.75mg/kg,持续 30~120min,冠状动脉内用量减半。

2.经皮腔内冠状动脉形成术

经溶解血栓治疗冠状动脉再通后又再堵塞,或虽再通但仍有重度狭窄者,可紧急施行本法扩张病变血管。

(四)消除心律失常

心律失常必须及时消除,以免演变为严重的心律失常甚至猝死(见本章相关内容)。

1.起病后立即肌内注射利多卡因 200~250mg(用 5% 溶液),每 8 小时 1 次,持续 3 日,以预防室性心律失常。

2.一旦发现室性早搏或室性心动过速,立即用利多卡因 50~100mg 静脉注射,每 5~10 分钟重复 1 次,至期前收缩消失或总量达到 300mg,继以每分钟 1~3mg 的速度静脉滴注维持(100mg 加入 5% 葡萄糖液 100mL,每分钟滴注 1~3mL),情况稳定后改口服美西律 150mg、普鲁卡因胺 250~500mg 或妥卡尼 600mg,每 6 小时 1 次维持。

3.发生房室颤动时,如有条件,尽快采用非同步直流电除颤;室性心动过速药物疗效不满意时也应及时用同步直流电复律。

4.对缓慢的心律失常可用阿托品 0.5~1mg 肌内注射或静脉注射。

5.房室传导阻滞发展到第二度或第三度时,宜用心肌抑制型按需起搏器作临时的经静脉心内膜右心室起搏治疗,待传导阻滞消失后撤除。

6.室上性快速心律失常用洋地黄类、维拉帕米等药物治疗不能控制时,可考虑用同步直流电转复窦性心律或用人工心脏起搏器作超速抑制治疗。

(五)控制休克

根据休克纯属心源性,有周围血管舒缩障碍或血容量不足等因素存在,分别处理。

1.补充血容量

估计有血容量不足,或中心静脉压和肺楔嵌压低者,用低分子右旋糖酐或 5%~10% 葡萄糖液静脉滴注,输入后如中心静脉压上升 >18cmH$_2$O,肺楔嵌压升 >15~18mmHg,则应停用。右心室梗死时,中心静脉压的升高则未必是补充血容量的禁忌。

2.应用升压药

补充血容量后血压仍不升高,而肺楔嵌压和心排出量正常时,提示周围血管张力不足,可在 5％葡萄糖液 100mL 中加入多巴胺 10～30mg,间羟胺 10～30mg 或去甲肾上腺素 0.5～1mg 静脉滴注,前者与后者可以合用。亦可选用多巴酚丁胺等。

3.应用血管扩张剂

经上述处理血压仍不升,而肺楔嵌压增高,心排出量低或周围血管显著收缩以致四肢厥冷并有发绀,在 5％葡萄糖液 100mL 中加入硝普钠 5～10mg、硝酸甘油 1mg、或酚妥拉明 10～20mg 静脉滴注。

4.其他

治疗休克的其他措施包括纠正酸中毒、避免脑出血、保护肾脏,必要时应用糖皮质激素和强心苷类等。中药可用生脉散(气阴两虚者)、四逆汤、独参汤或参附汤(亡阳者)。

上述治疗无效时,用主动脉内气囊反搏术进行辅助循环,然后作选择性冠状动脉造影,随即施行坏死心肌切除和主动脉冠状动脉旁路移植术,可挽救一些患者的生命。

(六)治疗心力衰竭

主要是治疗急性左心衰竭,以应用吗啡(或哌替啶)和利尿剂为主,亦可选用血管扩张剂减轻左心室的后负荷,或用多巴酚丁胺每分钟 $10\mu g/kg$ 静脉滴注等治疗。由于早期出现的心力衰竭主要是心肌充血,水肿引起的顺应性下降所致,而左心室舒张末期容量并不增大,因此在梗死发生后 24 小时内宜尽量避免使用洋地黄类药物,因洋地黄类药物可能引起各种心律失常。有右室梗死的患者应慎用利尿剂。

(七)其他治疗

应用有助于挽救濒死心肌,防止梗死扩大,缩小缺血范围,加快愈合作用的药物如促进心肌代谢的药物:维生素 C、辅酶 A、肌苷酸钠、细胞色素 C、维生素 B6 等加入 5％～10％葡萄糖液 500mL 中,缓慢静脉滴注,每日 1 次,2 周为 1 疗程。极化液疗法:氯化钾 1.5g、胰岛素 8 单位加入 10％葡萄糖液 500mL,静脉滴注,每日 1～2 次,7～14 日为 1 疗程,可促使心肌摄取和代谢葡萄糖,使钾离子进入细胞内,恢复细胞膜的极化状态,以利于心脏的正常收缩,减少心律失常,并促使心电图上抬高的 ST 段回到等电线;改善微循环灌注类药物:低分子右旋糖酐或羟乙基淀粉代血浆 250～500mL 静脉滴注,每日 1 次,2 周为 1 疗程,可减少红细胞集聚,降低血液黏稠度而改善微循环的灌注;透明质酸酶:起病后应尽早应用,可能加速炎症的吸收,减少梗死范围;β 受体阻滞剂:在起病的早期即应用,尤其是对前壁心肌梗死伴有交感神经功能亢进者,可能防止梗死范围扩大、改善急、慢性期的预后,但应注意对心脏收缩功能的抑制;抗凝疗法:在梗死范围扩大,复发性梗死,或有梗死先兆而又伴有高凝状态者可考虑应用,如肝素、双香豆素、华法林、苯茚二酮等药物,应用时应注意维持凝血时间在正常的 2 倍左右。

此外,非甾体抗感染药和钙通道阻滞剂可能也有减少梗死范围的作用。

(八)恢复期的处理

住院 4～6 周后,如病情稳定,体力增加,可考虑出院。经 1～4 个月的体力活动锻炼后,酌情恢复部分或轻工作,以后部分患者可恢复全天的工作,但应避免过重体力劳动或精神过度紧张。

(九)并发症的处理

并发栓塞时,用溶解血栓或抗凝疗法。心室膨胀瘤如影响心功能或引起严重的心律失常,宜手术切除或同时作冠状动脉旁路移植手术。心脏破裂或乳头肌功能严重失调者都可考虑手术治疗。心肌梗死后综合征可用糖皮质激素或阿司匹林、吲哚美辛等治疗。肩手综合征可用理疗或体疗。

(十)右心室心肌梗死的处理

右心室心肌梗死引起右心衰竭伴低血压,而无左心衰竭的表现时,宜扩张血容量。在24小时内可静脉滴注输液3~6L,直到低血压得到纠正或肺毛细血管压达15~18mmHg。如此时低血压未能纠正可用强心剂。不宜用利尿剂。伴有房室传导阻滞者可予以临时起搏器。

九、预后

预后与梗死范围的大小,侧支循环产生的情况以及治疗是否及时有关。急性期住院病死率目前在10%~15%。死亡多在第Ⅰ周内,尤其在数小时内,发生严重的心律失常、休克、或心力衰竭者,病死率尤高。

十、预防

主要是动脉粥样硬化和冠心病。冠心病患者需长期服用小剂量的阿司匹林或潘生丁,有对抗血小板集聚和黏附的作用,可能有预防心肌梗死的作用。

十一、护理

(一)保证身心休息

急性期绝对卧床,减少心肌耗氧量,缓解疼痛。避免诱因减少疼痛发作。同时保持环境安静、整齐,减少探视,避免不良刺激,安定患者情绪,保证睡眠。

(二)改善活动耐力

给患者制订逐渐活动的计划,限制最大活动量的指标是患者活动后出现呼吸加快或困难、脉搏过快或活动停止后3分钟未恢复。如活动后出现血压异常、胸痛、眩晕应停止活动。

(三)病情观察

监测心电图、心率、心律、血压、血流动力学变化,发现心律失常和严重的房室传导阻滞、休克的发生,及时报告医师处理。观察尿量、意识改变,如尿量＞30mL/h,神志清楚,提示休克好转。观察疼痛性质,遵医嘱及时给予镇痛药如哌替啶、吗啡、罂粟碱、硝酸甘油等。

(四)防止便秘护理

向患者强调预防便秘的重要性,食用富含纤维食物,注意饮水,遵医嘱长期服用缓泻剂,保证大便通畅。必要时应用润肠剂,低压灌肠等。

(五)饮食护理

合理饮食低热量、低脂、低胆固醇,总热量不宜过高,以维持正常体重为度。少量多餐,多食含纤维素和果胶的食物,避免食用刺激性食品。

(六)用药护理

应用抗凝药物如阿司匹林、肝素,使用过程中应严密观察有无出血倾向。应用溶栓治疗时应严密监测出凝血时间和纤溶酶原,防止出血,注意观察有无牙龈、皮肤、穿刺点、胃黏膜等浅表小量出血,如有发生可压迫止血。如出现大量出血时须立即停止溶栓,应用鱼精蛋白、维生素 K、输血等。

(七)经皮腔内冠状动脉形成术术后护理

防止出血与血栓形成,停用肝素 4 小时后,复查全血凝固时间,凝血时间在正常范围之内,拔出动脉鞘管,压迫止血,加压包扎,患者继续卧床 24 小时,术肢制动。同时严密观察生命体征,有无胸痛。观察足背动脉搏动情况、鞘管留置部位有无出血、血肿。

(八)健康教育

1.调节生活方式,缓解压力,克服不良情绪,养成良好的生活习惯。避免饱食、寒冷刺激。洗澡时应注意:不在饱餐和饥饿时洗,水温和体温相当,时间不宜过长以避免疲劳和缺氧,洗澡时卫生间不上锁,必要时有人陪同。

2.防治危险因素积极治疗高血压、高血脂、糖尿病、控制体重于正常范围,戒烟酒等不良嗜好。

3.了解所服药物的作用、不良反应、随带药物和保健卡。按时服药、定期检查、终生随诊。

第十五节 二尖瓣狭窄

一、病因和病理

(一)风湿性心脏病

简称风心病,是经济不发达国家二尖瓣狭窄最常见的原因,多见于 20～40 岁的轻中年,其基本病变是瓣膜炎症粘连,开放受限,造成狭窄,分为两型:①隔膜型:为瓣膜交界处粘连,如瓣叶增厚、僵硬,则活动更受限;②漏斗型:粘连波及腱索甚至乳头肌,瓣叶也明显增厚,使瓣膜结构融合成漏斗状,常伴关闭不全。

(二)二尖瓣环及环下区钙化

在西方国家多见,多发生于老年人。由于瓣环或环下部分的瓣膜有大量钙化粥样瘤隆起,造成瓣口狭窄。本病常伴有主动脉根部显著粥样硬化及钙化。

(三)其他罕见的病因

1.结缔组织疾病,如系统性红斑狼疮,硬皮病。

2.肠原性脂肪代谢障碍。

3.恶性类癌瘤。

4.多发性骨髓瘤。

(四)病理生理

正常二尖瓣口面积为 4～6cm²。根据狭窄程度及代偿状态分为三期。

1.左房代偿期

瓣口面积减至 1.5～2.0cm² 为轻度狭窄。左房发生代偿性扩张及肥厚以增强心肌收缩,增加瓣口血流量,从而延缓左房平均压的升高,患者无症状。当瓣膜口面积小于 2.0cm²,瓣口血流由层流转为涡流,产生舒张期杂音。

2.左房失代偿期

瓣口面积小于 1.5cm²（中度狭窄），甚至不足 1.0cm²（重度狭窄）。左房扩张代偿逾限，平均压开始升高，从而使肺静脉及肺毛细血管压相继升高，管径扩张，管腔淤血；由于重力作用，淤血在肺下部较著；肺淤血使肺的顺应性下降，安静时尚可无症状；当体力活动增加体静脉回心血量或心动过速使舒张期缩短从而减少左房血液流过狭窄瓣膜口时间及血量时，均可加重肺部淤血发生呼吸困难。当肺毛细血管压缓慢上升达 30mmHg，甚至 35mmHg 时，血浆虽渗出毛细血管外，尚可通过淋巴系统运走；如压力上升过快过高时，血浆渗出过急过多时，淋巴引流不及，则血浆及血细胞渗入肺泡，可致急性肺水肿。肺淤血及肺顺应性下降使通气/血流比值下降，肺静脉血氧分压下降，可致反射性肺小动脉收缩，产生肺动脉高压。

3.右心受累期

长期的肺动脉高压进一步引起肺小动脉及肌肉型小肺动脉内膜及中层增厚，血管腔变窄，更加重肺动脉高压，增加右心室后负荷，产生右室扩张、肥厚，终至右心衰竭。此时肺淤血反而减轻。

二、临床表现

(一)症状

1.劳力性气促伴咳嗽，为最早的症状，随后较轻微活动亦可气促。

2.咯血：因肺静脉与支气管静脉相通，前者压力升高时使支气管静脉及其毛细血管淤血，可致出血；痰中血丝是肺泡壁或支气管内膜毛细血管破裂所致；支气管静脉曲张破裂常致大咯血，喷射鲜红色血；后期，因曲张静脉壁增厚，大咯血反而少见；急性肺水肿时可咳出或自口鼻涌出浆液性粉红色泡沫血痰；伴发肺梗阻时咳出较稠暗红色痰。

3.声音嘶哑，是肺动脉高压时左肺动脉扩张压迫左喉返神经所致。

(二)体征

1.心尖区舒张期杂音，是二尖瓣狭窄最重要的特征。典型者是局限于心尖区的舒张中晚期、低调、隆隆样、先递减后递增型杂音；当右室显著增大并取代心尖区时，杂音部位移至心尖区左侧；左侧卧位，用力呼吸或体力活动后更清楚；左房收缩减弱时只听及舒张中期杂音；右心力衰竭时，右室输出量减少至明显降低跨瓣压力阶差时，杂音可暂时减弱或消失。杂音可伴有舒张期震颤。

2.心尖区第一心音亢进及二尖瓣开放拍击音，只见于隔膜型，表明二尖瓣前叶的弹性及活动度良好；随着左房压的升高，开放拍击音移近第二心音。

3.肺动脉瓣区第二心音亢进、分裂是肺动脉高压征；肺动脉扩张可导致该区出现收缩期杂音，重度扩张可导致肺动脉瓣相对关闭不全而在该区出现舒张早期吹风样杂音（Graham－Steell 杂音），可传至三尖瓣区，于吸气末增强；④其他：中重度狭窄者颧赤唇绀，呈"二尖瓣面容"，左心房、心耳扩大可致左第三肋间心浊音界增宽；起病于儿童期者心前区常隆起；明显右室肥厚时胸骨左沿心搏弥散；右心衰竭时可出现相对三尖瓣关闭不全及体循环淤血征。

三、实验室和其他检查

(一)X 线检查

轻度狭窄时正常或可见于左心耳饱满。左心房扩大明显时，在后前位及右前斜位分别可见食管向后向右移位,左前斜位可见左支气管上抬,重者在右心缘可见双心房影。当肺动脉总干、左心耳及右心室增大时,后前位心影如梨状,称为"二尖瓣型心"。中重度肺淤血时,肺门阴影明显加深,肺下部血管影减少而上部血管影增多;肺淋巴管扩大,在正位及左前斜位片可见右肺外下野水平走向的线状影,近肋膈角处特显,称为 KerleyB 线。长期肺淤血野尚可见含铁黄素沉淀点状影。

(二)心电图

左心房显著增大时出现"二尖瓣型 P 波",此时,P 波宽有切凹。右心室肥厚时,常见$R_{v1} >$ 1.0mv,$R_{avR} > 0.5$mv。

(三)超声心动图

M 型图可见二尖瓣前叶活动曲线因 EF 斜率减慢致双峰消失,呈"城垛样"图形,前后瓣叶呈同向运动,前叶增厚,开放受限,左房增大。二维实时图可测量瓣口面积大小及观察瓣膜与瓣下结构的改变。连续波多普勒可较准确地测定舒张期跨瓣压力阶差,从而判断狭窄的严重程度。

四、诊断和鉴别诊断

如二尖瓣区有舒张期隆隆样杂音伴左房增大,患者是中青年或有风湿热史,一般可确立风湿性二尖瓣狭窄诊断,超声心动图可进一步明确诊断。但心尖区舒张期杂音尚可见于以下疾病,应予鉴别:

1.慢性肺心病右室极度扩大致相对性三尖瓣狭窄且心尖区为右室取代时。

2.二尖瓣相对狭窄,见于重度贫血,扩张型心肌病、左至右分流型的先天性心脏病以及重度单纯二尖瓣关闭不全。

3.风湿性心瓣膜炎。

4.主动脉瓣关闭不全时的 Austin－Flint 杂音。

5.缩窄性心包炎瘢痕压迫二尖瓣环。

6.左房黏液瘤阻塞二尖瓣口。

7.三房心。

五、并发症

(一)充血性心力衰竭

为右心衰竭,是本病常见并发症及主要死因。

(二)急性肺水肿

是重度二尖瓣狭窄的严重而紧急的并发症,病死率较高,多发生于剧烈体力活动,情绪激动或心动过速发作时,在妊娠期因血容量增大更易诱发。症状为急剧发展的气促,不能平卧,发绀,咳粉红色泡沫样浆液痰,两肺布满湿性啰音,有时伴喘鸣,患者有濒死感,可发展至缺氧性昏迷及死亡。

(三)心律失常

以心房颤动较多见,常由房性期前收缩发展为房性心动过速、心房扑动至阵发性心房颤动,再转为持久性;其机理是由于左房压力增高及风湿性心房肌炎症后的左房壁纤维化,致左心房肌束排列混乱,引起心房肌、心房传导束在不应期长短及传导速度上显著不一致的现象,产生折返激动或局部自律性增高所致。房颤降低心排血量,可诱发或加重心力衰竭。慢性房颤减少心肌供血,日久可致心肌弥散性萎缩,使房颤难转复为窦性心律。如二尖瓣弹性差,左房又不能有效收缩,在心室率缓慢时不出现收缩前期杂音;当心室率增快时,左室心搏量可下降 20%,左室收缩末期容积增大,降低舒张期跨瓣压力阶差,可使舒张中期杂音暂时消失,心率变慢时杂音又出现。

(四)栓塞

以脑栓塞最常见。栓子多来自扩大的左心耳伴房颤者,但正常心律时也可发生。

(五)亚急性感染性心内膜炎

较少见。

(六)肺部感染

往往诱发或加重心力衰竭。

六、预后

取决于狭窄及心脏扩大的程度,是否多瓣膜损害,手术治疗的可能性。如是风湿病还要看能否控制风湿活动复发与预防并发症。如心脏显著增大,则只有 40%患者可生存 20 年;从出现明显的症状到丧失工作能力平均约 7 年;从持续心房颤动到死亡一般为 5 年,但也有长达 25 年者。

七、治疗

(一)代偿期的治疗

对于风湿病,基本原则是防治咽部链球菌感染与风湿活动的复发及预防感染性心内膜炎。对于前者,如患者年龄在 30 岁以下宜每月注射长效青霉素 120 万单位直至咽炎扁桃体炎满意控制,在上呼吸道感染流行期还要再预防性注射;如患者在 30 岁以上,但有明显的慢性扁桃体炎并时有急性发作者,仍宜注射长效青霉素预防之。

(二)失代偿期的治疗

尽管肺淤血是由于瓣口机械性梗阻所致,适当休息,限制钠盐摄入及口服利尿剂仍可改善症状。对急性肺水肿可皮下注射吗啡 10mg 或哌替啶 50mg 以镇静及减轻前后负荷,给氧,快速利尿。可用血管扩张剂如硝酸酯类、酚妥拉明或硝普钠,并吸入消泡剂如有机硅雾化剂或通过酒精的氧气等。轮换结扎四肢近心端以减少体静脉血回流有一定的疗效。如心房颤动伴快速心室率发作为诱因,可缓慢静脉注射毛花苷 C0.4mg;如窦性心动过速或室上性心动过速为诱因,可在心电监测下以 0.5～2mg 普萘洛尔(心得安)或 2.5～5mg 维拉帕米(异搏定)用5%～10%葡萄糖液 20mL 稀释,用 3～5 分钟缓慢注射。对大咯血,应降低肺动脉静脉压,可注射安定,强力利尿,患者采半坐位及轮换结扎四肢近端等。发生栓塞时,如栓塞动脉较大,起病在 12 小时以内,患者心功能较好,手术野又可接近时,可做动脉切开取栓术;内科治疗包括抗凝疗法,肌内注射妥拉苏林 25mg 每日 4 次扩张周围动脉;还可加用普鲁卡因封闭疗法,如对脑栓塞作同侧颈交感神经节封闭术。对肾栓塞作肾周封闭术。

治疗的根本问题在于解除瓣膜狭窄,降低跨瓣压力差。有以下两种手术:

1.二尖瓣分离术

适用于粘连性狭窄。有闭式及直视式两种。闭式多采用经左室进入使用扩张器的方法,并截除左心耳,对隔膜型疗效最好;如术前检查无心房内血栓,瓣膜钙化轻微,不合并二尖瓣关闭不全或主动脉瓣病,或虽合并上述瓣膜病但左心室不增大或仅轻度增大者,可采用闭式手术。患者年龄最好在 55 岁以下,心功能在 2～3 级,近半年内无风湿活动或感染性心内膜炎;合并妊娠需手术者宜在孕期 6 个月以前进行。现在,对上述患者采用经皮球囊扩张瓣膜成形术。

如伴有中度二尖瓣关闭不全或不能准确地除外心房内血栓,或瓣膜重度钙化或疑有腱索重度融合缩短时,应作直视下分离术,对合并的关闭不全可做适当的缝补或瓣膜成形术。

2.人工瓣膜替换术

常用机械瓣膜或生物瓣膜。前者有钛合金或热解碳制成,优点是耐用,不引起机体的排异反应,不致钙化或感染;缺点是需终身抗凝治疗,伴有溃疡病或出血性疾病者忌用,以后接受其他手术治疗有困难,还孕育发生出血性并发症的危险。生物瓣膜系用牛心包膜或猪心瓣经消除抗原性处理或用经过组织配型选择的人硬脑膜制成,优点是不需要长期抗凝,极少排异反应;缺点是可因感染性心内膜炎或若干年后因钙化/及机械损伤而失效。凡风湿病心功能在3～4 级且合并有明显的主动脉瓣病或/及二尖瓣关闭不全致左室明显增大,或瓣膜广泛重度钙化以致不能分离修补者以及钙化粥样瘤引起狭窄者均适用于瓣膜替换术。

八、护理

1.风湿活动时应注意休息,病变关节应制动、保暖,并用软垫固定、避免受压和碰撞,可用局部热敷或按摩,增加血液循环,减轻疼痛,必要时遵医嘱使用镇痛药如寒痛乐外敷,口服非甾体抗感染药如阿司匹林等。

2.预防呼吸道感染及风湿活动、注意休息、保持大便通畅、严格控制入量及静脉输液速度,如发生心力衰竭置患者半卧位,并吸氧,给予低热量、易消化饮食,少量多餐,适量补充营养,提高机体抵抗力。

3.严格执行无菌操作规程完成各项无菌操作,预防风湿复发;出现亚急性细菌性心内膜炎时应注意休息,做血培养以查明病原菌;注意观察体温、血红蛋白、新出血点、栓塞等情况。合理饮食,补充营养,提高抗病能力。

第十六节　二尖瓣关闭不全

一、病因和病理

(一)慢性

1.风心病

在经济不发达的国家是常见病因。系由于慢性炎症及纤维化使瓣叶变硬、缩短、变形,或腱索粘连、融合、变粗等所致;病久者可钙化再加重关闭不全。约半数患者合并二尖瓣狭窄。

2.二尖瓣脱垂

是西方国家常见的病因;其基本病变是:二尖瓣叶黏液瘤性增生、瓣叶海绵层增厚、隆起、纤维组织松弛,瓣叶及腱索均可被牵拉变长。组织生化分析发现酸多糖增多,与胶原代谢异常有关。本病可能有遗传倾向,属常染色体显性遗传。

3.冠心病

冠脉慢性缺血波及乳头肌及其邻近左室壁致乳头肌功能不全,对瓣叶的牵制作用减弱。

4.二尖瓣环及环下区钙化

可妨碍瓣口关闭,多见于老年患者。

5.其他少见情况

(1)先天性二尖瓣裂缺,可能伴有心内膜垫缺损如第一孔型心房间隔缺损或房室共道,或降落伞型二尖瓣畸形。

(2)结缔组织病,如系统性红斑狼疮及类风湿关节炎与马方综合征。

(3)肥厚型梗阻性心肌病。

(4)左房或左室黏液瘤妨碍瓣膜关闭。

(5)心内膜弹力纤维增生。

(二)急性

1.腱索断裂,见于感染性心内膜炎,二尖瓣脱垂,穿通性或闭合性胸外伤。

2.瓣膜毁损或破裂,见于感染性心内膜炎。

3.乳头肌坏死或断裂,见于急性心肌梗死。

4.人工瓣膜替换手术后开裂。

二、病理生理

慢性者,早期仅流量不多,随病变加重,仅流量增多;但每当心室舒张,左心房容量负荷即缓解,故左房得以缓慢扩大而延迟左房压上升;左室容量负荷虽然增大,但刚开始收缩,血液既向左房仅流,等容收缩期几乎等于零,减轻了室壁紧张度,减少能耗,有利于左室代偿;因此,左房左室可显著扩大而左心衰竭发生甚晚。不过,一旦发生,则进展迅速。

急性者,早期仅流量既大,进展快,左房左室容量负荷迅速增大,压力上升急剧。常发展为急性左心衰竭,甚至肺水肿,但左房左室增大反而不如慢性者明显。

三、临床表现

(一)症状

系左心衰竭症状如气促、乏力等。慢性患者出现甚晚。

(二)体征

主要体征是二尖瓣收缩期杂音,仅流量小者音调高,瓣膜增厚者声音粗糙。风心病所致者为全收缩期杂音,二尖瓣脱垂所致者为收缩中或晚期杂音。强度在3级以上;前瓣损害为主者传向左腋下,后瓣损害为主者传向胸骨左缘第三肋间。前瓣膜损害时,第一心音减弱或不能听及。由于左室射血期变短,主动脉瓣关闭提前可致第二心音分裂,吸气时更加明显。可闻及第三心音,卧位更显。二尖瓣脱垂时还闻及收缩中、晚期喀喇音。重度关闭不全时的仅流量特大可致二尖瓣相对狭窄,出现心尖区低调、短促舒张中期杂音。如仅流量很大,收缩期杂音可减弱或消失。左心衰竭时杂音可暂时减弱。杂音粗糙且强时可伴有收缩期震颤。中晚期患者可有左室增大。急性者较早出现肺动脉高压,表现为肺动脉瓣区第二心音亢进。

四、实验室和其他检查

(一)X 线检查

慢性早期及急性者左房左室界正常,慢性晚期则显著增大。有时可有瓣膜、瓣环钙化。左室造影可助判断仅流量及了解瓣膜活动度。

(二)心电图

早期正常,中晚期可见左房增大及左室肥厚、劳损。

超声心动图左房左室增大时,M 型图可测出,有时可见瓣环钙化。二维实时图可见瓣膜闭合不全。多普勒超声可见瓣口左房侧收缩期湍流。二尖瓣脱垂在 M 型图可见收缩中、晚期向后移位的"吊床样"波形;二维实时图可见二尖瓣前和(或)后叶在收缩期凸入左房,超过瓣环水平;并可见瓣叶与左房壁间夹角变小成锐角。腱索断裂时二尖瓣可呈连枷样改变;在左室长轴切面可见瓣叶在收缩期呈鹅颈样钩向左房,舒张期呈挥鞭样漂向左室。

五、诊断和鉴别诊断

临床诊断主要是依据心尖区典型收缩期杂音,病程中晚期尚有左房左室增大,应结合起病缓急、患者的年龄、病程阶段及严重程度、左房左室增大与否,结合器械及有关实验室检查确定诊断及病因。该杂音应与其他原因的心尖部收缩期杂音鉴别。

(一)相对性二尖瓣关闭不全

杂音总是伴有左室扩大及二尖瓣环扩大,可发生于高血压性心脏病,各种原因的主动脉瓣关闭不全或心肌炎,扩张型心肌病,贫血性心脏病等等。

(二)生理性杂音

一般为 1～2 级,柔和,短促;原因消除后即消除。

(三)三尖瓣相对性关闭不全

见于肺动脉高压引起的右室扩大及心脏转位时,心尖部已被右室占据而使三尖瓣相对性关闭不全的杂音移至心尖部。该杂音可传往胸骨左缘下端而不传往左腋中线,且在吸气时增强,此外,收缩期颈静脉搏动亦增强,因此较易鉴别。

六、并发症

慢性者与二尖瓣狭窄相似,但出现甚晚。感染性心内膜炎较后者多见,栓塞者则少见,但二尖瓣脱垂者较易发生血栓栓塞症,可致猝死。急性者不仅较快出现急性左心衰竭,而且由于急剧左室内压升高使心包腔内压力剧增并使室间隔急剧膨出向右而使右室右房压力先后急速上升而出现体循环静脉压增高及淤血症状与体征。

七、预后

慢性关闭不全的代偿期较长,如不出现并发症,其无症状期可长达 20 年;一旦失代偿,病情多迅速恶化达心功能 4 级,成为难治性心力衰竭;即使换瓣,病死率也高。如合并二尖瓣狭窄,则症状出现比单纯狭窄或关闭不全者更早。急性者多较快死于急性左心衰竭。

八、治疗

急性关闭不全一旦确诊应及时采用人工瓣膜替换术。慢性关闭不全心功能 3～4 级者,经过内科疗法准备后应及早作人工瓣膜替换术。如左室舒张末期容积(LVEDV),左室收缩末期容积(LVESV)不断增加,射血分数(EF)不断下降,即使患者心功能为 2 级,也应在射血分数（EF）降至 50％以前及早换瓣。术前左室收缩末期容积（LVESV）大于 $60m/m^2$，或 M 型图左室收缩末期径大于 5cm，左室舒张末期径大于 7cm 者，术后效果均差。如患者年龄在 60 岁以下，心功能 2 级，心脏指数在 $21/min.m^2$ 以上，左室舒张末期压低于 12mmHg 时，换瓣效果较好；即使射血分数（EF）中度降低（30％～50％）手术疗效也远比非手术治疗为好。如瓣膜无钙化，腱索增厚较轻，瓣叶变形不显著的二尖瓣环扩大者，可做瓣环成形术，缝合修补瓣环或安置人工瓣环（Carpentier 环）。其疗效在青年患者较好。对于已有手术适应证又无条件手术者，可在常规治疗患者心力衰竭的同时加用肼屈嗪等动脉扩张剂长期治疗，心室腔扩大可望改善。

九、护理

1.活动与休息：按心功能分级安排适当的活动，防止静脉血栓形成、增加侧支循环、保持肌肉功能、防止便秘。合并主动脉病变者应限制活动，风湿活动时卧床休息，活动时出现不适，应立即停止活动给予吸氧 3～4mL/min。

2.风湿的预防与护理：风湿活动时应注意休息，病变关节应制动、保暖，并用软垫固定、避免受压和碰撞，可用局部热敷或按摩，增加血液循环，减轻疼痛，必要时遵医嘱使用镇痛药如寒痛乐外敷，口服非甾体抗感染药如阿司匹林等。

3.心力衰竭的预防与护理：预防呼吸道感染及风湿活动、注意休息、保持大便通畅、严格控制入量及静脉输液速度，如发生心力衰竭置患者半卧位，立即吸氧，予低热量、易消化饮食，少量多餐，适量补充营养，提高机体抵抗力。

4.防止栓塞发生：

（1）指导患者避免长时间盘腿或蹲坐、勤换体位、肢体保持功能位置，腿部常活动保持肌张力，以防止发生下肢静脉血栓。

（2）合并房颤者服用阿司匹林，如有附壁血栓形成，应避免剧烈运动或体位突然改变，以免附壁血栓脱落、动脉栓塞。

（3）观察栓塞发生的征兆：脑栓塞可引起言语不清、肢体活动受限、偏瘫；四肢动脉栓塞可引起肢体剧烈疼痛、皮肤颜色及温度的改变；肾动脉栓塞可引起剧烈的腰疼；肺动脉栓塞可引起突然剧烈的胸痛和呼吸困难、发绀、咯血、休克等。

5.亚急性感染性心内膜炎的护理：严格执行无菌操作规程完成各项无菌操作，预防风湿复发；出现亚急性细菌性心内膜炎时应注意休息，做血培养以查明病原菌；注意观察体温、血红蛋白、新出血点、栓塞等情况。合理饮食，补充营养，提高抗病能力。

6.需做人工瓣膜替换术者，向患者详细讲解有关手术前的准备、注意事项及手术的过程，使患者对此有所了解以便主动配合进行各项检查及治疗；并给予患者心理护理，消除患者对手术的恐惧心理，增强患者战胜疾病的信心。

第十七节 主动脉瓣狭窄

一、病因和病理

(一)风心病

男性多见,大多数同时合并主动脉瓣关闭不全及二尖瓣病变。单纯主动脉瓣狭窄极少见。风湿性主动脉瓣炎后相互粘连融合使瓣孔开放受限产生狭窄。

(二)先天性

男性多见。瓣膜发育不全呈二叶式者约占一半,如伴主动脉缩窄,二叶大小多相等;呈三叶式者约占 1/3,但三瓣大小不等;再次为单瓣带裂隙;呈四叶结构者极罕见。二叶式者承受涡流冲击发生蜕变,表面再附着微血栓发生机化、钙化,多在 20 岁以后方发生狭窄,其严重程度与钙化程度相当,其中约 40%伴关闭不全;增厚的瓣膜可融合成为顶端有小孔的圆锥形隔膜,升主动脉根部收涡流冲击可发生狭窄后扩张。单瓣式者出生后即可狭窄,症状出现较早,其中 25%伴关闭不全。

(三)老年退行性主动脉瓣硬化

常见于伴有广泛动脉粥样硬化及Ⅱ型高脂蛋白血症的老人。发生钙化前,瓣膜多正常或有轻度瓣膜大小不对称的发育缺陷。退变及钙化多始于瓣膜根部,逐渐向瓣尖扩展,往下常延及二尖瓣环,甚至冠状动脉口,其中 25%伴主动脉瓣关闭不全。

二、病理生理

正常成人主动脉瓣口在 $3.0cm^2$ 以上。当瓣口逐渐狭窄致阻力增大时,左室增强收缩以提高跨瓣压力阶差,维持静息时正常心搏量,致左室逐渐肥厚,呈向心性肥大。狭窄程度不重时,虽轻、中度体力活动亦可无症状。即使肥厚引起舒张期顺应性下降,左室舒张末期压力上升,左房的代偿性收缩增强,仍可保持左室足够的舒张期充盈而不引起心搏量下降。因此症状出现甚晚。

当瓣口面积降至正常的 1/4(约 $0.7cm^2$)时,静息时不能维持正常的心搏量,逐渐产生心肌缺氧症状,体力活动后更明显。其机制有:①心肌氧耗量增加,其原因有收缩期左室内压及收缩末期室壁张力增加,心肌肥厚及左室射血时间延长;②冠状血流减少:当肥厚较轻时,在收缩期,左室内压升高加以肥厚肌纤维挤压壁内小冠脉,均可减少冠脉流量,但在舒张期尚可补偿;当显著肥厚时,除收缩期影响更大外,舒张期左室顺应性下降,左室舒张末期压力上升,更增加冠脉灌流阻力,减少舒张期冠脉血流量,心内膜下心肌缺血尤著;日久,肥厚心肌纤维化使舒张期顺应性更下降,加重对缺血的影响;在重度狭窄的患者,左室心搏量减少,降低主动脉平均压亦减少冠脉流量;此外,动物实验还发现慢性主动脉瓣狭窄可致小冠脉内膜及中层结缔组织增厚,平滑肌纤维增生均更增加冠脉阻抗而减少流量。左室衰竭时,左室舒张末期压力更增高进一步减少内膜下心肌血供。

三、临床表现

取决于瓣膜病变的性质、范围、病期,是否合并主动脉瓣关闭不全及冠状动脉病。

（一）心绞痛

与冠心病劳力型心绞痛相似，出现率约 50％，其中约 2/3 合并冠心病。如无心绞痛则可基本排除合并冠心病。

（二）昏厥或黑蒙

可为首发症状，通常在体力活动中或后立即发作，由急性脑缺血所致。其机理：①运动时心搏量不能相应增加以适应外周血管阻力的降低；②运动停止后，回心静脉血减少，左室充盈量及心搏量下降；③本处于缺血缺氧的左室肌运动时更缺氧，泵血功能急剧下降；④正常人下肢运动时其上肢血管收缩，在本病，其非运动肌群的血管扩张降低外周阻力，与左室压力感受器受激动后反应无关；⑤心律失常发作，如各种快速性心律失常使舒张期变短，减少左室充盈期，充盈量不足；以及房室传导阻滞，特别是 HV 间期延长，系因钙化波及传导系统所致，多见于跨瓣压力阶差在 40mmHg 以上时。

（三）体征

1.主动脉瓣区收缩期杂音

为最主要的特征，在 3 级以上，沿动脉传导，甚至达肱动脉；在老年患者，该杂音常为高调带乐性而且在心尖区最响亮，其原因是：①老年肺气肿减弱心底区杂音强度；②瓣膜僵硬而无粘连，其震动可传入心室腔而达心尖。响亮粗糙杂音常伴震颤。如伴主动脉瓣关闭不全则杂音增强；如有心力衰竭或伴有二尖瓣关闭不全则杂音减弱。杂音及震颤强度与狭窄程度不完全一致，因主要取决于心搏量大小。

2.心音

第一心音多正常，其后如迅速继以喷射性咔嚓音，常提示为钙化不重，活动度尚好的二叶式瓣。如瓣膜活动严重受限则主动脉瓣区第二心音减弱；由于左室排空延迟可出现第二心音反常分裂。如心尖部听得第四心音又可触及，表明左房功能代偿良好。

3.其他

左室肥厚可致心尖抬举样搏动但一般在心力衰竭时心界方增大。血压一般正常，重度狭窄者心搏量减少可致收缩压降低，脉压变小，脉搏弱而平（迟滞脉）；老年患者常伴主动脉粥样硬化或动脉硬化性高血压，因此尽管有重度狭窄，脉压可正常。还可有收缩压升高。

四、实验室和其他检查

（一）X 线检查

单纯主动脉瓣狭窄时左室呈向心性肥大，故心影一般正常，到晚期有心力衰竭时方增大。左房偶尔增大。升主动脉根部呈狭窄后扩张。重度狭窄几乎都有主动脉瓣钙化，在侧位片或影像增强荧光屏下较易发现。在右前斜位 30 度及左前斜位 60 度作左室造影，可见拱顶状增厚的瓣膜。

（二）心电图

有左室肥厚伴劳损。有时可见左房增大。少数可为左束支阻滞或非特异性复极异常。重度狭窄而心电图完全正常者极少见。

（三）超声心动图

可见主动脉瓣开放幅度小于 18mm，常小于 15mm，瓣叶增厚，反射光点增大提示瓣膜钙化,主动脉根部扩大,左室后壁及室间隔呈对称性肥厚,左室流出道增宽。

心导管术可同步测量左室及主动脉收缩压,对鉴别中、重度狭窄有极大准确度。

五、诊断和鉴别诊断

根据主动脉瓣区 3 级以上收缩期杂音及收缩期震颤,可做出主动脉瓣狭窄的诊断,经超声心动图可证实。风湿性者常合并关闭不全及二尖瓣病变。先天性者病程较长,除显著钙化者外,多有收缩期喷射性咔喇音。老年性者杂音常高调带乐性且在心尖部最响亮,侧位心脏 X 线片可见显著瓣膜钙化。超声心动图可助鉴别。应与以下疾病相鉴别:

(一)肥厚型梗阻性心肌病

其收缩期杂音在心尖与胸骨左缘间,不向颈部及锁骨下区传导,很少伴有收缩期震颤。无收缩期喀喇音。超声心动图见主动脉瓣无狭窄,而呈左室流出道狭窄及非对称性室隔肥厚,可助鉴别。

(二)先天性主动脉瓣上狭窄

在主动脉瓣上方有带孔的纤维隔膜,或为主动脉中层环状增厚,或为升主动脉发育不良内膜纤维化造成瓣上狭窄。其收缩期杂音在胸骨上切迹处最响,亦无喷射性喀喇音。少数患者面容狰狞可怖,智力发育迟滞;有的在婴儿期既伴有程度不等的高钙血症,有的伴有肺动脉外周分支狭窄。

(三)先天性主动脉瓣下狭窄

系在左室流出道有膜性、肌性或呈隧道样纤维性狭窄;膜性者常伴有主动脉瓣硬化性退变引起的主动脉瓣关闭不全。其收缩期杂音在胸骨左缘第三、第四肋间处最响,传向心尖,而较少传向颈部;颈动脉震颤阙如或微弱;亦无喷射性喀喇音。超声心动图可助鉴别。

六、并发症

(一)左心衰竭

其主要的血流动力学特点是左室收缩末期压力(LVEDP)高而左室收缩末期容积(LVEDV)无显著增高。症状同一般左心衰竭,但强心苷疗效差。如发生心房颤动,极易发展成为急性肺水肿。

(二)感染性心内膜炎

(三)心律失常

可为房性、室性心律失常或房室阻滞,不少患者有 H－V 间期延长。可发生猝死,但猝死很少是首发表现。

七、预后

取决于狭窄的程度及发展速度;老年性者常合并冠心病,预后较差。轻者可 20～30 年无症状。一旦出现心绞痛或昏厥时,内科治疗的 5 年存活率不到 50%,10 年存活率仅 10%～20%,平均生存期 2～3 年;心力衰竭出现后平均生存率 1.5 年。重者可猝死;成人死亡病例中,猝死者占 10%～20%。

八、治疗

(一)无症状者

因无症状期较长,何时和采用何种方式做手术,应结合病因诊断,狭窄严重程度,发展速度以及是否合并主动脉瓣关闭不全等决定。如在儿童期或青年期发现二叶式狭窄,不合并钙化或关闭不全时,瓣口面积小于 $0.4cm^2/m^2$ 体表面积者可做瓣膜分离术;如为圆锥形顶部狭窄,无钙化也无明显增厚,超声显像及心室造影显示瓣膜活动度尚好者,虽有轻度关闭不全,仍考虑分离手术,术后关闭不全可改善。手术方式为直视手术;采用经皮球囊扩张瓣膜成形术也有良好的效果,安全度较直视手术高。老年性患者如心电图或超声心动图显示进行性左室肥大或心导管测跨瓣压力阶差在 50mmHg 以上时又无关闭不全者,仍可做瓣膜分离术及钙斑清除术;如患者年迈,重度左心衰竭或其他严重疾病难以承受开胸手术负担者,可做经皮球囊扩张瓣膜成形术。不论先天性或老年性,如伴有明显的关闭不全,而且常伴二尖瓣病变,应全面考虑:如主动脉瓣病变轻,以二尖瓣病变为主考虑治疗方案;如主动脉瓣狭窄严重而关闭不全较轻,可先作主动脉瓣球囊扩张成形术;如合并的关闭不全显著,应在二尖瓣手术治疗时同时施行主动脉瓣换瓣手术。对于暂时无手术适应证的无症状患者应根据狭窄程度适当限制体力活动,每半年或 1 年复查,包括询问症状,体格检查,X 线检查,心电图及超声心动图,特别是多普勒超声检查观察瓣膜狭窄程度、活动度、钙化程度、左室肥厚及瓣口阻塞程度的发展以便及时作手术治疗。应特别注意预防感染性心内膜炎。

(二)有症状者

对于先天性或老年性主动脉狭窄,只要出现心绞痛发作、昏厥或黑蒙症状或心力衰竭时均为手术适应证,不宜拖延;凡瓣膜狭窄程度严重,变形显著,钙化严重而广泛估计难以分离时或合并显著关闭不全时均应作瓣膜替换术;术前均应作心导管术及心血管造影术,对老年人及有心绞痛病史者应加作冠状动脉造影以全面了解心脏冠状结构及血流动力学状况,如有冠脉主干或多支冠脉阻塞病变并存,除换瓣外,宜加作冠脉旁路手术。风湿病者因合并二尖瓣病变,处理原则与无症状者同。其症状系有二尖瓣病变或主动脉瓣狭窄引起,应作全面分析考虑。对于心绞痛,硝酸甘油舌下含化亦有效。

九、护理

1.嘱患者注意冷暖,及时添减衣服,预防呼吸道感染。如扁桃体及咽部发生链球菌感染,及时应用青霉素或头孢类抗生素,量及疗程要足够大,彻底治好扁桃体及咽部的感染。

2.风湿活动时应注意休息,给予低热量、易消化饮食,少量多餐,适量补充营养,提高机体抵抗力;嘱患者应低盐低脂饮食,忌吃辛辣刺激性食物,控制体重,防止肥胖。

3.如发生心力衰竭应置患者半卧位,立即吸氧,给予低热量、易消化软食,少量多餐,适当补充营养,提高机体抵抗力。

4.需手术者主动向患者介绍有关手术情况,使患者对此有所了解,主动配合各项检查和治疗,使手术顺利进行,术后恢复良好。

第十八节　主动脉瓣关闭不全

一、病因和病理

(一)慢性

1.引起瓣膜结构改变的病因

(1)风心病:男性多见,系主动脉瓣炎后缩短、变形所致。常伴程度不等的主动脉瓣狭窄及二尖瓣病变。

(2)先天性:常见于二叶式主动脉瓣。偶尔,瓣膜呈筛网状发育不全引起单纯关闭不全。

(3)主动脉瓣脱垂:可由于瓣膜呈黏液瘤性退变或因先天性室间隔缺损使瓣膜根部受累所致。

(4)其他少见瓣膜病变:如系统性红斑狼疮,类风湿性关节炎,肠原性脂肪代谢障碍等。

2.引起升主动脉壁全面或局部性扩张的病因

(1)梅毒性主动脉炎:见于晚期梅毒,可致升主动脉壁扩张,瓣膜不能闭合。

(2)马方综合征:系结缔组织发育不良致主动脉中膜的弹力纤维稀疏、断裂,引起主动脉扩张,瓣膜关闭不全。继发于本病的主动脉夹层分离可加重瓣膜关闭不全。主动脉瓣亦可发生蜕变及变形。病变常又累及二尖瓣。

(3)升主动脉粥样硬化症:多见于老年人和(或)长期高血压者;有时伴老年性钙化性主动脉瓣狭窄。

(4)主动脉窦动脉瘤:系由先天性主动脉中膜发育不良引起。

(二)急性

1.引起瓣膜结构改变的病因

(1)感染性心内膜炎:可毁坏瓣膜造成急性关闭不全。甚至在感染愈合后,瓣膜瘢痕收缩也可造成严重关闭不全。

(2)主动脉瓣狭窄分离术后或瓣膜替换术后裂开。

(3)急性主动脉瓣脱垂或破裂:如外伤或意外造成非穿通性升主动脉撕裂伤所致。

2.导致升主动脉急性扩张的原因

升主动脉夹层分离,其原发病变可能为伴高血压的主动脉粥样硬化,也可能为马方综合征。

二、病理生理

慢性主动脉瓣关闭不全:病程缓慢进行,在舒张期左心室不仅接受左房流入血液,还要接受从主动脉瓣反流血液,使左心室舒张期容积逐渐增大,左室肌纤维被动牵张。如左室扩张与容量扩大相适应,则左室舒张末期容积虽增加而左室舒张末压力不加大;扩张程度在 Starling 曲线上升段,可以增强心室肌收缩力;加之,由于血液反流,主动脉内阻抗下降,更有利于维持左室泵血功能,故能增加左室搏出量。随后,左室发生肥厚,室壁厚度与左室舒张末期容积的比例和正常心脏相仿,因此得以维持正常室壁张力。由于左室舒张末期压力不增加,左房及肺静脉压不增加,故左心衰竭出现甚晚;而且机体体力活动时的生理变化可减少反流。如:①心率加快,舒张期变短,缩短反流时间;②外周血管扩张也可以减少仅流并有利于增加心搏量,从而降低左室收缩末期容积,降低左室舒张末期容积。但代偿是有限的,而且舒张压的下降可降低冠脉灌流压,心率加快也可缩短冠脉灌流时间,均可减少心肌血供,故日久亦可发生左心衰竭。

急性主动脉瓣关闭不全病情急剧。其对左室血流动力学的影响主要取决于反流量的大小,其次是左室肌功能的基本情况。因心包膜只能适应慢性牵张,不能急剧扩张;因此,反流量大,左室容积负荷陡增但又不能相应扩张,以致左室舒张充盈压剧增而左室大小却无显著改变;左房的扩张同样受心包的限制,也不能增加收缩,左房压随之迅速升高,产生急性左心衰竭。左室舒张压升高,降低了冠脉灌流压与左室腔内压间的压力阶差,促使内膜下心肌缺血,降低心室肌收缩力;以上诸种原因的共同作用使心搏量急剧下降,再进一步激动交感神经使心率加快,外周阻力增加。尽管反流使心室舒张充盈压剧增,但舒张压无显著减低,脉搏压不增大。

三、临床表现

(一)症状

1.胸痛

急性重症患者胸痛与心肌缺血有关。慢性型患者舒张压过低,脉搏压过大,左室射血时引起升主动脉过分牵张可致胸隐痛;心绞痛不常见。

2.心悸

慢性型患者左室明显增大者,由于心尖冲动强可致心悸,向左侧卧或俯卧时更明显,尤其在左室早搏伴完全性代偿间期后的 1 次收缩更明显,甚至有咽喉胀满感。

3.其他

慢性型患者脉压显著加大时,身体各部有强烈动脉搏动感,头颈部尤著。因舒张压过低,当快速改变体位时可有脑缺血症状如头晕或眩晕。

(二)体征

1.主动脉瓣区舒张期杂音

是本病最主要的体征,为高音调递减型哈气样杂音。最佳听诊区取决于有无显著升主动脉扩大;风湿性者在胸骨左缘第三肋间显著,可沿胸骨缘下传至心尖区;梅毒性及动脉粥样硬化所致者在胸骨右缘第二肋间最著,可沿胸骨左缘第三、第四肋间下传,亦可上传至胸骨右缘第一肋间;在前倾坐位及呼气末较清楚,用隔膜型听诊胸件更易听到;杂音时限愈长表明反流程度愈重。有脱垂或瓣叶撕裂所致者,其杂音可呈乐感。

2.其他心脏体征

瓣膜活动性很差或反流量严重者主动脉瓣第二心音减弱或消失;如反流系继发于升主动脉根部显著扩大者,如梅毒性,瓣膜活动度又较好,在开始出现关闭不全时的,其主动脉瓣第二心音还可增强,随着反流加重而逐渐减弱。反流明显时可在心尖区听到低调柔和的舒张中期杂音,称为 Austin-Flint 杂音,其产生机理有:①从主动脉反流入左室的血液冲击二尖瓣前叶,使其震颤并被推起,以致当左房血液流入左室时产生血流障碍,出现杂音;②主动脉瓣反流血液与由左房流入血发生冲击、混合,产生涡流,引起杂音。如升主动脉根部扩大,其瓣膜活动度较好或为未钙化的二叶式瓣时,在主动脉瓣区还可听及收缩期喷射性喀喇音。左房代偿性收缩增强时可听到第四心音;如听到第三心音,常表示左心功能不全。升主动脉根部扩大还可致相对性主动脉瓣狭窄,出现主动脉瓣区收缩期杂音。左室增大时心尖部向左下移动,并有抬举样搏动,心界叩诊呈靴形增大。急性者可无明显左室增大。

3.血压改变及相应特征

因左室心搏量增大,收缩压正常或略增高;慢性反流明显时舒张压下降至 40～50mmHg,甚至不向袖带加压时亦可听及搏动声。因此,对此种患者舒张压的判断多以声音突然变模糊而非以消失为准。此时,颈动脉搏动增强,面色苍白,可出现周围血管征如水冲脉"枪击声"、毛细血管搏动以及 Duroziez 征。有的患者还可见其头部随心搏频率作上下摆动(De－Musset征);有时,腘动脉收缩压较肱动脉高出 40mmHg 以上,而正常人只能高出 10～20mmHg。如为老年患者,常伴收缩期高血压;合并原发性高血压时,其脉搏压增大并不表明反流严重。急性者脉搏压也常不增大。

四、实验室和其他检查

线检查急性者心界可正常;发生心力衰竭时可有肺部淤血征。慢性者主要特征是左室增大伴升主动脉扩张、屈曲、延长,形如靴状,称"主动脉型心脏";透视下可见主动脉搏动增强,和左室搏动配合呈"摇椅式"搏动。在 Valsalva 动作下作逆行升主动脉根部造影可大致估计关闭不全的程度;如造影剂呈喷射样反流或只见于瓣膜下,提示为轻度;如左心室造影剂密度大于主动脉者,提示为重度;如造影剂已充填整个心室但密度低于主动脉,提示为中度关闭不全。

(一)心电图

急性者可为正常或在反映左室诸导联有 S－T 改变,提示左室心肌缺血。慢性者呈左室舒张期容积负荷过大的改变,如 I、aVL、V_5、V_6 等 Q 波加深以及 V1 出现小 r 波,左胸导联 T 波高达;随后,出现电轴左偏、左心室肥厚伴劳损图形。

(二)超声心动图

对于确诊关闭不全及判断病因很有帮助,如可显示二叶式主动脉瓣,查出瓣膜上赘生物、瓣膜脱垂、破裂及升主动脉夹层分离等。慢性者可见左室腔及其流出道与升主动脉根部内径增大;如左室代偿良好,尚可见室间隔,左室后壁及主动脉搏幅增大;如二尖瓣前叶活动度好,受反流血液冲击,在 E 峰后可见幅度小于 4mm 的高频振动。二维图可见主动脉瓣关闭时不能合拢。多普勒超声可见主动脉瓣下方舒张期湍流,其判断反流程度和心血管造影术相关性良好。

(三)放射性核素心血管造影术

结合运动试验可以测定左室收缩功能,判断反流程度,和心导管术时心血管造影术相比有良好的相关性,用于随访有很大的使用价值。

五、诊断和鉴别诊断

根据胸骨左缘第三肋间典型舒张早期杂音可考虑主动脉瓣关闭不全的诊断,超声心动图尤其是二维图及多普勒可证实诊断。偶尔,多普勒是唯一的诊断依据。本病杂音应和 Graham－Steell 杂音相鉴别,后者在胸骨左缘第二肋间最响,吸气期更著,无血压改变及周围血管征,多伴有肺动脉瓣区第二心音亢进。多普勒超声可准确地加以鉴别。

六、并发症

(一)左心衰竭

在急性重度主动脉瓣关闭不全者出现较早。慢性单纯主动脉瓣关闭不全症左心衰竭出现较晚。

(二)感染性心内膜炎

主动脉瓣较其他心瓣膜更易罹患感染性心内膜炎,后者一旦发生更加剧原已存在的瓣膜关闭不全,迅致左心衰竭。

七、预后

取决于病因,反流程度,合并其他瓣膜病、高血压或冠心病与否。如不采取瓣膜替换术,急性重症关闭不全迅速发展至左心衰竭死亡。慢性单纯性不合并其他瓣膜病或冠心病者进展缓慢,大多数患者的无症状期在 10 年以上,可从事日常工作。有人认为轻、中度反流者病死率与一般人群相若。对重度反流,静息时 EF(射血分数)正常又无症状的慢性单纯主动脉瓣关闭不全患者的随访研究发现:从做出诊断开始,3 年内出现症状或左室功能下降需换瓣膜者为 10%,5 年内需换瓣膜者为 20%,7 年内需换瓣膜者 25%。如患者脉压明显加大,X 线及心电图有明显左室扩大肥厚者,往往 1~6 年内死亡。一旦出现心力衰竭多在 2~3 年内死亡。青年患者可因急性心肌缺血引起心绞痛及心室颤动而猝死。

八、治疗

急性主动脉瓣关闭不全以换瓣术最好。在术前准备中最好选用硝普钠降低前负荷,减轻反流量,降低左室舒张末期容积及左室舒张末期压力与肺毛细血管压,减轻肺淤血。如心搏量低而肺淤血轻,亦可用肼屈嗪类降低后负荷,还可用多巴酚丁胺。肺淤血明显时可用呋塞米。由于左室舒张末期容积增加不显著,强心苷疗效不佳。由感染性心内膜炎引起者,还应给予抗生素治疗。

慢性主动脉瓣关闭不全由于病情发展缓慢,由相当长的无症状期(系指无充血性心力衰竭症状)到心肌衰竭期(仍无心力衰竭症状,但有左室功能下降的血流动力学参数,最常用者为 EF)最后发展到充血性心力衰竭期。对无症状患者应定期复查,如心脏增大,左室肥厚劳损心电图或左室腔内径增大有发展,应采取放射性核素心血管造影术,心阻抗图,超声心动图等测定左心室功能,如下降,表明有心肌衰竭,应及早换瓣。如到已有充血性心力衰竭时方做换瓣手术则病死率高,手术效果不理想。

在无症状期,还应适当限制体力活动,控制或治疗伴发症如高血压、冠心病,预防感染性心内膜炎及一切可诱发的心力衰竭的致病因素。

九、护理

1.嘱患者注意冷暖,预防呼吸道感染。如扁桃体及咽部发生链球菌感染,及时应用青霉素或其他头孢类抗生素,量及疗程要足够大、足够长,彻底治好扁桃体及咽部的感染。

2.风湿活动时应注意休息,给予低热量、易消化饮食,少量多餐,适量补充营养,提高机体抵抗力。

3.嘱患者应低盐低脂饮食,忌吃辛辣刺激性食物,控制体重,防止肥胖。保持心情舒畅,避免情绪波动,起居生活要规律、戒酒烟。

4.预防呼吸道感染和风湿活动、注意休息、保持大便通畅、严格控制入量及静脉输液速度,如发生心力衰竭置患者半卧位,立即吸氧、给予高热量、易消化食物、少量多餐、适量补充营养,提高机体免疫力。

5.指导患者勤换体位、肢体保持功能位置,腿部常活动保持肌肉张力;合并房颤者服用阿司匹林,密切观察栓塞发生的征兆。

6.需手术者主动向患者介绍有关手术情况,使患者对此有所了解,主动配合各项检查和治疗,使手术顺利进行,术后恢复良好。

第十九节　病毒性心肌炎

一、病因和发病机制

各种病毒均可引起,以可引起肠道和呼吸道感染的病毒最常见,如:柯萨奇病毒 A、柯萨奇病毒 B、埃可病毒、脊髓灰质炎病毒、流感和斑疹病毒,尤其是柯萨奇病毒 B。

当各种因素所致机体抵抗力降低时,病毒直接侵犯心肌,造成心肌细胞溶解;由于免疫反应造成心肌损伤。组织学特征为心肌细胞的溶解、间质水肿、炎性细胞浸润。

二、临床表现

(一)症状

本患儿童、青少年发病高,病前 1～3 周患者常有发热、疲倦、呕吐、腹泻等呼吸道或肠道感染史。轻者可无症状,多数患者可有疲乏、胸闷、心悸、心前区隐痛等心肌受累的表现。重者可发生严重的心律失常、心力衰竭、心源性休克甚至猝死。

(二)体征

可有与体温不成比例的心动过速。各种心律失常。听诊可闻第一心音低,心尖区可闻及舒张期奔马律,有交替脉。也可有水肿、颈静脉怒张、可闻及肺部湿性啰音、心脏扩大。

三、辅助检查

(一)实验室检查

血清心肌酶增高:病毒中和抗体效价测定恢复期较急性期增高 4 倍;白细胞计数增高、红细胞沉降率增快,C 反应蛋白增高。

(二)心电图检查

各种心律失常均可出现,特别是房室传导阻滞、室性期前收缩。可有 S-T 段,R 波降低,病理性 Q 波。

四、治疗和预后

急性心肌炎患者应安静卧床及补充营养。治疗主要针对心力衰竭使用利尿剂,血管扩张剂。完全性房室传导阻滞时,可考虑使用临时体外起搏器。对于糖皮质固醇类不主张早期投入使用,但对于难治性心力衰竭、有房室传导阻滞、重症患者或考虑有自体免疫因子在内的情况下亦可试用。洋地黄类易引起中毒需慎重使用。急性心肌炎的预后多良好,多数可以完全治愈。在患病时处于过劳或睡眠不足状态时,可能在短时间内病情急剧恶化甚至死亡。未能完全恢复而转为慢性的患者,心脏扩大,心电图异常,心功能低下,此时常难以与扩张型心肌病相鉴别。

五、护理

(一)一般护理

活动期或伴有严重的心律失常,心力衰竭者要绝对卧床休息4周至2～3个月,减少心肌耗氧量。限制探视,保证充分的休息和睡眠。待症状消失,心肌酶、病毒中和抗体、白细胞、红细胞沉降率等化验及体征恢复正常后方可逐渐增加活动量。

(二)饮食护理

应给予患者易消化、富含维生素和优质蛋白的饮食,心力衰竭者限制钠盐摄入,避免刺激性食物如浓茶、浓咖啡等,戒烟酒。

(三)病情观察

应进行心电监护,注意有无心律失常和心功能的改变,特别是当第二度与第三度房室传导阻滞交替出现或频发性多源性室性心律失常时,做好急救的准备和随时安装临时心脏起搏器的准备。

(四)健康教育

好转出院后继续注意休息,1年内避免重体力劳动。避免过劳、缺氧、营养不良、呼吸道感染、寒冷、酗酒等诱因。坚持药物治疗,定期随访,病情变化时随时就医。

第四章　神经内科疾病

第一节　短暂性脑缺血发作

短暂性脑缺血发作(TIA)是颈动脉或椎-基底动脉系统发生短暂性血液供应不足,引起局灶性脑缺血导致突发的.短暂性、可逆性神经功能障碍。发作持续数分钟,通常在 30min 内完全恢复,超过 2h 常遗留轻微神经功能缺损表现,或 CT 及 MRI 显示脑组织缺血征象。TIA 好发于 34~65 岁,65 岁以上占 25.3%,男性多于女性。发病突然,多在体位改变、活动过度,颈部突然转动或屈伸等情况下发病。发病无先兆,有一过性的神经系统定位体征,一般无意识障碍,历时 5~20min,可反复发作,但一般在 24h 内完全恢复,无后遗症。

一、病因

关于短暂脑缺血发作的病因和发病原理,目前还存在分歧和争论。多数认为与以下问题相关:

(一)脑动脉粥样硬化

脑动脉粥样硬化是全身动脉硬化的一部分,动脉内膜表面的灰黄色斑块,斑块表层的胶原纤维不断增生及含有脂质的平滑肌细胞增生,引起动脉管腔狭窄。甚至纤维斑块深层的细胞发生坏死,形成粥样斑块,粥样斑块表层的纤维帽坏死,破溃形成溃疡。坏死性粥样斑块物质可排入血液而造成栓塞,溃疡处可出血形成血肿,使小动脉管腔狭窄甚至阻塞,使血液供应发生障碍。动脉粥样硬化的病因主要有:高血压,高脂血症,糖尿病、吸烟、肥胖、胰岛素抵抗等因素。多数学者认为动脉粥样硬化的发病机制是复杂的,是综合性的较长过程。

(二)微栓塞

主动脉和脑动脉粥样硬化斑块的内容物及其发生溃疡时的附壁血栓凝块的碎屑,可散落在血流中成为微栓子,这种由纤维素、血小板、白细胞、胆固醇结晶所组成的微栓子,循环血流进入小动脉,可造成微栓塞,引起局部缺血症状。微栓子经酶的作用而分解,或因栓塞远端血管缺血扩张,使栓子移向血液末梢,则血供恢复,症状消失。

(三)心脏疾病

心脏疾病是脑血管病第 3 位的危险因素。各种心脏病如风湿性心脏病、冠状动脉粥样硬化性心脏病、高血压性心脏病、先天性心脏病,以及可能并发的各种心脏损害如心房纤维颤动、房室传导阻滞、心功能不全、左心肥厚、细菌性心内膜炎等,这些因素通过对血流动力学影响及栓子脱落增加了脑血管病的危险性,特别是缺血性脑血管病的危险。

(四)血流动力学改变

急速的头部转动或颈部屈伸,可改变脑血流量而发生头晕,严重的可触发短暂脑缺血发作。特别是有动脉粥样硬化、颈椎病、枕骨大孔区畸形、颈动脉窦过敏等情况时更易发生。主动脉弓、锁骨下动脉的病变可引起盗血综合征,影响脑部血供。

(五)血液成分的改变

各种影响血氧、血糖、血脂、血蛋白质含量,以及血液黏度和凝固性的血液成分改变和血液病理状态,如严重贫血,红细胞增多症,白血病、血小板增多症,异常蛋白质血症,高脂蛋白质血症均可触发短暂脑缺血发作。

二、临床表现

(一)颈内动脉系统短暂性脑缺血发作

颈内动脉系统的 TIA 最常见的症状为单瘫、偏瘫、偏身感觉障碍、失语、单眼视力障碍等,亦可出现同向性偏盲等。

主要表现:单眼突然出现一过性黑蒙,或视力丧失,或白色闪烁,或视野缺损,或复视,持续数分钟可恢复。对侧肢体轻度偏瘫或偏身感觉异常。优势半球受损出现一过性的失语或失用或失读或失写,或同时面肌、舌肌无力。偶有同侧偏盲。其中单眼突然出现一过性黑蒙是颈内动脉分支眼动脉缺血的特征性症状。短暂的精神症状和意识障碍偶亦可见。

(二)椎-基底动脉系统短暂性脑缺血发作

椎-基底动脉系统 TIA 主要表现为脑干、小脑、枕叶、颞叶及脊髓近端缺血,神经缺损症状。主要症状有:最常见的症状是一过性眩晕,眼震、站立或步态不稳;一过性视物成双或视野缺损等;一过性吞咽困难、饮水呛咳、语言不清或声音嘶哑;一过性单肢或双侧肢体无力,感觉异常;一过性听力下降、交叉性瘫痪、轻偏瘫和双侧轻度瘫痪等。少数可有意识障碍或猝倒发作。

三、检查

(一)血液流变学检查

主要表现为全血黏度、血浆黏度、血细胞比容、纤维蛋白原及血小板聚集率等指标均增高。

(二)脑血管检查

如经颅多普勒检查、颈动脉 B 超检查、数字减影血管造影检查,MRA 检查等。

(三)颈椎检查

可选用颈椎 X 线、颈椎 CT 扫描或颈椎 MRI 检查等。

(四)头颅 CT 扫描或 MRI 检查

观察颅内缺血情况,除外出血性疾病。

(五)心电图

主要是排除诊断。患者是否有房颤、频发期前收缩、陈旧心肌梗死,左室肥厚等。超声心动图检查是否存在心脏瓣膜病变,如风湿性瓣膜病、老年性瓣膜病。

四、诊断

短暂性脑缺血发作的诊断主要是依靠详细病史,即突发性、反复性、短暂性和刻板性特点,结合必要的辅助检查而诊断,必须排除其他脑血管病后才能诊断。

五、治疗

针对 TIA 发作形式及病因采取不同的处理方法。偶尔发作或只发作 1 次在血压不太高的情况下可长期服用小剂量肠溶阿司匹林,或氯吡格雷。阿司匹林的应用时间视患者的具体情况而定,多数情况下需应用 2～5 年,如无明显不良反应出现,可延长使用时间,如有致 TIA 的危险因素存在时,服用阿司匹林的时间应更长。同时应服用防止血管痉挛的药物,如尼莫地平,也可服用烟酸肌醇。

频繁发作即在短时间内反复多次发作的应作为神经科的急症。TIA 发作频繁者如果得不到有效的控制,近期内发生脑梗死的可能性很大,应积极治疗,其治疗原则是综合治疗和个体化治疗:

(一)积极治疗危险因素

如高血压、高血脂、心脏病、糖尿病、脑动脉硬化等。

(二)抗血小板聚集

可选用肠溶阿司匹林或氯吡格雷等。

(三)改善脑微循环

如尼莫地平、桂利嗪(脑益嗪)等。

(四)扩血管药物

如曲克芦丁(维脑路通)都可选用。

六、护理

(一)休息

短暂性脑缺血发作期过后,应适当休息,不宜外出和从事体力劳动。对有心功能障碍者,应绝对卧床休息。

(二)卧位

由于短暂性脑缺血患者起病急骤,而症状短暂,24h 又可自然缓解恢复常态,故发作期间患者应取平卧位,头取自然位置,避免左右转动和过伸过屈,直到症状消失为止。因急剧的头部转动和颈部伸展,可改变脑血流量而发生头晕和不稳感,从而加重缺血发作。

(三)饮食

应给予营养丰富易于消化的食物,对有高血压、动脉硬化,心脏疾患可根据病情给予低脂和低盐饮食。

(四)心理护理

短暂性脑缺血发作多突然发病,患者多极度紧张,恐惧,故应细心向患者解释病情,给予鼓励和安慰,护理人员及陪人更应稳定情绪。发作期间,应沉着冷静,各种治疗护理动作经轻,态度和蔼可亲,语言亲切,使患者由情绪上的紧张变为稳定,增强战胜疾病的信心以配合治疗和护理。

第二节　脑动脉硬化症

动脉硬化是动脉的一种非炎症性病变,可使动脉管壁增厚、变硬,失去弹性、管腔狭窄。动脉硬化是随着年龄增长而出现的血管疾病,其规律通常是在青少年时期发生,至中老年时期加重、发病。男性较女性多,近年来本病在我国逐渐增多,成为老年人死亡的主要原因之一。

一、病因

(一)主要原因

引起动脉硬化的病因中最重要的是高血压、高脂血症、抽烟。其他诸如肥胖、糖尿病、运动不足、紧张状态,高龄、家族病史、脾气暴躁等都会引起动脉硬化。

1.高血压

高压血流长期冲击动脉壁引起动脉内膜机械性损伤,造成血脂易在动脉壁沉积,形成脂肪斑块并造成动脉硬化狭窄。血压不控制,心肌梗死发生率提高 2～3 倍,脑卒中则约 4 倍。

2.高脂血症

血中脂肪量过高较易沉积在血管内壁形成斑块,造成动脉硬化狭窄。

3.糖尿病

糖尿病患者的脂肪代谢会出现问题,血液中运送脂肪的蛋白质(称作脂蛋白)会产生变性,在运送过程中脂肪容易沉积在血管内壁形成脂肪斑块。

4.抽烟

香烟中的尼古丁、一氧化碳等会损伤动脉内壁,受伤的动脉内壁会卡住胆固醇,引起血小板堆积形成脂肪斑块。同时,抽烟也会引起冠状动脉收缩痉挛,减少血流量。

5.缺少运动

运动可以增加高密度脂蛋白,减少低密度脂蛋白,帮忙身体把多余胆固醇从胆道与肠道排出体外,避免过剩胆固醇沉积在血管内壁。此外,运动可以促进血液循环,增加血管弹性,降低血压,消耗过剩热量,使身体脂肪比重减少,肌肉比重增加,而减轻体重。因此缺乏运动的人很容易得动脉粥状硬化。

6.肥胖

肥胖或体重过重的人,心脏负荷加重,血脂不正常的概率较高,因而增加动脉粥状硬化风险。肥胖易促发高血压、糖尿病、高脂血症。

7.压力过大

人会因为压力而增加肾上腺素的分泌,于是引起血压升高,心跳加快,伤害动脉血管内壁。

8.家族史

指的是基因上的因素,使某些人早期就发生动脉硬化疾病,其原因仍未明确,有的是严重高胆固醇血症,堆积在血液中,进而促发动脉硬化发生;有的是早发性高血压,或是容易发生血栓等。

(二)营养成因

1.胆固醇

大量摄入油腻性食物和富含胆固醇的食物,是动脉硬化发生的主要原因。胆固醇在体内是细胞膜、脑及神经组织的重要成分,与荷尔蒙、维生素 D 的形成有关,具有特别的生理功能,不可缺少。但如果摄取过量,血清中胆固醇的含量就会超出正常范围,久而久之,就会诱发动脉硬化,危害健康。临床研究发现,血液中胆固醇含量过多,是发生冠状动脉硬化及心脏血管病的重要危险因素之一。

2.油脂饮食

日常饮食中,一般都含有一定量的油脂,如果平时喜欢吃肥腻食物而又不注意其他矿物质的摄取,就会使过多油脂沉积于血管壁上,诱发动脉硬化和其他心脏血管病变。

二、临床表现

动脉硬化的表现主要决定于血管病变及受累器官的缺血程度,对于早期的动脉硬化患者,大多数患者几乎都没有任何临床症状,都处在隐匿状态下潜伏发展。对于中期的动脉硬化患者,大多数患者都或多或少有心悸、胸痛、胸闷、头痛、头晕、四肢凉麻、四肢酸懒、跛行、视力降低、记忆力下降、失眠多梦等临床症状,不同的患者会有不同的症状。

一般表现为脑力与体力衰退,触诊体表动脉如颞动脉、桡动脉、肱动脉等可发现变宽变长、迂曲和变硬。

三、检查

(一)实验室检查

本病尚缺乏敏感而又特异性的早期实验室诊断方法,患者多有脂代谢失常,主要表现为血总胆固醇增高,LDL 增高,HDL 降低,血三酰甘油增高,血 β 脂蛋白增高,载脂蛋白 B 增高,载脂蛋白 A 降低,脂蛋白(α)增高,脂蛋白电泳图形异常,90％以上的患者表现为Ⅱ或Ⅳ型高脂蛋白血症。

(二)血液流变学检查

往往血黏滞度增高,血小板活性可增高。

(三)X 线检查

除前述主动脉粥样硬化的表现外,选择性或电子计算机数字减影动脉造影可显示冠状动脉,脑动脉,肾动脉,肠系膜动脉和四肢动脉粥样硬化所造成的管腔狭窄或动脉瘤病变,以及病变的所在部位,范围和程度,有助于确定外科治疗的适应证和选择施行手术的方式。

(四)多普勒超声检查

有助于判断四肢动脉和肾动脉的血流情况。

(五)血管内超声和血管镜检查

则是直接从动脉腔内观察粥样硬化病变的方法。

(六)放射性核素检查

有助于了解心脑肾组织的血供情况。

(七)超声心动图检查

心电图检查及其负荷试验所示的特征性变化有助于诊断冠状动脉粥样硬化。

(八)动脉硬化检测

宜运用四肢同步测量 pwv 和 ABI 的值来判读有无动脉硬化,再辅助于多普勒知道发病位置。现在流行的国产动脉硬化仪如 VBP－9 动脉硬化检测仪。

(九)其他

肢体电阻抗图,脑电阻抗图,以及脑电图脑 X 线,电脑化 X 线,或磁共振断层显像有助于判断四肢和脑动脉的功能情况以及脑组织的病变情况。

四、诊断

根据病因、临床表现及实验室检查即可做出诊断。

五、治疗

(一)扩张血管

可选用的药物如下:单硝酸异山梨醇及其缓释胶囊、硝基地平缓释片(拜新同)或地尔硫䓬(合心爽缓释片)。

(二)调节血脂

在合理膳食,适量运动的基础上,血脂仍高于正常时,可用调脂药。①降低三酰甘油的药物有非诺贝特、阿伐他汀或吉非贝齐。②降低胆固醇的药物有辛伐他汀、氟伐他汀或普伐他汀。③中药如血脂康、脂必妥等也有一定的调脂作用。

(三)抗血小板黏附和聚集

抗血小板黏附和聚集的药物可防止血栓形成,防止血管阻塞性疾病的发生和发展。常用药物有:肠溶阿司匹林、噻氯匹定等。

(四)溶解血栓药和抗凝药

对动脉内血栓导致管腔狭窄或阻塞者,可用溶解血栓药,抗凝药,如尿激酶、重组组织型纤溶酶原激活剂、肝素等。

六、护理

(一)家庭预防护理

1.多运动

运动能纾解压力及不适,另外它也有助于减轻体重,加快血流和新陈代谢。高血压及肥胖都对心脏不利。运动也能减少心跳次数,并降血压,结果将减低对药物的需求。运动能带来这些改变是因为受运动锻炼过的肌肉能从动脉中取得较多的氧气。动脉硬化患者需掌握运动的节奏,如果患者发现运动后身体不舒服,应试图了解是否运动过度,而无须完全停止。同时,运动前需作暖身,尤其是冷天外出时。

2.学习放松心情

不论是作轻松的运动或打坐冥想,学习控制情绪,而不是让情绪控制你。

3.节食减肥

饮食不科学和肥胖是产生动脉硬化的主要原因,因此,节食和减肥就非常重要,你可以用蔬菜和低糖水果代替主食和肉类,并加强有氧运动。

4.戒烟

抽烟会增加血液中的一氧化碳含量,将血液中的氧气取代。动脉硬化是心脏里的动脉受阻,极需氧气,抽烟显然是对患者最有害的习惯。抽烟还使血小板凝聚,加重动脉的阻塞情形,抽烟还会降低你服用药物的效果。

(二)日常生活注意事项

1.减少对脂肪的摄取

应少食"饱和脂肪酸"占有量较多的煎炸食物及含"高胆固醇"食物的虾、肝、肾和其他内脏,蛋黄等。多吃恰玛古产品可以有效地调节身体内的酸碱平衡,防止动脉硬化之功效。

2.不吸烟并预防被动吸烟

烟草毒害心血管内皮细胞,损害内皮系统功能,可致心肌肥大、变厚,殃及正常的舒缩运动并可致"好"血脂 HDL 下降。

3.坚持适量的体力活动

体力活动量需根据原本身体情况而定,要循序渐进,不宜勉强作剧烈运动,每天最好坚持不短于 30min 的活动,可"一次性完成"或分 3 次进行,每次 10min。依个体条件进行跳绳、保健体操、打太极拳,骑车、步行,修花剪草、拖地、干家务等。

4.释放压抑或紧张情绪

慢性忧郁或持续的紧张,可刺激交感神经兴奋,易致心跳快速、血管收缩、血压上升,血流减少。

第三节　脑梗死

脑梗死是由于脑组织局部供血动脉血流的突然减少或停止,造成该血管供血区的脑组织缺血、缺氧导致脑组织坏死、软化,并伴有相应部位的临床症状和体征,如偏瘫、失语等神经功能缺失的症候。脑卒中发病率,患病率和病死率随年龄增加,45 岁后均呈明显增加,65 岁以上人群增加最明显,75 岁以上者发病率是 45～54 岁组的 5～8 倍。男性发病率高于女性,男：女为(1.3～1.7)：1。

脑梗死是缺血性卒中的总称,包括脑血栓形成,腔隙性梗死和脑栓塞等,约占全部脑卒中的 70%,是脑血液供应障碍引起脑部病变。

脑梗死是由于脑组织局部供血动脉血流的突然减少或停止,造成该血管供血区的脑组织缺血、缺氧导致脑组织坏死,软化,并伴有相应部位的临床症状和体征,如偏瘫、失语等神经功能缺失的症候。脑梗死发病 24～48h 后,脑 CT 扫描可见相应部位的低密度灶,边界欠清晰,可有一定的占位效应。脑 MRI 检查能较早期发现脑梗死,表现为加权图像上 T_1 在病灶区呈低信号,T_2 呈高信号,MRI 能发现较小的梗死病灶。

一、症状体征

脑梗死好发者为 50～60 岁以上的人群,常有动脉粥样硬化、高血压、风心病、冠心病或糖尿病,以及吸烟、饮酒等不良嗜好的患者。约 25% 的患者病前有短暂性脑缺血发作病史。起病前多有前驱症状,表现为头痛、头晕、眩晕、短暂性肢体麻木、无力。起病一般较缓慢,患者多在安静和睡眠中起病。多数患者症状经几小时甚至 1～3d 病情达到高峰。

脑梗死发病后多数患者意识清醒,少数可有程度不同的意识障碍,一般生命体征无明显改变。如果大脑半球较大面积梗死、缺血,水肿,可影响间脑和脑干的功能,起病后不久出现意识障碍,甚至脑疝、死亡。如果发病后即有意识不清,要考虑椎—基底动脉系统脑梗死。

(一)主要临床症状

脑梗死的临床症状复杂,它与脑损害的部位、脑缺血性血管大小、缺血的严重程度、发病前有无其他疾病,以及有无合并其他重要脏器疾病等有关,轻者可以完全没有症状,即无症状性脑梗死;也可以表现为反复发作的肢体瘫痪或眩晕,即短暂性脑缺血发作;重者不仅可以有肢体瘫痪,甚至可以急性昏迷、死亡。如病变影响大脑皮质,在脑血管病急性期可表现为出现癫痫发作,以病后1d内发生率最高,而以癫痫为首发的脑血管病则少见。常见的症状有

1.主观症状

头痛、头昏,头晕,眩晕、恶心呕吐、运动性和(或)感觉性失语,甚至昏迷。

2.脑神经症状

双眼向病灶侧凝视、中枢性面瘫及舌瘫、假性延髓性麻痹如饮水呛咳和吞咽困难。

3.躯体症状

肢体偏瘫或轻度偏瘫、偏身感觉减退,步态不稳,肢体无力、大小便失禁等。

(二)脑梗死部位临床分类

脑梗死的梗死面积以腔隙性梗死最多,临床表现为:亚急性起病、头昏,头晕、步态不稳、肢体无力,少数有饮水呛咳,吞咽困难,也可有偏瘫,偏身感觉减退,部分患者没有定位体征。

中等面积梗死以基底核区、侧脑室体旁、丘脑、双侧额叶、颞叶区发病多见,临床表现为:突发性头痛、眩晕、频繁恶心呕吐、神志清楚、偏身瘫痪,或偏身感觉障碍、偏盲、中枢性面瘫及舌瘫、假性延髓性麻痹、失语等。

大面积梗死患者起病急骤,临床表现危重,可以有偏瘫、偏身感觉减退,甚至四肢瘫痪、脑疝、昏迷等。

1.颈内动脉闭塞

颈内动脉闭塞可以没有症状。有症状的闭塞可以引起类似于大脑中动脉闭塞的表现如病灶对侧偏瘫、偏身感觉减退、同向偏盲,优势半球受累可产生失语。颅内或颅外颈内动脉闭塞占缺血性脑血管病的1/5。

在颈内动脉动脉硬化性闭塞的病例中,近15%的病例有先兆,包括TIA和同侧视网膜动脉缺血引起的单眼盲。由于颅底动脉环的作用,使颈内动脉闭塞的症状复杂,有时颈内动脉闭塞也可不出现局灶症状,这取决于前后交通动脉、眼动脉、脑浅表动脉等侧支循环的代偿功能。也可伴有一过性失明和Horner征。

2.大脑中动脉闭塞

由于大脑中动脉供血区是缺血性脑血管病最常累及的地方,发生的临床征象取决于累及的部位。

(1)大脑中动脉主干闭塞:发生在大脑中动脉发出豆纹动脉的近端。因为整个大脑中动脉供血区域全部受累,此为该动脉闭塞发生脑血管病中最为严重的一种。主干闭塞的临床表现是引起病灶对侧偏瘫、偏身感觉障碍和偏盲,优势半球侧动脉主干闭塞可有失语,失写、失读。如梗死面积大时,病情严重者可引起颅内压增高、昏迷、脑疝,甚至死亡。

(2)大脑中动脉深支或豆纹动脉闭塞:可引起病灶对侧偏瘫,一般无感觉障碍或同向偏盲,优势半球受损,可有失语。

(3)大脑中动脉各皮质支闭塞:可引起病灶对侧偏瘫,以面部及上肢为重,优势半球可引起运动性失语,感觉性失语、失读、失写、失用,非优势半球可引起对侧偏侧忽略症等体象障碍。

3.大脑前动脉闭塞

大脑前动脉闭塞并不多见,可能因为来自颅外或心脏的栓子更倾向进入管径大,血流大的大脑中动脉。一侧大脑前动脉近端闭塞时,如前交通动脉循环良好,可无症状。前交通动脉后闭塞时可有:①皮质支闭塞:产生病灶对侧下肢的感觉及运动障碍,伴有尿潴留。②深穿支闭塞:可致病灶对侧中枢性面瘫、舌肌瘫及上肢瘫痪,亦可发生情感淡漠,欣快等精神障碍及强握反射。

4.大脑后动脉闭塞

大脑后动脉闭塞引起影响对侧视野的同向偏盲,但黄斑视觉保留,因为双支动脉(大脑中,后动脉)供应支配黄斑的皮质,同大脑中动脉区域的梗死引起的视觉缺损不同,大脑后动脉引起的事加严重,①皮质支闭塞:主要为视觉通路缺血引起的视觉障碍,病灶对侧同向偏盲或上象限盲。②深穿支闭塞:出现典型的丘脑综合征,病灶对侧半身感觉减退伴丘脑性疼痛,对侧肢体舞蹈样徐动症等。

此外,在中脑水平的大脑后动脉闭塞可引起的视觉障碍,包括垂直凝视麻痹,动眼神经麻痹、核间型眼肌麻痹和垂直眼球分离。当大脑后动脉闭塞累及优势半球枕叶皮质时,患者表现为命名性失语。

5.基底动脉闭塞

由于基底动脉主要供应脑干、小脑、枕叶等的血液,所以该动脉发生闭塞的临床症状较复杂。

常见症状为眩晕,眼球震颤、复视、交叉性瘫痪或交叉性感觉障碍、肢体共济失调。若基底动脉主干闭塞则出现四肢瘫痪、眼肌麻痹瞳孔缩小,常伴有面神经,展神经、参叉神经、迷走神经及舌下神经的麻痹及小脑症状等,严重者可迅速昏迷、中枢性高热、去脑强直、消化道出血,甚至死亡。椎-基底动脉因部分阻塞引起脑桥腹侧广泛软化,则临床上可产生闭锁综合征,表现为患者四肢瘫痪,面无表情,缄默无声,不能讲话,但神志清楚,能听懂人们的讲话,并以眼球活动示意理解。

6.小脑后下动脉闭塞

小脑后下动脉主要供应延髓背外侧血液,当闭塞时可引起延髓外侧部综合征(Wallenberg综合征),表现为眩晕,恶心,呕吐,眼震,同侧面部感觉缺失,同侧霍纳(Horner)征,吞咽困难,声音嘶哑,同侧肢体共济失调,对侧面部以下痛、温觉缺失。小脑后动脉的变异性较大,故小脑后下动脉闭塞所引起的临床症状较为复杂和多变,但必须具备2条基本症状即:一侧后组脑神经麻痹,对侧痛、温觉消失或减退,才可诊断。

二、临床表现类型

根据脑梗死发生的速度,程度,病情是否稳定以及严重程度,将脑梗死分为以下5种类型。

(一)完全型脑梗死

指脑缺血6h内病情即达到高峰,常为完全性偏瘫,一般病情较重。

(二)进展型脑梗死

指缺血发作6h后,病情仍在进行性加重,此类患者占40%以上。造成进展原因很多,如血栓的扩展、其他血管或侧支血管阻塞、脑水肿,高血糖,高温、感染,心肺功能不全、电解质紊乱,多数是由于前两种原因引起。

(三)缓慢进展型脑梗死

起病 2 周内症状仍在进展。

(四)稳定型脑梗死

发病后病情无明显变化者,倾向于稳定型脑卒中,一般认为颈内动脉系统缺血发作 24h 以上,椎-基底动脉系统缺血发作 72h 以上者,病情稳定,可考虑稳定型脑卒中。此类型脑卒中,脑 CT 扫描所见与临床表现相符的梗死灶机会多,提示脑组织已经有了不可逆的病损。

(五)可逆性缺血性神经功能缺损(RIND)

是指缺血性局灶性神经动能障碍在 24～72h 才恢复,最迟在 4 周之内完全恢复者,不留后遗症,脑 CT 扫描没有相应部位的梗死病灶。

三、疾病病因

脑血管病是神经科最常见的疾病,病因复杂,受多种因素的影响,一般根据常规把脑血管病按病因分类为血管壁病变,血液成分改变和血流动力学改变。

另外,临床上许多人即使具备脑血管病的危险因素,却未发生脑血管病,而一些不具备脑血管病危险因素的人却发生脑血管病,说明脑血管病的发生可能还与其他因素有关,如遗传因素和不良嗜好等。

流行病学研究证实,高血脂和高血压是动脉粥样硬化的两个主要危险因素,吸烟、饮酒、糖尿病、肥胖、高密度脂蛋白胆固醇降低,参酰甘油增高,血清脂蛋白增高均为脑血管病的危险因素,尤其是缺血性脑血管病的危险因素。

四、病理生理

(一)血管壁病变

正常血管内皮细胞是被覆血管内膜的一层光滑的细胞群,一般认为是血管内皮细胞功能的变化和损害可使内皮细胞剥离,血浆成分主要是脂类物质的浸润和巨噬细胞的浸润,内膜内平滑肌细胞增生,最终导致动脉粥样硬化的发生、发展。随着年龄的增加,这一过程更容易发生。

持续的高血压能加速动脉粥样硬化的形成。高血压可通过直接作用于直径 $50～200\mu m$ 的脑小动脉,如脑底部的穿通动脉和基底动脉的旁中央支,导致这些小动脉发生血管透明脂肪样变、微栓塞或微动脉瘤形成,亦可通过机械性刺激和损伤直径大于 $200\mu m$ 的较大血管或大血管的内皮细胞,发生动脉粥样硬化。

动脉粥样硬化时,动脉内膜增厚容易出现溃疡面,在溃疡处内膜下层分泌一些物质如胶原及凝血因子促使凝血酶形成,凝血酶,纤维蛋白与黏附在溃疡面的血小板共同作用导致血栓形成,即动脉粥样硬化板块形成,使动脉管腔狭窄或闭塞,或动脉粥样硬化斑块脱落阻塞脑血管,导致脑组织局部动脉血流灌注减少或中止。

(二)血液成分的改变

血液有形成分中,尤其血小板极易黏附在病变血管内膜处,黏附聚集的血小板,能释放出多种生物活性物质,加速血小板的再聚集,极易形成动脉附壁血栓。血液成分中脂蛋白、胆固醇,纤维蛋白等含量的增加,可使血液黏度增高和红细胞表面负电荷降低,导致血流速度减慢,以及血液病如红细胞增多症、血小板增多症、白血病、严重贫血等,均易促使血栓形成。

血液流变学改变是急性脑梗死发病的一个重要因素,动物实验模型发现红细胞比容增高可降低脑血流量,如果同时降低动脉压则容易发生脑梗死。也有人认为低切黏度升高对脑血栓形成影响较大,且多发生在熟睡与刚醒时,这与脑梗死发生时间相吻合。

(三)血流动力学异常

血压的改变是影响脑血流量的重要因素之一,血压过高或过低都可影响脑组织的血液供应。当平均动脉压低于9.33kPa(70mmHg)和高于24kPa(180mmHg)时,或心动过速,心功能不全时可引起脑灌注压下降,随灌注压下降,脑小动脉扩张,血流速度更缓慢。若同时伴有动脉粥样硬化,更易导致血栓形成。

高血压是脑血管病的独立危险因素。高血压时血流动力学的改变比较复杂,不但决定于高血压的发生原因和机制,还决定于高血压的发展速度、程度和发展阶段。

(四)栓塞性脑梗死

是人体血液循环中某些异常的固体、液体或气体等栓子物质随血流进入脑动脉或供应脑的颈部动脉,这些栓子随血流流动堵塞脑血管。引起局部脑血流中断,造成局部脑组织缺血、缺氧甚至软化、坏死,而出现急性脑功能障碍的临床表现。脑栓塞常发生于颈内动脉系统,椎—基底动脉系统相对少见。

(五)其他

1.饮食营养与脑血管病

(1)总热能的摄入:中青年在有足够营养的前提下,限制热能摄入会降低发生动脉粥样硬化、冠状动脉和脑血管疾病的危险性。实验证明限制热能是降低血脂和载脂蛋白的主要因素,所以在脑血管病一、二级预防时应注意适当控制每天总热能的摄入。

(2)饮食钙摄入量:有文献报道,饮食中钙摄入量与人体血压水平呈负相关,提示摄钙量不足可能是高血压潜在的危险因素之一。而高血压又是脑血管病的危险因素已肯定,因此饮食钙摄入量不足不但是高血压的危险因素,而且可能与脑血管病的发病有关,故中老年人合理补钙不仅可防治骨质疏松,也应作为脑血管病一、二级预防的措施。

2.不良生活习惯与脑血管病

(1)吸烟、酗酒:在脑血管病患者中吸烟人数显著高于非脑血管病患者的对照组,并且每天吸烟与脑血管病的发生呈正相关;酗酒肯定是不良生活习性,酗酒是高血压显著的危险因素,而高血压是最重要的脑血管病的危险因素。

(2)便秘:中医认为,脑血管病的发病具有一定的规律性,与便秘可能相关,应通过饮食结构调整及养成规律性排便习惯,有助于降低脑血管病发生的可能性。

(3)体育锻炼,超重与脑血管病:在脑血管病患者中平时进行体育锻炼的人数比例显著低于非脑血管病对照组,而脑血管病超重人数显著高于非脑血管病对照组。因此平衡饮食、控制体重与体育锻炼相结合,可以降低发生脑血管病的发病率。

(4)高盐饮食:一般认为高盐饮食是高血压的危险因素,高血压是最重要的脑血管病的危险因素,故提倡低盐饮食,饮食中可适当增加醋的摄入量以利于钙的吸收。

3.糖尿病与脑血管病

糖尿病患者合并脑血管病已受到人们的高度重视。糖尿病被列为脑血管病的危险因素。糖尿病患者的血液黏稠度增加,红细胞积聚速度加快,血小板在血管壁上的黏着功能和相互间的凝集功能增强,血液凝血因子Ⅰ、Ⅴ、Ⅶ、Ⅷ增加,纤维蛋白原增高等,这些都容易引起脑梗死、糖尿病并发脑血管病主要发生在老年Ⅱ型糖尿病患者。病理发现糖尿病患者脑实质内小动脉常表现为弥散性内皮损害,内膜肥厚,还发生局灶性脂肪样或透明变性。糖尿病患者脑梗死发生率是非糖尿病患者群的4.2倍,而脑出血的发生率与非糖尿病患者群差异无显著性。

4.遗传家族史与脑血管病

脑血管病家族史可能是脑血管病的危险因素,一般认为多数的脑血管病的发病是多因素的,是遗传与环境因素共同作用的结果,如脑血管病的发病率有一定的种族差异,黑种人脑血管病发病率高于白种人。由于脑血管病本身或其危险因素如高血压,高血脂及高血糖等均与遗传因素有密切关系,故遗传在脑血管病的发病中起了重要作用。

(六)脑梗死的主要病理改变

1.急性脑梗死灶的中央区为坏死脑组织,周围为水肿区。在梗死的早期脑水肿明显,梗死面积大者,水肿也明显,相反梗死面积小者,水肿面积相对较小,水肿区脑回变平、脑沟消失。当梗死面积大,整个脑半球水肿时,中线结构移位,严重病例可有脑疝形成。后期病变组织萎缩,坏死组织由格子细胞清除,留下有空腔的瘢痕组织。陈旧的血栓内可见机化和管腔再通。动脉硬化性脑梗死一般为白色梗死,少数梗死区的坏死血管可继发性破裂而引起出血,称出血性梗死或红色梗死。

2.病生理变化

(1)血管活性物质的含量变化:脑梗死者肿瘤坏死因子含量明显增高,此外NO、内皮素、降钙素基因相关肽,神经肽Y也均随之增高。神经肽Y和神经降压素是对心脑血管系统具有重要调控作用的神经内分泌多肽。急性脑血管病发病过程中,肿瘤坏死因子、一氧化氮、内皮素,神经肽Y,降钙素基因相关肽和神经降压素发生变化,这种变化与急性脑血管病的疾病性质、病情有密切关系,积极控制这些物质之间的平衡紊乱,将有助于降低急性脑血管病的病死率和致残率。

(2)下丘脑一垂体激素的释放:神经与内分泌两大系统各有其特点又密切相关,共同调控和整合内、外环境的平衡。脑血管病患者下丘脑一垂体激素的释放增强,这种释放可能直接侵犯至下丘脑、垂体等组织,或与脑水肿压迫血管使有关组织循环障碍有关。

(3)血浆凝血因子的变化:凝血因子Ⅶ(FⅦ)活性增高为缺血性脑血管病的危险因子,甚或与心肌梗死及猝死相关。有人认为,通过测定血浆FⅦa水平预估高凝状态,并作为缺血性脑血管病的危险因子更为恰当。FⅦa的上升,存在于缺血性脑血管病的各类型之中,能反映高凝状态的实际情况。

(4)一氧化氮的变化:一氧化氮(NO)的作用与其产生的时间、组织来源及含量等有关,内皮细胞上有组织型一氧化氮合成酶(cNOS),在脑梗死早期它依赖于钙/钙调素(Ca^{2+}/CaM)激活,引起NO短期释放,使血管扩张,产生有益作用。另外,在巨噬细胞、胶质细胞上的诱生型NOS(iNOS),它不依赖于Ca^{2+}/CaM,在生理状态下不激活,脑梗死后1～2d,iNOS被激活,一旦被激活,则不断产生 NO。持续性 NO 产生可引起细胞毒性作用,所以在脑梗死急性期,iNOS 被激活,可能加重缺血性损害。⑤下丘脑—垂体—性腺轴的改变:急性脑血管病可导致下丘脑—垂体—性腺轴的功能改变。不同的性别、不同的疾病类型其性激素的变化是不相同的。急性脑血管病导致机体内分泌功能紊乱的因素主要表现为:一是与神经递质的调节障碍有关的性腺激素类:多巴胺、去甲肾上腺素和 5—羟色胺分泌增加,单胺代谢出现紊乱,导致性激素水平变化,使雌激素水平降低。二是应激反应:机体处于应激状态能通过自身对内分泌进行调节。

五、诊断检查

(一)诊断

中老年人既往有高血压、糖尿病,心脏病史等,于安静休息时出现神经系统定位体征如偏瘫、失语等局灶性神经功能障碍,或其他脑局灶性症状,一般无明显的意识障碍,应考虑脑梗死的可能,需及时做脑 CT 扫描或脑 MRI 检查,有助于确诊。

(二)实验室检查

1.脑脊液检查

目前一般不做脑脊液检查,同时脑脊液检查也不作为缺血性脑血管病的常规检查。多数脑梗死患者脑脊液正常,如梗死面积大、脑水肿明显者压力可增高,少数出血性梗死者可出现红细胞增多,后期可有白细胞及细胞吞噬现象。

2.血尿便常规及生化检查

主要与脑血管病危险因素如高血压糖尿病、高血脂,心脏病、动脉粥样硬化等相关。

(三)其他辅助检查:

1.脑 CT 扫描

脑梗死的脑 CT 扫描的主要表现为:①病灶的低密度:是脑梗死重要的特征性表现,此征象可能系脑组织缺血性水肿所致。②局部脑组织肿胀:表现为脑沟消失,脑池、脑室受压变形,中线结构向对侧移位,即脑 CT 扫描显示有占位效应。此征象可在发病后 4～6h 观察到。③致密动脉影:为主要脑动脉密度增高影,常见于大脑中动脉。发生机制是由于血栓或栓子较对侧或周围脑组织密度高而衬托出来。部分患者在缺血 24h 内可出现。

2.脑 MRI 检查

能较早期发现脑梗死,特别是脑干和小脑的病灶。T_1 和 T_2 呈像时间延长,加权图像上 T_1 在病灶区呈低信号,T_2 呈高信号,脑 MRI 检查能发现较小的梗死病灶,脑 MRI 弥散成像能反映新的梗死病变。MRI 在缺血性脑梗死早期诊断和鉴别诊断的评价中已显示出优势,近年来超导高档磁共振设备投入临床应用,基于平面回波(EPI)技术的磁共振弥散加权成像(DWI)及血流灌注加权成像(PWI)的应用,对脑梗死的早期诊断,甚至在急性脑梗死区血流灌注变化以及病理生理过程的相关性研究,都取得了一定进展。

3.DSA、MRA、经颅多普勒超声检查

此 3 项检查的主要目的是寻找脑血管病的血管方面的病因。经颅多普勒超声检查价格便宜、方便,能够及早发现较大的血管(如大脑前动脉、大脑中动脉、大脑后动脉及基底动脉等)的异常。脑 MRA 检查简单、方便,可以排除较大动脉的血管病变,帮助了解血管闭塞的部位及

程度。DSA 能够发现较小的血管病变,并且可以及时应用介入治疗。

六、鉴别诊断

(一)脑出血

多在活动时或情绪激动时发病,多数有高血压病史而且血压波动较大,起病急,头痛、呕吐,意识障碍较多见,脑 CT 扫描可见高密度出血灶。

(二)脑肿瘤

缓慢进展型脑梗死,注意与脑肿瘤鉴别,原发脑肿瘤发病缓慢,脑转移肿瘤发病有时与急性脑血管病相似,应及时做脑 CT 扫描。如果脑肿瘤与脑梗死不能鉴别,最好做脑 MRI 检查,以明确诊断。

七、治疗方案

(一)急性脑梗死的治疗

原则是:①综合治疗及个体化治疗:在疾病发展的不同时间,针对不同病情、病因采取有针对性的综合治疗和个体化治疗措施。②积极改善和恢复缺血区的血液供应,促进脑微循环,阻断和终止脑梗死的病理进程。③预防和治疗缺血性脑水肿。④急性期应早用脑细胞保护治疗,可采取综合性措施,保护缺血周边半暗带的脑组织,避免病情加重。⑤加强护理和防治并发症,消除致病因素,预防脑梗死再发。⑥积极进行早期规范的康复治疗,以降低致残率。⑦其他:发病后 12h 内最好不用葡萄糖液体,可用羟乙基淀粉(706 代血浆)或林格液加三磷酸腺苷(ATP)、辅酶 A 及维生素 C 等,避免在急性期用高糖液体加重酸中毒和脑损害。

(二)急性期一般治疗

急性期应尽量卧床休息,加强皮肤、口腔、呼吸道及大小便的护理。注意水、电解质的平衡,如起病 48~72h 后仍不能自行进食者,应给予鼻饲流质饮食以保障营养供应。应当把患者的生活护理、饮食,其他并发症的处理摆在首要的位置。

(三)脑水肿的治疗

1.甘露醇

临床常用 20%的甘露醇高渗溶液。甘露醇是最常用的、有效的脱水剂之一。脑梗死范围大或伴有出血时,常有病灶周围的脑水肿,近年来发现甘露醇还有较强的自由基清除作用。依病情选用 20%的甘露醇 125~250mL,快速静脉注射,每 6~8h1 次,静脉滴注的速度要快,最好是静脉推注,要求在 15~30min 内注完 250mL20%的甘露醇,太慢起不到降颅压的作用。甘露醇用量不宜过大,一般控制在 1000mL/d 以下,对于老年患者或肾功能欠佳的患者,应控制在 750mL/d 以下,并分 4~6 次给药。一般应用 3~5d 后应减少剂量,使用时间以 7~10d 为宜。近年来多数学者认为,除用于抢救脑疝外,快速小剂量输入(125mL)可获得与一次大剂量输入类似的效果。应用甘露醇期间要密切监控患者的肾功能变化,注意监控水、电解质变化。

2.10%甘果糖(甘油果糖)

可通过高渗脱水而发生药理作用,还可将甘油代谢生成的能量得到利用,进入脑代谢过程,使局部代谢改善,通过上述作用,能降低颅内压和眼压,消除脑水肿,增加脑血容量和脑耗氧量,改善脑代谢。用量:一般为 10%甘果糖(甘油果糖)250~500mL 缓慢静点。甘果糖(甘油果糖)注射液降颅压高峰出现时间比甘露醇晚,故在抢救急性颅内高压如脑疝的情况下,首先还是推荐使用甘露醇。但是甘果糖(甘油果糖)降压持续时间比甘露醇长约 2h,并具有无反跳现象、对肾功能损害少和对电解质平衡干扰少的特点,更适用于慢性高颅压、肾功能不全或需要较长时间脱水的患者。

3.利尿性脱水剂

如呋塞米(呋塞米)利尿酸钠,可间断肌内或静脉注射。对于脑水肿引起颅内压增高的利尿药,要求作用迅速,强效,在各类利尿药中以髓襻利尿药如呋塞米(呋喃苯胺酸)应用最多。常用呋塞米(呋塞米)20～40mg,肌内注射或缓慢静脉滴注,1～1.5h 后视情况可重复给药。注意水和电解质紊乱和对其他代谢的影响。另外注意呋塞米能抑制肾脏排泄庆大霉素。头孢菌素和地高辛,当与前两者合用时,可增加其肾脏和耳毒性,在肾功能衰弱时,此相互作用更易发生。

4.肾上腺皮质激素

主要是糖皮质激素,如氢化可的松、可的松等,其分泌和生成受促皮质素(ACTH)调节。具有抗感染作用、免疫抑制作用、抗休克作用。其中地塞米松抗脑水肿作用最强,特别对血管源性脑水肿,属于长效糖皮质激素,半衰期<300min,半效期 36～54h,常用量 10～15mg,加入葡萄糖液中或甘露醇中静点。

5.人血清蛋白(清蛋白)

人血清蛋白是一种中分子量的胶体,在产生胶体渗透压中起着重要作用,有利于液体保留在血管腔内。具有增加循环血容量和维持血浆渗透压的作用。每 5g 人血清蛋白在维持机体内的胶体渗透压方面,约相当于 100mL 血浆或 200mL 全血的功能。急性脑血管病用人血清蛋白治疗提高了人体胶体渗透压,提高胶体渗透压可以作为治疗脑梗死和脑出血的中间环节,同时又有降低颅内压的作用。

(四)急性期溶栓治疗

血栓和栓塞是脑梗死发病的基础,因而理想的方法是使缺血性脑组织在出现坏死之前,恢复正常的血流。脑组织获得脑血流的早期重灌注,可减轻缺血程度,限制神经细胞及其功能的损害。近年来,通过国内外大量的临床研究认为,在血液稀释、血管扩张、溶栓等治疗中,溶栓治疗成为急性脑梗死最理想的治疗方法。

选择溶栓的时间窗和适应证等是目前重点研究的课题之一。动物实验大鼠为 4h 左右,猴为 3h,人也应该是 3h 左右,提出发病后 6h 的疗效可疑。一般文献报道用于发病后 6h 内是溶栓的时间窗。另外,由于溶栓药物的应用带来了严重出血的危险,是否具备有经验的专科医生、良好的影像学设备及监护抢救措施亦非常重要。静脉溶栓治疗急性脑梗死是较安全的,但此项治疗仍在研究探索阶段。无论是动脉溶栓还是静脉溶栓,要严格掌握适应证和禁忌证。

1.适应证

(1)尽早开始溶栓治疗,至少在症状发生的 4～6h 内可以预防大面积脑梗死,挽救缺血半暗区和低灌注状态。

(2)年龄<75 岁。

(3)无意识障碍,但对基底动脉血栓,由于预后差即使昏迷也不禁忌。

（4）脑 CT 扫描排除脑出血,且无神经功能缺损相对应的低密度区。

（5）溶栓治疗可以在发病后 6h 以内进行,若是进展性卒中可以延长到 12h 以内进行。

（6）患者家属需签字同意。

2.禁忌证

（1）单纯性共济失调或感觉障碍。

（2）临床神经功能缺损很快恢复。

（3）活动性内出血,或出血性素质和出血性疾病,凝血障碍性疾病,低凝状态。

（4）口服抗凝药物及凝血酶原时间＞15s 者,或 48h 内用过肝素,且部分凝血活酶时间延长,低蛋白血症。

（5）颅内动脉瘤,动静脉畸形、颅内肿瘤、蛛网膜下隙出血、脑出血。

（6）6 个月内有过脑血管病史,但无明显肢体瘫痪的腔隙性梗死不受影响。6 周内做过大手术或有严重创伤。

（7）治疗前血压明显增高,收缩压＞24kPa（180mmHg）,或者舒张压＞14.66kPa（110mmHg）。

（8）其他:曾发生过脑出血或出血性脑梗死者;3 周内有胃肠道及泌尿系出血,或活动性肺结核者;月经期、妊娠期、产后 10d 以内;严重的肝、肾功能障碍者;血小板数＜10 万者;溶栓药物过敏者;急性、亚急性细菌性心内膜炎患者。

3.溶栓常用的药物

（1）尿激酶（UK）:目前临床试验结果证实尿激酶是一种有效、安全的溶栓制剂。尿激酶用量各地报道不一致,急性溶栓常用量一般报道 50 万～75 万 U 的较多,加入生理盐水 250mL 中静脉滴注。用药期间应做凝血功能的监测,以防出血。也有报道静脉给药:50 万～150 万 U 加生理盐水 100～200mL,静脉滴注,2h 内滴完。最初半小时可快速给予 50 万～100 万 U,临床症状明显改善时,放慢静脉滴注速度。动脉给药一般为 50 万～75 万 U。对严重高血压（Bp＞180/110mmHg）、消化道溃疡、活动性肺结核、出血性疾病、手术及外伤史患者禁用。

（2）蛇毒治疗:现临床应用的蛇毒制剂很多,有安克洛酶,巴曲酶、蝮蛇抗栓酶、蛇毒蝮蛇抗栓酶 3 号、去纤酶（降纤酶）和蝮蛇抗栓酶（清栓酶）等。本类药物不良反应甚微,使用相对安全。去纤酶（降纤酶）为新型强力单成分溶血栓微循环治疗剂,具有增强纤溶系统活性、降低血浆纤维蛋白原浓度、降低血液黏度,减少血小板聚集作用,能快速溶栓,使心、脑缺血部位恢复功能,达到治疗和防止复发的效果。

常用去纤酶（降纤酶）注射剂首次 10U 加生理盐水 250mL。静脉滴注 90min 以上,以后隔天或每天静脉滴注 1 次,5U/d,连用 2 次,1 个疗程 5d,不合并应用其他抗凝、溶栓,抑制血小板聚集药物。能溶解血栓,改善梗死灶周围缺血半暗区的血液供应,减轻神经细胞的损伤过程,从而使临床症状与体征好转或消失。同时还具有降低血黏度,抑制红细胞聚集,抑制红细胞沉降,增强红细胞的血管通透性及变形能力,降低血管阻力,改善微循环作用。

（3）阿替普酶（t-PA）:阿替普酶（t-PA）溶栓治疗,3 个月后的总疗效为 30%～50%,痊愈者为 12%,颅内出血的并发症约 6%。目前认为溶栓治疗加上脑保护剂是急性缺血性卒中的最佳治疗方案。阿替普酶(rt—PA)溶栓治疗应在神经科医师的指导下于发病后 3h 内在急诊监护条件下进行。一些慎重选择的病例可以延长到 12h 以内,基底动脉梗死治疗时间窗可以适当延长。

欧洲最新推出的脑保护剂 lubeluzole 被认为是疗效可靠的药物。动物实验证实 lubeluzole 有细胞内一氧化氮调节作用、钠/钙通道调节作用、γ—氨酪酸(CABA)激动剂和 N—甲基—D—天门冬氨酸(NMDA)受体拮抗药作用。

4.并发出血的主要因素有

(1)溶栓治疗的时间较晚,超过 6~12h。

(2)溶栓治疗前有明显的高血压,一般收缩压＞24kPa(180mmHg)或者舒张压＞14.66 kPa(110mmHg)。

(3)脑 CT 扫描显示有与神经功能缺损相对应的低密度区。

(4)溶栓药物剂量过大。

(五)抗凝治疗

抗凝剂对早期的脑梗死具有一定的治疗作用,可用于不完全性缺血性卒中,尤其是椎—基底动脉血栓。抗凝治疗是通过抗凝血药物干扰凝血过程中的某一个或某些凝血因子而发挥抗凝作用。

对于动脉性血栓形成目前试用抗血小板药进行预防,对于刚形成的血栓,还可用纤维蛋白溶解药进行治疗。凡有出血倾向,溃疡病史,严重高血压、肝肾疾患及年龄过大者忌用。

常用药有:肝素钙(低分子肝素),皮下注射,1~2 次/d。双香豆素,前 2d 与肝素合用,第 1d 用 100~200mg,分 2~3 次口服,以后维持量为 25~75mg,1 次 1d。肠溶阿司匹林 50~ 75mg,1 次 1d。其他药物尚有华法林(华法林)醋硝香豆素(新抗凝片)等。原则上使用这类药物应使凝血酶原时间保持在正常值的 2~2.5 倍,每疗程不应少于 3~6 个月。治疗期间如发生出血时,应即停用,并予维生素 K 治疗。

(六)脑梗死和颈内动脉狭窄的介入疗法

脑血管病的介入治疗又称为神经外科疾病的血管内治疗。它是借助于具有高清晰、高分辨力的数字减缩造影机(DSA),在电视导向下,将小导管送至脑内病变处,进行检查、诊断及治疗,目前应用的导管可细微到直径 0.4mm,称之微导管,通过导管进行栓塞、溶解、扩张等各项治疗。随着该项技术的应用,开辟了对脑血管及脊髓血管病诊治的新途径。

介入治疗具有不开颅、创伤小、痛苦少、恢复快的特点,并且,对一些疾病可以达到外科手术难以达到的治疗效果,因此,越来越受到医生的重视和患者的欢迎。同时,随着新技术,新材料的不断发展,介入医学的应用范围愈来愈广,同时也更安全更可靠。对于闭塞性脑血管病,如急性脑梗死引起的偏瘫、颈动脉或椎—基底动脉狭窄所致短暂性脑缺血发作(TIA)及可逆性神经功能障碍(RIND)、视网膜中央动脉或中央静脉闭塞引起的视力减退,静脉窦血栓性形成引起的颅内压增高等,均可通过血管内的介入治疗得以改善,介入治疗的方法分溶栓,血管成形术或支架置入,根据病变选择不同的治疗方法。

(七)其他治疗措施

1.急性期血压的调控

脑梗死急性期的血压调控并非一个简单的问题,必须认真对待。对血压严密的监测,适度、慎重的调控,合理的个体化治疗,对于降低脑梗死患者的病死率,减轻致残和防止复发均有重要意义。

有关脑梗死急性期的血压调控,虽然目前没有统一的标准,大多主张应遵循慎重、适度的原则。梗死急性期的血压增高,对于大部分患者无须急于进行降血压治疗,应严密观察病情变化。对于血压高首先要分清血压是持续性增高还是暂时性的改变。主要通过:①询问病史了解患者是否既往有高血压病史。②临床上寻找有无靶器官损害的依据,包括高血压性视网膜病变,心电图或超声心动图提示左心室肥大、肾功能损害导致的蛋白尿等。对于无高血压病的患者,短暂性血压增高无须采取干预血压的措施,主要是对症处理。如果存在明显颅内压增高的情况,可以通过积极脱水降颅压的方法治疗。适当给予镇静药,松弛患者紧张情绪,对于部分紧张性高血压有效。一般情况下,这类患者的血压只要能维持在 21.33～12kPa(160/90mmHg)以内即可。

2.血管扩张药的使用

一般认为发病后 24h 内,即脑水肿出现前应用血管扩张药能改善局部缺血,防止梗死的发展。但多数学者认为血管扩张药物反而使脑内盗血现象加重,故不主张急性期应用,仅用于脑梗死的恢复期。但对症状轻微,梗死灶小,无明显脑水肿或起病 3 周以后的病例可以应用。

常用药物有:烟酸 200～300mg 或盐酸罂粟碱 30～90mg 加入葡萄糖或低分子右旋糖肝中静脉滴注,1 次/d,约 1 周为 1 疗程。其他尚有曲克芦丁(维脑路通)己酮可可碱、倍他司汀(培他定)等。

3.神经保护剂

(1)钙通道阻滞药:脑梗死发生后由于脑组织缺血,缺氧,病灶内神经细胞处于钙超载状态,应用钙通道拮抗药能阻止过多的钙流入胞浆和线粒体,能减轻超载状态防止细胞死亡,可以减轻脑血管平滑肌的痉挛,改善脑微循环,增加脑血流供应。

常用的药物如尼莫地平,发病 12～18h 内开始应用,4～8mg 加入 5％葡萄糖 500mL 中静脉滴注,1 次/d。尼莫地平(尼莫通)50mL 与 5％葡萄糖 500mL 或生理盐水 500mL,以 1：4 的速度静点,1 次 1d。或者尼莫地平,20～40mg,3～4 次/d 口服。桂利嗪(脑益嗪),25mg,3 次/d 口服。氟桂利嗪(氟桂嗪)5～10mg,每晚 1 次口服。低血压、颅内压增高者慎用。

(2)兴奋性氨基酸受体拮抗药:有报道镁盐可减少缺血性脑梗死的范围。

(3)γ－氨酪酸(GABA)受体激动药:γ－氨酪酸(GABA)是脑内主要的抑制性神经递质,与主要的兴奋性递质谷氨酸相抗衡,即缺血时 γ－氨酪酸(GABA)能抑制机体受损,而刺激 GABAA 受体激动药 Muscimol 或与地佐环平(MK－801)合用均能有效对抗脑缺血损伤。

(4)自由基清除剂:自由基超氧化物、过氧化氢和羟自由基的形成将导致脂质膜的过氧化损伤、蛋白质氧化和 DNA 损伤。所以自由基清除剂理论上可保护脑缺血损伤。动物实验证实有效的自由基清除剂有:谷胱甘肽过氧化酶、过氧化氢酶、维生素 E、甘露醇、CuZn－SOD,Mn－SOD 等。

(5)神经营养因子:脑缺血损伤后大量神经保护因子的基因表达增加。如神经营养因子(NTF),NGF转生长因子(TGFS)等,它们在缺血的自我保护中起保护作用。

4.血液稀释疗法

血液稀释治疗缺血性脑血管病的治疗机制:主要在于迅速增加局部脑血流量,促进缺血区功能恢复。

临床上血液稀释可以分为高容积(用扩容剂)及等容积(放血及补液)两种方法。过去常用的右旋糖酐40(低分子右旋糖酐)静脉滴注属高容稀释,可增加脑血流量,缺点是可增加颅内压及心排血量,有颅内压增高者及心功能不全者禁用。

(八)康复治疗

宜早期开始,病情稳定后,积极进行康复知识和一般训练方法的教育,并注意患肢体位。

1.卧位

上肢应处于轻外展位、肘轻屈、肩胛处、前臂和手用枕头支托,掌心向上,使前臂保持旋后位,防止肩胛骨后撤。下肢骨盆、臀部用枕头支托,防止下肢外旋和骨盆后坠,下肢伸肌张力高的患者,应采取侧卧位。

2.患侧卧位时

患侧肩部向前伸,肘伸展,掌心向上,如果手指屈曲,肌张力高,大拇指与其他4指用布卷或纸卷隔开。下肢稍屈曲,脚掌与小腿尽量保持垂直。

3.健侧卧位时

患侧上肢下垫一枕头,上肢伸直,掌心向下,手腕略微抬起。

鼓励患者树立恢复生活自理的信心,配合医疗和康复工作,争取早日恢复,同时辅以针灸、按摩、理疗等,以减轻病残率提高生存质量。关于康复锻炼的实施,可以在医生的指导下尽早适度进行瘫痪肢体等神经功能缺损的康复锻炼,即对患肢近端和远端进行按摩,帮助患肢关节做被动关节活动训练。根据病情鼓励患者多用患肢,并鼓励患者用健手帮助患手锻炼。逐渐进行翻身训练,坐位训练,站立训练,行走训练。手的功能训练,借助于运动器械训练,反复练习。

研究表明康复锻炼患者明显优于没有进行康复锻炼的患者。说明脑血管患者早期康复治疗可以明显提高治愈、好转率,疗效以轻、中型为显著,重型患者也较康复前有明显进步。

八、护理措施

(一)一般护理

1.急性期卧床休息,平卧、头部禁止使用冰枕。

2.进食低盐低脂、高维生素的清淡饮食,选择软饭、半流或糊状等黏稠食物。进行吞咽功能评估,指导或协助患者进食,不能经口进食者,尽早给予鼻饲流汁。床旁备吸引装置,防止窒息或误吸。

3.做好口腔护理,皮肤护理,会阴部护理,保持大小便通畅,并观察大便和胃液的颜色。

4.密切观察神志、瞳孔、T、P、R、BP,肢体活动情况并按要求记录。

(二)用药护理

1.应用抗凝药物时应严格把握药物剂量,严密观察意识,瞳孔和血压等生命体征的变化,监测出凝血时间、凝血酶原时间,观察有无皮肤黏膜及消化道出血,颅内出血倾向。同时还要观察有无栓子脱落引起的小栓塞,如肠系膜上动脉栓塞可引起腹痛,下肢静脉栓塞可出现皮肤肿胀、发红及肢体疼痛、功能障碍等。

2.使用扩血管药尤其是尼莫地平等钙通道阻滞剂时可导致患者出现头部胀痛,颜面发红、血压降低等,应监测血压变化,控制输注速度。

3.使用低分子右旋糖酐改善微循环治疗时,可出现皮疹、发热甚至过敏性休克,应密切观察。

4.保持呼吸通畅,遵医嘱氧气吸入。

5.保持良好肢体位置,生命体征平稳后对瘫痪肢体进行被动或主动训练。

6.了解患者心理状态,做好心理护理,鼓励患者树立信心,积极配合治疗。

(三)健康教育

1.告知患者或家属脑梗死的危险因素及预防方法,改变不良生活方式,合理饮食。

2.指导患者进行循序渐进的自理能力锻炼及适应家庭、社会能力的锻炼。

3.按时服用降压、降糖、降脂药物,预防并发症和脑卒中复发,一旦出现如头晕头痛、一侧肢体麻木乏力等前驱症状,家属要及时协助就诊。

第四节　脑栓塞

脑栓塞是指因异常的固态、液态、气态物体沿血循环进入脑动脉系统,引起动脉管腔闭塞,导致该动脉供血区局部脑组织的坏死,临床上表现为偏瘫、偏身麻木、讲话不清等突然发生的局源性神经功能缺损症状。该病占脑血管病的 15%～20%。最常见的栓子来源于心脏,14%～48%的风湿性心脏病患者发生脑栓塞;心肌梗死,心内膜炎,心房纤颤、心脏手术时易诱发本病;非心源性栓子见于颈部动脉粥样硬化斑脱落、外伤骨折或气胸、潜水或高空飞行减压不当、孕妇生产等。

一、病因

(一)心源性

最常见,占脑栓塞的 60%～75%脑栓塞通常是心脏病的重要表现之一。最多见的直接原因是慢性心房纤颤;在青年人中,风湿性心脏瘤仍是并发脑栓塞的重要原因;感染性心内膜炎时瓣膜上的炎性赘生物脱落。心肌梗死或心肌病的附壁血栓、二尖瓣脱垂,心脏黏液瘤和心脏外科手术的并发症等亦常引起。先天性心脏病房室间隔缺损者,来自静脉系统的栓子亦可引起反常栓塞。

(二)非心源性

主动脉弓及其发出的大血管的动脉粥样硬化斑块和附着物脱落,引起的血栓栓塞现象也是引起短暂性脑缺血发作和脑梗死的较常见的原因。其他较少见的还可有:肺静脉血栓或血凝块、肺部感染、败血症可引起脑栓塞,长骨骨折或手术时脂肪栓和气栓,血管内诊断治疗时的血凝块或血栓脱落,癌性栓子,寄生虫虫卵栓子,异物栓子。肾病综合征高凝状态亦可发生脑栓塞。

(三)来源不明

约 30% 脑栓塞不能确定原因。

二、临床表现

急骤起病是主要特点,是发病最急的疾病之一,大多数患者病前无任何前驱症状,活动中突然起病,绝大多数症状在数秒或数分钟内病情发展到最高峰,少数患者在数天内呈阶梯样或进行性恶化,约半数患者起病时有意识障碍,但持续时间短暂。脑栓塞多数发生在颈内动脉系统,特别是大脑中动脉最常见,栓塞引起的神经功能障碍,取决于栓子数目,范围和部位,急性起病时可有头痛,头晕或局限性疼痛。

三、检查

(一)脑脊液检查

脑压正常,脑压增高提示大面积脑梗死,出血性梗死 CSF 可呈血性或镜下红细胞;感染性脑栓塞如亚急性细菌性心内膜炎,CSF 细胞数增高(200×10^9 L 或以上),早期中性粒细胞为主,晚期淋巴细胞为主;脂肪栓塞 CSF 可见脂肪球。

(二)血尿便常规及生化检查

主要与有栓子可能来源的感染,风心病,冠心病和严重心律失常,或心脏手术,长骨骨折,血管内介入治疗等相关,其他根据患者情况可选择如高血压,糖尿病,高血脂,动脉粥样硬化等方面的检查。

(三)影像学检查

检查的目的是不仅明确脑栓塞的部位,范围及水肿情况,有无出血等,而且应尽量寻找栓子的来源,如心源性,血管源性及其他栓子来源的检查,即明确脑栓塞的病因。

1.针对脑栓塞的辅助检查

(1)脑 CT 扫描。

(2)脑 MRI 检查。

(3)DSA、MRA,经颅多普勒超声检查。

(4)脑电地形图、脑电图等检查。

2.针对栓子来源的辅助检查

(1)心电图或 24h 动态心电图。

(2)超声心动图检查。

(3)颈动脉超声检查。

(4)X 线检查。

(5)眼底检查等。

四、诊断

根据病因,临床表现、实验室和影像学检查确诊。

五、治疗

脑栓塞的治疗应包括对于原发病即栓子来源器官病变的治疗和脑栓塞的治疗两部分。脑栓塞的治疗主要在于改善脑循环,减轻缺血缺氧所致的脑损害。各种治疗措施与脑梗死大致相同,由于脑栓塞极易发生梗死后出血,故抗凝治疗必须慎重。这是介绍治疗时必须注意的问题。

(一)一般处理

1.卧床及镇静处理。

2.保持呼吸道通畅和心脏功能。

3.注意营养状况,保持水和电解质的平衡。

4.加强护理防止肺炎、泌尿系感染和压疮等并发症的发生。

(二)脱水降颅压

是治疗脑栓塞的主要措施之一,目的在于减轻脑水肿,防止脑疝形成,以降低病死率。常用的是高渗脱水剂、利尿药和肾上腺皮质激素。

(三)血管扩张药

若有意识障碍,颅内压增高或脑脊液有红细胞,禁忌应用血管扩张药;病程已超过24h或心功能不全者,也不宜使用。常用的有罂粟碱、烟酸、碳酸氢钠或山莨菪碱(654-2)静脉滴注,二氧化碳气体间断吸入和口服桂利嗪(脑益嗪)双氢麦角碱(海特琴)或桂利嗪(肉桂哌嗪)等,以促进侧支循环,增加缺血区的局部血容量。

(四)抗血小板聚集剂

阻止血小板的聚集,有助于预防心内新血栓的形成,防止血管内血栓继续增生扩展,故在脑栓塞发病后就必须重视使用抗血小板聚集剂。通常可选用阿司匹林、双密达莫、磺吡酮(苯磺唑酮)等。

(五)抗凝及溶栓治疗

应用抗凝及溶栓疗法,比动脉粥样硬化性脑梗死的适应证更严格,考虑溶栓剂易发生出血的并发症,应特别慎用。由于临床上心源性脑栓塞最多见,为预防心内形成新血栓以杜绝栓子的来源,同时防止脑血管内的栓子或母血栓继续增大,以避免脑梗死范围扩大,多采用抗凝治疗。炎症性病变所致的脑栓塞,如亚急性感染性心内膜炎等,禁忌应用。通常在严格观察出、凝血时间,凝血酶原活动度和时间的条件下,先给予肝素钙(低分子肝素)治疗,也可选用新双豆素,剂量应随时调整。

(六)颈星状交感神经节封闭

部分专家建议颈星状交感神经节封闭能减轻脑栓塞的症状。操作简易,无须特殊的器械和药物,故常被采用。但是治疗应早期进行,开始越早,疗效就越佳,临床常见在起病24h内封闭可明显好转。一般1次/d,约10次为1疗程。通常应注意先行普鲁卡因皮试以排除过敏,穿刺部位不能过低,以防刺入脊髓蛛网膜下隙、颈或椎动脉、颈静脉、肺尖等。严重肺气肿者禁用,如患者已开始抗凝治疗也不宜使用。

(七)神经保护剂

缺血超早期,神经元膜离子转运停止,神经元去极化,钙离子内流导致兴奋性氨基酸增多,加剧钙离子内流和神经元去极化,致细胞的结构破坏。常用的神经保护剂有:①钙通道阻滞药;②兴奋性氨基酸受体拮抗药;③自由基清除剂;④神经营养因子;⑤神经节苷脂等。

(八)亚低温治疗

在急性期,如条件允许可考虑适当早期给予亚低温治疗。亚低温对缺血性的脑损伤亦有肯定意义,不但减轻梗死后的病理损害程度,而且能促进神经功能恢复,并不产生严重的并发症。尽量在发病 6h 内给予。

(九)康复治疗

宜早期开始,病情稳定后,积极进行康复知识和一般训练方法的教育,鼓励患者树立恢复生活自理的信心,配合医疗和康复工作,争取早日恢复,同时辅以针灸、按摩、理疗等,以减轻病残率提高生存质量。

(十)其他治疗

1.调整血压。

2.脑代谢激活剂。

3.抗感染治疗。

4.气栓处理。

六、护理

(一)一般护理

1.休息

急性期脑栓塞患者应绝对卧床休息,气体栓塞的患者取头低位并向左侧卧位,预防更多的空气柱子到脑部与左心室。恢复期视病情逐渐适当活动。

2.饮食

给予富有营养,易于消化的食物,若合并心脏疾患应给予低盐饮食,如有吞咽障碍可给予鼻饲。

(二)病情观察与护理

1.严密观察有无新的栓塞,如突然失语,瘫痪肢体加重,意识逐渐不清、肢体皮肤变色,疼痛及所属动脉是否搏动等,如有异常及时报告医师。

2.注意心率,心律、血压变化,对合并心力衰竭的患者,按医嘱给予强心剂和利尿剂。

3.药物反应观察

(1)抗凝治疗时应准确给药,注意药物剂量,根据各种不同药物的作用,观察其不良反应。注意观察出血先兆,如皮肤、戳膜下有无出血点,定期检查凝血酶原时间及小便常规,如有异常及时通知医师。

(2)使用血管扩张剂及改善微循环药物时,因此类药物有扩张血管的作用,常见的目的作用有皮肤潮红、发绀、恶心,一般短时即过,可减量用之。盐酸罂粟碱直接作用于血管平滑肌,可使脑血管扩张,脑血管阻力减低,脑血流增加从而改善氧供量,注射前应先稀释,静脉滴入须缓慢,过速可致心室纤颤,甚至心搏停止。

第五节 脑出血

脑出血是指非外伤性脑实质内出血,可由多种原因引起。常见的病因是因长期动脉硬化高血压引起某一硬化的动脉破裂所致,少见的有先天性动脉瘤、老年性梭性动脉瘤、脑血管畸形、酶菌性动脉瘤、血液病,胶原病、脑梗死后,抗凝或溶栓治疗、脑动脉炎,血管炎等原因引起脑内动脉、静脉或毛细血管破裂出血。临床上以内囊区小动脉出血最为常见。出血性血肿(或血块)可割裂,压迫附近脑组织,破坏或影响它们的正常功能(运动、感觉、记忆、语言、精神活动等)而出现偏瘫、偏身麻木、讲话不清等症状;出血量大时引起颅内压升高,脑组织移位元甚至脑疝。该病为常见病,55岁以上的老年人发病率高,男性比女性高,其表现起病急、发展快,早期出现偏瘫、意识障碍等。病残率、病死率均较高,是引起人类死亡的主要疾病之一。

一、诊断

(一)病史及症状

多数有高血压病史,中老年人多见,寒冷季节发病较多。大多在活动状态时起病,突发剧烈头痛伴呕吐,多有意识障碍,发病时血压较高,神经系统局灶症候与出血的部位和出血量有关。病史询问应注意对上述病史的了解。

(二)体检发现

1.有程度不同的意识障碍,早期多血压显著升高,重症者脉洪缓慢,呼吸深缓,常伴中枢性高热,病情恶化时呈现中枢性呼吸、循环衰竭。瞳孔形状不规则,双侧缩小或散大、双侧大小不等,光反应迟钝或消失。脑膜刺激证阳性。眼底可见视网膜动脉硬化和视网膜出血,偶有视盘水肿。可有上消化道出血,心律不齐,肺水肿等。

2.局限性定位体征:①壳核型出血主要有三偏征(偏瘫、偏盲、偏身感觉障碍),双眼同向凝视,左侧半球可有失语;②丘脑型可有偏瘫,偏身感觉障碍,双眼垂直性注视麻痹和会聚不能,瞳孔缩小;③脑叶型意识障碍轻,抽搐发作和脑膜刺激证多较明显,局灶体征因受损脑叶不同而异;④桥脑型昏迷深瞳孔小、高热、呈去大脑性强直或四肢瘫(重型者),轻型者有交叉性麻痹和感觉障碍,眼球运动障碍(眼外肌麻痹、同向凝视麻痹、核间性眼肌麻痹);⑤小脑型为眩晕,眼球震颤、共济失调(轻型),重型者昏迷,四肢松软等;⑥脑室型者针尖样瞳孔、昏迷深、高热和去大脑性强直。

二、辅助检查

1.颅脑CT可显示出血部位,范围、出血量,血液是否进入脑室系统,出血周围水肿及中线移位情况。

2.腰穿检查:脑脊液压力高,均匀血性脑脊液。

3.急性期可出现一过性的周围血白细胞增高,血糖及血尿素氮增高,轻度蛋白尿和糖尿。

4.心电图可出现高血压心脏病相应异常改变。

三、鉴别

有意识障碍者,应与可引起昏迷的全身疾病鉴别;有神经系统定位体征者,应与其他颅内占位病变,脑膜脑炎,闭合性脑外伤鉴别;还应与脑梗死、蛛网膜下隙出血等脑血管病鉴别。

四、治疗措施

1.保持呼吸道通畅,避免不必要搬动,严密观察意识、瞳孔及生命体征变化。

2.吸氧及头部局部物理降温,可选择应用20％甘露醇、呋塞米、甘油及地塞米松等,降低颅内压。

3.经用降颅压药物后血压仍较高者,可用利舍平0.5～1mg肌内注射或硝苯地平10mg舌下含化。

4.有凝血机制障碍者可用6-氨基己酸4～6g或抗血纤溶芳酸100～200mg,静脉滴注,2次/d。

5.先禁食1～2d,禁食期间每天补液2000mL左右(葡萄糖盐水500mL,葡萄糖液1000～1500mL,钾4g);2～3大后鼻饲牛奶,少量多次,逐渐加量。

6.防治并发症:上消化道出血者适当选用止血剂,巴曲亭10μg1次/d,也可用冰盐水100mL加去甲肾上腺素8mg鼻饲,西咪替丁200mg静推,3～4次/d或奥美拉唑针40mg静推1～2次1d;预防肺炎、皮肤压疮等。其他治疗:定位明确者,可经颅骨钻孔行脑内血肿穿刺抽吸术(壳核出血),行侧脑室前角穿刺引流术(丘脑型破入脑室者,小脑出血);壳核型、脑叶型、小脑型,可在脑疝前期或早期行开颅手术清除血肿;急性期可用辅酶Q10、吡硫醇、脑活素等脑细胞活化剂。

7.恢复期可配合中药和针刺疗法,加强肢体功能锻炼,语言训练,控制血压治疗。

五、护理措施

(一)常规护理

1.活动

为了避免出血,加重或在出血忌头部剧烈运动,应卧床2～4周。有躁动现象,给予加床档,必要时使用约束带或给予镇静药,使其安静。

2.基础护理

保持床铺平整、干燥、清洁,去除对皮肤刺激的有害因素。每2h翻身一次,并将红肿部位给予按摩,在骨隆凸处放棉垫或铺砌床垫,避免使用易损伤皮肤的便器,防止压疮的发生。意识障碍者做好口腔护理,有假牙应取下,防止窒息。

3.饮食

低盐低脂的食物,急性脑出血重症患者发病48h内一般禁食,以静脉输液来维持营养,补充足量的热能。每日液体量为1500～2000mL,48h后不能进食着给予鼻饲,以混合奶或匀浆为主。鼻饲过程中注意温度和量。有消化道出血者应禁食,待无咖啡色物质排除后再进食。

4.心理护理

对意识清楚的、意识好转的患者讲解疾病的转归、治疗,消除其紧张心理,使其情绪稳定利于患者康复。

(二)特殊护理

1.颅高压护理

体位:颅内压增高者,床头抬高15°～30,伴昏迷着采取平卧位,头偏向一侧,或侧卧位以利口腔内分泌物引流。

降温:每4h测量体温1次,若体温高,给予头置冰袋、冰帽、冰毯等物理降温措施。体温在38.5℃以下尽量采用物理降温。

保护脑细胞:即时,准确给予脱水剂,降低颅内压,常用20％甘露醇,同时观察药业有无渗出到皮下,比年发生组织坏死。为减少脑细胞损坏,即使吸氧,氧流量2～3L/min。

2.大、小便护理

对有尿潴留者,禁止膀胱区加压按压,防止血压升高,应给予留置尿管,做好尿道口护理,预防泌尿系感染。尿失禁者,注意更换尿布、床单,防止尿液对皮肤刺激,发生压疮。由于疾病影响,卧床时间过久、活动减少、饮食摄入减少肠蠕动减慢,易发生分辨潴留。3天以上未大便者应保留灌肠。

3.瘫痪的护理

注重肢体摆放及功能锻炼。

急性期:应将肢体摆放于正常功能位,避免因关节位置的错误而影响肢体的活动诊治出现的并发症(如肩手综合征)。

恢复期或稳定:积极进行肢体及全身的功能锻炼,促进肢体的功能恢复和预防关节变形及肌肉挛缩。

(三)病情观察

1.观察瞳孔大小,意识障碍有无加重,及脑疝的发生征象。

2.观察生命体征的变化,注意血压的变化。

3.保持呼吸道通畅,有痰应吸出,必要时行气管切开。

第六节　高血压脑病

高血压脑病是指当血压突然升高超过脑血流自动调节的阈值(中心动脉压大于140mmHg)时,脑血流出现高灌注,毛细血管压力过高,渗透性增强,导致脑水肿和颅内压增高,甚至脑疝的形成,引起的一系列暂时性脑循环功能障碍的临床表现。

高血压脑病为高血压病程中一种危及患者生命的严重情况,是内科常见的急症之一。起病急,进展快,及时治疗其症状可完全消失,若治疗不及时或治疗不当则可导致不可逆脑损害及其他严重并发症,甚至可导致死亡。

一、病因

(一)原发性高血压

高血压脑病在原发性高血压患者中发病率占1％左右,高血压病史较长,有明显脑血管硬化者更易发生。既往血压正常而突然出现高血压的疾病,如:急进性高血压和急性肾小球肾炎患者也可发生。伴有肾衰竭的高血压患者亦易发生高血压脑病。

(二)继发性高血压

如妊娠期高血压疾病、肾小球肾炎性高血压、肾动脉狭窄、嗜铬细胞瘤等继发性高血压易发生高血压脑病。

(三)某些药物或食物诱发高血压脑病

少见情况下,高血压患者应用单胺氧化酶抑制剂的同时,又服用萝芙木类,甲基多巴或节后交感神经抑制剂,也会引起与高血压脑病相似的症状。进食富含胺类的食物也可诱发高血压脑病。

(四)颈动脉内膜剥离术后

高度颈动脉狭窄患者行颈动脉内膜剥离术后,脑灌注突然增加,亦可引起高血压脑病。

二、临床表现

急骤起病,病情发展非常迅速。

(一)发病年龄与病因有关

急性肾小球肾炎引起者多见于儿童;子痫常见于年轻妇女;脑动脉硬化者多见于老年患者。

(二)动脉压升高

取决于血压升高的程度及速度。多发生与急进型高血压和严重的缓进型高血压,后者一般情况严重,血压显著升高,血压达到 250/150mmHg 左右才发生,而急性高血压患者血压未达到 200/130mmHg 亦能发生高血压脑病。

(三)颅内压增高

由脑水肿引起。患者剧烈头痛,喷射性呕吐,颈项强直,视盘水肿,视网膜动脉痉挛并有火焰样出血和动脉痉挛以及绒毛状渗出物。

(四)意识障碍

可表现为烦躁不安、兴奋、神情萎靡、木僵、嗜睡及至昏迷,精神错乱亦有发生。

(五)癫痫发作

可为全身性局限性发作,有的出现癫痫连续状态。

(六)阵发性呼吸困难

由于呼吸中枢血管痉挛,局部缺血及酸中毒所引起。

(七)其他脑机能障碍的症状

如失语、偏瘫、偏盲、黑蒙、暂时性失明等,约 32％患者会发生视物模糊。50％以上的患者出现肾功能不全。

(八)头痛

常是高血压脑病的早期症状,约 70％患者会出现,多数为全头痛或额顶部疼痛明显,咳嗽、活动用力时头痛明显,伴有恶心,呕吐。当血压下降后头痛可得以缓解。

(九)脑水肿症状为主

大多数患者具有头痛、抽搐和意识障碍三大特征,谓之为高血压脑病三联征。

三、检查

检查要突出重点即根据问诊材料考虑到最大可能的某种或某几种疾病后,首先加以检查

以求尽快肯定或否定某些诊断,在明确头痛病因后,有时还需要进一步的检查。检查方法有

(一)眼底检查

可见不同程度的高血压性眼底,视网膜动脉痉挛、硬化甚至视网膜有出血,渗出物和视盘水肿。

(二)CT 检查

主要表现为局部或弥散性的白质水肿为主,累及灰质少见,可有占位效应。亦可从阴性、可逆性后部白质水肿到弥散性脑水肿甚至合并出血、脑疝。

(三)脑电图

如出现弥散性慢波,提示脑组织水肿。

(四)脑脊液检查

脑脊液压力增高(诊断已明确时禁作),细胞和蛋白含量也可增高。

四、诊断

根据高血压患者突发急骤的血压与颅内压升高的症状,当具备以下条件时应考虑

1.高血压患者突然出现血压迅速升高,其中以舒张压大于 120mmHg 为其重要的特征。

2.临床上出现以颅内压增高和局限性脑组织损害为主的神经精神系统异常的表现:突然剧烈的头痛,常伴有呕吐,黑蒙、抽搐和意识障碍,一般在血压显著升高后 12～48h 内发生。

3.患者经紧急降压治疗后,症状和体征随血压下降,在数小时内明显减轻或消失不遗留任何脑实质损害的后遗症。

五、鉴别诊断

如治疗后血压下降,而脑部症状及体征持续数日不消失,提示存在脑内其他疾病可能,需与其他急性脑血管病鉴别。

(一)出血或缺血性脑卒中

多见于中老年患者,血压可不高,头痛症状亦可不明显,但有颅内定位性的症状及体征,头颅 CT 或 MRI 有明确的病灶,脑电图有局限性脑实质损害征象。

(二)蛛网膜下隙出血

与高血压脑病一样,也可有突发的剧烈头痛呕吐脑膜刺激症状,部分患者也可有血压增高意识障碍通常较轻,极少出现偏瘫,且脑脊液呈均匀血性等特点,可与高血压病鉴别。

(三)颅内占位性病变

虽有严重头痛,但为缓慢出现,非突然发生,其他颅内压增高症状和局灶性神经体征亦是进行性加重血压虽可升高,但不及高血压脑病的显著增高,可通过脑超声波,脑血管造影或CT 等检查加以确诊。

六、治疗

治疗原则:患者应进入加强监护病房,持续监测血压和尽快应用适当的降压药物。需要在短期内缓解病情,改善靶器官的进行性损害,降低心血管事件及病死率。常需静脉滴注降压药物,既能使血压迅速下降至安全水平,又不能过度或过快的降压,以避免出现局部或全身灌注不足(尤其是肾、脑或冠状动脉缺血)。详细的治疗方法可以参考高血压危象。

降压目标:降低血压的同时保证脑部血流灌注,避免使用减少脑血流量的药物。一般以静

脉给药为主,1h 内将收缩压降低 20%～25%,血压下降幅度不可超过 50%,舒张压一般不低于 110mmHg。所选的药物可用乌拉地尔、尼卡地平,拉贝洛尔、硝普钠,舒张压降至 95～110mmHg 后可以改为口服药物。

(一)迅速降低血压可选用下列措施

1.乌拉地尔

加入生理盐水 50mL,静脉泵维持 6～12 小时,或静脉滴注。

2.尼卡地平

加入生理盐水 50mL,静脉泵维持 6～12 小时,或静脉滴注。

3.拉贝洛尔

静脉注射或静脉滴注。

4.25%硫酸镁

深部肌内注射或用 5%葡萄糖 20mL 稀释后缓慢静脉注射(多用于妊娠期高血压疾病患者)。

5.硝普钠

加入 5%葡萄糖液 500mL 中,缓慢静脉滴注,以血压调节滴速(目前临床使用较少)。

6.利舍平

肌内注射,1～2 次/d,本药起效慢而平稳,适于快速降压后,维持血压应用(目前临床使用较少)。

7.酚妥拉明

肌内注射或静脉注射,亦可稀释后静脉滴注(目前临床使用较少)。

(二)恢复期可改为口服药物。

(三)降低颅内压,消除脑水肿

呋塞米、甘露醇等降低颅内压。

(四)制止抽搐

地西泮或苯巴比妥钠等。

(五)控制癫痫。

(六)病因治疗

症状控制后,有肾衰竭者可行透析治疗,妊娠毒血症者应引产等。注意对患者筛查继发性高血压。

七、预防

高血压脑病,是一种非常危险的疾病,以脑部损害最为突出,必须及时抢救治疗。凡高血压者有血压急剧升高伴剧烈头痛,甚至有意识和神志改变者,均应立即到医院急救治疗。迅速将血压控制在安全范围、防止或减轻脑组织水肿与损伤是治疗的关键。此外在治疗过程中应避免血压下降过度而使脑、心、肾的血液灌注发生障碍。系统治疗高血压和原发病,避免过度劳累和精神刺激将有助于降低高血压脑病的发生。病情稳定后应逐步向常规抗高血压治疗过渡并坚持长期、正规治疗。

另外,在高血压尤其是顽固性高血压患者中注重继发性高血压的筛查,尽早诊断及治疗;

同时对于高血压患者加强宣教,完善血压的管理模式,提高高血压的治疗率、控制率,亦是高血压脑病防治的关键。

八、护理

1.情绪的变化,首先使患者明确高血压是一种慢性病,除治疗外,还应树立乐观主义精神。生活中不易激动,愤怒,压抑,悲伤。应采取疏导的方法来解除患者恐惧,自卑,孤独的不良心理状态,树立战胜疾病的信心。

2.密切观察血压的变化及心率,定时测体重,测血压每日早晚二次并记录(清晨未起床活动前,晚上睡觉静卧二十分钟后)。

3.调节患者饮食,对于高血压病患者的饮食主要是要坚持低钠饮食,这样能使血压下降,并可增加利尿剂(治高血压的药剂)的降压效果和减少利尿剂的低钾反应。一般食盐量为每天5～6g,对于肥胖者还应限制食物的总热量和脂肪饮食,每日肥肉不超过30～40g,并适当增加活动,以减轻体重,减少心脏负荷;还要避免刺激性食物,忌烟酒,辛辣,肥腻及过甜食物,要避免大量饮水,进食宜少量多餐,不要过饱;平时还要增加蔬菜,水果,高纤维素食物的摄入。

4.劳逸结合,保证足够休息和睡眠,鼓励患者参加力所能及的工作和体力劳动,坚持体育锻炼如散步,太极拳,体操等活动。

5.注意心理护理,加强卫生宣教,有针对性地向患者讲解高血压病的一般常识,对疾病忧虑恐惧者,讲明高血压是可以控制的疾病,只要有效控制血压便可健康长寿,减轻其思想顾虑、对疾病不予重视不愿长期服药者,应对其讲明高血压病及并发症的危害,高血压的并发症主要是脑血管疾病,高血压性心脏病,冠心病,尿毒症等。因此在平时要注意观察预防,如注意头痛性质,精神状态,视力,语言能力等脑血管疾病的表现;观察有无呼吸困难,咳嗽,咳泡沫痰,突然胸骨疼痛等心脏损害表现;观察尿量变化,昼夜尿量比例,水肿,并参考血肌酐等肾功能检查,以便及早发现肾功能不全等。此外,还要定期门诊复查,使其主动配合服药。

第七节　颅内动脉瘤

颅内动脉瘤系指脑动脉壁的异常膨出部分,是引起自发性蛛网膜下隙出血的最常见原因。病因尚不甚清楚,但以先天性动脉瘤占大部分。任何年龄可发病,40～66岁常见。80%发生于脑底动脉环前半部。临床上以自发脑出血,脑血管痉挛,动眼神经麻痹等局灶症状为特点。动脉瘤的"破裂"常是产生严重症状甚至死亡的主要原因。由于诊断水平的大大提高、手术与其他治疗手段的进步,许多部位的动脉瘤都可取得良好的效果。

一、临床表现

(一)出血症状

动脉瘤破裂是引起蛛网膜下隙出血最多见的原。表现起病急,剧烈头痛、恶心呕吐,意识障碍与精神失常。脑膜刺激征多见。亦可形成颅内血肿,产生偏瘫及意识障碍。

（二）非出血症状

由动脉瘤本身对邻近神经、血管的压迫而致，多与动脉瘤的体积和部位有关。

1.颈内—后交通动脉瘤常引起患侧动脉神经麻痹，眼睑下垂，瞳孔扩大，眼球外斜，甚至视力下降。

2.前交通动脉瘤：常引起丘脑下部功能紊乱，尤见于出血时，有意识障碍，智能障碍，消化道出血等表现。

3.大脑中动脉瘤有时引起癫痫、轻偏瘫。

4.椎基底动脉瘤可出现肢体不对称的瘫痪，锥体束征，甚至可出现吞咽困难、声音嘶哑等症状。

二、诊断

1.发病急，典型的蛛网膜下隙出血的症状与体征。

2.可有动眼神经麻痹等局源症状。

3.头部 CT 可显示血肿、蛛网膜下隙出血情况，CT 及磁共振血管造影可显示动脉瘤。

4.脑血管造影能确诊动脉瘤的部位与形态。

三、治疗

（一）内科治疗

参阅"脑出血"的治疗。

（二）手术治疗

开颅直接手术与间接手术。

（三）血管内介入治疗

目的是在瘤腔内引进栓塞物，促使瘤内产生血栓而闭塞。

四、用药

1.自发出血者立即使用 6—氨基己酸等止血药；降颅压使用甘露醇、呋塞米等。

2.防治脑血管痉挛：使用尼莫的平类的钙离子拮抗剂；输血、补清蛋白等纠正血容量不足及降低血黏度。

3.抗癫痫、抗高血压、镇静等治疗。

4.对症及支持治疗。

五、辅助检查

1.怀疑动脉瘤者，头部 CT 或头部磁共振检查，尤其磁共振血管造影检查，可使诊断率大大提高。

2.如果要确诊，为手术或介入治疗提供依据，必须选择脑血管造影，以数位血管减影造影（DSA）为好。

3.要了解脑动脉侧枝回流情况、有否血管痉挛、脑组织代谢状况，可选择经颅多普勒超声、单光子发射断层扫描或正电子发射断层扫描。

4.治疗过程基本检查可能重复应用。

六、护理

（一）告知颅内动脉瘤破裂的相关知识

1.避免诱因

控制血压于稳定状态，避免血压大幅波动造成动脉瘤破裂；保持大便通畅，必要时使用缓泻剂;避免情绪激动和剧烈运动。

2.注意安全

尽量不要单独外出活动或锁上门洗澡,以免发生意外时影响抢救。

3.及时就诊

发现动脉瘤破裂出血表现,如头痛、呕吐、意识障碍时及时诊治。

(二)预防再次出血

1.休息

出血发生后应卧床休息,保持文静,避免情绪激动,保持大便通畅。

2.药物治疗

遵医嘱给予止血剂、镇静剂、脱水剂,维持血压于正常,降低颅内压。

(三)预防和处理并发症

1.密切观察生命体征、神志、瞳孔,伤口及引流等变化,注意有无颅内压增高迹象。谨医嘱使用抗菌约构预防感染,降低颅内压。

2.使用药物低血压时,注意观察患者有无头晕,意识改变等脑缺血症状;若有,及时通知医师处理。

3.使用氨基己酸时,应注意观察有无血栓形成迹象。

4.注意动脉瘤栓塞治疗后有无脑缺血并发症。

(四)其他

颅内动脉瘤位于 Willis 环前部的患者,应在目前进行颈动脉压迫试验及练习,以建立侧支陌环。即用特制的颈动脉压迫装置或用于指按压患侧颈总动脉,直到同侧颞浅动脉搏动消失。开始每次压迫 5min,以后逐渐延长压迫时间,直至持续压迫 20~30min 患者仍能耐受,不出现头昏、眼黑、对侧肢体无力和发麻等表现时,才可实施手术治疗。

第八节　脑血管畸形

脑血管畸形亦称血管瘤,非真性肿瘤,系先天性脑血管发育异常。临床上有多种类型,其中以动静脉畸形多见,根据畸形血管团直径的大小,临床分为大、中、小型病变。本病多见于男性,青年多见。临床表现以畸形血管破裂出血为最常见症状,部分患者以癫痫为首发症状;由于"盗血"现象,局限性脑缺血可致脑萎缩,智力减退,精神不正常可存在。如出血严重,出现脑疝,如不及时救治,常可致死。本病治疗方法较多,其中手术切除病原最为理想。血管内介入治疗与 γ-刀治疗是一种全新治疗方法。

一、临床表现

(一)一般症状

搏动性头痛,位于病侧,可伴颅内血管杂音。

（二）出血

常为首发症状,表现为蛛网膜下隙出血或脑内血肿。

（三）癫痫

可为首发症状或见于出血后,多为全身性发作或局限性发作,局限性发作有定位意义。

（四）局源症状

幕上病变者可有精神异常,偏瘫、失语、失读、失算等。幕下者多见眩晕、复视、眼颤及步态不稳等。

二、诊断依据

1.青少年患者,有头痛、癫痫和蛛网膜下隙出血史。

2.临床表现有急性颅内自发出血或癫痫发作或明显局源体征者。

3.头部 CT:平扫病变常为低密度、周围亦有低密度,若脑内出血可见高密度,增强后血管区呈高密度,有时可见供血动脉和引流静脉。

4.头部 MRI:优于 CT,不仅能显示畸形血管及其周围脑组织,还可区别出血与钙化。MRI 血管造影相可提高畸形血管团的诊断率。

5.脑血管造影:最可靠,最重要的诊断方法,动脉期可见血管团、供血动脉及早期显现的引流静脉。

三、治疗原则

1.手术治疗。

2.血管内介入治疗。

3.立体定向放射治疗(γ—刀,X—刀)。

4.自发出血的治疗。

5.对症治疗。

四、用药原则

1.自发出血者立即使用 6—氨基己酸等止血药,降颅压以 20％甘露醇或呋塞米为主,必要时使用人血清蛋白。

2.癫痫:一项长期的系统的治疗,根据癫痫类型,分别选用:苯妥英钠,丙戊酸钠,卡马西平等,必要时用巴比妥类药物。

3.对症及支持治疗。

五、辅助检查

1.头颅平片显示颅内板受侵蚀及脑膜中动脉迂曲变宽,提示畸形血管可能。

2.头部 CT 可发现血肿及提供畸形血管的可能性。

3.头部磁共振:优于 CT,不仅能显示畸形血管及其与周围脑组织的关系,还可区别出血与钙化。

4.脑血管造影是本病最可靠和主要的诊断方法,并能行血管内介入治疗。

六、护理

（一）一般护理

室内保持空气新鲜流通,冬季有保暖设备,避免患者受凉感冒以免加重病情。注意卧床休息,心脏病有呼吸衰竭者更应卧床休息。给予营养丰富易消化吸收的普通饮食,病情重者给半流质饮食,有心力衰竭和水肿者给予低盐饮食。避免吸入有害煤烟粉尘和有刺激性气体,有吸烟嗜好者劝其戒烟。明显缺氧患者给予吸氧,有二氧化碳潴留者采用鼻导管低流量持续给氧,浓度25%~30%,流量1.5~2L/min。

(二)药物治疗护理

1.抗菌药物应用护理:应注意各种药物用法、用量,用药时间,速度、稀释方法,使药物在血液中始终保持足够的浓度。

2.有严重肺功能不全,精神不安者,用镇静药要慎用,因能抑制呼吸,促使肺性脑病的发生,必要时可用少量镇静剂,如水合氯醛,但禁用吗啡、可待因等。

(三)对症治疗护理

1.排痰化痰

鼓励患者咳嗽,并帮助变换体位,轻拍背以利排痰,痰干结者给糜蛋白酶雾化吸入稀释痰液或给超声雾化和氧压雾化吸入药化痰。也可用药物口服祛痰。

2.解痉平喘

有喘息症状给予氨茶碱类制剂平喘。

(四)呼吸运动锻炼

肺气肿时膈肌下降,运动幅度减弱,肺组织弹性减退,使呼吸浅而频速,为了改善肺功能可做腹式呼吸锻炼。方法:取立位(体弱者可取坐位或仰卧位),一手放于腹部,一手放于胸前,吸气时尽力挺腹,胸部不动。呼气时腹部内陷,尽量将气呼出,吸与呼时间之比为1:2或1:3。用鼻吸气,用口呼气,要求缓呼深吸,不可用力,每分钟呼吸速度保持在7~8次左右,可减少能量消耗。每日2次,每次10~20min,亦可用气功疗法,太极拳运动锻炼。

第九节　颅内静脉窦血栓形成

颅内静脉窦血栓是一组由多种病因所致的脑静脉系统的血管病,因发生部位、病因不同而临床症状各异。依据病因可分为原发性和继发性两类,原发者病因不明,继发性原因与易感状有关,如外伤、肿瘤、产褥期,脱水及营养不良(消耗性血栓形成),感染(如中耳炎、乳突炎、鼻窦炎)以及凝血病、白血病和白塞病等。由于各种因素造成血管壁损伤、血流状态改变、凝血机制异常导致血栓形成而发病。

一、临床表现

颅内静脉窦血栓的临床表现多样,与血栓形成的部位、严重程度和发生速度有关。常有头痛、呕吐等颅内压增高症状,头痛多严重而持续,呕吐多为喷射性,可有抽搐和局限性神经系统缺损症状,意识障碍常见,或表情呆滞、反应迟钝,或意识模糊、嗜睡,或为昏迷。

颅内静脉窦血栓应重视脱水降颅压,控制抽搐,应用光谱抗生素抗感染、调整血压,维持水电解质和酸碱平衡等一般治疗,特殊治疗包括抗凝、溶栓和抗血小板聚集等。虽然脑静脉窦血栓形成易出现出血性脑梗死或脑出血,但临床研究显示,抗凝治疗及溶栓治疗均可显著提高血栓形成静脉或静脉窦的血管再通率和改善临床预后,但由于肝素、华法林和溶栓药均有颅内、外出血的危险性,应严格选择病例,密切观察病情,进行必要的实验室监测。

二、检查

MRI 及磁共振血管造影(MRA):MRI 及 MRA 联合检查是 CVT 诊断及随访的最佳方法。如临床高度怀疑 CVT 时,MRI 及 MRA 应作为一线的检查手段 CT;如果 MRI 禁忌或无MRI,应首先行 CT 检查。80%的病例可能有不正常表现,但 CVT 的典型表现仅占 20%。CVT 的血栓直接征象有两种:空征(强化扫描下,在上矢状窦的后部、直窦及 Galen 静脉较常见,常规扫描表现为上述部位高密度)和致密三角征(常规扫描,上矢状窦呈现高密度)。直接征象相对少见,但特异性高。

螺旋 CT 静脉造影是 CVT 很有价值的检查工具,常见的异常有充盈缺损、窦壁的强化及侧枝静脉引流增加等。动脉内血管造影,曾经是关键性的诊断方法,现在仅用于 MRI 与 MRA结合检查仍不能明确 CVT 的情况下。典型的征象包括部分或全部静脉窦不显影及由扩张的侧支螺旋状的血管包围的皮层静脉突然中断。

三、诊断鉴别

1.病史多为急性或亚急性发病,少数起病缓慢。炎性者病前有颜面,眼部、口腔、咽喉、鼻旁窦,中耳、乳突或颅内感染史;非炎性者病前有全身衰竭、脱水、产褥期、心肌梗死、血液病、高热或颅脑外伤、脑瘤等病史。

2.神经症状因受累静脉窦的部位、范围、血栓形成的程度、速度以及侧支循环建立情况的不同而异。老年人症状多较轻,可造成诊断困难。一般多有以下表现:

(1)颅内压增高。

(2)邻近栓塞静脉窦的头皮,颜面肿胀,静脉怒张迂曲;海绵窦血栓则更有眼睑、结膜肿胀充血和眼球窦出(非搏动性且无血管杂音,可与海绵窦内动脉瘤和动静脉瘘鉴别),且可通过环窦而使对侧海绵窦出现相同症状。

(3)除横窦、窦汇和上矢状窦中段不全闭塞外,脑部因水肿、继发的出血性梗死或出血、血肿而呈现各种限局症状。①上矢状窦血栓。以下肢或近端为重的肢体瘫痪(双下肢瘫、偏瘫、三肢或四肢瘫)、局限性癫痫、双眼同向偏斜,皮质觉障碍、精神症状和一过性尿潴留等。②海绵窦血栓。因动眼神经和三叉神经Ⅰ、Ⅱ支受累,眼球活动受限或固定,颜面疼痛和角膜反射消失。③乙状窦血栓。岩窦受累时三叉和外展神经麻痹;血栓扩及颈静脉时,舌咽、迷走和副神经受累。④直窦血栓。出现去大脑性强直和不自主运动。

3.炎性者可伴发败血症,久病或症状严重者又可继发脑膜—脑炎而出现精神错乱、谵妄或昏迷。

4.脑脊液压力增高,炎性者尚有炎性改变。横窦或乙状窦血栓时,Tobey—Ayer 征阳性。可有陈旧或新鲜出血。

5.放射线检查

①外伤所致者头颅平片可见静脉窦附近有骨折或横越其上的骨折线。②双侧脑血管造影可发现静脉期病窦不显影或部分显影,但时间延长,并可有附近静脉和静脉窦的迂曲、扩张和

异常吻合。③头颅 CT 可见梗死静脉窦分布区内脑回显影增强,病窦两侧有出血性软化灶。

6.核素扫描可见脑软化灶处核素浓集,可持续数月。

7.预后不一。因受累的静脉窦和病因不同而异,也和血栓的范围,程度和形成速度、脑实质受损程度以及侧支循环建立情况有关。

8.脑脊液检查:检查常规、生化及颅内压数值。

对于排除感染、识别蛛网膜下隙出血(提示出血性梗死)确定颅内压及降颅内压药物的应用是有价值的。

四、治疗

1.降低颅内压,控制脑水肿可用脱水剂、利尿剂和激素等,并控制出入量。同时可使用低分子左旋糖酐和血管扩张剂。颅内高压危及视力及生命时可行减压手术。

2.治疗原发病:对炎性者特别已有脑膜—脑炎症状者,应针对致病菌使用大剂量抗生素,如青霉素 2000 万 U/d,静脉滴注,或氨苄西林 12g/d,分 4 次肌内注射或 2 次静脉滴注。还可同时椎管内注射庆大霉素 5mg,1 次/12h 或杆菌肽 5000U,1 次 1d。病原菌不明者可加用氯霉素静脉滴注 2 次 1d。以上用药至少两周,热退或症状缓解后仍需用药一个月以上。对外伤所致并发血肿者可行手术清除。

3.对确无脑梗死者,也可使用一些低于有效剂量的肝素,同时口服双嘧达莫或阿司匹林等,以防止血栓的扩展。

4.对症治疗:如控制癫痫、维持营养及水电解质平衡控制兴奋躁动等。

五、护理

神经内科常规护理。

部分患者因怕痛而变得无欲状,但自杀和吗啡成瘾罕见。

第十节　急性脊髓炎

急性脊髓炎是非特异性炎症引起脊髓白质脱髓鞘病变或坏死,导致急性横贯性脊髓损害,也称为急性横贯性脊髓炎,以病损水平以下肢体瘫痪,传导束性感觉障碍和尿便障碍为临床特征。

一、病因

病因未明,可能由于某些病毒感染所致,或感染后的一种机体自身免疫苗接种性脊髓炎、脱髓鞘性脊髓炎、坏死性脊髓炎和副肿瘤性脊髓炎。虽然多数患者病前 1～4 周有发热、上呼吸道感染,腹泻等病毒感染症状,但其脑脊液未检出病毒抗体,脊髓和脑脊液中未分离出病毒,故推测可能与病毒感染后自身免疫反应有关。

二、临床表现

(一)急性横贯性脊髓炎

急性起病,常在数小时至 2～3d 发展至完全性截瘫。可发病于任何年龄,青壮年较常见,无性别差异,散在发病。病前数日或 1～2 周常有发热、全身不适或上呼吸道感染症状,可有过劳、外伤及受凉等诱因。发病症状多为双下肢麻木无力、病斑节段束带感或根痛,进而发展为脊髓完全性横贯性损害,胸髓最常受累。病斑水平以下运动、感觉和自主神经功能障碍。

1.运动障碍

早期常见脊髓休克,表现截瘫、肢体及张力低和腱反射消失,无病理征。休克期多为 2～4 周或更长,脊髓损害严重、合并肺部及尿路感染并发症和压疮者较长。恢复期肌张力逐渐增高,腱反射亢进,出现病理征,肢体肌力由远端逐渐恢复。

2.感觉障碍

病变节段以下所有感觉缺失,在感觉消失水平上缘可有感觉过敏区或束带样感觉异常,随病情恢复感觉平面逐步下降,但较运动功能恢复慢。

3.自主神经功能障碍

早期尿便潴留,无膀胱充盈感,呈无张力性神经源性膀胱,膀胱充盈过度出现充盈性尿失禁;随着脊髓功能恢复,膀胱容量缩小,尿液充盈到 300～400mL 时自主排尿,称为反射性神经源性膀胱。损害平面以下无汗或少汗,皮肤脱屑和水肿、支架松脆和角化过度。

(二)急性上升性脊髓炎

起病急骤,病变在数小时或 1～2d 内迅速上升,瘫痪由下肢迅速波及上肢或延髓支配肌群,出现吞咽困难、构音障碍、呼吸肌瘫痪,甚至导致死亡。

(三)脱髓鞘性脊髓炎

多为急性多发性硬化(MS)脊髓型,临床表现与感染后脊髓炎相似,但进展较缓慢,病情常在 1～3 周内达到高峰。前区感染可不明显,多为不完全横贯性损害,表现一或双侧下肢无力或瘫痪,伴麻木感,感觉障碍水平不明显或有两个平面,并出现尿便障碍。诱发电位及 MRI 检查可能发现 CNS 其他部位病灶。

三、检查

(一)电生理检查

1.视觉诱发电位(VEP)正常,可与视神经脊髓炎及 MS 鉴别;

2.下肢体感诱发电位(SEP)波幅可明显减低;运动诱发电位(MEP)异常,可作为判断疗效和预后的指标;

3.肌电图呈失神经改变。

(二)腰穿

压颈试验通畅,少数病例脊髓水肿严重可不完全梗阻。CSF 压力正常,外观无色透明,细胞数、蛋白含量正常或轻度增高,淋巴细胞为主,糖、氯化物正常。

(三)影像学检查

脊柱 X 线平片正常。MRI 典型显示病变部脊髓增粗,病变节段髓内多发片状或斑点状病灶,呈 T_1 低信号、T_2 高信号,强度不均,可有融合。有的病例可始终无异常。

四、诊断

依据临床表现及检查可做进一步诊断。

五、鉴别诊断

需与以下引起急性肢体瘫痪的疾病鉴别

(一)急性硬脊膜外脓肿

可出现急性脊髓横贯性损害,病前常有身体其他部位化脓性感染,病原菌经血行或临近组织蔓延至硬膜外形成脓肿。在原发感染数日或数周后突然起病,出现头痛、发热、周身无力等感染中毒症状,常伴根痛、脊柱叩痛。外周血白细胞计数增高;椎管梗阻,CSF 细胞数和蛋白含量明显增高;CT、MRI 有助于诊断。

(二)柱结核或转移性肿瘤

均可引起椎体骨质破坏和塌陷,压迫脊髓出现急性横贯性损害。脊柱结核常有低热、食欲缺乏、消瘦、萎靡、乏力等全身中毒症状和其他结核病灶,病变脊柱棘明显突起或后凸成角畸形,脊柱 X 线可见椎体破坏,椎间隙变窄和椎旁寒性脓肿阴影等典型改变。专一性肿瘤在老年人多见,X 线可见椎体破坏,如找到原发病灶可确诊。

(三)脊髓出血

由脊髓外伤或血管畸形引起。起病急骤,迅速出现剧烈背痛、截瘫和括约肌功能障碍。腰穿 CSF 为血性,脊髓 CT 可见出血部位高密度影,脊髓 DSA 可发现脊髓血管畸形。

六、并发症

常可发生压疮、肺部或泌尿系感染等并发症。

七、治疗

本病无特效治疗,主要包括减轻脊髓损害、防治并发症及促进功能恢复。

(一)药物治疗

类固醇皮质激素;免疫球蛋白;抗生素;维生素 B 族有助于神经功能恢复。

(二)维持呼吸通畅

急性上升性脊髓炎和高颈段脊髓炎可发生呼吸肌麻痹,轻度呼吸困难可用化痰药和超声雾化吸入,重症呼吸困难及时清除呼吸道分泌物,保持通畅;必要时行气管切开,人工呼吸机维持呼吸。

(三)预防并发症

1.翻身、拍背,防止坠积性肺炎,瘫肢保持功能位。

2.骨隆起处放置气圈,按摩皮肤,活动瘫痪肢体。

3.皮肤发红用 70%酒精轻揉,涂 3.5%安息香酊;压疮局部换药,加强营养;忌用热水袋以防烫伤。

4.排尿障碍行留置导尿,预防尿路感染;吞咽困难应放置胃管。

八、护理

按内科及本系统疾病的一般护理常规执行。

(一)病情观察

1.体温、呼吸、循环状况及运动,感觉障碍部位平面和程度。

2.自理能力,排尿、排便状况。

3.焦虑程度、原因。

（二）症状护理

1.维持呼吸道通畅

协助咳痰，有呼吸困难者，遵医嘱给予氧气吸入，备好气管插管或气管切开的物品。

2.皮肤护理

保持会阴部清洁干燥。男性患者阴囊处易发生湿疹，可用康惠尔粉剂，避免损伤皮肤，损伤平面以上忌用热水袋和其他暖具。

3.预防压疮

使用气垫床，每次翻身，皮肤护理，均需查看患者皮肤有无硬结和颜色改变。每日用温水擦洗感觉障碍的肢体部分。

4.维持正常排泄

做好便秘、尿失禁，尿潴留的护理。

5.预防并发症

注意保暖，避免受凉，经常拍背和坐卧位，帮助排痰。

6.康复护理

保持肢体良好位置，早期介入肢体康复训练和膀胱功能的训练。

7.药物护理

大剂量使用激素时，注意有无消化道出血倾向，观察大便颜色，定期查便隐血。

（三）一般护理

1.室内光线柔和，周围环境安静，避免不良刺激。

2.卧床休息，加用气垫床，保持皮肤卫生及床单位整洁、干燥。一般每2小时更换体位一次，保持良好肢体位置。

3.给予高热量、高蛋白，高维生素饮食，多吃酸性及纤维素丰富的食物，少食胀气食物，鼓励多饮水。

4.鼓励患者保持良好的心态，树立战胜疾病的信心。病情稳定后及早进行瘫痪肢体的功能锻炼。

（四）健康指导

1.加强营养，增强体质。加强肢体锻炼，促进肌力恢复。

2.指导家属患者锻炼时要加以保护，以防跌伤等意外。

3.指导患者及家属制订预防压疮、肺部及泌尿系感染的计划。

第十一节 癫痫

癫痫是慢性反复发作性短暂脑功能失调综合征。以脑神经元异常放电引起反复痫性发作为特征。癫痫是神经系统常见疾病之一，患病率仅次于脑卒中。癫痫的发病率与年龄有关。一般认为1岁以内患病率最高，其次为1～10岁以后逐渐降低。我国男女之比为1.15：1～

1.7∶1。种族患病率无明显差异。

一、病因

癫痫病因极其复杂,可分三大类,并存在多种影响发病的因素

(一)特发性癫痫

可疑遗传倾向无其他明显病因,常在某特殊年龄段起病,有特征性临床及脑电图表现,诊断较明确。

(二)症状性癫痫

中枢神经系统病变影响结构或功能等,如染色体异常、局灶性或弥散性脑部疾病,以及某些系统性疾病所致。

1.局限性或弥散性脑部疾病

(1)先天性异常:胚胎发育中各种病因导致脑穿通畸形、小头畸形、先天性脑积水胼胝体阙如及大脑皮质发育不全,围生期胎儿脑损伤等。

(2)获得性脑损伤:如脑外伤,颅脑手术后,脑卒中后,颅内感染后,急性酒精中毒。

(3)产伤:新生儿癫痫发生率约为1%,分娩时合并产伤多伴脑出血或脑缺氧损害,新生儿合并脑先天发育畸形或产伤,癫痫发病率高达25%。

(4)炎症:包括中枢神经系统细菌、病毒、真菌、寄生虫、螺旋体感染及 AIDS 神经系统并发症等。

(5)脑血管疾病:如脑动静脉畸形、脑梗死和脑出血等。

(6)颅内肿瘤:原发性肿瘤如神经胶质瘤、脑膜瘤等。

(7)遗传代谢性疾病:如结节性硬化、脑-面血管瘤病、苯丙酮酸尿症等。

(8)神经系统变性病:如 Alzheimer 病、Pick 病等约 1/3 的患者合并癫痫发作。

2.系统性疾病

(1)缺氧性脑病:如心搏骤停、CO 中毒窒息,麻醉意外和呼吸衰竭等可引起肌阵挛性发作或全身性大发作。

(2)代谢性脑病:如低血糖症,最常导致癫痫其他代谢及内分泌障碍如高血糖症、低钙血症、低钠血症,以及尿毒症,肝性脑病和甲状腺毒血症等均可导致癫痫发作。

(3)心血管疾病:如心搏骤停,高血压脑病等。

(4)热性惊厥:热性发作导致海马硬化是颞叶癫痫继发全身性发作,并成为难治性癫痫的重要病因。

(5)子痫。

(6)中毒:如酒精、异烟肼、卡巴唑等药物及铅、锭等重金属中毒。

(三)隐源性癫痫

较多见,临床表现提示症状性癫痫,但未找到明确病因,可在特殊年龄段起病,无特定临床和脑电图表现。

二、临床表现

(一)全面强直-阵挛发作(大发作)

系指全身肌肉抽动及意识丧失的发作。以产伤、脑外伤、脑瘤等较常见、强直-阵挛发作

可发生在任何年龄，是各种癫痫中最常见的发作类型。其典型发作可分为先兆期，强直期、阵挛期、恢复期四个临床阶段。发作期间脑电图为典型的爆发性多棘波和棘－慢波综合，每次棘－慢波综合可伴有肌肉跳动。

(二)单纯部分发作

是指脑的局部皮质放电而引起的与该部位的功能相对应的症状，包括运动、感觉、自主神经，精神症状及体征。分为四组：①伴运动症状者；②伴躯体感觉或特殊感觉症状者；③伴自主神经症状和体征者；④伴精神症状者。

(三)复杂部分发作

习惯上又称精神运动发作，伴有意识障碍。先兆多在意识丧失前或即将丧失时发生，故发作后患者仍能回忆。

(四)失神发作(小发作)

其典型表现为短暂的意识障碍，而不伴先兆或发作后症状。

(五)癫痫持续状态

是指单次癫痫发作超过 30min，或者癫痫频繁发作，以致患者尚未从前一次发作中完全恢复而又有另一次发作，总时间超过 30min 者。癫痫持续状态是一种需要抢救的急症。

三、检查

(一)实验室

血、尿、便常规检查及血糖、电解质(钙磷)测定。

(二)脑脊液检查

如病毒性脑炎时，白细胞计数增多、蛋白增高，细菌性感染时，还有糖及氯化物降低。脑寄生虫病可有嗜酸性粒细胞增多；中枢神经系统梅毒时，梅毒螺旋体抗体检测阳性。颅内肿瘤可以有颅内压增高、蛋白增高。

(三)血清或脑脊液氨基酸分析

可以发现可能的氨基酸代谢异常。

(四)神经电生理检查

传统的脑电图记录。如硬膜下电极包括线电极和栅电极放置在可能是癫痫区域的脑部。

(五)神经影像学检查

CT 和 MRI 大大提高了癫痫病灶结构异常的诊断。目前已在临床应用脑功能检查包括阳离子衍射断层摄影(PET)、单光子衍射断层摄影(SPECT)和 MRI 光谱分析仪(MRS)。PET 可以测量脑的糖和氧的代谢脑血流和神经递质功能变化。SPECT 亦可以测量脑血流、代谢和神经递质功能变化，但是在定量方面没有 PET 准确。MRS 可以测量某些化学物质，如乙酰天冬氨酸含胆碱物质、肌酸和乳酸在癫痫区域的变化。

(六)神经生化的检查

目前已经应用的离子特异电极和微透析探针，可以放置在脑内癫痫区域，测量癫痫发作间、发作时和发作后的某些生化改变。

(七)神经病理检查

是手术切除癫痫病灶的病理检查，可以确定癫痫病因是由脑瘤瘢痕、血管畸形、硬化炎症、发育异常或其他异常引起。

(八)神经心理检查

此项检查可以评估认知功能的障碍,可以判断癫痫病灶或区域在大脑的哪一侧。

四、诊断

癫痫诊断主要根据发作史,目击者对发作过程提供可靠的详细描述,辅以脑电图癫痫性放电证据即可确诊。

五、治疗

癫痫的治疗可分为控制发作、病因治疗、外科治疗、一般卫生及预防五个方面。其中最重要的是控制发作,目前以药物治疗为主。

临床上可根据癫痫发作类型选用抗癫痫药物,一旦找到可以完全控制发作的药物和剂量,就应不间断地应用。一般应于发作完全控制后,如无不良反应再继续服用 3～5 年,方可考虑停药。目前多主张用一种药物,确认单药治疗失败后,方可加用第 2 种药物。如失神发作或肌阵挛发作无法用单药控制者,可合用乙琥胺和丙戊酸钠,或其一加用苯二氮䓬类可有效。对混合型癫痫可以根据发作类型联合用药,但以不超过 3 种药物为宜。

用药宜从小剂量开始,然后逐渐增量,以既能控制发作,又不产生毒性反应的最小有效剂量为宜。换药宜采取加用新药及递减旧药的原则。不能骤然停药。

有些器质性脑病的癫痫患者可能需要终身服药;有人主张发病年龄大于 30 岁者需谨慎停药,因其停药后复发率较高,需长期服药或终身服药。但仍有 10%～15% 患者难以控制发作,可以采用外科治疗。

六、预防

1.预防癫痫病的发生,应详细地进行家系调查,了解患者双亲同胞和近亲中是否有癫痫发作及其发作特点,对能引起智力低下和癫痫的一些严重遗传性疾病,应进行产前诊断或新生儿期过筛检查,以决定终止妊娠或早期进行治疗。防止分娩意外,新生儿产伤是癫痫发病的重要原因之一,避免产伤对预防癫痫有重要意义。

2.对癫痫患者要及时诊断,及早治疗,治疗越早脑损伤越小,复发越少,预后越好。去除或减轻引起癫痫的原发病如颅内占位性疾病、代谢异常,感染等,对反复发作的病例也有重要意义。

3.癫痫是一种慢性疾病,可迁延数年、甚至数十年之久,因而可对患者身体、精神、婚姻以及社会经济地位等,造成严重的不良影响。患者在家庭关系、学校教育和就业等方面的不幸和挫折、文体活动方面的限制等,不但可使患者产生耻辱和悲观心理,严重影响患者的身心发育,这就要求社会各界对癫痫患者给予理解和支持。

七、护理

(一)了解发病前驱症状、诱因、服药史。

(二)急性发作期护理

1.保持呼吸道通畅,严防窒息:置牙垫于臼齿间,以防损坏牙齿和咬伤舌头;患者昏迷喉头痉挛,分泌物增多,随时吸痰,防止窒息,每次吸痰不超过 15s,以免引起反射性呼吸心跳停止;检查患者的牙齿是否脱落,有假牙应立即取下。

2.给氧:发作期可加大氧流量和浓度,以保证脑部供氧,随时检查用氧的效果;必要时可行气管插管或气管切开,予以人工呼吸。

3.防止受伤:加用床档专人守护切勿用力按压患者身体;按压时注意力量强度,防止关节脱臼或骨折;按压的着力点放在患者的关节处,加上海绵垫防止皮肤损伤,防止自伤或他伤。

4.控制发作:遵医嘱二人操作,缓慢静脉注射抗癫痫药,密切观察患者意识、呼吸、心率、血压的变化。

5.严格记录出入量,抽搐间隙时间,发现有脑水肿及心力衰竭的先兆反应立即通知医师。

6.药物护理:严格遵医嘱准确、按时给药。

7.降温:患者若伴有高热,随时可能发生呼吸、心力衰竭、急性肺水肿而死亡,应严密监护,采取积极措施降温。

(三)一般护理(间歇期护理)

1.减少刺激

置患者于单人房间,窗户用深色窗帘遮光,床旁备急救设备和药物。

2.活动与休息

间歇期活动时,注意安全,注意观察间歇期意识状态,出现先兆即刻卧床休息;必要时加床档。

3.饮食营养

清淡饮食,少进辛辣食物,禁用烟酒,避免过饱。

4.体温测量

选择测肛温或腋温。禁止用口表测量体温。

5.服药要求

按时服药,不能间断。

6.口腔护理

3次/d,口唇涂甘油,防止干燥开裂,湿纱布覆盖口唇,保持口腔湿润。

7.留置胃管

第2天开始给患者置胃管行鼻饲,以38℃流质50mL/次,6次1d为宜;注意有无胃出血现象,防止应激性溃疡的发生。

8.预防压疮

加强皮肤护理并垫上海绵垫,保持床单清洁干燥,有大小便污染应及时更换。

第五章　肾内科疾病

第一节　泌尿系统感染

尿路感染是由细菌(极少数可由真菌、原虫,病毒)直接侵袭所引起。尿路感染分为上尿路感染和下尿路感染,上尿路感染指的是肾盂肾炎,下尿路感染包括尿道炎和膀胱炎。肾盂肾炎又分为急性肾盂肾炎和慢性肾盂肾炎,好发于女性。

一、病因

尿路感染95%以上是由单一细菌引起的。其中90%的门诊患者和50%左右的住院患者,其病原菌是大肠埃希杆菌,此菌血清分型可达140种,致尿感型大肠埃希杆菌与患者粪便中分离出来的大肠埃希杆菌属同一种菌型,多见于无症状菌尿或无并发症的尿感;变形杆菌、产气杆菌、克雷白肺炎杆菌、铜绿假单胞菌、粪链球菌等见于再感染,留置导尿管、有并发症之尿感者;白色念珠菌、新型隐球菌感染多见于糖尿病及使用糖皮质激素和免疫抑制药的患者及肾移植后;金黄色葡萄球菌多见于皮肤创伤及吸毒者引起的菌血症和败血症;病毒、支原体感染虽属少见,近年来有逐渐增多趋向。多种细菌感染见于留置导尿管、神经源性膀胱、结石、先天性畸形和阴道、肠道、尿道瘘等。

二、临床表现

(一)膀胱炎

即通常所指的下尿路感染。成年妇女膀胱炎主要表现是尿路刺激,即尿频、尿急,尿痛,白细胞尿,偶可有血尿,甚至肉眼血尿,膀胱区可有不适。一般无明显的全身感染症状,但少数患者可有腰痛,低热(一般不超过38℃),血白细胞计数常不增高。约30%以上的膀胱炎为自限性,可在7～10d内自愈。

(二)急性肾盂肾炎

表现包括以下两组症状群:①泌尿系统症状:包括尿频、尿急、尿痛等膀胱刺激征,腰痛和(或)下腹部痛;②全身感染的症状:如寒战、发热、头痛、恶心、呕吐、食欲缺乏等,常伴有血白细胞计数升高和血沉增快。一般无高血压和氮质血症。

(三)慢性肾盂肾炎

慢性肾盂肾炎的病程经过很隐蔽。临床表现分为以下三类:①尿路感染表现:仅少数患者可间歇发生症状性肾盂肾炎,但更为常见的表现为间歇性无症状细菌尿,和(或)间歇性尿急、尿频等下尿路感染症状,腰腹不适和(或)间歇性低热。②慢性间质性肾炎表现:如高血压、多尿、夜尿增加,易发生脱水。③慢性肾脏病的相关表现。

(四)不典型尿路感染

1.以全身急性感染症状为主要表现,而尿路局部症状不明显。

2.尿路症状不明显,而主要表现为急性腹痛和胃肠道功能紊乱的症状。

3.以血尿、轻度发热和腰痛等为主要表现。

4.无明显的尿路症状,仅表现为背痛或腰痛。

5.少数人表现为肾绞痛、血尿。

6.完全无临床症状,但尿细菌定量培养,菌落>10^5个/mL。

三、检查

1.婴幼儿:常见尿臭、尿频,排尿中断或啼哭,夜间遗尿,顽固性尿布疹,伴发热,萎靡等。

2.年长儿:尿频急痛,排尿困难,腹痛或腰痛,可有发热,尿臭和夜间遗尿。

3.慢性或反复发作者:病程常>6月,可伴低热,消瘦,贫血,甚至高血压或肾功能不全。

4.离心尿白细胞:离心尿白细胞≥5个/HP,尿白细胞排泄率20万～40万/h为可疑,≥40万h有诊断意义。尿菌落计数1万～10万/mL,女性为可疑,男性有诊断意义,>10万/mL可确诊。

5.ACB、Uβ2m、尿溶菌酶测定有助于区别上下尿路感染。

6.X线B超检查也有助于诊断。

四、治疗

(一)女性非复杂性急性尿路感染

1.急性膀胱炎治疗

建议采用三日疗法治疗,即口服复方磺胺甲基异恶唑;或氧氟沙星;或左氧氟沙星。由于单剂量疗法的疗效不如三日疗法好,目前,不再推荐使用。对于致病菌对磺胺甲基异恶唑耐药率高达10%～20%的地区,可采用呋喃妥因治疗。

2.急性肾盂肾炎治疗

建议使用抗生素治疗14d,对于轻症急性肾盂肾炎患者使用高效抗生素疗程可缩短至7d。对于轻症状病例,可采用口服喹诺酮类药物治疗,如果致病菌对复方磺胺甲基异恶唑敏感,也可口服此药物治疗。如果致病菌是革兰阳性菌,可以单用阿莫西林或阿莫西林/克拉维酸钾治疗。对于重症病例或不能口服药物者,应该住院治疗,静脉使用喹诺酮类药物或广谱的头孢类抗生素治疗,对于β内酰胺类抗生素和喹诺酮类抗生素耐药者,可选用氨曲南治疗;如果致病菌是革兰阳性球菌,可使用氨苄西林/舒巴坦钠,必要时可联合用药治疗。若病情好转,可参考尿培养结果选用敏感的抗生素口服治疗。在用药期间的方案调整和随访很重要,应每1～2周作尿培养,以观察尿菌是否阴转。在疗程结束时及停药后第2.6周应分别作尿细菌定量培养,以后最好能每月复查1次。

3.复杂性急性肾盂肾炎

由于存在各种基础疾病,复杂性急性肾盂肾炎易出现肾脏皮髓质脓肿、肾周脓肿及肾乳头坏死等严重并发症。这类患者需要住院治疗。首先应该及时有效控制糖尿病、尿路梗死等基础疾病,必要时需要与泌尿外科等相关专业医生共同治疗,否则,单纯使用抗生素治疗很难治愈本病。其次,根据经验静脉使用广谱抗生素治疗。在用药期间,应该及时根据病情变化和(或)细菌药物敏感试验结果调整治疗方案,部分患者尚需要联合用药,疗程至少为10～14d。

(二)男性膀胱炎

所有男性膀胱炎患者均应该排除前列腺炎。对于非复杂性急性膀胱炎可口服复方磺胺甲基异恶唑或喹诺酮类药物治疗,剂量同女性患者,但疗程需要7d;而对于复杂性急性膀胱炎患者可口服环丙沙星,或左氧氟沙星,连续治疗7～14d。

(三)妊娠期尿路感染

1.无症状性细菌尿感

妊娠期间无症状性细菌尿发生率高达2％～7％,常发生于妊娠的第一个月,其中多达40％病例可在妊娠期出现急性肾盂肾炎,因此建议在妊娠早期应该常规对孕妇进行尿培养检查,以便及时发现无症状性细菌尿患者。目前建议对于这类患者应该采取抗感染治疗。可选用下列方案中的一种:①呋喃妥因;②头孢泊肟;③阿莫西林/克拉维酸钾。请患者于停药后1周时来医院复查尿培养,以后每月复查一次,直到妊娠结束。对于反复出现无症状性细菌尿者,可以在妊娠期间采取抗生素预防措施,于每晚睡前服用呋喃妥因或头孢氨苄。

2.急性膀胱炎

首先可采用以下列方案中的一种:①呋喃妥因,②头孢泊肟,③阿莫西林1克拉维酸钾。然后,根据尿细菌培养结果调整治疗方案。一般建议疗程为7d。

3.急性肾盂肾炎

必须主要静脉使用抗生素治疗,在正常后48h或临床症状明显改善后,可改为口服抗生素治疗。可先采取经验型治疗,使用头孢曲松,然后根据尿细菌培养结果调整治疗方案,总疗程为10～14d。

(四)无症状性细菌尿路感染

对于绝经前女性、非妊娠患者、糖尿病患者、老年人、脊髓损伤及留置导尿管的无症状性细菌尿的患者不需要治疗。然而,对于经尿道行前列腺手术或其他可能导致尿路黏膜出血的泌尿外科手术或检查的无症状性细菌尿患者,应该根据细菌培养结果采取敏感抗生素治疗。

(五)导尿管相关的尿路感染

尿道相关性无症状性细菌尿不需要使用抗生素治疗;拔除导尿管后48h仍有无症状性细菌尿的女性患者,则应该根据尿培养结果使用敏感抗生素治疗14d。

五、护理

(一)注意休息

急性感染期,患者尿路刺激症状明显,或伴发热,应卧床休息,待体温恢复正常后可下床活动。一般急性单纯性膀胱炎休息3～5d,肾盂肾炎休息7～10d,症状消失的可恢复工作。慢性患者亦应根据病情适当地休息,防止过度疲劳后,机体免疫力低下而造成再感染。

(二)饮食与饮水

根据患者身体情况,给予营养丰富的流质或半流质食物;高热,消化道症状明显者应静脉补液以保证足够热量。增加饮水量,保证体液平衡并排出足够尿量,每日尿量应该在1500mL以上,必要时静脉输液以补充水液。入液多排尿多,使尿路得到冲洗,促进细菌及炎性分泌物加速排出,而且可以降低肾髓质及乳头部的高渗状态,不利于细菌的生长繁殖。

(三)对症治疗

诊断明确,选用适当的抗菌药物后,对高热、头痛、腰痛,便秘等症给予对症处理,如给予清热镇痛,通便缓泻药。小腹有痉挛性疼痛时可给予阿托品,溴丙胺太林等抗胆碱药物解痉止痛;碱性药物,如碳酸氢钠枸橼酸钠等,也能减轻尿路刺激症状。对贫血、体弱的慢性患者可考虑小量多次输血,以纠正贫血,改善机体状态。

第二节　尿路梗阻

尿路梗阻是肾衰竭的常见病因之一,只要及时发现,尽早解除梗阻,大多数肾衰竭可以好转。泌尿系统是一个管道系统,管腔通畅才能保持泌尿系统的正常功能,管腔发生梗阻就影响尿的分泌和排出。泌尿系统内外很多病变都会引起管腔梗阻,梗阻位置可能在肾脏内、肾盂输尿管连接部、输尿管本身,输尿管膀胱连接部,膀胱颈或尿道,梗阻愈接近肾脏则肾积水发生越快。

一、病因

泌尿系统的各种疾病以及邻近尿路其他脏器的病变,都可在尿路的不同部位造成梗阻。

(一)尿道病变

尿道口狭窄、尿道狭窄、后尿道瓣膜、前列腺肥大或前列腺癌、尿道损伤、尿道异物、尿道结石等。

(二)膀胱病变

神经性膀胱——先天性脑脊膜膨出造成的神经损伤、后天性外伤,药物的影响,膀胱结石,膀胱颈部肿瘤,输尿管膨出,膀胱内血块阻塞,膀胱颈挛缩等。

(三)输尿管病变

输尿管结石、肿瘤、外伤、手术时误结扎,腹膜后广泛纤维性病变等。

(四)肾脏病变

肾结石、肾盂肿瘤、肿瘤出血形成的血块阻塞,肾盂输尿管交界处的先天性狭窄等。

(五)泌尿系统以外的病变对尿路造成的梗阻

如腹膜后或盆腔肿物对输尿管的压迫,子宫颈癌浸润至膀胱后壁,造成单侧或双侧输尿管进入膀胱部位的梗阻。

二、症状

急性尿潴留患者在急诊就医时,表情极为痛苦,病史可提示发病的病因。体检可见下腹胀满,叩诊为浊音,有时膀胱底可达脐平面。检查阴茎,尿道口及尿道有无硬的呈索条状的尿道瘢痕组织以除外尿道狭窄。直肠指检可摸知前列腺的大小,正常的前列腺外形如栗子,底在上而尖向下,底部横径约 4cm,纵径 3cm,前后径 2cm,而两侧叶之间可摸得一凹陷,即所谓中央沟。当前列腺增生时,不仅腺体增大,中央沟亦变浅平。在急性尿潴留时,受胀满膀胱的影响,往往摸到的前列腺比其实际大小要大一些。应在设法排空膀胱之后,再次检查前列腺,核对是否真正增大,以免诊断失误。

三、检查

应考虑到神经性膀胱的可能,详细的神经系统检查是必要的。有些药物,如抗组胺类药吩噻嗪,神经节阻滞类药如胍乙啶、利舍平,抗胆碱类药物如溴丙胺太林等,在某些患者中也引起排尿障碍,甚至尿潴留。在老年患者,前列腺可能已有增大,这些药物很可能诱发急性尿潴留。

四、治疗

在急性尿潴留时,膀胱胀满,患者异常痛苦,首先应解除尿的潴留。

最常用的方法是在无菌操作下,从尿道试放橡皮导尿管。导尿管如能通过梗阻进入膀胱,即可将潴留尿排出,暂时解决患者的痛苦,尿液送常规化验及细菌培养。对过胀的膀胱,引流要缓慢一些,避免膀胱内压突然减小而引起出血。导尿管放入膀胱后,不要轻易撤出,因为造成梗阻的原发病变尚未得到治疗,再次形成尿潴留的可能性极大。应将导尿管保留在膀胱内,在尿道外口加以固定。

如导尿管不能通过梗阻,可在下腹部经皮肤穿刺膀胱。

五、护理

(一)手术前护理

除非手术治疗的护理措施和术前常规准备外,还应全面检查心、肝肺、肾等重要器官的功能,若发现异常及时处理;训练深呼吸、有效咳嗽、肢体活动和床上排便等,以减少卧床并发症。

(二)手术后护理

1.卧位

平卧 2d 后,改半卧位,以防患者坐起或肢体活动时,三腔气囊管的气囊移位,失去对膀胱颈口的压迫作用而导致出血。

2.观察病情

严密观察意识状态,生命体征,固定好各种引流管,保持通畅,并观察引流液的颜色和量,若发现生命体征改变、引流液颜色为鲜红色血液,应警惕术后出血,及时通知医生,并协助处理。

3.饮食护理

若无恶心、呕吐,术后 6h 即可进流质饮食,1～2d 后可恢复正常饮食。应鼓励患者多饮水,以增加尿量,冲刷尿路。

4.气囊导尿管的护理

三腔气囊导尿管有压迫止血、引流尿液和施行膀胱冲洗三种作用。一般是适当牵拉气囊尿管,将其用胶布固定在患者一侧大腿内侧,牵引 8～10h。告知患者不可自行松开或蜷腿,以使气囊导管保持一定的牵引力,压迫前列腺窝,起到止血作用。

5.膀胱冲洗

术后用生理盐水持续冲洗膀胱 3～5d。①冲洗速度应根据尿色而定,色深则快、色浅则慢;②确保冲洗管道通畅,若引流不畅应及时施行高压冲洗、抽吸血块,以免造成膀胱充盈,膀胱痉挛而加重出血;③准确记录冲洗量和排出量,尿量＝排出量－冲洗量。

6.膀胱痉挛的护理

膀胱痉挛可引起阵发性剧痛、诱发出血,主要由逼尿肌不稳定、导管刺激、血块堵塞冲洗管等原因引起。使用患者自控镇痛泵,遵医嘱给予硝苯地平、丙胺太林、地西泮口服,或维拉帕米加入生理盐水内做膀胱冲洗等,均可消除膀胱痉挛,减轻疼痛。

7.各种引流管护理

同泌尿系损伤。但注意:①经尿道前列腺切除术后 3～5d,尿液颜色清澈时,即可拔除导尿管;②开放手术后,耻骨后引流管术后 3～4d,引流量很少时可拔除;耻骨上前列腺切除术后5～7d、耻骨后前列腺切除术后 7～9d 拔出导尿管;若排尿通畅,术后 10～14d 可拔除膀胱造瘘管,拔管后用凡士林油纱布填塞瘘口,排尿时用手指压迫瘘口处敷料以防漏尿,2～3d 瘘口可自愈。

8.预防感染

遵医嘱使用抗菌药物,做好尿道口护理;观察有无畏寒,发热、附睾肿大及疼痛等感染征象,一旦发现异常及时通知医生,并协助处理。

9.并发症护理

(1)术后出血:前列腺切除术后早期都有肉眼血尿,以后逐渐变淡,若血尿色深红或逐渐加深,说明有活动性出血,应及时协助处理;手术 1 周后,逐渐离床活动,避免用力及便秘,禁止灌肠或肛管排气,以免刺激前列腺窝引起迟发出血。

(2)TUR 综合征:原因是术中大量的冲洗液被吸收使血容量急剧增加,形成稀释性低钠血症;患者可在几小时内出现烦躁、恶心、呕吐、抽搐、昏迷,严重者出现肺水肿、脑水肿、心力衰竭等。一旦发现上述情况,应立即减慢输液速度,给予利尿剂、脱水剂等对症处理。

(3)尿失禁:拔除导尿管后,患者可出现尿频和尿失禁,为减轻这一症状,应从术后 2～3d开始,指导患者进行腹肌、臀肌及肛门括约肌收缩练习;也可辅以针灸或理疗等。一般在术后1～2 周症状可缓解。

第三节　尿路结石

尿路结石是最常见的泌尿外科疾病之一。男性多于女性,(4～5)∶1。尿路结石在肾和膀胱内形成。上尿路结石与下尿路结石的形成机制、病因、结石成分和流行病学有显著差异。上尿路结石大多数为草酸钙结石。膀胱结石中磷酸镁铵结石较上尿路多见。成核作用,结石基质和晶体抑制物质学说是结石形成的三种最基本学说。根据上尿路结石形成机制的不同,有人将其分为与代谢因素有关的结石和感染性结石。细菌、感染产物及坏死组织亦为形成结石之核心。

一、概念

尿路结石是泌尿系统各部位结石病的总称,是泌尿系统的常见病。根据结石所在部位的不同,分为肾结石、输尿管结石、膀胱结石,尿道结石。本病的形成与环境因素、全身性病变及泌尿系统疾病有密切关系。其典型临床表现可见腰腹绞痛、血尿，或伴有尿频，尿急，尿痛等泌尿系统梗阻和感染的症状。

尿路结石在肾和膀胱内形成。上尿路结石与下尿路结石的形成机制、病因，结石成分和流行病学有显著差异。上尿路结石大多数为草酸钙结石。膀胱结石中磷酸镁铵结石较上尿路多见。虽然部分肾结石有明确的原因，如甲状旁腺机能亢进、肾小管酸中毒，海绵肾、痛风、异物、长期卧床，梗阻和感染等，但大多数钙结石的形成原因目前仍不能完满解释。成核作用，结石基质和晶体抑制物质学说是结石形成的三种最基本学说。根据上尿路结石形成机制的不同，有人将其分为与代谢因素有关的结石和感染性结石。代谢性结石是由于代谢紊乱所致，如甲状旁腺机能亢进，各种原因引起的高尿钙症、高尿酸尿症和高草酸尿症等。高浓度化学成分损害肾小管，使尿中基质物质增多，盐类析出，形成结石。感染性结石是由于产生尿素酶的细菌分解尿液中的尿素而产生氨，使尿液碱化，尿中磷酸盐及尿酸铵等处于相对过饱的状态，发生沉积所致。细菌，感染产物及坏死组织亦为形成结石之核心。

凡在人体肾盂、输尿管、膀胱，尿道出现的结石，统称为泌尿系结石，亦称尿石症。尿石症是全球性的常见病，在我国的发病率也较高，且多发于青壮年，故来院就诊率较高。

泌尿系结石的大小差别很大，大者可如鸡蛋黄，直径达 5～6cm，小者可如细沙。结石在原发部位静止时，患者常没有任何不适感，或仅觉轻度腰腹部胀坠感，往往引不起人们的重视。所以经常有患者肾盂内结石已长至直径 1cm 以上了，还没发现，在进行健康查体或检查其他疾病时才发现患了泌尿系结石。结石活动或下移时可引起患者腰腹部绞痛，程度重，难以忍受，往往需注射哌替啶等强力止痛药才能奏效。常伴恶心呕吐、小便发红等症状。结石活动期作 B 超，往往有单侧或双侧肾积水，这是由于结石下移在输尿管某处嵌顿所致，这时应抓住结石下移的有利时机，采取针灸或中药辨证治疗，促使结石尽早排出体外，彻底消除肾积水，否则结石长期嵌顿，尿液排泄不能畅通，日久可致不可逆性肾功能损害，后果严重。

二、形成因素

影响尿路结石形成的因素：许多因素影响尿路结石的形成。尿中形成结石晶体的盐类呈超饱和状态，尿中抑制晶体形成物质不足和核基质的存在，是形成结石的主要因素。

(一)流行病学因素

包括年龄、性别、职业、社会经济地位、饮食成分和结构，水分摄入量、气候、代谢和遗传等因素。上尿路结石好发于 20～50 岁。男性多于女性。男性发病年龄高峰为 35 岁。女性有两个高峰，30 岁及 55 岁。在二次世界大战时，上尿路结石发病率降低，而其间隙期间以及近四十年来发病率大大上升，提示与经济收入和饮食结构变化有关。实验证明，饮食中动物蛋白、精制糖增多，纤维素减少，促使上尿路结石形成。大量饮水使尿液稀释，能减少尿中晶体形成。相对高温环境及活动减少等亦为影响因素，但职业、气候等不是单一决定因素。

(二)尿液因素

1.形成结石物质排出过多：尿液中钙、草酸，尿酸排出量增加。长期卧床，甲状旁腺机能亢进(再吸收性高尿钙症)，特发性高尿钙症(吸收性高尿钙症－肠道吸收钙增多或肾性高尿钙症－肾小管再吸收钙减少)，其他代谢异常及肾小管酸中毒等，均使尿钙排出增加。痛风，尿持续酸性，慢性腹泻及噻嗪类利尿剂均使尿酸排出增加，内源性合成草酸增加或肠道吸收草酸增加,可引起高草酸尿症。

2.尿酸性减低,pH 增高。

3.尿量减少,使盐类和有机物质的浓度增高。

4.尿中抑制晶体形成物质含量减少,如枸橼酸、焦磷酸盐、镁、酸性黏多糖、某些微量元素等。

(三)解剖结构异常

如尿路梗阻,导致晶体或基质在引流较差部位沉积,尿液滞留继发尿路感染,有利于结石形成。

(四)尿路感染

大多数草酸钙结石原因不明。磷酸钙和磷酸镁铵结石与感染和梗阻有关。尿酸结石与痛风等有关。胱氨酸结石是罕见的家族性遗传性疾病,尿中排出大量胱氨酸所致。

三、诊断检查

(一)尿常规

指在有无红细胞,都可从尿中发现较多草酸盐或磷酸盐结晶;如果有结石合并感染时,还可发现尿有脓细胞。

(二)拍腹部平片

这是诊治尿路结石最有价值的检查,大约有 95% 的结石患者能在 X 线片上显影。必要时进一步做静脉肾盂造影,以了解肾功能和肾积水情况。

(三)B 超

经济简便,对阳性结石和 X 线上不能发现的隐性结石亦可做出诊断,其缺点是对输尿管的中下段结石显示度不太满意。

(四)CT 检查

它可用于 X 线片上不能显影的结石患者,但费用较昂贵,不列入常规检查。

(五)膀胱镜检＋逆行造影

这种方法主要是用 IVP 不够理想的患者或对造影过敏的患者。

四、治疗方法

(一)肾绞痛的处理

1.解痉止痛。

2.指压止痛。

3.皮肤过敏区局部封闭。

(二)非手术疗法

非手术疗法一般适合于结石直径小于 1cm,周边光滑、无明显尿流梗阻及感染者,对某些临床上不引起症状的肾内较大鹿角形结石,亦可暂行非手术处理。

1.大量饮水:增加尿量冲洗尿路、促进结石向下移动,稀释尿液减少晶体沉淀。

2.中草药治疗:日常生活中以茶为饮品除预防和改善治疗结石外还能调节人体机理平衡,增强人体抵抗力。这类中草药茶主要有蒲公英、金金银花、黄连等。

3.针刺方法:增加肾盂、输尿管的蠕动,有利于结石的排出。

4.经常做跳跃活动,或对肾盏内结石行倒立体位及拍击活动,也有利于结石的排出。

5.其他:对尿培养有细菌感染者,选用敏感药物积极抗感染,对体内存在代谢紊乱者,应积极治疗原发疾病以及调理尿的酸碱度等等。

五、护理

(一)观察

密切观察患者疼痛的部位,性质,程度,伴随症状有无变化及生命体征的变化。

(二)休息

发作期卧床休息,注意防止其坠床。

(三)镇痛

指导患者分散注意力,深呼吸等非药物方法缓解疼痛,不能缓解时遵医嘱应用镇痛药物。如肌内注射阿托品或哌替啶,必要时间隔 4～6h 可重复使用。哌替啶的不良反应有头昏、头痛、出汗、口干、恶心、呕吐等,过量可致瞳孔散大、惊厥、幻觉,心动过速、血压下降、呼吸抑制、昏迷等,用药后注意观察生命体征。

也可用山莨菪碱或用黄体酮,均能解痉并增加输尿管蠕动而缓解痉挛。山莨菪碱的不良反应一般有口干、面红、轻度扩瞳、视近物模糊等,应观察患者用药后痉挛缓解的情况,做好解释工作并配合医生做其他相关治疗,包括:①合并感染者按医嘱给抗生素治疗;②恶心,呕吐严重者按医嘱补液,注意电解质平衡。

(四)心理护理

向患者及家属讲解尿路结石的相关知识,耐心回答患者提出的各种疑问,缓解焦虑恐惧心理。

第四节　肾性水肿

过多的液体在组织间隙或体腔中积聚的病理过程称为水肿。按发病原因可以将水肿分为肾性水肿,肝性水肿,心性水肿,营养不良性水肿,淋巴性水肿等。

由于肾脏的功能障碍造成的机体水肿称为肾性水肿。

肾性水肿原因一般分为两类:一是肾小球滤过下降,而肾小管对水钠重吸收尚好,从而导致水钠滞留,此时常伴全身毛细血管通透性增加,因此组织间隙中水分滞留,此种情况多见于肾炎。另一种原因是,由于大量蛋白尿导致血浆蛋白过低所致。

一、症状特点

水肿首先发生在组织疏松的部位,如眼睑或颜面部、足踝部,以晨起为明显,严重时可以涉及下肢及全身。肾性水肿的性质是软而易移动,临床上呈现凹陷性水肿,即用手指按压局部皮肤可出现凹陷。

二、治疗原则

病因治疗是根本,但奏效缓慢,必须针对发病机制及时治疗。原则如下:

(一)限制钠盐摄入

肾炎或肾病性水肿都有钠水滞留,都必须限制钠盐摄入,但要适当,长期禁钠可致低钠血症。

(二)利尿

必要时在限钠同时投以利尿药,可促进钠水排出而缓解水肿,并可缓解高血压和减轻心脏负荷。

(三)控制蛋白尿

对肾病性水肿必须控制蛋白尿,可用免疫抑制药(地塞米松、泼尼松等)以恢复肾小球的正常通透性。

(四)补充血浆蛋白。

三、护理

(一)休息

平卧可增加肾血流量,提高肾小球滤过率,减少水钠潴留。轻度水肿患者卧床休息与活动可交替进行,限制活动量,严重水肿者应以卧床休息为主。

(二)饮食护理

限制水,钠和蛋白质摄入:①水盐摄入:轻度水肿尿量>1000mL/d,不用过分限水,钠盐限制在 3g/d 以内,包括含钠食物及饮料。严重水肿伴少尿每日摄水量应限制在 100mL 以内,给予无盐饮食(每天主副食中含钠量<700mg)。②蛋白质摄入:严重水肿伴低蛋白血症患者,可给予蛋白质每日每千克体重 1g,其中 60% 以上为优质蛋白,轻中度水肿每日每千克体重 0.5～0.6g 蛋白质,给予蛋白质的同时必须要有充足热量摄入,每日 126～147kJ/kg(30～35kcal/kg)。

(三)病情观察

1.询问患者有何不适、进食情况。

2.观察水肿部位及程度变化。有胸腔积液者注意呼吸频率,体位要舒适,有腹腔积液要测腹围。

3.准确记录出入量,进行透析治疗者记录超滤液量。

4.隔日测量体重,体重变化能有效反映水肿消长情况。

(四)用药的护理

按医嘱给予利尿剂,常用氢氯噻嗪 25mg,每日 3 次,氨苯蝶啶 50mg,每日 3 次,必要时用呋塞米(呋塞米)20mg,1～3 次 1d,尿量增多时注意低钾血。另外,提高血浆胶体渗透压可以利尿,可采取静脉注射血浆或血浆清蛋白。

(五)保持皮肤、黏膜清洁

温水擦浴或淋浴,勤换内衣裤;饭前饭后用漱口液漱口,每日冲洗会阴 1 次。

(六)防止水肿皮肤破损

患者应穿宽大柔软棉织品衣裤,保持床铺平整干燥,卧位或坐位患者要协助经常变换体位,避免骨隆起部位受压,引起皮肤破损。肌内及静脉注射时,要严格无菌操作,应将皮下水肿液推向一侧再进针,穿刺后用无菌干棉球按压至不渗液。

(七)皮肤护理

向患者及家属解释保护水肿部位的皮肤重要性。

(八)病因指导

向患者及家属讲解造成水肿的原因,使之与医护配合。慢性肾脏疾病常因感染,过度劳累,情绪变化、进食水盐过多而使病情加重,出现水肿或水肿加重。故避免上述诱因极重要。

第五节　肾性高血压

肾性高血压主要是由于肾脏实质性病变和肾动脉病变引起的血压升高,在症状性高血压中称为肾性高血压。其发病机制与病理特点:一是肾实质病的病理特点表现为肾小球玻璃样变性,间质组织和结缔组织增生、肾小管萎缩、肾细小动脉狭窄,造成了肾脏既有实质性损害,也有血液供应不足。二是肾动脉壁的中层黏液性肌纤维增生,形成多数小动脉瘤,使肾小动脉内壁呈串珠样突出,造成肾动脉呈节段性狭窄。三是非特异性大动脉炎,引起肾脏血流灌注不足。

一、临床症状

(一)体征

约半数可在上腹部、患侧腰背部或肋缘下,听到一连续的血管收缩期杂音,或伴轻度震颤。

(二)症状

30 岁前或 50 岁后,长期高血压突然加剧或高血压突然出现,病程短、进展快,舒张期血压增高尤为明显,伴腰背或肋腹部疼痛,药物治疗无效。

(三)特殊检查

下述情况可单独或合并出现:

1.肾血管造影,显示动脉充盈缺损、狭窄的远侧血管腔扩张或无血管部分。

2.静脉肾盂造影,显示患肾较健肾小 1.5～2.0cm,形态不规则,早期显影慢而淡、后期显影较浓。

3.经皮穿刺用导管插入下腔静脉,分别采取两侧肾静脉血作肾素测定,患肾静脉血的肾素较高。

4.分肾功能测定,示患肾尿量少,尿钠低,肌酐或菊粉清除率降低。

5.超声波显示患肾较小。

6.肾图呈现患侧曲线的血管段较低且延迟,排泄段延长。

二、临床特点

引起肾实质性高血压的疾病有:

1.原发性肾小球肾炎,如急性肾炎、急进性肾炎、慢性肾炎。

2.继发性肾小球肾炎中狼疮性肾炎多见。

3.多囊肾。

4.先天性肾发育不全。

5.慢性肾盂肾炎。

6.放射性肾炎。

7.肾结核。

8.巨大肾积水。

9.肾肿瘤。

10.肾结石。

11.肾淀粉样变。

12.肾髓质囊肿病。

无论单侧或双侧肾实质疾患,几乎每一种肾脏病都可引起高血压。通常肾小球肾炎、狼疮性肾炎、多囊肾、先天性肾发育不全等疾病,如果病变较广泛并伴有血管病变或肾缺血较广泛者,常伴发高血压。例如弥散性增生性肾炎常因病变广泛、肾缺血严重,使高血压极为常见;反之,微小病变、局灶性增生性肾炎很少发生高血压。肾结核、肾结石、肾淀粉样变性、肾盂积水、单纯的肾盂肾炎、肾髓质囊肿病以及其他主要表现为肾小管间质性损坏的病变产生高血压的机会较少。但这些疾病一旦发展到影响肾小球功能时常出现高血压。因此肾实质性高血压的发生率与肾小球的功能状态关系密切。肾小球功能减退时,血压趋向升高,终末期肾衰竭高血压的发生率可达 83%。

三、辨别诊断

如要确诊为肾性高血压需与以下疾病相鉴别:

(一)内分泌性高血压

内分泌疾患中皮质醇增多症、嗜铬细胞瘤、原发性醛固酮增多症、甲状腺功能亢进症和绝经期等均有高血压发生。但一般可根据内分泌的病史、特殊临床表现及内分泌试验检查做出相应诊断。

(二)血管病

先天性主动脉缩窄、多发性大动脉炎等可引起高血压。可根据上、下肢血压不平行以及无脉症等加以鉴别。

(三)颅内病

某些脑炎或肿瘤、颅内高压等常有高血压出现。这些患者神经系统症状常较突出,通过神经系统的详细检查可明确诊断。

(四)其他继发性高血压

如妊娠中毒症以及一些少见的疾病可以出现高血压,如肾素分泌瘤等。

(五)原发性高血压

发病年龄较迟,可有家族病史,在排除继发高血压后可做出诊断。

四、治疗

(一)肾血管性高血压的治疗

肾血管性高血压的治疗,以外科手术为主,包括肾切除、肾血管重建,自体肾脏移植,以及近年进展较快的经皮腔内肾动脉成形术(PTRA)、肾动脉支架成形术(金属内支架)等介入治疗。药物治疗并非肾血管性高血压的首选方法,仅对不适宜或拒绝接受上述治疗者,才采用降压药物治疗。药物首选的是钙通道阻滞药,如非洛地平、硝苯地平等,能有效降低血压,较少引起肾功能损害。其次是β受体拮抗药,如美托洛尔。血管紧张素转化酶抑制剂(ACEI)和血管紧张素Ⅱ(AngⅡ)受体拮抗剂禁用于治疗肾血管性高血压。因为肾动脉狭窄、肾缺血时,AngⅡ产生增多,收缩肾小球出球小动脉,维持肾小球滤过率(GFR)。当使用 ACEI 或 AngⅡ受体拮抗药后,抑制 AngⅡ的形成和作用,导致 GFR 下降,加重病情。

(二)肾实质性高血压的治疗

1.非药物治疗

包括提倡健康的生活方式,消除不利于心理和身体健康的行为和习惯,达到减少高血压及其他心血管疾病发生的危险。调整生活习惯、戒烟、节制饮酒、正确对待环境压力、保持正常心态。对于终末期肾衰竭接受透析的患者,首先要调整水、盐的摄入量,达到理想体重。注意低钠、低脂。低钠不仅可有效控制钠、水潴留,并可增加 ACEI 及钙离子通道阻滞剂(CCB)的降压效果。

2.药物治疗

以阻断肾素-血管紧张素系统(RAS)为首选方法。目前临床上使用的阻断 RAS 药物有两大类:ACEI 和 AngⅡ受体拮抗药。用药原则上应避免肾损害药物、低剂量开始、联合用药。

(1)利尿剂:仍是最有价值的抗高血压药物之一。排钾利尿剂包括以呋塞米为代表的高效样利尿剂和以氢氯噻嗪为代表的中效噻嗪类利尿剂,适用于肾病时水钠潴留,但有低血钾症、高尿酸血症,高血糖的倾向。以螺内酯为代表的醛固酮受体阻断剂属保钾利尿剂,抑制醛固酮作用利尿亦降压,又可减轻醛固酮对心血管系统的损害,因其有保钾作用,肾功能不全患者慎用。吲哚帕胺,具有利尿和钙拮抗作用,尤适用轻中度高血压。作用持久,降压平稳,且不引起糖、脂质和尿酸代谢的紊乱。

(2)钙拮抗剂(CCB):主要通过扩张外周阻力血管而降压,治疗剂量下对容量血管无扩张作用,包括非二氢吡啶类和二氢吡啶类两大类,二氢吡啶类药物主要有硝苯地平、非洛地平、氨氯地平等,目前推荐使用长效或缓释型制剂,其短效制剂可引起血压较大波动以及糖、脂代谢紊乱、蛋白尿加重,已不推荐使用。由于钙拮抗剂可减低肾小球毛细血管压力,减少大分子物质在肾小球系膜区沉积,抑制系膜细胞及基质的增生来减少肾小球硬化的发展,从而具有肾保护作用。

(3)受体阻断剂:β受体阻滞剂能阻断交感神经升压作用,代表药物有阿替洛尔、美托洛尔,但需注意心动过缓、传导阻滞的不良反应,支气管哮喘者慎用。α_1受体阻断剂能选择性阻断血管平滑肌突触后膜的 α_1 受体,使血管扩张,致外周血管阻力下降及回心血量减少,从而降压,其对心率影响小,亦不影响肾血流和肾小球滤过率。代表药物有哌唑嗪、特拉唑嗪及乌拉地尔等。α、β 受体阻滞剂是一种新型的降压药物,具有促进肾小球毛细血管内皮细胞释放一氧化氮,致使细胞内 ATP 流出,从而使肾小球微血管松弛扩张,改善微循环。如 Arotinolol 和 Carvedilol,联合钙离子拮抗剂,不仅显示了有效的降压作用,还能有效缓解肾功能的进一步减退和心血管并发症的发生。此外,α、β-受体阻滞剂大多有较高的蛋白结合率,透析患者亦无须调整给药剂量或方式。但由于卡维地洛阻断 β_1 和 β_2 受体的作用是非选择性的。应注意其糖代谢和呼吸系统疾病方面的不良反应。

（4）ACEI：ACEI能够阻断血管紧张素Ⅱ的生成，减少醛固酮合成，从降低血管阻力和血容量两方面降低系统血压；另外，ACEI还可以作用于肾脏组织局部的RAS，扩张肾小球出、入球小动脉，且扩张出球小动脉的作用强于入球小动脉，改善肾小球内高跨膜压，高滤过、高灌注现象，延缓肾脏损害的进程；改善肾小球滤过膜对清蛋白的通透性，降低尿蛋白；减少肾小球细胞外基质的蓄积，减轻肾小球硬化。目前认为ACEI在降压药物中保护肾脏的效果最肯定，常用的ACEI类药物有卡托普利、依那普利、贝那普利、雷米普利、福辛普利等。使用ACEI时要从小剂量开始，逐渐加量将血压控制在满意范围。一般认为血清肌酐（Scr）265μmol/L以下可安全使用，若用药后Scr增高不超过50%，且不停药能在2周内恢复，则为正常反应；若Scr增幅超过50%或绝对值超过133μmol/L，服药2周未见下降时，即为异常反应，应停药。其中贝那普利对肾组织渗透力强，代谢产物部分经胆汁排泄，仅在肌酐清除率（Ccr）＜30mL/min时才需减量；而福辛普利是所有ACE1药物中从胆汁排泄比例最大的，即使肾功能减退也无须调整剂量。老年患者可能存在肾动脉粥样硬化，对ACEI降压会格外敏感。对于双侧肾动脉狭窄，孤立肾动脉狭窄的患者使用ACEI可能导致急性肾衰竭，应禁用。终末期肾病（ESRD）患者应用ACEI有较多不良反应，如高血钾，中性粒细胞减少，过敏反应，慢性咳嗽，肾功能损害等。ACEI与EPO并用有可能影响EPO疗效，建议加大EPO剂量。

（5）血管紧张素Ⅱ受体拮抗剂（ARB）类：它具有高选择性的阻断AT1和增加AT2作用，代表药物有氯沙坦、缬沙坦等。与ACEI不同，ARB类高血钾和咳嗽发生率低，不减少肾脏血流量，其疗效不受ACE基因多态性的影响；可抑制非ACE催化产生的AngⅡ的各种效应，部分还可降低血尿酸（如氯沙坦）。ARB类适用和禁用对象与ACEI相同。

（6）联合用药：降压药物通常从低剂量开始，如血压未能达到目标，应当根据患者的耐受情况增加该药的剂量。如第一种药无效，应选用合理的联合用药，通常是加用小剂量的第二种抗高血压药物，而不是加大第一种药物的剂量。联合用药组合有：ACEI＋利尿剂；利尿剂＋β受体阻滞剂；β受体阻滞剂＋钙通道阻滞剂；ACEI＋钙通道阻滞剂；ACEI＋ARB可协同降压，减少不良反应的发生。

五、家庭治疗措施

近几年，患高血压的患者越来越多。饮食结构不合理，摄入的胆固醇量过高，大量饮酒，睡眠不足，缺乏运动等等，都是的高血压患者逐年上升的原因所在。尤其是在季节更替之时，更是需要时刻密切关注血压情况，保持血压的稳定。不同季节，高血压患者要注意的问题也会有所不同。另外要注意的是，高血压患者一定要坚持服用降压药物，不能随便停药。即使没有感觉不舒服，也应该坚持吃药。否则，是很危险得，随意的停药和等血压高了之后再吃很容易造成血压的反弹。在反弹的过程中，身体的一些器官就会不知不觉的受到伤害。我们建议，当血压降到正常的范围后，可以适当地减小药量，但是不能随便停药。国外的一项调查显示坚持用药的人有30%的血压会一直保持良好的水平。除了坚持吃药外，定期复查也很重要，尤其是对血压的观察，医生建议患者最好在家里准备血压仪，定期监测血压。对于高血压患者来说，降压药是从不离手的，但是血压计和降压护腕也应不离身。特别是血压不稳定的患者，建议每天测量2～3次血压，并使用降压护腕，以观察自己早中晚的血压变化，避免因血压突然升高而导致心脑血管意外。在生活中可以用来调节血压的措施有许多,比如医疗器械、饮食、情绪等都对高血压的病情具有很大的影响。当然医疗器械对高血压患者的自我保健是尤为重要的,其中降压护腕的降压作用是非常明显的,需要高血压患者积极运用。降压护腕在平时对任何发病阶段的高血压患者都是适用的。降压护腕对防治高血压有特别明显的作用,任何高血压患者都可以使用。据北京地区调查,长期使用降压护腕的 50~89 岁老人,其血压平均值为 134.1/80.8mmHg,这明显低于同年龄组的普通老人。

六、分类与治疗

肾性高血压包括肾实质性高血压和肾血管性高血压两种。各种肾脏疾病引起高血压的机会与其病变的性质、对肾小球功能的影响、造成肾实质缺血的程度有关。一般肾小球肾炎、狼疮肾、先天性肾发育不全等病变较广泛,可伴有血管病变或肾缺血,故常出现高血压,而肾结石及肾盂肾炎引起继发性高血压的机会较少。

此外,肾性高血压与肾功能状态有关。肾功能减退血压趋于升高,肾衰竭后期 80% 以上伴有高血压。

肾性高血压的危害极大,应该积极进行护理和治疗。在治疗降压的同时,应该注意保护肾功能,宜用对肾血流无影响或增加肾血流量的药物,以免一些药物对肾功能造成更大的伤害。

对于高血压患者来说,降压药是从不离手的,但到冬天,血压计也应不离身。特别是血压不稳定的患者,建议每天测量 2~3 次血压,以观察自己早中晚的血压变化,避免因血压突然升高而导致心脑血管意外。在生活中可以用来调节血压的措施有许多,比如饮食、情绪等都对高血压的病情具有很大的影响。

七、护理

(一)饮食护理

饮食上严格限制钠盐摄入,一般每日不超过 5g;伴有严重水肿、心功能不全、严重高血压时每日不超过 3g。应该戒烟戒酒,避免饮用浓茶;烹调时以植物油为主,限制动物脂肪的摄入;适量摄入蛋白质和糖;经常食用冬瓜、芹菜芦笋等利水消肿降压的蔬菜,少吃油炸食品。

(二)精神护理

患者解除思想负担,定时测量血压,注意休息,避免劳累。保持心情愉快,避免大悲大喜,以免引起血压升高。

(三)用药护理

肾性高血压通常需要使用 3 种或 3 种以上降压药物联合治疗,将血压控制在 130/80mmHg 以下。联合治疗方案中应包括 ACE Ⅰ 和 ARB,有利于减少尿蛋白,延缓肾功能恶化。

(四)运动护理

有规律地进行体力活动,如散步、气功,太极拳、跳舞等。运动量要适度,根据自身体力情况,不要在短时间内大运动量锻炼。

第六节　慢性肾小球肾炎

慢性肾小球肾炎简称为慢性肾炎，系指蛋白尿、血尿、高血压，水肿为基本临床表现，起病方式各有不同，病情迁延，病变缓慢进展，可以不同程度肾功能减退，最终将发展为慢性肾衰竭的一组肾小球病。由于本组疾病的病理类型及病期不同，主要临床表现各不相同，疾病表现呈多样化。

一、病因

慢性肾炎是一组多病因的慢性肾小球病变为主的肾小球疾病，但多数患者病因不明，与链球菌感染并无明确关系，据统计仅 15％～20％ 从急性肾小球肾炎转变而至。此外，大部分慢性肾炎患者无急性肾炎病史，故目前较多学者认为慢性肾小球肾炎与急性肾炎之间无肯定的关联，它可能是由于各种细菌、病毒或原虫等感染通过免疫机制、炎症介质因子及非免疫机制等引起本病。

二、临床表现

根据临床表现不同，将其分为以下五个类型

(一)普通型

较为常见。病程迁延，病情相对稳定，多表现为轻度至中度的水肿、高血压和肾功能损害。尿蛋白(＋)～(＋＋＋)，镜下血尿和管型尿等。病理改变以 IgA 肾病，非 IgA 系膜增生性肾炎，局灶系膜增生性较常见，也可见于局灶节段性肾小球硬化和(早期)膜增生性肾炎等。

(二)肾病性大量蛋白尿

除具有普通型的表现外，部分患者可表现肾病性大量蛋白尿，病理分型以微小病变型肾病、膜性肾病、膜增生性肾炎、局灶性肾小球硬化等为多见。

(三)高血压型

除上述普通型表现外，以持续性中等度血压增高为主要表现，特别是舒张压持续增高，常伴有眼底视网膜动脉细窄、迂曲和动、静脉交叉压迫现象，少数可有絮状渗出物和(或)出血。病理以局灶节段肾小球硬化和弥散性增生为多见或晚期不能定型或多有肾小球硬化表现。

(四)混合型

临床上既有肾病型表现又有高血压型表现，同时多伴有不同程度肾功能减退征象。病理改变可为局灶节段肾小球硬化和晚期弥散性增生性肾小球肾炎等。

(五)急性发作型

在病情相对稳定或持续进展过程中，由于细菌或病毒等感染或过劳等因素，经较短的潜伏期(1～5 日)，而出现类似急性肾炎的临床表现，经治疗和休息后可恢复至原先稳定水平或病情恶化，逐渐发生尿毒症；或是反复发作多次后，肾功能急剧减退出现尿毒症一系列临床表现。病理改变为弥散性增生、肾小球硬化基础上出现新月体和(或)明显间质性肾炎。

三、辅助检查

1.尿液检查

尿异常是慢性肾炎的基本标志。蛋白尿是诊断慢性肾炎的主要依据,尿蛋白一般在 1～3g/天,尿沉渣可见颗粒管型和透明管型。多数可有镜下血尿、少数患者可有间发性肉眼血尿。

2.肾功能检查

多数慢性肾炎患者可有不同程度的肾小球滤过率(GFR)减低,早期表现为肌酐清除率下降,其后血肌酐升高。可伴不同程度的肾小管功能减退,如远端肾小管尿浓缩功能减退和(或)近端肾小管重吸收功能下降。

四、鉴别诊断

慢性肾小球肾炎需要和下列疾病进行鉴别

(一)继发性肾小球肾炎

如狼疮肾炎、过敏性紫癜肾炎等,依据相应的系统表现及特异性实验室检查,可以鉴别。

(二)遗传性肾炎(Alport 综合征)

常起病于青少年,患者有眼(球形晶状体)耳(神经性耳聋)、肾异常,并有阳性家族史(多为性连锁显性遗传)。

(三)其他原发性肾小球病

1.隐匿型肾小球肾炎

主要表现为无症状性血尿和(或)蛋白尿,无水肿、高血压和肾功能减退。

2.感染后急性肾炎,有前驱感染并以急性发作起病,慢性肾炎需与此病相鉴别。二者的潜伏期不同,血清 C3 的动态变化有助鉴别;疾病的转归不同,慢性肾炎无自愈倾向,呈慢性进展。

(四)原发性高血压肾损害

先有较长期高血压,其后再出现肾损害,临床上远端肾小管功能损伤较肾小球功能损伤早,尿改变轻微,仅少量蛋白,常有高血压的其他靶器官并发症。

五、治疗

慢性肾小球肾炎早期应该针对其病理类型给予相应的治疗,抑制免疫介导炎症、抑制细胞增生、减轻肾脏硬化。并应以防止或延缓肾功能进行性恶化,改善或缓解临床症状以及防治并发症为主要目的。可采用下列综合治疗措施:

(一)积极控制高血压

防止肾功能减退或使已经受损的肾功能有所改善,防止心血管并发症,并改善远期预后。

1.治疗原则

①力争达到目标值,如尿蛋白<1g/d 的患者的血压应该控制在 130/80mmHg 以下;如蛋白尿≥1g/d,无心脑血管并发症者,血压应控制在 125/5mmHg 以下。②降压不能过低过快,保持降压平稳。③一种药物小剂量开始调整,必要时联合用药,直至血压控制满意。④优选具有肾保护作用、能延缓肾功能恶化的降压药物。

2.治疗方法

(1)非药物治疗:限制饮食钠的摄入,伴高血压患者应限钠,钠摄入量控制在 80～

100mmol,降压药物应该在限制钠饮食的基础上进行;调整饮食蛋白质与含钾食物的摄入;戒烟、限制饮酒;减肥;适当锻炼等。

（2）药物治疗:常用的降压药物有血管紧张素转换酶抑制剂（ACEI）、血管紧张素Ⅱ受体拮抗剂（ARB），长效钙通道阻滞剂（CCB），利尿剂、β受体阻滞剂等。由于ACEI与ARB除具有降低血压作用外,还有减少尿蛋白和延缓肾功能恶化的肾保护作用,应优选。肾功能不全患者应用ACEI或ARB要防止高血钾和血肌酐升高,血肌酐大于$264\mu mol/L(3mg/dL)$时务必在严密观察下谨慎使用,尤其注意监测肾功能和防止高血钾。少数患者应用ACEI有持续性干咳的不良反应,可以换用ARB类。

（二）减少尿蛋白

延缓肾功能的减退,蛋白尿与肾脏功能减退密切相关,因此应该严格控制。ACEI与ARB具有降低尿蛋白作用,其用药剂量常需要高于其降压所需剂量。但应预防低血压的发生。

（三）限制食物中蛋白及磷的摄入

低蛋白与低磷饮食可以减轻肾小球高压,高灌注与高滤过状态,延缓肾小球硬化。肾功能不全氮质血症患者应限制蛋白质及磷的入量,采用优质低蛋白饮食或加用必需氨基酸或α—酮酸。

（四）避免加重肾损害的因素

感染、低血容量、脱水,劳累,水电解质和酸碱平衡紊乱,妊娠及应用肾毒性药物（如氨基糖甙类抗生素、非甾体类抗感染药、造影剂等）,均可能损伤肾脏,应避免使用或者慎用。

（五）糖皮质激素和细胞毒药物

由于慢性肾炎是包括多种疾病在内的临床综合征,其病因,病理类型及其程度、临床表现和肾功能等差异较大,故是否应用糖皮质激素和细胞毒药物应根据病因及病理类型确定。

（六）其他

抗血小板聚集药、抗凝药、他汀类降脂药、中医中药也可以使用。

六、护理措施

（一）休息

休息能减少潜在并发症的发生,要向患儿及家长强调休息的重要性以取得合作。一般起病2周内患儿应卧床休息;待水肿消退、血压降至正常、肉眼血尿消失,可下床轻微活动或户外散步;病后2~3个月若离心尿每高倍视野红细胞在10个以下,血沉正常可上学,但避免体育活动;随着尿内红细胞逐步减少,Addis计数恢复正常后恢复正常活动。

（二）饮食

一般低盐饮食,每日食盐量1~2g;有氮质血症时限制蛋白质的入量,每日0.5g/kg;供给高糖饮食以满足小儿热量需要;除非严重少尿或循环充血,一般不必严格限水。在尿量增加、水肿消退、血压正常后,可恢复正常饮食,以保证小儿生长发育的需要。

（三）观察病情变化

1.观察尿量、尿色,准确记录24h出入量,应用利尿剂时每日测体重。每周留尿标本送尿常规检查2次。患儿尿量增加,肉眼血尿消失,提示病情好转。如尿量持续减少,出现头痛、恶心呕吐等,要警惕急性肾功能不全的发生。并作透析前心理护理。

2.观察血压变化,若出现血压突然升高、剧烈头痛、呕吐、眼花等,提示高血压脑病,配合医生积极救治。

3.密切观察呼吸、心率、脉搏等变化,警惕严重循环充血的发生。

(四)观察治疗效果和药物不良反应

应用降压药后应定时测量血压,检查降压效果,并观察有无不良反应,如应用利舍平后可有鼻塞、面红、嗜睡等不良反应。应用降压药的患儿避免突然起立,以防直立性低血压的发生。应用利尿剂,尤其静脉注射呋塞米后,要注意有无大量利尿。有无脱水、电解质紊乱等。

(五)健康教育

向患儿及家属宣传本病是一种自限性疾病,无特异疗法,主要是休息、对症处理、加强护理。本病预后良好,发展为慢性肾炎罕见。使患儿及家长了解预防本病的根本方法是预防感染,一旦发生上呼吸道或皮肤感染,应及早应用青霉素(或红霉素)彻底治疗。但该病痊愈后,一般无须定期给予长效青霉素。

七、护理评价

1.水肿是否减轻或消退,肉眼血尿是否消失,血压是否恢复到正常。

2.是否有效地防止了高血压脑病及严重循环充血,活动耐力是否增加。

3.是否掌握预防本病的知识。

第七节　肾盂肾炎

肾盂肾炎是指肾盂炎症,大都由细菌感染引起,肾盂肾炎又称上尿路感染,一般伴下泌尿道炎症,临床上不易严格区分。根据临床病程及疾病,肾盂肾炎可分为急性及慢性两期,慢性肾盂肾炎是导致慢性肾功能不全的重要原因。急性肾盂肾炎多发生于生育年龄的女性,患者常有腰痛、肾区压痛、叩痛、伴寒战、发热,头痛、恶心呕吐等全身症状,以及尿频尿急和尿痛等膀胱刺激征,验血可见白细胞增高。一般无高血压或氮质血症。患者尿液混浊,可有肉眼血尿,尿常规镜检有多量白细胞或脓细胞,可有少许红细胞及管型,蛋白少许至中等量。

一、病因

肾盂肾炎的易感因素是多方面的,主要与感染有关。

二、临床表现

(一)急性肾盂肾炎

本病可发生于各种年龄,但以育龄妇女最多见,起病急骤,主要有下列症状

1.一般症状

高热,寒战,体温多在 38～39℃ 之间,也可高达 40℃。热型不一,一般呈弛张型,也可呈间歇或稽留型。伴头痛、全身酸痛,热退时大汗等。

2.泌尿系症状

患者有腰痛,多为钝痛或酸痛,程度不一,少数有腹部绞痛,沿输尿管向膀胱方向放射,体

检时在上输尿管点(腹直肌外缘与脐平线交叉点)或肋腰点(腰大肌外缘与十二肋交叉点)有压痛,肾叩痛阳性。患者常有尿频、尿急、尿痛等膀胱刺激症状。儿童患者的泌尿系统症状常不明显,起病时除高热等全身症状外,常有惊厥、抽搐发作。

3.胃肠道症状

可有食欲缺乏、恶心,呕吐,个别患者可有中上腹或全腹疼痛。

(二)慢性肾盂肾炎

慢性肾盂肾炎时临床表现复杂,容易反复发作,症状较急性期轻,有时可表现为无症状性尿。半数以上患者有急性肾盂肾炎既往史,其后有乏力、低热,厌食及腰酸腰痛等症状,并伴有尿频、尿急、尿痛等下尿路刺激症状。急性发作表现也时出现。以往将病程超过半年或1年者为慢性肾盂肾炎,近年来提出肾盂肾盏有瘢痕形成,静脉肾盂造影见到肾盂肾盏变形、积水,肾外形不光滑,或二肾大小不等才称慢性肾盂肾炎。可有肾小管功能损害,如浓缩功能减退,低渗、低比重尿,夜尿增多及肾小管性酸中毒等。至晚期,可出现肾小球功能损害,氮质血症直至尿毒症。肾性高血压很多由慢性肾盂肾炎引起,一般认为患者高肾素血症及一些缩血管多肽的释放和血管硬化、狭窄等病变有关。少数患者切除一侧病肾后,高血压得以改善。

三、检查

急性期时可有急性炎症的发现,如血白细胞数升高,中性粒细胞的有百分比增高,下列检查对诊断更有重要意义。

(一)尿常规检查

是最简便而可靠的检测泌尿道感染的方法。宜留清晨第一次尿液待测,凡每个高倍视野下超过5个(>5个/Hp)白细胞称为脓尿。

(二)尿细胞学检查

清洁中段尿培养菌落计数大于10^5个/mL有临床意义。

(三)无创伤性感染的定位检查

1.尿浓缩能力

此试验不够敏感,故不能作为常规推广。

2.尿酸的测定

肾盂肾炎时尿中的N-乙酰-β-D氨基葡萄酶高于下尿路感染者,因此酶存在于肾小管的上皮细胞内,迄今能作为泌尿道感染的定位诊断的尿酶仍在研究中。

3.尿C反应蛋白测定

病程中隔日随C反应蛋白(CRP)水平有助于估计疗效,即CRP一目了然示有效,上升示无效。急性膀胱炎时CRP并不升高。但其他感染性疾病时CRP也可能升高,以及假阳性的存在影响了该试验的定位意义。

4.尿抗体包裹细菌分析

用免疫荧光分析证实来自肾脏的细菌包裹着抗体,可和荧光标记的抗体IgG结合,呈阳性反应。

5.直接定位法

直接法中,Stamey的输尿管导管法准确性较高,但必须通过膀胱镜检查或用Skinny针经皮穿刺肾盂取尿,故为创伤性检查法而不常用,Fairley 的膀胱冲洗灭菌后尿培养法准确度大,且简便易行,临床常用。

(四)X 线检查

由于急性泌尿道感染本身容易产生膀胱输尿管反流,故静脉或逆行肾盂造影宜在感染消除后 4～8 周后进行,急性肾盂肾炎以及无并发症的复发性泌尿道感染并不主张常规做肾盂造影。对慢性或久治不愈患者,视需要分别可做尿路平片、静脉肾盂造影、逆行肾盂造影、排尿时膀胱输尿管造影,以检查有无梗阻、结石、输尿管狭窄或受压、肾下垂、泌尿系先天性畸形以及膀胱输管反流现象等。此外,还可了解肾盂、肾盏形成及功能,以与肾结核、肾肿瘤等鉴别。肾血管造影可显示慢性肾盂肾炎的血小管有不同程度的扭曲。必要时可做肾 CT 扫描或核磁共振扫描,以排除其他肾脏疾患。

(五)同位素肾图检查

可了解分肾功能、尿路梗阻,膀胱输尿管反流及膀胱残余尿情况。急性肾盂肾炎的肾图特点为高峰后移,分泌段出现较正常延缓 0.5～1.0min,排泄段下降缓慢。慢性肾盂肾炎分泌段斜率降低,峰顶变钝或增宽而后移,排泄段起始时间延迟,呈抛物线状。但上述改变并无明显特异性。

(六)超声波检查

是目前应用最广泛,最简便的方法,它能筛选泌尿道发育不全、先天性畸形、多囊肾、肾动脉狭窄所致的肾脏大小不匀,结石肿瘤及前列腺疾病等。

四、治疗

(一)一般治疗

目的在于缓解症状,防止复发,减少肾实质的损害。应鼓励患者多饮水,勤排尿,以降低髓质渗透压,提高机体吞噬细胞功能,冲洗掉膀胱内的细胞。有发热等全身感染症状应卧床休息。服用碳酸氢钠,可碱化尿液,减轻膀胱刺激症状,并对氨基糖甙类抗生素,青霉素,红霉素及磺胺等有增强疗效作用,但可使四环素、呋喃咀啶的药效下降。有诱发因素者应治疗,如肾结石、输尿管畸形等。抗感染治疗最好在尿细菌培养及药物敏感试验下进行。

(二)抗感染治疗

1.急性肾盂肾炎

初发的急性肾盂肾炎可选用复方磺胺甲恶唑或吡哌酸,诺氟沙星。感染严重有败血症者宜静脉给药。根据尿培养结果选用敏感药物。如头孢哌酮,阿米卡星毒素对葡萄球菌、克雷伯菌、变形杆菌,绿脓杆菌、大肠埃希菌的敏感率均在 90% 以上。氟喹诺酮类药物对变形杆菌、枸橼酸杆菌及克雷伯菌敏感率在 80% 以上。哌拉西林、氨苄西林、呋喃妥因对 D 群肠球菌 100% 敏感。真菌感染用酮康唑或氟康唑。

新生儿、婴儿及 5 岁以下的幼儿急性肾盂肾炎多数伴有泌尿道畸形和功能障碍,故不易根除,但有些功能障碍如膀胱输尿管反流可随年龄增长而消失。一次性或多次尿感在肾组织中形成局灶性瘢痕,甚至影响肾发育,近年来主张用药前尽可能先做中段尿细胞培养,停药后第 2、4、6 周应复查尿培养,以期及时发现和处理。

2.慢性肾盂肾炎

急性发作者按急性肾盂肾炎治疗,反复发作者应通过尿细菌培养并确定菌型,明确此次再发是复发或重新感染。

(1)复发。指治疗后菌株转阴性,但在停药后的 6 周内再发,且致病菌和先前感染的完全相同。复发的常见原因有:①尿路解剖上或功能上异常,引起尿流不畅。可通过静脉肾盂造影或逆行肾盂造影以明确之,如有明显解剖异常情况存在,需手术加以纠正。如果梗阻因素难以解除,则根据药敏选用恰当抗菌药治疗 6 周。②抗菌药选用不当或剂量和疗程不足,常易复发,可按药敏选择用药,治疗 4 周。③由于病变部位瘢痕形成,血流量差,病灶内抗菌药浓度不足,可试用较大剂量杀菌类型抗菌药治疗如头孢菌素、氨苄西林、羟苄西林、乙基因梭霉素等,疗程 6 周。一年内如尿感发作在 3 次或 3 次以上的者又称复发性尿感,可考虑长程低剂量治疗。一般选毒性低的抗菌药物,如复方磺胺甲恶唑或呋喃妥因。男性因前列腺炎引起复发者,宜同时治疗慢性前列腺炎,选用脂溶性抗菌药物如复方磺胺甲恶唑,环内沙星,利福平,顿服,疗程宜长达 3 月。必要时手术切除病变(增生,肿瘤)等。如果经两个疗程的足量抗菌治疗后,尿菌仍持续阳性,可考虑长程低剂量治疗。一般采用复方新诺明或呋喃叮,可以服用 1 年或更长。

(2)再感染。指菌尿转阴后,另一种与先前不同的致病菌侵入尿路引起的感染,一般在菌尿转阴 6 周后再发。妇女的尿感再发,多数是重新感染,可按首次发作的治疗方法处理,并嘱患者重视尿感的预防。同时应全面检查,有无易感因素存在,予以去除。

五、护理

1.特别注意的是不要导尿或泌尿系器械检查,防止感染。

2.注意观察有无发烧和尿路刺激症状。慢性肾盂肾炎后期,注意有无肾脏损害症状,如高血压、贫血、尿毒症等。

3.药物治疗后,注意有无药物的不良反应。有反应请医生看病,方可改用其他药物治疗。

4.重视妇幼保健工作,妇女要保持外阴清洁,慎用盆浴。月经期、妊娠期及婴儿要特别注意讲卫生,防止上行感染。患有急性肾盂肾炎妇女,治疗后一年内应避孕,以免怀孕而加重病情。

5.急性肾盂肾炎或慢性肾盂肾炎急性发作期都应多饮水,每日摄入量 2500mL 以上。目的增加尿量,促进细菌、毒素及炎症分泌物排出。同时要注意加强营养和身体锻炼。

6.如果需要做尿培养,应做好以下准备①应在用抗生素前或停用抗生素药 5d 后留尿标本。②收集清晨尿。要保证尿液在膀胱内存留 6～8h。③留尿标本前要充分清洗会阴部,保持尿液不受污染。留尿时要留取中段尿置于无菌试管内。④留好的尿标本,要在 2h 内作培养和计菌落数,以免有杂菌生长,影响判断结果。若有特殊情况需将尿液冷藏在 4℃ 以下的冰箱内。

第八节　肾衰竭

一、慢性肾衰竭

慢性肾衰竭(CRF)是指各种原因造成慢性进行性肾实质损害,致使肾脏明显萎缩,不能维持基本功能,临床出现以代谢产物潴留,水、电解质、酸碱平衡失调,全身各系统受累为主要表现的临床综合征。

(一)病因

主要病因有原发性肾小球肾炎,慢性肾盂肾炎、高血压肾小动脉硬化、糖尿病肾病、继发性肾小球肾炎、肾小管间质病变,遗传性肾脏疾病以及长期服用解热镇痛剂及接触重金属等。

1.应力争明确慢性肾衰竭的病因,应搞清楚肾脏损害是以肾小球损害为主,还是以肾间质小管病变为主,抑或以肾血管病变突出,以便根据临床特点,有针对性治疗。

2.应查明促使慢性肾衰竭肾功能进行性恶化的可逆性因素,如感染,药物性肾损害,代谢性酸中毒,脱水,心力衰竭,血压降低过快,过低等。

3.应注意寻找加剧慢性肾衰竭肾功能进行性恶化减退的某些因素,如高血压,高血脂,高凝状态,高蛋白质饮食摄入,大量蛋白尿等。

(二)分期

慢性肾衰竭(CRF)时称尿毒症,不是一种独立的疾病,是各种病因引起肾脏损害并进行性恶化,当发展到终末期,肾功能接近于正常 $10\%\sim15\%$ 时,出现一系列的临床综合症状。

1.由于肾功能损害多是一个较长的发展过程,不同阶段,有其不同的程度和特点,我国传统地将肾功能水平分成以下几期:

(1)肾功能代偿期:肾小球滤过率(CFR)≥正常值 1/2 时,血尿素氮和肌酐不升高、体内代谢平衡,不出现症状(血肌酐(Scr)在 $133\sim177\mu mol/L(2mg/dL)$ 。

(2)肾功能不全期:肾小球滤过率(GFR)<正常值 50% 以下,血肌酐(Scr)水平上升至 $177\mu mol/L(2mg/dL)$ 以上,血尿素氮(BUN)水平升高>7.0mmol/L(20mg/dL),患者有乏力,食欲缺乏,夜尿多,轻度贫血等症状。

(3)肾衰竭期:当内生肌酐清除率(Ccr)下降到 20mL/min 以下,BUN 水平高于 $17.9\sim21.4mmol/L(50\sim60mg/dL)$,Scr 升至 $442\mu mol/L(5mg/dL)$ 以上,患者出现贫血,血磷水平上升,血钙下降,代谢性酸中毒,水、电解质紊乱等。

(4)尿毒症终末期:Ccr 在 10mL/min 以下,Scr 升至 $707\mu mol/L$ 以上,酸中毒明显,出现各系统症状,以致昏迷。

2.美国肾脏病基金会 DOQI 专家组对慢性肾脏病(CKD)的分期方法提出了新的建议。该分期方法,已为临床广泛认可和使用。

(三)临床表现

1.消化系统

是最早、最常见症状。

(1)厌食(食欲缺乏常较早出现)。

(2)恶心、呕吐、腹胀。

(3)舌、口腔溃疡。

(4)口腔有氨臭味。

(5)上消化道出血。

2.血液系统

(1)贫血:是尿毒症患者必有的症状。贫血程度与尿毒症(肾功能)程度相平行,促红细胞生成素(EPO)减少为主要原因。

(2)出血倾向:可表现为皮肤、黏膜出血等,与血小板破坏增多,出血时间延长等有关,可能是毒素引起的,透析可纠正。

(3)白细胞异常:白细胞减少,趋化,吞噬和杀菌能力减弱,易发生感染,透析后可改善。

3.心血管系统

是肾衰竭最常见的死因。

(1)高血压:大部分患者(80％以上)有不同程度高血压,可引起动脉硬化、左室肥大、心功能衰竭。

(2)心功能衰竭:常出现心肌病的表现,由水钠潴留、高血压、尿毒症性心肌病等所致。

(3)心包炎:尿毒症性或透析不充分所致,多为血性,一般为晚期的表现。

(4)动脉粥样硬化和血管钙化进展可迅速,血透者更甚,冠状动脉、脑动脉、全身周围动脉均可发生,主要是由高脂血症和高血压所致。

4.神经、肌肉系统

(1)早期:疲乏、失眠、注意力不集中等。

(2)晚期:周围神经病变,感觉神经较运动神经显著。

(3)透析失衡综合征:与透析相关,常发生在初次透析的患者。尿素氮降低过快,细胞内外渗透压失衡,引起颅内压增加和脑水肿所致,表现恶心、呕吐、头痛,严重者出现惊厥。

5.肾性骨病

是指尿毒症时骨骼改变的总称。低钙血症,高磷血症,活性维生素D缺乏等可诱发继发性甲状旁腺功能亢进;上述多种因素又导致肾性骨营养不良(即肾性骨病),包括纤维囊性骨炎(高周转性骨病)骨软化症(低周转性骨病)骨生成不良及混合性骨病。肾性骨病临床上可表现为:

(1)可引起自发性骨折。

(2)有症状者少见,如骨酸痛、行走不便等。

6.呼吸系统

(1)酸中毒时呼吸深而长。

(2)尿毒症性支气管炎、肺炎(蝴蝶翼)胸膜炎等。

7.皮肤症状

皮肤瘙痒、尿素霜沉积、尿毒症面容,透析不能改善。

8.内分泌功能失调

主要表现有：

(1)肾脏本身内分泌功能紊乱：如 $1,25(OH)_2$ 维生素 D_3，红细胞生成素不足和肾内肾素－血管紧张素Ⅱ过多；

(2)外周内分泌腺功能紊乱：大多数患者均有继发性甲旁亢（血 PTH 升高），胰岛素受体障碍，胰高血糖素升高等。约 1/4 患者有轻度甲状腺素水平降低。部分患者可有性腺功能减退，表现为性腺成熟障碍或萎缩、性欲低下，闭经、不育等，可能与血清性激素水平异常等因素有关。

9.并发严重感染

易合并感染，以肺部感染多见。感染时发热可无正常人明显。

(四)检查

1.常用的实验室检查

项目包括尿常规、肾功能、24h 尿蛋白定量、血糖、血尿酸、血脂等以及血电解质（K，Na，Cl，Ca，P，Mg 等）、动脉血液气体分析、肾脏影像学检查等。

检查肾小球滤过功能的主要方法有：检测血清肌酐(Scr)、肌酐清除率(Ccr)、放射性核素法测 CFR 等。我国 Cer 正常值为：90±10ml/min。对不同人群来说，其 Scr，Cer 值可能有显著差别，临床医师需正确判断。

2.影像学检查

一般只需做 B 超检查，以除外结石，肾结核、肾囊性疾病等。某些特殊情况下，可能需做放射性核素肾图、静脉肾盂造影、肾脏 CT 和磁共振(MRI)检查等。肾图检查对急、慢性肾衰竭的鉴别诊断有帮助。如肾图结果表现为双肾血管段、分泌段、排泄功能均很差，则一般提示有 CRF 存在；如肾图表现为双肾血管段较好，排泄功能很差，呈"梗阻型"(抛物线状)，则一般提示可能有急性肾衰竭存在。

(五)鉴别诊断

1.肾前性急性肾衰竭

由于肾前因素使有效循环血容量减少，致肾血流量灌注不足引起的肾功能损害。肾小球滤过率减低，肾小管对尿素氮，水和钠的重吸收相对增加，患者血尿素氮升高、尿量减少，尿比重增高。肾前性急性肾衰竭患者的肾小球及肾小管结构保持完整，当肾脏血流灌注恢复正常后，肾小球滤过率也随之恢复。但严重的或持续的肾脏低灌注可使肾前性急性肾衰竭发展至急性肾小管坏死。

(1)有效血容量减少：①出血创伤、外科手术、产后、消化道等。②消化液丢失呕吐，腹泻、胃肠减压等。③肾脏丢失应用利尿剂糖尿病酸中毒等。④皮肤和黏膜丢失、烧伤，高热等。⑤第三腔隙丢失挤压综合征、胰腺炎、低清蛋白血症等。

(2)心排血量减少：包括充血性心功能衰竭，心源性休克，心脏压塞、严重心律失常等。

(3)全身血管扩张：败血症、肝衰竭、变态反应、药物(降压药、麻醉剂等)。

(4)肾脏血管收缩：去甲肾上腺素等药物的应用、肝肾综合征。

(5)影响肾内血流动力学改变的药物：血管紧张素转换酶抑制剂、非甾体抗感染药。

2.肾后性急性肾衰竭

(1)输尿管阻塞:①腔内阻塞:结晶体(尿酸等)结石、血块等。②腔外阻塞:腹膜后纤维化、肿瘤、血肿等。

(2)膀胱颈阻塞:前列腺肥大,膀胱颈纤维化、神经源性膀胱、前列腺癌等。

(3)尿道阻塞狭窄等。

3.肾性急性肾衰竭

(1)肾小管疾病:急性肾小管坏死最常见。病因分肾缺血和肾中毒。①肾缺血:肾前性急性肾衰竭的病因未及时解除。②肾中毒:常见肾毒性物质,如药物、造影剂、重金属、生物毒素、有机溶剂、肌红蛋白尿、血红蛋白尿、轻链蛋白,高钙血症等。

(2)肾小球疾病:如急进性肾炎,狼疮性肾炎等。

(3)急性间质性肾炎:急性(过敏性)药物性间质性肾炎,败血症、严重感染等。

(4)肾微血管疾病:原发性或继发性坏死性血管炎、恶性高血压肾损害。

(5)急性肾大血管疾病:肾脏的双侧或单侧肾动脉/肾静脉血栓形成或胆固醇结晶栓塞;夹层动脉瘤出血,肾动脉破裂。

(6)某些慢性肾脏疾病:在促进慢性肾衰竭恶化的因素作用下,导致慢性肾衰竭急性加重出现急性肾衰竭的临床表现。

(六)治疗

1.饮食治疗

(1)给予优质低蛋白饮食 0.6g/(kg·d)、富含维生素饮食,如鸡蛋、牛奶和瘦肉等优质蛋白质。患者必须摄入足量热卡,一般为 30~35kcal/(kg·d)。必要时主食可采用去植物蛋白的麦淀粉。

(2)低蛋白饮食加必需氨基酸或 α—酮酸治疗,应用 α—酮酸治疗时注意复查血钙浓度,高钙血症时慎用。在无严重高血压及明显水肿、尿量>1000mL/d 者,食盐 2~4g/d。

2.药物治疗

CRF 药物治疗的目的包括:①缓解 CRF 症状,减轻或消除患者痛苦,提高生活质量;②延缓 CRF 病程的进展,防止其进行性加重;③防治并发症,提高生存率。

(1)纠正酸中毒和水,电解质紊乱

1)纠正代谢性中毒:代谢性酸中毒的处理,主要为口服碳酸氢钠($NaHCO_3$)。中、重度患者必要时可静脉输入,在 72h 或更长时间后基本纠正酸中毒。对有明显心功能衰竭的患者,要防止 $NaHCO_3$ 输入总量过多,输入速度宜慢,以免使心脏负荷加重甚至心功能衰竭加重。

2)水钠紊乱的防治:适当限制钠摄入量,一般 NaCl 的摄入量应不超过 6~8g/d。有明显水肿、高血压者,钠摄入量一般为 2~3g/d(NaCl 摄入量 5~7g/d),个别严重病例可限制为1~2g/d(NaCl2.5~5g)。也可根据需要应用袢利尿剂(呋塞米、布美他尼等),噻嗪类利尿剂及贮钾利尿剂对 CRF 病(Scr>220μmol/L)疗效甚差,不宜应用。对急性心功能衰竭严重肺水肿者,需及时给单纯超滤、持续性血液滤过(如连续性静脉—静脉血液滤过)。

对慢性肾衰患者轻、中度低钠血症,一般不必积极处理,而应分析其不同原因,只对真性缺钠者谨慎地进行补充钠盐。对严重缺钠的低钠血症者,也应有步骤地逐渐纠正低钠状态。

3)高钾血症的防治:肾衰竭患者易发生高钾血症,尤其是血清钾水平＞5.5mmol/L时,则应更严格地限制钾摄入。在限制钾摄入的同时,还应注意及时纠正酸中毒,并适当应用利尿剂(呋塞米、布美他尼等),增加尿钾排出,以有效防止高钾血症发生。

对已有高钾血症的患者,除限制钾摄入外,还应采取以下各项措施:①积极纠正酸中毒,必要时(血钾＞6mmol/L)可静脉滴注碳酸氢钠。②给予襻利尿剂:最好静脉或肌内注射呋塞米或布美他尼。③应用葡萄糖—胰岛素溶液输入。④口服聚磺苯乙烯:以聚苯乙烯磺酸钙更为适用,因为离子交换过程中只释放离钙,不释放出钠,不致增加钠负荷。⑤对严重高钾血症(血钾＞6.5mmol/L),且伴有少尿,利尿效果欠佳者,应及时给予血液透析治疗。

(2)高血压的治疗

对高血压进行及时、合理的治疗,不仅是为了控制高血压的某些症状,而且是为了积极主动地保护靶器官(心、肾、脑等)。血管紧张素转化酶抑制剂(ACEI)、血管紧张素Ⅱ受体拮抗剂(ARB)、钙通道拮抗剂、襻利尿剂、β-阻滞剂、血管扩张剂等均可应用,以 ACEI、ARB 钙拮抗剂的应用较为广泛。透析前 CRF 患者的血压应＜130/80mmHg,维持透析患者血压一般不超过 140/90mmHg 即可。

(3)贫血的治疗和红细胞生成刺激剂(ESA)的应用

当血红蛋白(Hb)＜110g/L 或红细胞比容(Hct)＜33％时,应检查贫血原因。如有缺铁,应予补铁治疗,必要时可应用 ESA 治疗,包括人类重组红细胞生成素(rHuEPO),达依泊丁等,直至 Hb 上升至 110～120g/L。

(4)低钙血症,高磷血症和肾性骨病的治疗

当 GFR＜50mL/min 后,即应适当限制磷摄入量(＜800～1000mg/d)。当 CFR＜30mL/min 时,在限制磷摄入的同时,需应用磷结合剂口服,以碳酸钙、枸橼酸钙较好。对明显高磷血症(血清磷＞7mg/dL 或血清 Ca,P 乘积＞65(mg^2/dL^2))者,则应暂停应用钙剂,以防转移性钙化的加重。此时可考虑短期服用氢氧化铝制剂或司维拉姆,待 Ca,P 乘积＜65(mg/dL)时,再服用钙剂。

对明显低钙血症患者,可口服 1,25(OH)$_2$D$_3$(钙三醇);连服 2～4 周后,如血钙水平和症状无改善,可增加用量。治疗中均需要监测血 Ca、P、PTH 浓度,使透析前 CRF 患者血 IPTH 保持在 35～110pg/mL;使透析患者血钙磷乘积＜55mg^2/dL^2(4.52mmol^2/L^2),血 PTH 保持在 150～300pg/mL。

(5)防治感染

平时应注意防止感冒,预防各种病原体的感染。抗生素的选择和应用原则,与一般感染相同,唯剂量要调整。在疗效相近的情况下,应选用肾毒性最小的药物。

(6)高脂血症的治疗

透析前 CRF 患者与一般高血脂者治疗原则相同,应积极治疗。但对维持透析患者,高脂血症的标准宜放宽,如血胆固醇水平保持在 250～300mg/dL,血三酰甘油水平保持在 150～200mg/dL 为好。

(7)口服吸附疗法和导泻疗法

口服吸附疗法(口服氧化淀粉或活性炭制剂)导泻疗法(口服大黄制剂)结肠透析等,均可

利用胃肠道途径增加尿毒症毒素的排出。上述疗法主要应用于透析前 CRF 患者,对减轻患者氮质血症起到一定辅助作用。

(8)其他

1)糖尿病肾衰竭患者:随着 CFR 不断下降,必须相应调整胰岛素用量,一般应逐渐减少。

2)高尿酸血症:通常不需治疗,但如有痛风,则予以别嘌醇。

3)皮肤瘙痒:外用乳化油剂,口服抗组胺药物,控制高磷血症及强化透析或高通量透析,对部分患者有效。

3.尿毒症期的替代治疗

当 CRF 患者 GFR6~10mL/min(血肌酐>707μmol/L)并有明显尿毒症临床表现,经治疗不能缓解时,则应让患者做好思想准备,进行透析治疗。糖尿病肾病可适当提前(GFR10~15mL/min)安排透析。

(1)透析治疗

1)血液透析:应预先给患者作动静脉内瘘(位置一般在前臂),内瘘成熟至少需要 4 周,最好等候 8~12 周后再开始穿刺。血透治疗一般每周 3 次,每次 4~6h。在开始血液透析 6 周内,尿毒症症状逐渐好转。如能坚持合理的透析,大多数血透患者的生活质量显著改善,不少患者能存活 15~20 年以上。

2)腹膜透析:持续性不卧床腹膜透析疗法(CAPD)应用腹膜的滤过与透析作用,持续地对尿毒症毒素进行清除,设备简单,操作方便,安全有效。将医用硅胶管长期植入腹腔内,应用此管将透析液输入腹腔,每次 1.5~2L,6h 交换一次,每天交换 4 次。CAPD 对尿毒症的疗效与血液透析相似,但在残存肾功能与心血管的保护方面优于血透,且费用也相对较低。CAPD 的装置和操作近年已有显著改进,腹膜炎等并发症已大为减少。CAPD 尤其适用于老人、有心血管并发症的患者、糖尿病患者、小儿患者或作动静脉内瘘有困难者。

(2)肾移植

患者通常应先作一个时期透析,待病情稳定并符合有关条件后,则可考虑进行肾移植术。成功的肾移植可恢复正常的肾功能(包括内分泌和代谢功能),使患者几乎完全康复。移植肾可由尸体或亲属供肾(由兄弟姐妹或父母供肾),亲属肾移植的效果更好。要在 ABO 血型配型和 HLA 配型合适的基础上,选择供肾者。肾移植需长期使用免疫抑制剂,以防治排斥反应,常用的药物为糖皮质激素、环孢素、硫唑嘌呤和(或)麦考酚吗乙酯(MMF)等。近年肾移植的疗效显著改善,移植肾的 1 年存活率约为 85%,5 年存活率约为 60%。HLA 配型佳者,移植肾的存活时间较长。

二、急性肾衰竭

急性肾衰竭(ARF)是由多种病因引起短时间内肾功能急剧下降,水,电解质和酸碱平衡失调,体内毒性代谢产物蓄积的一种综合征。传统分为肾前性、肾实质、肾后性 3 大类。肾实质病变主见于急性肾小管坏死(ATN),狭义急性肾衰竭指的就是急性肾小管坏死。

(一)病因

传统的病因分类将急性肾衰竭分为肾前性、肾实质性和肾后性三大类:

1.肾前性急性肾衰竭

肾前性急性肾衰竭也被称作肾前性氮质血症,发生率占急性肾衰竭的 55%～60%,产生肾前性急性肾衰竭的根本原因是由于各种因素引起的有效循环血量减少,造成肾脏灌注压下降,使肾小球不能保持足够的滤过率,而肾实质的组织完整性却没有损害。引起肾前性急性肾衰竭的常见原因,其中最常见的可能就是脱水,出血,各种休克和心力衰竭等。

2.肾性急性肾衰竭

肾性急性肾衰竭是由肾实质病变所致,包括肾小球,肾小管间质及肾血管性病变,发生率占急性肾衰竭的 35%～40%。根据病因和病理变化不同,引起肾性急性肾衰竭的原因可分为肾中毒型和肾缺血型两类。

3.肾后性急性肾衰竭

尿流的梗阻可能发生在从肾脏到尿道途中的任何部位,而且应该是双侧性的尿流突然受阻,它包括肾盂,输尿管,膀胱,尿道的梗阻,如双侧输尿管结石,前列腺增生,膀胱功能失调等,最终必然导致肾小球滤过率的降低,其发生率在急性肾衰竭中约占 5%,由于正常单个肾脏可满足清除代谢废物的功能,所以急性肾衰竭大都为双侧性梗阻所致,由前列腺(包括增生,肿瘤)所致的膀胱颈部梗阻是最常见原因,其他原因为神经源性膀胱,下尿路梗阻(如血块堵塞,结石及外部压迫等)。

(二)临床表现

1.少尿或无尿期

少尿期的临床表现主要是恶心,呕吐,头痛,头晕,烦躁,乏力,嗜睡以及昏迷,由于少尿期体内水,钠的蓄积,患者可出现高血压,肺水肿和心力衰竭,当蛋白质的代谢产物不能经肾脏排泄,造成含氮物质在体内积聚时出现氮质血症,如同时伴有感染,损伤,发热,则蛋白质分解代谢加快,血中尿素氮,肌酐快速升高,即形成尿毒症,本期主要特点是:①尿量减少。②进行性氮质血症。③水,电解质紊乱和酸碱平衡失常。④心血管系统表现为高血压、急性肺水肿和心力衰竭心律失常、心包炎。⑤消化症状。⑥神经系统症状。⑦血液系统症状。

2.多尿期

每天尿量达 2.5L 称多尿。临床表现主要是体质虚弱,全身乏力,心悸,气促,消瘦,贫血等,这一时期由于肾功能未完全恢复,患者仍处于氮质血症状态,抵抗力低下很容易发生感染,上消化道出血和心血管并发症等,因此仍有一定的危险性。

3.恢复期

根据病因,病情轻重程度,多尿期持续时间,并发症和年龄等因素,ATN 患者在恢复早期变异较大,可毫无症状,自我感觉良好,或体质虚弱,乏力,消瘦;当血尿素氮和肌酐明显下降时,尿量逐渐恢复正常,除少数外,肾小球滤过功能多在 3～6 个月内恢复正常,但部分病例肾小管浓缩功能不全可持续 1 年以上,若肾功能持久不恢复,可能提示肾脏遗留有永久性损害。

(三)检查

1.尿液检查

急性肾衰竭常规尿液检查结果为:①尿量改变。②尿常规检查外观多混浊,尿色深,有时呈酱油色;尿蛋白多为(+)～(++),有时达(+++)～(++++)。③尿比重降低。④尿渗透浓度降低。⑤尿钠含量增高。⑥尿尿素与血尿素之比降低。⑦尿肌酐与血肌酐之比降低。⑧肾衰竭指数常(RFI)大于 2。⑨滤过钠排泄分数(Fe-Na)>1。

2.血液检查

①血常规检查。②肾小球滤过功能检查。③血气分析。④血电解质检查。⑤肝功能检查。⑥出血倾向检查。⑦指甲肌酐测定。

3.影像学检查

(1)放射性核素肾脏扫描:在急性肾衰竭的鉴别诊断中,还需要影像学检查,对于肾移植的患者,通过对肾脏的扫描以了解肾脏的灌注情况来区分排异还是急性肾小管坏死或环孢素的毒性作用有一定的帮助。

(2)肾脏超声检查:肾脏超声检查在急性肾衰竭的评估中显得越来越重要,因为肾脏集合系统的扩张对于尿路梗阻是一个敏感的指标,ARF 时双肾多弥散性肿大,肾皮质回声增强,集合系统分离,盆腔或腹后壁肿块和尿路结石,肾后性 ARF 在 B 超下可发现梗阻,表现为肾盂积水,借助多普勒技术,超声还能够检测肾脏内不同血管的血流情况。

(3)CT 和 MRI 检查:CT 扫描能发现盆腔或腹后壁肿块,肾结石,肾脏体积大小及肾积水,而磁共振显像(MRI)能够提供和超声检查相同的信息,并且对解剖结构的分辨程度更高。

(4)肾活体组织检查:对病因诊断价值极大,可发现各种肾小球疾病,小管间质病变及小血管病变所致 ARF,能改变 50%患者的诊断及治疗。

(四)诊断

诊断 ARF 时应首先从临床入手,确定 ARF 是少尿型,非少尿型,还是高分解型,然后再弄清其原因是肾前性,肾性还是肾后性,最终明确病因,本病根据原发病因,结合相应临床表现和实验室检查,一般不难做出诊断。

(五)治疗

急性肾衰竭总的治疗原则是去除病因,维持水,电解质及酸碱平衡,减轻症状,改善肾功能,防止并发症发生。对肾前性 ARF 主要是补充液体,纠正细胞外液量及溶质成分异常,改善肾血流,防止演变为急性肾小管坏死。对肾后性 ARF 应积极消除病因,解除梗阻。无论肾前性与肾后性均应在补液或消除梗阻的同时,维持水电解质与酸碱平衡。对肾实质性 ARF,治疗原则如下:

1.少尿期的治疗

少尿期常因急性肺水肿、高钾血症、上消化道出血和并发感染等导致死亡。故治疗重点为调节水,电解质和酸碱平衡,控制氮质潴留,供给适当营养,防治并发症和治疗原发病。

2.多尿期治疗

多尿期开始时威胁生命的并发症依然存在。治疗重点仍为维持水,电解质和酸碱平衡,控制氮质血症,治疗原发病和防止各种并发症。部分急性肾小管坏死病例多尿期持续较长,每天尿量多在 4L 以上,补充液体量应逐渐减少(比出量少 500~1000mL),并尽可能经胃肠道补充,以缩短多尿期。对不能起床的患者,尤应防治肺部感染和尿路感染。

多尿期开始即使尿量超过 2500mL/d,血尿素氮仍可继续上升。故已施行透析治疗者,此时仍应继续透析,直至血肌酐降至 265μmol/L(3mg/dL)以下并稳定在此水平。临床一般情况明显改善者可试暂停透析观察,病情稳定后停止透析。

3.恢复期治疗

一般无须特殊处理,定期随访肾功能,避免使用对肾脏有损害的药物。

4.原发病的治疗

对各种引起本病的原因如肾小球疾病及间质小管疾病、肾血管疾病所引起的急性肾衰竭,还应针对原发病进行治疗。另外,可选用肾脏保护及修复促进药物;如大剂量维生素 E、促肝细胞生长因子,胰岛素样生长因子,表皮生长因子,甲状腺素以及冬虫夏草等中药。

三、护理

1.绝对卧床休息。

2.监测患者生命体征,准确记录出入量,测每日体重。

3.少尿时,体内常发生水过多,应控制水及盐的摄入预防心力衰竭。

4.给高热量、高维生素、低盐、低蛋白质、宜消化饮食,避免含钾高的食物(如:香蕉、柑、橙、山楂、桃子、鲜橘汁、油菜、海带、韭菜、番茄、蘑菇、菠菜、榨菜、川冬菜、豆类及其制品等)。

5.急性左心衰竭是急性肾衰竭的主要并发症,出现症状应立即给予纠正缺氧、镇静、利尿、行血液透析等措施。

6.注意皮肤及口腔护理。

7.有高钾血症时应积极控制感染,纠正酸中毒,输血选用新鲜血液,给予高糖,胰岛素静脉滴入或输入氯化钙,配合血液透析。

四、健康教育

1.向患者及家属介绍治疗的重要性,特别是限制液体及饮食的目的,争取患者及家属对治疗、护理的配合。

2.指导患者合理饮食,少尿期对水、高钾、高钠及高蛋白食物摄入的限制,多尿期则注意水、含钠、钾的食物及适量蛋白的补充。

3.督促患者少尿期应绝对卧床休息,恢复期也要限制活动,避免过度劳累。

4.告之患者避免加重肾功能恶化的因素:如妊娠、创伤及使用对肾有害的药物。

5.告知患者定期门诊复查的重要性,以便能据病情变化及时调整用药、饮食及体液限制。

第六章　内分泌科疾病

第一节　垂体瘤

垂体瘤是一组从垂体前叶和后叶及颅咽管上皮残存细胞发生的肿瘤。临床上有明显症状者约占颅内肿瘤的 $10\%(6\%\sim18\%)$，无症状的小瘤在解剖时发现者更多。此组肿瘤中以来自前叶的腺瘤占大多数，其次为颅咽管瘤，来自后叶者星形细胞瘤、神经节神经瘤等很少见。

一、分类

垂体前叶细胞及其肿瘤可按形态和染色体分类，亦可按细胞功能与亚微结构分类。前者可分为无颗粒无功能的嫌色细胞与有颗粒和功能的嗜酸性细胞与嗜碱性细胞，在此基础上发生的肿瘤称为嫌色细胞瘤、嗜酸性细胞瘤、嗜碱性细胞瘤及混合瘤。临床上表现为肢端肥大症与巨人症者大都有嗜酸性细胞瘤所致，表现为库欣病者大都有嗜碱性细胞瘤所致，此二者也可由混合瘤，甚至有嫌色细胞瘤所致。嫌色细胞瘤中细胞在光镜下虽无颗粒，故假定为无功能，但在临床上往往发现可伴有闭经-溢乳症（高泌乳素血症）、肢端肥大症、库欣病、甲状腺功能亢进症等。

二、病理

垂体瘤大多为良性腺瘤，少数为增生，极少数为癌。多数为单个，小的呈球形或蛋形，表面光滑有完整的包膜，大的呈不规则结节状，也伴包膜，可侵蚀和压迫视神经交叉、下丘脑。第三脑室和附近脑组织与海绵体。凡直径小于 10mm 者称微小腺瘤，大于 10mm 者称大腺瘤。小腺瘤常隐藏在鞍内，无侵蚀及压迫蝶鞍等周围组织，临床上仅有内分泌症状甚至无症状，放射同位素测定激素及 X 线等检查方法可获得早期诊断。内分泌症群视瘤细胞分泌功能与垂体正常组织受损情况而定。按光镜检查约 80% 为嫌色细胞瘤，$10\%\sim15\%$ 为嗜酸细胞瘤或混合瘤，5% 以下为嗜碱性细胞瘤。前三者瘤体大者居多，后者则小腺瘤较多。

嫌色细胞瘤细胞呈多角形或梭形，片状或条索状排列，核小稍不规则，圆形或椭圆形，胞浆淡，一般无颗粒或仅有少数细颗粒。瘤内多出血或囊性病变，晚期可钙化。嗜酸细胞瘤细胞呈圆形或多角形，较大，边界清楚，内含较多的粗大颗粒。嗜碱性粒细胞瘤细胞亦较大，圆形或多角形，内含嗜碱性颗粒，并有空泡状透明变性，称为 Crooke 细胞瘤。混合瘤中细胞大都是嫌色细胞和嗜酸细胞等混合组成。有恶变者可见核分裂，细胞丰富，形态不一，多浸润与转移。

电镜下发现生长激素腺瘤与泌乳素腺瘤内颗粒较大，可分为两种，一种为颗粒致密型，以泌乳素细胞内颗粒最大，平均直径大于 600nm，最大可达 1200nm，伴错位胞溢，内质网明显，排列成同心轮（称 Nebenkerns）状。生长激素细胞内颗粒次之，直径多数为 $350\sim450$nm，两种细胞内的粗面内质网与高尔基复合体均发达丰富。另一种为颗粒稀少型，颗粒小而稀。生长激素细胞内颗粒 $100\sim250$nm，泌乳素细胞内颗粒呈卵圆形或多形性,长径约 250nm。促肾上腺皮质激素腺瘤细胞呈球形或多角形,核为圆形或卵圆形,胞浆基质深,粗面内质网和核糖体皆丰富,高尔基复合体明显,内含致密性颗粒,圆形或不规则形,直径 250～450nm。促甲状腺激素腺瘤及促性腺激素腺瘤极罕见。前者颗粒最小,直径 100～200nm,后者颗粒稀少。混合瘤中以多种细胞同时存在为特征。

三、临床表现

垂体瘤起病大都缓慢而隐潜,小瘤或大瘤早期可无症状,不少垂体瘤可始终无症状,仅在解剖时发现。有症状的肿瘤,其发生症状的病理基础有两种,一是由于肿瘤压迫垂体及其周围组织而引起的症群,二是由于肿瘤细胞分泌激素过多或破坏瘤外正常组织导致激素分泌过少所致的症群。

(一)肿瘤压迫垂体及其周围组织的症群

1.高泌乳素血症

由于肿瘤压迫垂体正常组织,并阻抑门脉血供,使泌乳素抑制因子(PIF)作用减弱,患者中女性多诉闭经－不育,男性诉阳痿。泌乳素测定,有 60％～80％泌乳素升高,为嫌色细胞瘤中泌乳素及生长激素瘤或混合瘤的第一症状。

2.神经纤维刺激征

头痛为第二常见症状,早期呈持续性钝痛,位于前额、双颞侧、眶后等处,也可呈胀痛伴阵发性加剧,由于肿瘤压迫或侵蚀硬脑膜或蝶鞍隔膜或牵引血管外膜神经纤维所致。当肿瘤逐渐增大累及颈内动脉分支、大脑动脉、Willis 氏环等血管壁时常刺激痛觉神经纤维而发生顽固性头痛。

3.视神经、视交叉及视神经束压迫症

第三组症群为视力减退、视野缺损和眼底改变。当肿瘤向上前方鞍外发展时常压迫视神经、视交叉及/或神经束而引起双颞侧偏盲、同侧偏盲或 1/4 视野缺损等,视力常减退,见于单侧或双侧,甚至仅存光感而失明。眼底检查可见视神经色泽浅淡,乳头原发性萎缩,视盘水肿伴颅压增高者少见。

4.下丘脑综合征

当肿瘤向上生长可侵入下丘脑,发生肥胖、尿崩症、嗜睡、多食、厌食、性发育迟缓或早熟等,尤以颅咽管瘤为多见。偶有压迫第三脑室引起脑室积水,累及额叶和颞叶引起精神失常。

5.海绵窦综合征

当肿瘤向两侧及后方发展可侵蚀海绵窦而发生第Ⅲ、Ⅳ、Ⅵ颅神经压迫,眼球运动障碍与突眼,当第Ⅴ神经受累时可发生三叉神经痛或面部麻木等。

6.脑脊液鼻漏

见于腺瘤向下发展破坏蝶鞍鞍底与蝶窦时。常易导致脑膜炎,后果严重。

(二)激素分泌异常症群

1.激素过多分泌症群

当垂体正常组织受压而破坏时,激素分泌(除因垂体门脉系受压而 PIF 减弱以致泌乳素增多外)常减少,尤其是促性腺激素分泌减少(可因细胞受压或 PRL 增多)而闭经－不育或阳

痿常最早发生而多见,其次为促甲状腺激素分泌不足引起继发性甲状腺功能减退症,促肾上腺分泌不足引起继发性肾上腺皮质功能减退症者较少见,但较严重,可危及生命,凡临床上呈复合症群者多见于单个促激素不足者。

2.激素分泌过多症群

由于肿瘤细胞分泌激素过多常引起功能亢进。如泌乳素过多症中闭经－溢乳－不育与阳痿,生长激素过多发生肢端肥大症与巨人症,ACTH过多发生库欣病与Nelson综合征伴黑色素沉着,TSH过多引起垂体性甲状腺功能亢进症。

除上述二大组症群外,有时瘤内出血,引起剧烈头痛伴垂体前叶功能突然低下或伴视力视野急性减退甚至失明,临床上称为垂体性卒中。轻者于数日后可自行缓解,甚至无明显症状,但重者必须抢救,按垂体性危象或昏迷处理。有时女性患者可妊娠,但第二、三期有视神经交叉压迫加重的可能。

四、X线检查

1.颅平片正侧位及断层片

示蝶鞍增大、鞍底下陷、有双底、鞍背变薄向后竖起,鞍结节变光向前上移位,前床突相对延长,蝶鞍变形,入口增大如杯状,骨质常吸收破坏,凡此均见于较大腺瘤向鞍外生长侵蚀者,故大多为晚期表现。早期小腺瘤局限于鞍内者可无上述表现。除颅咽管瘤有典型钙化外,垂体瘤呈钙化者少见。除个别向鞍上发展者可呈颅压增高外,一般无颅内压增高症。

2.电子计算机X线体层扫描(CT)

垂体瘤密度高于脑组织,脑室、脑池移位有助于较大腺瘤的诊断,如静脉注射含碘造影剂可提高肿瘤检出率。尤其是对鞍上、鞍旁的肿瘤发展可以显示,并有助于鉴别空泡蝶鞍。

3.气脑造影

小剂量定向气脑造影,有助于了解向鞍外发展的肿瘤范围。①脑池改变可反映肿瘤向鞍上生长的早期征象,包括交叉池下缘向上隆起、终板池受压、脚间池或桥池软组织缺损等;②脑室改变亦可反映压迫第三脑室情况。气脑造影为鉴别空泡鞍碟的重要措施。

4.核磁共振(MRI)

为检查垂体瘤的最有效的方法,较CT显影更为清楚。

5.脑血管造影

可显示肿瘤向鞍旁生长、侵犯颞底和瘤包膜的动脉供血情况。现已少用。

五、诊断和鉴别诊断

垂体瘤诊断包括下列三部分:①确诊有垂体瘤;②明确垂体瘤类型和性质;③了解垂体瘤功能和其周围组织受累情况。根据上述临床表现、X线发现,辅以各种内分泌检查等,一般可获确切诊断。但蝶鞍增大者常须除外空泡蝶鞍,原发者大多见于中年多产妇,伴胖而少内分泌征群与颅压升高表现(可有轻度头疼),内分泌功能试验大都正常或轻度异常,蝶鞍呈球形增大,无骨质破坏等发现,气脑往往可以确诊。继发性者有垂体瘤等手术或放射治疗史,不难诊断。功能性垂体瘤均有临床特征和内分泌失常佐证,无功能行者则须注意除外鞍旁多种疾病,包括垂体外肿瘤(脑膜瘤、胶质瘤、肉瘤、错构瘤和各种转移瘤)、炎症与肉芽肿(结节病、嗜酸肉芽肿、蛛网膜炎等)、变性、血管瘤等,蝶鞍大小可正常或增大,可变形,垂体功能正常或偏低,神经症状较明显且早于内分泌异常,头疼与颅压升高等较严重,气脑和 CT 等可协助诊断。颅咽管瘤较多见于儿童及青少年,半数以上鞍上有钙化点为特征。

六、治疗

除对症治疗与支持治疗外,垂体瘤治疗有 3 种方案:手术切除、放射治疗与药物治疗。个别病例治疗方案的选择必须视肿瘤的性质、大小、周围组织受压及侵蚀情况与垂体功能、全身情况等具体条件而定。

(一)药物治疗

1.溴隐亭

此药为多巴胺强化剂,可增加多巴胺兴奋分泌乳素抑制因子(PIF)作用。可治疗高泌乳血症中泌乳素瘤,一般从小剂量 1.25mg 开始,每日 1 次,于睡前进餐时与食物同服,以后视患者具体情况逐渐加大(如无反应)至每日 7.5mg,分 3 次口服,可避免发生恶性、呕吐、头晕、低血压等反应。经治疗 4～6 周后,可使溢乳－闭经减轻以至消失,2～3 个月后高泌乳血症消失,月经可恢复,排卵正常,且能受孕,此时须停药,待产后视病情需要再用。

2.赛庚啶

此药为血管素抑制剂,可抑制血清素刺激 ACTH 释放(CRH),对库欣病及 Nelson 病有效。一般每日 24～32mg,有嗜睡、多食等不良反应。

3.生长抑素衍化物 SMS201～995

此药作用较生长抑素本身为长,可治生长激素瘤、TSH 垂体瘤,每日皮下注射 50～100μg,2～3 次(q8～12h),历时 4 月许,可见效。

(二)放射治疗

适用于瘤体小、无鞍上鞍外等侵蚀压迫而不须手术治疗或术后补以放疗、且对放射线较敏感者,可用于治疗嫌色细胞瘤、嗜酸细胞瘤,有效率 60％～70％;但对有囊肿、出血的肿瘤、颅咽管瘤等无效,对有视野缺损等明显压迫症者放疗可引起水肿,使之恶化,不宜采用。放疗范围太大常易损伤下丘脑等正常组织,必须避免。

(三)手术治疗

γ 刀治疗或行鼻内镜手术治疗,可使良性垂体瘤得以根治。恶性垂体瘤症状得以缓解,术后再配合放疗或化疗可以使患者生命最大限度地延长。

七、护理

1.向患者介绍本病的基本知识,使其对本病的情况有所了解,积极配合医师进行各种检查和治疗。

2.对于需要手术的患者术前对患者要进行心理护理,消除对手术的恐惧心理,使手术能够顺利进行。

3.对于放疗或化疗的患者要告知患者放疗及化疗的注意事项及不良反应,使患者对此有所心理准备。

4.药物护理:告知患者一定按医嘱服药,不可随意减量或停药;用化疗药物静脉治疗时,要注意药液液路通畅,不可外渗避免造成局部疼痛及静脉炎,化疗药物静点完毕应该用生理盐水冲洗,预防药物沉积在血管壁上而发生静脉炎。

第二节　甲状腺功能亢进症

甲状腺功能亢进症简称甲亢，是指甲状腺功能增高、分泌激素增多或因甲状腺激素在血液循环中水平增高所致的一组内分泌病，病因多种，病理呈弥散性、结节性或混合性甲状腺肿和甲状腺炎等及多种器官和组织由甲状腺激素直接和间接所引起的病理生理与病理解剖病变；临床上呈高代谢症群、神经、心血管系等功能失常，甲状腺肿大等特征；弥散性者大多数伴有不同程度的突眼症。

一、分类

(一)甲状腺性甲亢

甲状腺功能亢进、激素合成分泌增多伴甲亢症状者：

1.弥散性甲状腺肿伴甲状腺功能亢进症，又称突眼性甲状腺肿－Graves 病、Base－dow病、毒性弥散性甲状腺肿，但激素过多引起的症群并非中毒所致。此症为甲状腺功能亢进中最常见的一种，主要由于自体免疫机制失常与精神刺激等应激所激发临床上呈典型或不典型甲亢症群，伴甲状腺弥散性肿大与突眼症。

2.多结节性甲状腺肿伴甲亢，又称毒性多结节性甲状腺肿，病因不明，腺体摄碘功能呈弥散性增高但不均匀，TSH 和外源性甲状腺激素不改变其摄碘功能，常见于患甲状腺结节已多年后发生甲亢，多见于中老年人，可能于结节性甲状腺肿基础上发生 Graves 病，故甲状腺免疫球蛋白抗体可阳性。

3.自主性高功能性甲状腺腺瘤，又称单结节性高功能性甲状腺肿、毒性单结节性甲状腺肿、瘤样甲状腺肿伴甲亢等。病因不明。甲状腺扫描呈热结节(结节处^{131}I 浓集)，其余腺组织受反馈抑制而相对摄碘减少，此种结节且不受 TSH 调节，故称自主性高功能性，给外源性TSH 后结节外组织摄碘功能可恢复。此病多见于中壮年(40～60 岁)妇女，起病慢，无突眼，以 T_3 型甲亢较多。病理上为有包膜的腺瘤。甲状腺肿大有时也可呈多结节性，为本病亚种。

4.新生儿甲亢有 2 种：①母患 Graves 病，免疫抗体经胎盘入胎儿引起甲亢，故生下有甲亢症状，但 2～3 月后可消失；②产后新生儿患甲亢，可能与自体免疫有关。

5.碘源性甲亢(简称碘甲亢)：多见于地方性甲状腺肿区，偶见于非地方性多结节性甲状腺肿或腺瘤。可能腺内原有缺陷，摄碘过多而诱发。地方病区者往往甲状腺肿大、多结节、少突眼而甲亢相对较轻。非地方病区者往往由于含碘药物引起，甲状腺肿中无结节，不肿大，甲亢亦较轻，由于碘蕴藏于腺内丰富，吸^{131}I 率颇低，血循环中则有较多的甲状腺激素，引起甲亢、胺碘酮所致者总 T_4 亦升高，rT_3 也升高，总 T_3 则降低，由于阻止 5'单碘脱碘酶所致，TSH 可稍高，停药后可自行缓解，或仅需普萘洛尔等治疗。

6.滤泡性甲状腺癌，是由于腺癌及其转移癌分泌激素过多引起甲亢，有时原发病灶已切除仍有甲亢症时仍注意寻找转移癌。

(二)垂体性甲亢

由于垂体瘤分泌 TSH 过多引起，颇罕见。不少病例偶见于垂体混合细胞瘤伴肢端肥大症或高泌乳素血症。

(三)异源性 TSH 综合征

非常罕见。偶见于女性患绒毛膜上皮癌(简称绒毛癌)、葡萄胎,或男性患睾丸绒毛癌,肺癌和消化系(胃、结肠、胰)癌均可分泌 TSH 样物质引起甲亢。也有人认为高浓度 HCG 中含有 TSH 样物质或具有刺激甲状腺的肽类引起甲亢。葡萄胎甲亢于产后可恢复。

(四)卵巢甲状腺肿(struma ovarii)罕见

卵巢畸胎瘤及皮样瘤中含有甲状腺组织,分泌激素过多时引起甲亢。严格来说此组可称为异位甲状腺激素分泌过多症。

(五)仅有血循环中甲状腺激素增多引起甲亢症状而甲状腺功能不高者:

1.人为(药源性)甲亢,是由于摄入过多的甲状腺激素引起,但甲状腺功能正常或受反馈抑制。

2.甲状腺炎伴甲亢:亚急性甲状腺炎初期及慢性淋巴细胞性甲状腺炎时或放射性碘等破坏腺滤泡,激素溢出至血循环引起甲亢,但腺体功能不高,甚至低于正常。也可因免疫反应发生慢性淋巴细胞性甲状腺炎的同时伴有甲亢,称桥本甲亢、但大多数属暂时性,后期转化为甲状腺功能减退症。

(六)多发性骨纤维性异常增生症伴甲亢非常罕见。

二、病因和发病机制

大量研究证明本病为自体免疫性疾病,间接证据有:①肿大的甲状腺及眼球后组织中有大量的淋巴细胞及浆细胞浸润;②周围血液循环中淋巴细胞绝对值和％增高,伴淋巴结、胸腺和脾脏淋巴组织增生;③患者本身和其家属同时或先后发生其他甲状腺自体免疫性疾病,如桥本甲状腺炎、黏液性水肿、浸润性突眼等;④患者本身或其家属发生其他自体免疫性疾病者常多见,如重症肌无力、Ⅰ型糖尿病、恶性贫血、萎缩性胃炎等;⑤患者及其家属血液循环中抗甲状腺及胃抗体阳性率及其滴定价往往较高;⑥甲状腺内有 IgG、IgA、IgM 沉积。本病为自体免疫性疾病的直接证据有:①体液免疫方面,多种抗甲状腺细胞成分的抗体中,针对 TSH 受体为抗原的甲状腺刺激性抗体(简称 TSAb),或称甲状腺刺激性免疫性球蛋白(TSI)或 TSH 受体抗体(TRAb)能从 95％病原血清中检出,具有抑制 TSH 而与 TSH 受体或其有关组织结合,而从激活腺苷环化酶与加强甲状腺细胞功能。此种抗体能通过胎盘引起新生儿甲亢。甲亢治疗停药后如持续阳性可导致复发;②细胞免疫方面,除前述佐证外现已证实此种抗体系由 B 淋巴细胞所产生。

现认为甲亢的发病机制主要是在遗传基础上因精神因素刺激等应激因素而诱发的自体免疫性反应所致。可能是由于病体 Ts 细胞的免疫监护和调节功能有遗传性缺陷,当遭到精神刺激、感染等应激时,体内免疫稳定性被破坏,"禁株"细胞失去控制,其结果引起产生 TSI 的 B 细胞增生,在 Th 细胞的辅助下分泌大量的自体抗体 TSH 而致病。

本病的遗传因素佐证很多,如家族中发生多种自体免疫性疾病等外,双生儿中同卵者显性为 $30％～60％$,异卵者 $3％～9％$,明显高于一般发病率。HLA 研究证实高加索白种人中 HLA$-A_1$、B_8、DR_3 阳性者易感性与相对危险因子增高,日本人 HLA$-B_{35}$、国外华人中 B_{46} 阳性者的易感性亦增高,尤其兼有 B_{40} 与 B_{13} 者更著。

精神因素等应激为本病的诱因,推测可能是由于应激反应影响 T 细胞的监护功能,使有部分遗传缺陷者恶化而发病。

当疾病已发生后,T_4、T_3 增高。还可以作用于淋巴细胞影响免疫机制,使其病情继续恶化。

三、病理

甲状腺呈不同程度的弥散性肿大,血管丰富,充血扩张,呈鲜牛肉或猪肝色,腺外有包膜,表面光滑,透亮,有时不平呈分叶状,峡部常肿大,质脆软至韧。滤泡细胞增生从立方形转为柱状形,提示分泌功能亢进。泡壁增生折皱呈乳头状突入泡腔,腔内胶质常减少。细胞内核位于底部,有时有分裂象,胞内多囊泡,高尔基器肥大,内质网发育良好,有较多的核糖体,线粒体常增多,此均提示腺体功能处于高度活跃状态。滤泡组织中有弥散性淋巴细胞浸润,甚至出现淋巴组织发生中心。在结节性甲状腺肿基础上发病者亦可有结节。

其他器官,在浸润性突眼的球后组织中,由于眼球肌水肿增大、脂肪及结缔组织中含有较多的黏多糖与透明质酸而水肿,加以淋巴细胞及浆细胞浸润,以至体积增大而使眼球前突。镜下示眼球肌纤维增粗,纹理模糊,脂肪增多,肌细胞内黏多糖亦增多,以致肌力大减。骨骼肌、心肌有类似情况但较轻。此均提示自体免疫反应的病理基础。久病者肝内有灶性或弥散性坏死、萎缩,门脉周围纤维化,甚至发生肝硬化。少数病例尚有双下肢对称性胫前黏液性水肿等皮肤病变与骨质疏松。

四、临床表现

本病多见于女性,男女之比为 1:(4~6),各组年龄均可发病,以 20~40 岁为多见。起病一般缓慢,多数不能确定时日,少数在精神刺激下或感染等应激后急性起病。临床表现轻重不一,典型的病例常有 T_3、T_4 过多与高代谢症群、甲状腺肿及突眼症,但此三者出现先后于程度可不平行,有时仅有高代谢症群,呈消瘦疲乏、情绪激动、失眠心悸者易误诊为神经官能症;有时以多种特殊表现出现有腹泻、心律不齐、肌病、恶病质、突眼等症群。年老男性及小儿多不典型表现。

(一)T_3、T_4 分泌过多综合征

1.高代谢综合征

由于 T_3、T_4 分泌过多促进三大营养物质代谢,加速氧化,产热与散热均明显增多,以致患者怕热多汗,皮肤温暖潮湿,尤以手足掌、脸、颈、胸前、腋下等处为多,皮肤红润,平时有低热,危象时有高热。由于能量消耗较摄入为多,体重常锐减,疲乏无力,工作效率低下。甲状腺激素可促进肠道吸收糖分、加速肝糖原分解,但由于氧化利用加强,一般空腹血糖正常,仅餐后血糖增高,耐量多异常,常使糖尿病加重,隐性者转化为显性,甲亢控制后才减轻或恢复。还可促进脂肪分解与氧化,胆固醇合成与转化为胆汁酸而排出均加速,尤以后者为甚,以致血总胆固醇常降低。蛋白质代谢加速可引起负氮平衡,导致肌肉组织等软组织多消耗而消瘦软弱。

2.神经系统

T_3、T_4 作用于神经系统,常使患者神经过敏、易于激动、烦躁多虑、失眠紧张、多言多动,有时思想不集中,有时有幻觉,甚至发生躁狂症。但偶有寡言抑郁、神情淡漠。当舌和二手平举时向前平行伸展时有细震颤,腱反射活跃,反射时间缩短。

3.心血管系统

由于代谢亢进,耗氧增多,甲状腺激素可间接或(及)直接作用于心肌与周围血管系统,促进心肌肌球蛋白等合成,在动物实验中还发现促进 $Na-K-ATP$ 酶、肌球蛋白$-ATP$ 酶与 $Ca-ATP$ 酶活性并有 $\beta-$肾上腺素能受体数增多,心肌肥厚,心房应激性加强和血容量增加,使心肌收缩加强、心率增快、搏出量增加,收缩压上升而舒张压稍降,以致脉压增大,血循环加速。多数患者诉心悸、胸闷、气促、稍活动后加剧。严重者导致甲亢性心脏病。体征方面有:①心动加速,常为窦性,每分钟 90~120 次,休息后或熟睡时仍快,与代谢率升高呈正相关,为本病的特征之一,诊断的重要依据;②心律失常,以期前收缩最为常见,房性、室性与交界性均可发生,尤以房性者为多,有时呈阵发性或持久性心房颤动和扑动以及偶见房室传导阻滞等;③心音和杂音,心脏收缩加强,心尖区第一心音亢进,常有Ⅰ、Ⅱ级收缩期杂音,与二尖瓣关闭不全不易鉴别。舒张期杂音少见。有时伴有二尖瓣脱垂;④心脏肥大、扩大,有心房颤动者更易衰竭,多见于年长男性久病重病者,尤其于心脏增加额外负荷时(如应激、严重的感染或使用 β 阻滞剂不当时);⑤收缩压上升可达 170mmHg 以上,舒张压下降至 70mmHg 以下而脉压＞100mmHg 也为本病的特征,须与高血压相鉴别。有时可呈水冲脉与毛细血管搏动,则须与主动脉瓣关闭不全鉴别。

4.消化系统

患者食欲亢进,食多消瘦,为本病的特点,常有助于诊断。多数患者尤其是高年(淡漠型)患者常因厌食,可呈恶病质。胃肠蠕动增快,消化吸收不良而大便频繁甚至慢性腹泻者更易消瘦。一般大便呈糊状、含较多不消化食物。有时有脂肪消化不良而成脂肪痢。由于营养障碍与激素直接作用,肝脏可稍大,功能损害表现为 SGPT、AKP 增高和 BSP 滞留等,偶见黄疸。少数可伴 B 族维生素缺乏症。

5.运动系统化

甲状腺激素过多作用于肌肉,除引起蛋白质代谢呈负氮平衡外,肌酸磷酸分解亢进,尿中排出增多,每日男性常超过 60mg,女性及小儿超过 100mg,呈负氮平衡,以致引起骨骼肌、心肌与眼球肌等生化改变而发展至病理变化,尤其是肩胛与骨盆带近躯体的肌群萎缩,软弱无力,行动困难,临床上呈急性或慢性甲亢性肌病。有时伴有急性延髓麻痹症。不少病例还可伴有周期性瘫痪,发作时血钾降低,但尿钾不多可能是由于转移至肝及肌肉细胞内所致。多见于青年男性。尚有伴重症肌无力,二者皆属于自身免疫病。浸润性突眼中球外肌多麻痹。还可影响骨骼引起骨质疏松与脱钙、尿酸增多,但血钙一般正常。

6.生殖系统

女性患者常月经减少、后移,甚至闭经。男性多阳痿,偶有男性乳房发育,泌乳素及雌激素水平增高。两性生殖能力均下降,但有时仍能受孕,可发生新生儿甲亢。

7.内分泌系统

除性腺外影响垂体－肾上腺,早期因应激反应而血 ACTH、皮质醇及 24 小时尿中 17 羟升高,以后受 T_3、T_4抑制 17 羟与 17 酮均下降。皮质醇半寿期缩短。临床上虽呈交感神经及肾上腺髓质兴奋现象,血中儿茶酚胺水平不高有时有所下降,尿中排除正常。

8.血及造血系统

周围血循环中淋巴细胞绝对值和％及单核细胞增多,但白细胞总数偏低,有时在 $3\times10^9/$ L 左右。血小板寿命较短,有时出现紫癜。血容量增大,尤以血浆增多多于红细胞增多,导致轻度贫血;红细胞寿命正常或稍短,血清铁蛋白稍高,维生素 B_{12} 及叶酸可下降,血清铁也下降,骨髓中红细胞增生而储存铁量降低。

(二)甲状腺肿

呈弥散性肿大,从 2 倍至 10 倍不等。一般双侧对称呈蝶状,峡部亦肿大,随吞咽运动上下移动,质软,久病者较韧,有时在原有结界基础上发病者可扪及结节,大小数目不等,左右叶上下极有震颤伴血管杂音,尤以上极为多见,提示血管丰富,为本病的特征之一,但须与动静脉血管音相鉴别。极少数甲状腺位于胸骨后纵隔内,则须用同位素或 X 线检查,方可查明。不少病例以此为主诉就诊,但压迫症少见。肿大程度与甲亢轻重一般无明显关系。

(三)眼征

可分为二类,非浸润性,又称良性突眼症为本病中常见的眼征;浸润性突眼又称恶性突眼,约占 5％,但较重。常为本病主诉之一。有时可先于甲亢或甲状腺肿发生,但大多同时或后于甲亢或甲状腺肿发生,突眼程度与甲亢无明显关系,约有 5％以下病例可无甲亢症称为甲状腺功能正常性突眼或 Graves 病。良性者无症状,仅有眼征。①眼裂增宽,目光炯炯有神,少瞬眼,眼球前突一般在 18mm 以内(正常高限为 16mm);②上眼睑挛缩,向下看时眼睑不能随眼球向下转动;③两眼看近物时向内侧聚合不良;④向上看时前额皮肤不能皱起。此组眼征主要由于交感神经兴奋眼外肌群和上睑肌(Miller 肌),使张力增高所致,球后眶内软组织改变不大,病情控制后常自行恢复,预后良好,故称为良性突眼症。

浸润性突眼症症状较明显,患者常诉怕光、复视、视力减退、阅读时容易疲劳、异物感,甚至眼部肿胀、刺痛、流泪,眼球肌麻痹而视野缩小斜视,眼球活动度减少,甚至固定,此组眼征由于眼球后软组织水肿和浸润所致,故突眼度一般在 19mm 以上,有时可达 30mm,左右突眼度常不等,相差可自 2mm 至 5mm,有时仅一侧突眼。由于高度突眼,不能闭合,结合膜及角膜经常暴露,尤以睡眠时易受外界刺激,引起充血、水肿,继而感染,结合膜常外翻膨出呈不同程度的结膜炎伴渗出,角膜炎亦相继发生,可形成角膜溃疡与全眼球炎,以至失明。眼睑多水肿,尤以上眼睑为明显。发病原因与机理大致亦属于自体免疫性疾病,可能由眼球肌、眶内结缔组织等呈抗原性引起。

五、特殊临床表现

(一)甲亢性心脏病

心血管系统表现为本病常见症状体征。严重时有心脏扩大、心律不齐,甚至衰竭者可确诊为心脏病,占甲亢病 10％~22％。患者诉心悸、气促等。诊断时年轻者应严格除外风心病、先心病,年长者应除外冠心病、高心病等。但本病于甲亢控制后,心脏大小节律等可完全恢复,因随访后才可确诊。本病多见于男性,随年龄增长而添加,尤多见于结节性甲状腺肿伴甲亢与 T_3 型甲亢中。有时仅有心脏病的表现而甲亢不明显,如原因不明性房颤等应怀疑本病。如甲亢已控制而房颤持续存在时应疑及尚伴有冠心病等心脏病。

(二)局限性黏液性水肿

又称浸润性皮肤病变或胫前黏液水肿,多数见于胫前故名,但亦有可见于手足背面、踝关节,偶见面部。约占 Graves 病中的 5%,常与浸润性突眼同时存在或先后发生,有时可单独出现而不伴有甲亢症。不少病例可见于甲亢手术或 [131]I 治疗后约 1 年左右。皮损大多为对称性,早期皮肤增厚、粗而变韧,有广泛大小不等的棕红色或红褐色或暗紫色红色突起不平的斑块状结节,结外表皮薄而紧张,面稍发亮,毛粗而稀疏,有时有脱屑;后期皮肤如橘皮或树皮,皮损常融合形成下肢(自膝下至踝关节甚至足背)粗大如象皮腿。活检常形成瘢痕疙瘩。镜下示粘蛋白样透明质酸沉积,伴许多带有颗粒的肥大细胞、吞噬细胞和含有增大的内质网的成纤维细胞浸润。电镜下示大量微纤维存在伴糖蛋白及酸性糖胺聚糖沉淀。亦可能属自身免疫性疾病。

(三)指端粗厚

又称甲状腺指端粗厚,外形似杵状指或肥大性肺骨关节病变,但血液循环并不增加,故与后者不同。X 线片上示骨膜下新骨增生似肥皂泡样粗糙突起,分布于指或指掌骨,与呈线状分布的新生骨多见于肺骨关节病者也有区别。指甲软与甲床分离。此征少见。

(四)甲状腺危象

系本病恶化时的严重症群,较多见于感染、各种应激或 [131]碘治疗早期,以老年患者多见,病死率较高,初期症状为高热达 39℃ 以上,有时可有过高热。脉速一般在 120 次/分以上,可达到 160 次甚或 200 次左右,常可因心房颤动或扑动而病情危重。神情焦虑,烦躁不安,大汗淋漓,时有恶心、厌食、呕吐、腹泻。大量失水,以致虚脱,甚至休克,继而嗜睡或谵妄,终至昏迷。有时伴有心力衰竭或肺水肿,偶有黄疸。白细胞中性及分类常升高,以致早期不易与严重感染或败血症鉴别。血中 T_3、T_4 常增高,但未必明显高于一般的甲亢病例,故其发病机制未能将释放的大量 T_3、T_4 大量入血液循环为唯一基础,交感神经兴奋、垂体-肾上腺皮质激素轴应激反应减弱均须考虑为诱因。

(五)淡漠型甲亢

又称隐蔽型或无力型甲亢。多见于老年人,表现为起病隐匿,神志淡漠,嗜睡无力,反应迟钝,消瘦明显,甚至恶病质。症状多不典型,有时仅有厌食、腹泻等消化道症状,也可仅有原因不明的心律失常尤以阵发性或持续性心房颤动为多。老年患者还可合并心绞痛、心肌梗死伴心力衰竭与心律失常,则与冠心病易混淆。此型病例眼征、甲状腺肿与高代谢症群均不明显;但可能由于长期甲亢,导致全身各脏器极度衰竭,并易诱发危象;应予警惕。

(六)三碘甲状腺原氨酸(T_3)型甲亢

此型临床表现与寻常型相同但较轻。可见于弥散性、结节性或混合性甲状腺肿患者的早期、治程中或治后复发早期。其特征为血清总的 T_4、游离 T_4 与蛋白质结合碘均正常甚至偏低,摄 [131]碘率正常或偏高且不受外源 T_3 抑制,但血清 T_3 与游离 T_3 均增高,故甲亢症群由于 T_3 增高引起。发病原因可能因缺碘时发生甲亢或在发展病程中 T_3 上升较多较快而治程中则 T_4 下降较多较快所致。

(七)甲状腺素(T_4)型甲亢

此型以血清总 T_4、游离 T_4、游离 T_4 指数升高,血清总的 T_3、游离 T_3 及其指数正常或偏低为特征,见于甲亢伴严重其他疾病而由 T_4 转化为 T_3 明显降低,rT_3 明显升高或碘甲亢病例。须与因 TBG 而 T_4 升高与脱碘酶受抑制而 T_3 减少者鉴别,可做 TRH 兴奋试验,甲亢者不受兴奋。

此外,本病尚可与糖尿病、肢端肥大症、Addison 病、重症肌无力、周期麻痹等伴发,使临床表现更为复杂,诊疗时必须注意。

六、实验室检查

(一)基础代谢率

正常范围 $-10\%\sim+15\%$。约 95% 本病患者高于正常,其增高程度与病情轻重相符。临床上以 $+15\%\sim+30\%$ 为轻型,$+31\%\sim+60\%$ 为中型,$>+61\%$ 为重型。少数病例代谢率在正常范围内可能由于发病前偏低。诊断时尚须除外其他高代谢情况如妊娠、发热、心肺功能不全、白血病、恶性肿瘤等。临床上可用下列公式估计:

方法是禁食 12 小时、睡眠 8 小时后清晨空腹静卧时测脉率、血压,再用公式计算。

基础代谢率(%)=(脉率+脉压)-111

基础代谢率(%)=0.75×[脉率+(0.74×脉压)]-72

(二)甲状腺摄[131]I 率

空腹口服 $2\mu ciNa^{131}I$ 后 3 及 24 小时用盖革计数管在甲状腺外测定其放射性(脉冲数)与标准源比较,得正常值分别为 $5\%\sim25\%$ 及 $20\%\sim45\%$,高峰在 24 小时出现。甲亢患者 3 小时 $>25\%$,24 小时 $>45\%$,高峰前移。也可用闪烁计数器在甲状腺外 $15\sim25cm$ 处测定,24 小时正常值为 $25\%\sim65\%$。本测定诊断甲亢的符合率达 90%,但缺碘性甲状腺肿也可增高,须采用 T_3 抑制试验鉴别;多种食物及含碘药物(包括中药)、抗甲状腺药物及溴剂、利血平、保泰松、对氨柳酸、甲苯磺丁脲等均可使摄[131]I 率降低;长期服用女性避孕药可使摄[131]I 率升高,测定前应停用此类药物 $1\sim2$ 月以上,诊断时必须注意。孕妇和哺乳期禁用。且此法未能反映病情严重度与治疗中进展,因此此法仅可利用于鉴别不同病因的甲亢如吸率降低者可能为甲状腺炎伴甲亢或碘甲亢或外源性激素引起的甲亢症。

(三)血清总甲状腺素(TT)

血清中 99.95% 以上的 T_4 与蛋白结合,其中 $80\%\sim90\%$ 与球(糖蛋白)蛋白结合称甲状腺激素结合蛋白(简称 TBG),TT 指 T 与蛋白结合的总量,受 TBG 等结合蛋白量和结合力的影响,如用放射免疫法测定正常甲状腺成人时,当 TBG 正常者($15\sim30mg/L$)血清 TT_4 为 $98.8\pm16.9nmol/L$;当 TBG 高于 $30mg/L$ 时血清 TT_4 为 $182\pm52nmol/L$;当 TBG 低于 $10mg/L$,血清 TT 为 $44.2\pm10.4nmol/L$。甲亢患者升高,但受 TBG 影响而 TBG 又受雌激素、妊娠、病毒性肝炎等因素的影响而升高;受雌激素,严重肝病、肾病综合征等血浆蛋白低下、泼尼松等影响而下降,分析时必须注意,TT_4 又可用竞争性蛋白结合分析法测定(简称 CPBA),但此法亦受 TBG 影响,且其特异性不及放免法,正常值为 $52\sim156nmol/L$,各实验尚有差异。

(四)血清总 T_3(TT_3)

用免疫法测定,亦受 TBG 影响(因 T_3 亦与蛋白结合 99.5% 以上)。正常值 $1.54\sim3.08$ nmol/L(平均 2.31nmol/L)。甲亢早期往往 T_3 上升较快,约 4 倍于正常,而 T_4 较缓仅 2 倍半,故测 TT_3 为诊断本病较敏感的指标,尤其 T_3 甲亢;对本病初期、治程中疗效的观察与治后复发的先兆,更为敏感。但对老年淡漠型或久病者则 T_3 可能不高,诊断分析其意义时必须注意。

(五)甲状腺激素结合试验或 $^{125}I-T_3$ 吸收试验($^{125}I-T_3u$)

原理是利用 T_4 和 T_3 与 TBG 不同的结合力以及 T_3 易被 T_4 所置换的特性,将标记的 $^{125}I-T_3$ 加入患者血清中,标记的 $^{125}I-T_3$ 即与血清 TBG 的剩余结合容量结合,未被结合的呈游离状态的 $^{125}I-T_3$ 可被红细胞、树脂、树脂海绵、活性炭等吸附剂吸收,测定被吸附剂吸收的游离 $^{125}I-T_3$(吸收试验)或测定血浆 TBG 结合的 $^{125}I-T_3$ 量(结合试验),均可了解 TBG 的剩余结合容量,从而间接反映血中 T 浓度。如作吸收试验, $^{125}I-T_3$ 吸收率甲亢时升高,甲状腺功能减退时降低;如测 TBG 结合 $^{125}I-T_3$ 的结合试验, $^{125}I-T_3$ 结合率甲亢时降低,甲状腺功能减退时升高。国内 12SI-T 红细胞吸收率,一般正常值为 $13\pm4.6\%$,$>17\%$ 可诊断为甲亢。也可用 $^{125}I-T_3$ 结合与正常者的比值,正常值为 0.99 ± 0.1 ,<0.83 为甲亢。

(六)血清游离甲状腺素(FT_4)

游离甲状腺素是生物活性部分,能直接反映甲状腺功能。且不受 TBG 变化的影响,但含量极微(占 T_4 的 0.03% 或 $11.58\sim32.18$ pmol/L)正常值各处不一,平均为 25.74 pmol/L。临床应用可计算游离甲状腺指数(FT_4I)或有效甲状腺素比值(ETR),前者为 TT_4 与 $^{125}I-T_3$ 红细胞(或树脂)吸收率的乘积,正常值为 $2.23\sim7.08$,甲亢时升高。后者用 CPBA 法测得的 TT_4 及血清中 TBG 容量,然后与标准血清的测定值相比,即得 ETR。国内正常值为 1.00 ± 0.07 (范围 $0.86\sim1.14$),甲亢病者 2.01 ± 1.36 。

(七)三碘甲状腺原氨酸抑制试验(简称 T_3 抑制试验)

用于鉴别甲状腺肿伴吸收 ^{131} 碘率增高系甲亢抑单纯性(缺碘性)者以及浸润性突眼的诊断。方法是首先测定基础摄取 ^{131} 碘率后,口服 T_3 20 μg,每日 3 次,连续 6 天或口服甲状腺片,每日 3 次,每次 60mg,连服 8 天,然后再测摄 ^{131} 碘率,两次对比。正常及单纯性甲状腺肿患者摄取 ^{131} 碘率明显下降 50% 以上,甲亢者及浸润性突眼患者因非 TSH 刺激引起而 TSH 已被 T_3、T_4 抑制,故不被抑制或小于 50% 。其他原因引起的突眼患者 T_3 抑制试验正常,可助鉴别。但此法对老年有冠心病或有甲亢心脏病者禁用,以免诱发心律不齐、心绞痛。

(八)促甲状腺激素释放激素(TRH)兴奋试验

甲亢中 T_3、T_4 增高,反馈抑制 TSH,故 TSH 不受 TRH 兴奋,如静脉注射 200μgTRH 后,TSH 升高者可排除本病的可能。但 TRH 刺激后 TSH 不增高者还可见于甲状腺功能正常突眼症、垂体病伴 TSH 分泌不足,诊断时必须注意。本试验系在体外进行测定 TSH,不需要将核素引入人体,不良反应少,操作简单,费时仅 $1\sim2$ 小时,对年老有冠心病或甲亢性心脏病者较 T 抑制试验为安全,故有取代后者的倾向。因此二法均可采用 TSH 水平反映垂体储备能力,甲亢中 TSH 接近于测不出或很低,由此共同基础,故二法可起互补作用。现可用示踪 TSH 抗体免疫放射鉴别法(IRMA)测定微量 TSH 至 0.03 mol/L 水平,如测不出者可能为甲亢,再测游离 T_3 及 T_4 ,如升高者为甲亢(或 T_3、T_4 型甲亢),则 TRH 兴奋试验可以省去。

(九)测定 TSAB(TSI 或 TRAb)

如阳性者不仅有诊断意义,且有利于随访疗效,鉴定治后复发。

七、诊断和鉴别诊断

本病的诊断主要依据临床表现,典型的病例并不困难。但早期轻症、小儿老年表现不典型者,常须实验室检查,方可确诊。化验必须有的放矢,视病情需要与各处设备条件而定。

鉴别诊断

(一)单纯性甲状腺肿

无甲亢症,摄^{131}碘高峰不前移,T_3抑制试验可减少 50% 以上,T_4、T_3正常或 T_3偏高,TSH 及 TRH 兴奋试验正常。

(二)神经官能症

精神神经症群虽相似,但无甲亢的高代谢症群,食欲一般不亢进,双手平举呈粗震颤,入睡时心脉率正常,无甲状腺肿、突眼,必要时须作甲状腺功能试验均正常。

(三)Graves 病尚须与其他原因甲亢相鉴别

详询病史、详查体征辅以必要的化验非常重要。有结节者须与自主性高功能性甲状腺瘤相鉴别,亦须与多结节性甲状腺肿伴甲亢相鉴别;临床上无突眼,甲亢较轻,必要时作甲状腺扫描可助诊断。垂体性甲亢必须测 TSH 水平方可确诊。异源性 TSH 甲亢则更困难,但少见。鉴别甲状腺炎伴甲亢症者须作吸^{131}碘率测定与抗甲状腺球蛋白或(与)微粒体抗体试验,病史体征也很重要。碘甲亢者有碘剂摄入史,吸^{131}碘率亦低,有时仅有 T_4、rT_3升高、T_3不高为特征。

(四)其他

消瘦、低热须与结核、癌症等鉴别。腹泻时须与慢性结肠炎等鉴别。心律失常须与风心病、冠心病等相鉴别。单侧突眼须与眶内肿瘤鉴别。淡漠型甲亢须与恶性肿瘤等消耗性疾病相鉴别。TT_4、TT_3增高者应注意除外受雌激素(妊娠、女性避孕药)、肝病等甲状腺外因素的影响。

八、治疗

(一)一般治疗

确诊后需解释安慰以减少精神紧张、避免情绪波动等刺激。治疗初期应适当卧床休息,并给予各种对症支持疗法,补充足够热量和营养包括糖、蛋白质和维生素 B 族等,以纠正消耗。还须采用各种镇静剂如氯氮䓬、安定等,有交感神经兴奋、心动过速者可采用利血平、肌乙啶或β-阻滞剂普萘洛尔等。

(二)甲亢治疗

控制甲亢症群的基本方法有三,即:①抗甲状腺药物及辅助药物治疗;②放射性碘治疗;③手术治疗。三者各有其优缺点,治疗前必须慎重考虑根据患者的年龄、性别、病情轻重、甲状腺病理、其他疾病、患者的意图、医师检验等多种因素考虑适当方案。药物治疗最安全方便,应用最广,但仅能得 40%～60% 缓解;其余二法为创伤性措施,缓解率较高,但有不少缺点,因此必须掌握原则个别化处理。

1.抗甲状腺药物治疗

本组药物较多,常用者为硫脲类中的甲基及丙硫氧嘧啶和咪唑类中的甲巯咪唑及卡比马唑。其他如硫氰酸盐、过氯酸钾、碳酸锂均因毒性较大,临床上少采用。硫脲类和咪唑类的抗甲亢作用是通过抑制过氧化物酶使无机碘氧化为活性碘而作用于碘化酪氨酸减少,阻止甲状腺激素合成,丙基硫氧嘧啶还可抑制 T_4于周围组织中转化为 T_3,此组药物可轻度抑制免疫球蛋白生成使甲状腺中淋巴细胞减少,血循环 TRAb 下降。

(1)适应证:①病情轻、甲状腺较小;②年龄在 20 岁以下,孕妇、年迈体弱或合并严重肝病、心肾等病而不宜手术者;③术前准备;④甲状腺次全切除后复发而不宜用^{131}碘治疗者;⑤作为放射性^{131}碘治疗后的辅助治疗。

(2)剂量与疗程:按病情轻重决定剂量,甲基或丙硫氧嘧啶初用 300～450mg/d,或甲巯咪唑、卡比马唑 30～40mg/d,分 2、3 次口服(甲巯咪唑也可每日口服 1 次),直至症状缓解,BMR 降至＋20％以下或 T_4、T_3 恢复正常时即可减量,每 2～4 周减 1 次每次甲基或丙硫氧嘧啶50～100mg,或甲巯咪唑、卡比马唑 5～10mg,待至症状完全消除,体征明显好转,BMR 正常时减至最小维持量,前二者为 50～100mg,后二者为 5～10mg,如是维持 1.5～2 年,有时停药前还可减半。病程中须定期随访疗效、反应,除非有较严重的反应一般不宜中缀。平均每日约降低BMR1％,2～3 月后可达正常范围。如 BMR 持续不降甚至而上升者可酌加剂量。如症状虽缓解而甲状腺及突眼反而恶化增大时可能由于过量,T_3、T_4 减量后对 TSH 反馈抑制减弱,以致分泌 TSH 偏多使腺体增生肥大,可酌减剂量,并加用甲状腺片每日 30～60mg,此组药物的短期(<6 个月)疗效约为 40％,轻中度患者的长期(>1.5 年)疗效约为 60％,其余在停药后3 月～1 年内复发。

(3)不良反应:主要是粒细胞减少与药疹,以甲硫氧嘧啶为多见,甲巯咪唑次之,丙硫氧嘧啶最少。严重时导致颗粒细胞缺乏症。粒细胞减少多在初用药物后 2～3 个月内或再次用药后 1～2 周,但可见于任何时间。故在初治期宜每周检查白细胞及分类,以后每 2～4 周 1 次,如白细胞低于 $3×10^9$/L 或中性粒细胞低于 $1.5×10^9$/L 应加强观察,试用升白细胞的药物,如鲨肝醇、利血平、5－复合核苷酸、脱氧核糖核酸等,还可采用泼尼松每日 30mg,分 3 次口服。如伴有发热、咽痛、皮疹、关节酸楚等疑有粒细胞缺乏症先兆时必须停药抢救。恢复后也不宜再用,此 2 组药有交叉反应,故不必试用另一种制剂。单有药疹者一般可用抗组织胺药控制,不必停药,但尚须警惕恶化为剥脱性皮炎或中毒性肝炎,则又须停药抢救。

(4)停药与复发问题:由于本组药物治疗并非去除病因,故临床上虽已明显好转,症状体征消失,T_3、T_4 和 TSH 均恢复正常,维持多久后才能停药常为难题,多数人认为 TRH 兴奋试验较好,但必须观察 TRAb 或 TSI 免疫抗体明显下降者方可免于复发。

其余药物:复方碘溶液仅用于术前准备与甲状腺危象,以减少充血与激素释放,碘化物虽可抑制激素合成(wolff－chaikoff 效应)仅属短暂性,于给药后 2～3 周内症状暂时减轻,长期大量服用,症状重现甚至加重,且影响抗甲状腺药物作用。普萘洛尔能阻止 T_4 转化为 T_3 减少O_2量与氮质平衡,常可减慢心率。减轻交感神经兴奋症状,但仅属对症治疗,并不影响病因与病程,有时可与碘合用于术前准备或Ⅳ碘治疗前后或甲亢危象中使用。

2.放射性^{131}碘治疗

利用甲状腺危象高度摄取碘能力和^{131}碘能放射出 β 射线的生物效应,在组织内的射程仅为 2mm,电离辐射仅限于甲状腺局部不影响毗邻组织,使腺泡上皮破坏萎缩、减少分泌,同时还减少腺内淋巴细胞从而减少抗体生成,而发挥抗甲状腺治疗作用。

(1)适应证:①中度 Graves 病年龄在 30 岁以上者;②对抗甲状腺药有过敏等反应而不能续用,或长期治疗无效或治后复发者;③合并肝、心、肾等疾病不宜手术或术后复发或不愿意做手术者;④某些结节性高功能性甲亢。

(2)禁忌证:①妊娠哺乳妇女,因[131]碘可通过胎盘乳汁引起胎儿、婴儿甲状腺功能减退;②年龄在 20 以下者;③有严重的肝、心、肾等功能衰竭或活动性肺结核者;④白细胞低于 $3\times10^9/L$ 或中性粒细胞低于 $1.5\times10^9/L$ 者;⑤重症侵入性突眼;⑥甲状腺危象;⑦以往曾用过大量碘而不能吸[131]碘者。

(3)剂量和疗法:一般每克甲状腺 $50\sim100\mu Ci$,甲状腺小、年轻患者剂量宜较小,年长或急需控制病情者或有热结节者剂量较大。病情较重者(BMR>+60%)应先用抗甲状腺药物治疗约 3 月,待症状减轻后,停药 $2\sim5$ 天,然后服[131]碘,一般 1 次口服,也可分次口服。

(4)疗效:一般在治后 $2\sim4$ 周症状才减轻,甲状腺缩小,体重增加,$3\sim4$ 月后约 60% 完全缓解,其余仅部分缓解。如半年后仍未缓解,应进行第二次治疗,且治前应辅以抗甲状腺治疗。

(5)并发症:①主要为甲减,早期由于腺体破坏,后期由于腺泡细胞分裂及分泌功能受抑制或自身免疫反应引起组织破坏所致;②甲状腺炎见于治疗后 $7\sim10$ 日,个别患者可诱发危象,必须注意[131]碘治疗前后须用抗甲状腺药物防治;③白血病、甲状腺癌及遗传问题均属推测,证据不足;④突眼恶化。

3.手术治疗

甲状腺次全切除后复发率,亦可使免疫反应减弱(因甲状腺切除后腺内淋巴细胞等减少而抗体减少),但手术可引起许多并发症,且属不可逆破坏性治法后果,必须慎重选择病例。

(1)适应证:①中重度 Graves 病,长期服药无效,停药后复发,或不能或不愿长期服药者;②甲状腺巨大,有压迫症者;③胸骨后甲状腺肿伴甲亢者;④结节性甲状腺肿伴甲亢者。

(2)禁忌证:①浸润性突眼;②有较重的心、肝、肾、肺等并发症、全身情况差不耐受手术者;③妊娠早期(第三个月前)及晚期(第六个月后);④轻症可用药物治疗者。

(3)术前准备:术前每例必须用抗甲状腺药物充分准备至症状控制、BMR 正常、心率<80/分,T_3、T_4 在正常范围内,于术前加服复方碘溶液,每日 $1\sim3$ 次,每次 $3\sim5$ 滴,维持两周,以减少出血,也可使用普萘洛尔或普萘洛尔与碘化物联合做术前准备,效果较迅速,$2\sim3$ 日后心率下降至正常,1 周后即可手术,普萘洛尔每次 $20\sim40mg$,每 $6\sim8$ 小时 1 次,术后尚需巩固 1 周。

(4)手术的并发症:有伤口出血、感染、甲状腺危象、喉上与喉返神经损伤、甲状旁腺暂时性或永久性功能低下伴手足搐搦症、甲状腺功能低下与突眼症恶化等。

4.中医治疗

本病辨证多属阴虚肝郁,肝阳上亢,心阴亏损,采用滋阴平肝潜阳为治则,兼以养血安神,常用地生、白芍、天冬、麦冬、知母、黄芩、龙胆草、蟹甲、龟板、磁石、珍珠母、远志、酸枣仁、柏子仁、五味子等,须随症加减,可减轻症状与调整全身功能,但采用时必须注意含碘药物可影响西药的作用。

(三)甲状腺危象的防治

防止甲状腺危象必须强调术前准备及预防感染等,本病预防常较治疗有效,一旦发生,急需抢救。①抑制 T_3、T_4 合成和由 T_4 转化为 T_3 的药物,以丙硫氧嘧啶为首选,剂量600mg 口服或经胃管注入,如无此药时可用甲硫氧嘧啶等量或甲巯咪唑、卡比马唑 60mg,以后前二者

200mg,后二者 20mg,每日 3 次,待症状减轻后改为一般剂量;②服后 1～2 小时再加用抑制释放 T_3、T_4 释放的药物,复方碘溶液首剂 30～60 滴,以后每 6～8 小时 5～10 滴,或用碘化钠 0.5～1.0g 加入 10%葡萄糖盐水中静脉滴注 12～24 小时,以后视病情好转逐渐减量;③降低周围组织对甲状腺激素的反应,用肾上腺素能阻滞剂,如无心功能不全时可用大剂量普萘洛尔 40～80mg 每 6～8 小时口服 1 次,或 1mg 在 1 分钟内静脉注射,可视需要间歇给 5 次;或用利血平 1mg,每 6～8 小时肌内注射 1 次,同时须随访血压、心率;④为拮抗应激,可给皮质醇 100mg 于 5%～10%葡萄糖盐水中静脉滴注,每 6～8 小时 1 次,也可用相当量的地塞米松静脉滴注;⑤如有高热,还可给物理降温或药物降温,试用氯丙嗪、哌替啶各 50mg 静脉滴注,同时给氧及各种镇静剂等。抢救时应注意心肾功能、周围微循环,同时防治感染等诱因或并发症。

(四)浸润性突眼防治

在选择甲亢治疗方案时应注意预防突眼恶化问题。严重突眼患者不宜做手术次全切除甲状腺,放射性[131]碘治疗亦须慎重,治疗措施包括:①保护眼睛,戴黑眼镜以防强光和灰尘刺激,睡眠时用抗菌眼膏、纱布或眼罩,尽量防治结膜炎及角膜炎的发生。单侧眼罩可减轻复视。高枕卧位,限制食盐并用利尿剂以减轻水肿。0.5%甲基纤维素或 0.5%氢化可的松对减轻刺激征效果较好。严重病例如结膜水泡样膨出时须将上下眼睑暂时缝合,以保护角膜,但缝合后易继发感染,留下瘢痕形成锯齿样睑缘。极顽固病例各种治疗无效时须作眼眶减压手术;②泼尼松 10～40mg 每日 3 次,对早期病例,疗效较好,症状好转后可以减量,一般于 1 月后见效而渐减为维持量,每日 5～20mg,也可隔日给最小维持量后渐停药。治程中需注意失钾及激素不良反应和停药问题。还可用利尿剂以消肿保钾。泼尼松的药理作用主要是消炎及抑制免疫;③其他免疫抑制剂如环磷酰胺、CB1348、6MP、硫唑嘌呤、MTX、环孢菌素等也可试用。可与泼尼松交替试用,但须注意降低白细胞等反应;④甲状腺片每日 60～180mg 与抗甲状腺药合用,以调整垂体－甲状腺轴功能;⑤球后或垂体放射治疗,以抑制敏感性淋巴细胞,减少眶内球后浸润,如前述诸法无效,可在术前一试;⑥可用换血浆以去除免疫球蛋白与免疫复合物等因子而达到治疗效果;⑦中医治疗,对于伴有胫前黏液性水肿者可试用中药,以化痰软坚,常用海蛤壳、珍珠母、皂角刺、穿山甲;也可用活血化瘀药如赤芍、桃仁、红花、当归、丹参、山棱、莪术等。

(五)黏液性水肿

除免疫抑制剂治疗外尚可采用倍他米松软膏局部应用加塑胶包扎每晚 1 次,使用 1 年左右,疗效较好,但停药后易复发。轻者病例则不需治疗。

九、护理

1.促进身心休息,病室环境避免强光、减少噪音,患者不宜紧张疲劳。病情重者绝对卧床休息。

2.调节膳食结构,给高热量、高蛋白、富含维生素及钾、钙的食物,限含纤维素和含碘食物摄入。

3.患者代谢率较高,多汗、怕热。病室应通风,保持空气新鲜、温度适宜,及时补充水分。

4.突眼者注意保护眼睛,戴有色眼镜防止强光及灰尘刺激,睡眠时用抗生素眼膏,纱布眼罩,防止结膜炎、角膜炎的发生。

5.药物的护理:遵医嘱用药,并注意观察药物的疗效及其不良反应,高热、咽痛时警惕粒细胞缺乏,定期复查血常规。因需长期用药,嘱患者不要任意间断、变更药物剂量或停药。WBC$<3\times10^9$/L、粒细胞$<1.5\times10^9$/L、出现肝脏损害及药疹等应停药。

6.心理护理:指导患者使用自我调节的方法,保持最佳心理状态,鼓励患者勇敢地面对现实,增强战胜疾病的信心。

7.甲亢危象的护理:

(1)将患者安排在重症监护病房,设专人护理,严密观察病情及生命体征。

(2)病室安静,温度偏低(15～17℃),绝对卧床休息,避免不良刺激,躁动者遵照医嘱给予适当的镇静药物。

(3)给予低流量吸氧1～2L/min。

(4)积极进行降温处理:给予物理降温或药物降温,必要时用人工冬眠法。

(5)遵医嘱静脉补液,纠正脱水及水电解质紊乱,补充血容量。

(6)昏迷患者做好口腔及皮肤护理。

第三节 甲状腺功能减退症

甲状腺功能减退症简称甲减,系由多种原因引起的甲状腺激素合成分泌或生物效应不足所致的全身性内分泌疾病,根据发病年龄可分为三型:

呆小型(克丁病):功能减退始于胎儿或新生儿。

幼年型甲减:功能减退始于性发育前儿童。

成年型甲减:功能减退始于成人。

各型后期病重时均可表现为黏液性水肿。

一、病因和发病机制

病因多种,其中以甲状腺性者占绝大多数,其次为垂体性,下丘脑与受体性者很少见。发病机制随不同的病因和类型而异。

(一)甲状腺性

由甲状腺本身疾病引起,大多数属获得性甲状腺组织破坏,约占90%以上,常见于各种甲亢^{131}碘治疗后,10%～50%随放疗后时期而增长;术后发生者也不少,但较放疗后发生者低;许多病例原因不明者可能属自身免疫性炎症引起,尤其是桥本甲状腺炎病史隐袭而发病者较多。亚急性甲状腺炎引起者一般仅属暂时性,大多数能康复。地方性甲状腺肿区所见的大多是由于缺碘引起,甲状腺激素合成不足,反馈抑制TSH减弱,以致甲状腺增生肥大,久病者引起大小不等甲状腺肿和结节,但合成T_4、T_3长期不能满足需要时患者在单纯性地方性甲状腺肿基础上发生甲减,母体缺碘,还可影响胎儿,引起地方性克丁病。少数高碘地区也可发生甲状腺肿和甲减,据统计每日进食超过6mg碘化物者易于发生。虽碘可抑制甲状腺激素合成

(wolff－chaikoff 效应)和释放,但此属暂时性。长期大量碘摄入者不论食物或药物均可导致甲减发生,尤其是原有甲状腺炎或 Graves 病等患者,易患甲减;孕妇摄碘过多,引起胎儿甲状腺肿和甲减,可导致胎儿生下窒息夭折。许多药物尤其是抗甲状腺药物过量时均可引起甲减,其主要机理是抑制甲状腺激素的合成;许多单价阴离子如 SCN^-,ClO_4^-,NO_5^- 的盐类和含有硫氢基前体的食物均可抑制甲状腺摄碘,引起甲状腺肿和甲减。

总之,甲减可因:①炎症(免疫反应或病毒等感染);②放疗(3 碘等);③甲状腺切除(大部分或全切);④碘代谢紊乱(缺碘、多碘);⑤药物(抗甲状腺药、抑制摄碘和释放激素的药物);⑥食物;⑦遗传等因素引起甲减;⑧其余甲状腺内广泛疾病如转移癌等。

(二)垂体性

由于垂体分泌和释放 TSH 不足,甲状腺发生继发性功能低下,常见原因为肿瘤、手术、放疗或产后坏死;垂体前叶破坏广泛者大多属复合性促激素分泌减少。但个别原因不明者有时可出现单纯性 TSH 分泌不足。

(三)下丘脑性

垂体前叶合成和释放 TSH 主要受 TRH 刺激、受生长抑素(somatostatin,简称 SS)抑制,还受神经递质去甲肾上腺激素(NE)和血清素(SER)刺激、多巴胺(DA)抑制。当下丘脑发生肿瘤、肉芽肿(慢性炎症)和受放疗等慢性损伤时 TRH 分泌减少而使 TSH 及甲状腺激素亦相继减少而引起三发性甲减。

(四)受体性

最少见,为家族遗传性缺陷,周围靶细胞虽能摄取激素,但细胞核内受体功能障碍或阙如引起激素生物效应减低,故血中 T_3、T_4 虽正常甚至增高但患者呈甲减症群。

在各型中呆小病主要属原发性甲减,可分地方性和散发性,地方性者主要见于缺碘性地方性甲状腺肿流行区。散发性者可能由于①甲状腺生长发育不全或阙如、异位,也可因孕妇自身免疫病变或服用过量抗甲状腺药物引起;②甲状腺激素的合成障碍中酶系失常,据合成步骤可由于摄取功能障碍、过氧化物酶缺陷、酪氨酸碘化和碘化酪氨酸耦联缺陷、甲状腺球蛋白合成和分解异常。成年和幼年型甲减可原发于甲状腺本身病变,也可继发于垂体或下丘脑病变。

二、病理

(一)甲状腺

病理改变取决于病因。大致可分为二类:①萎缩性病理大都见于甲状腺缺乏性甲减患者,由于腺体炎症早期有大量的淋巴细胞、浆细胞等浸润,久之腺泡损害由纤维组织代替,残余腺泡细胞矮小,泡内胶质含量极少;放疗或手术后者亦明显萎缩;继发于垂体下丘脑者腺体也缩小,腺泡萎缩,上皮细胞扁平,泡腔内充满胶质。呆小病者除激素合成障碍所致者呈腺体增生肥大外,一般均呈萎缩性改变,甚至发育不全或阙如;②甲状腺肿大伴大小不等多结者大多见于地方性甲状腺肿地区,由于缺碘(少数属多碘)所致;桥本甲状腺炎后期也常有结节,药物引起者腺体呈弥散性增大,大致由于 T_4、T_3 合成、分泌受抑制后 TSH 的刺激作用加强所致。

(二)垂体

由于 T_4、T_3 减少反馈抑制减弱而促使甲状腺激素细胞肥大、嗜碱性细胞变性,久之垂体前叶往往增大,有时可发生腺瘤,蝶鞍也稍增大,但嗜酸细胞往往减少虽然临床上常发现有 PRL

过高血症。垂体性甲减患者垂体萎缩或有肿瘤或肉芽肿等病变。

(三)其他

皮肤角化,真皮层有黏多糖沉积,PAS 或甲苯胺蓝染色阳性,形成黏液性水肿。内脏细胞间也有同样沉淀,严重时胸膜腔、心包和腹膜腔也可积液。骨骼肌、平滑肌、心肌均有间质水肿,肌纹消失,肌纤维肿胀断裂并有空泡。脑细胞萎缩、胶质化和灶性衰变。肾小球和肾小管基底膜增厚、内皮及系膜细胞增生。肝可有水肿,中心静脉充血引起纤维化(无心力衰竭情况下),线粒体球形。胃肠黏膜、肾上腺皮质萎缩,睾丸衰变和大血管多动脉硬化。

三、临床表现

本病临床表现取决于起病时间,当成年人缺少甲状腺激素时主要影响代谢,从而影响脏器功能,由于全身代谢缓慢、基础代谢率低,耗氧与产热均减少,引起一系列症群,病情轻重视激素缺少程度与历时久暂而定;但甲状腺激素缺乏发生于胎儿、初生儿或婴幼儿期则由于神经系统(尤其是高级神经)与骨骼系生长发育受阻而发生不同表现,除全身代谢降低症群外患者往往身材矮小,智力低下,严重者称克丁病。成年人甲减如及早治疗大多属可逆性;但克丁病中神经与骨骼系病理大都属不可逆性。

(一)成年型甲减典型表现如下

1.起病

除手术切除或放疗等破坏腺体者外,多数病例起病隐潜,发展缓慢,有时长达 10 余年后始有典型症状,但早期少特征性,仅有畏寒少汗、乏力、纳少而体重未见明显减轻,有时呈苍白,月经偏多,便秘腹满,嗓音粗低,尤其多见于中年女性,约五倍至十倍于男性。

2.全身表现、皮肤及脸容

早期病例除前述症状外,患者常少言懒语,动作缓慢,有时体温偏低;当典型黏液性水肿发生后往往呈表情淡漠、呆钝愚蠢、面色苍白、眼睑和峡部虚肿,全身皮肤干燥、增厚、粗糙多脱屑,尤以下肢为甚,踝部呈非凹陷性水肿,毛发脱落,有时阴毛、腋毛完全消失,手脚掌呈姜黄色,可能由于贫血与胡萝卜素血症有关。体重增加,少数患者指甲厚而脆多裂纹。

3.神经精神系统

早期呈记忆力减退,智力低下,但理解力尚可。少主动积极性,多嗜睡,应答尚合理,但迟钝缓慢;有时精神抑郁,有时多虑而神经质,严重者发展为猜疑型精神分裂或抑郁症,有自杀倾向。后期多痴呆、幻觉、木僵,甚者昏睡,脑电图呈 α 波,扁平低电压,病重者 α 波消失。20％～25％重症者可发生惊厥。神经系统方面,头疼常见,但少特征性;四肢感觉失常、麻木、灼痛感常见,腱反射多迟钝;约有 2/3 患者诉头晕、目眩、耳鸣,偶有听觉减退以至耳聋,此因中耳渗液所致,给 T_3、T_4 可恢复。有时呈共济失调、眼球震颤和意向性震颤,可能属于小脑功能因黏液蛋白沉淀而发生障碍,但亦属可逆的。夜盲亦多见,由于眼底缺视黄醛色素所致。

4.心血管系统

心动过缓(＜60 次/分),常属窦性,为本病的特征,心搏出量减少,每分输出量减少与代谢率和周围耗氧量相平行。心浊音区增大、心音减弱,B 超和 X 线片(包括平片、CT 等)等示双侧普遍性扩大,提示心包积液。心电图示窦性心动过缓,低电压,T 波低平倒置,P－R 间期或偶有 QRS 时限延长,有时伴有房室传导阻滞。但由于心急耗氧减少心绞痛与心力衰竭者罕见,除非治疗开始时剂量过大或伴有高血压与冠心病者易于发生。此组心脏表现部分由于心肌纤维黏液性肿胀,有 PAS 染色阳性的黏多糖(粘蛋白)等沉积、肌纤维间质纤维化和心包腔内积液所致,大多经治疗可完全恢复。但久病者由于血胆固醇增高,易并发冠心病,则不可逆。临床上呈甲减性心脏病或黏液性水肿性心脏病。患者大都血压正常,脉压偏小,但并发血管病变后或中老年患者高血压和动脉硬化患病率明显升高。脑动脉血流缓慢,有动脉硬化者尤甚,以致供养、供糖减少,与脑细胞代谢率降低相适应,为引起前述精神神经系症群的病理生理基础。

5.消化系统

患者常厌食、腹胀、便秘,严重者出现麻痹性肠梗阻。50%原发性甲减患者有完全性胃酸缺乏;25%呈抗胃壁细胞抗体阳性,可能与无胃酸与吸收维生素 B_{12} 失常有关,可导致恶性贫血与缺铁性贫血。胆囊收缩减弱,有时胀大。

6.肌肉与骨关节

肌力与肌张力正常或偏低,收缩与松弛均迟缓,可阵发短暂性疼痛、强直,受冷时易发作。此种表现大致与肌肉中粘蛋白沉淀有关。骨代谢减慢,形成和吸收均减慢,黏液性水肿患者可伴有关节病变,膝关节包囊与手关节肥厚,强直性疼痛;受寒加重,偶有关节腔积液,但无慢性炎症。

7.内分泌系统

性欲减退,男性阳痿,女性月经过多,久病闭经,多不育症。血清睾酮、雌二醇、黄体酮、黄体生成激素水平均低于正常,以致女性不排卵、男性精子少而不育。约 1/3 患者伴轻度高泌乳素血症,亦可导致闭经或经少、泌乳不育和男性阳痿,可能是由于 T_3、T_4,减少,反馈抑制减弱,鼠实验证明 PRL 细胞 TRH 受体增多刺激 PRL 分泌所致。经替代补充治疗后可恢复。垂体生长激素受胰岛素诱导后低血糖刺激反应迟钝、ACTH 分泌亦减少。肾上腺皮质激素合成分泌缓慢,ACTH 刺激后反应迟钝,但由于皮质醇转换时间减慢(由于 11-β 羟类固醇脱氢酶活力减低),血清浓度虽正常而 24 小时尿 17 羟与酮类固醇排除减低。醛固醇转化亦慢,血清浓度偏低或正常。原发性甲减有时伴有自身免疫所致的肾上腺皮质功能减退和 1 型糖尿病时称 Schmiat 综合征。

当病情严重时,受寒冷、感染、手术、麻醉或镇静剂应用不当等应激可诱发嗜睡、低温(<35℃)、呼吸浅慢、心动更缓、血压下降、四肢肌肉松弛、反射减弱或消失,甚者发生昏迷、休克、心肾衰竭而危及生命,称为黏液水肿性昏迷。应及早抢救。

(二)呆小病

初生儿症状不明显,仅当发现体温偏低、少哭笑、少活动、反应迟钝、便秘、厌食、黄疸延长时被注意,患儿体格、智力发育迟缓。临床上渐发展为典型克丁病,起病越早者往往症群越明显而严重,患儿表情呆钝、发音低哑、颜面苍白、眶周水肿、两眼距宽、鼻梁扁塌、唇厚流延、舌大外伸,前后囟大而关闭迟缓、四肢粗短、出牙换牙均延迟,骨龄亦迟,行走开始较晚且呈鸭步样,心浊音区扩大,率慢,腹饱满膨大伴脐疝,性器官发育延晚。地方病区者克丁病呈 3 组症群:①神经型由于脑发育障碍,智力低下,伴以聋哑,年长时仍不能料理自身生活;②黏液性水肿型以代谢障碍为主;③混合型兼有神经及黏液性水肿表现。地方性甲状腺肿伴聋哑和轻度甲减,但智力影响较轻者称为 Pendred 综合征。

(三)幼年型甲减

症群视起病年龄而异,幼儿较多呆小病,较大儿童则较似成人型。生长和智力发育亦差,患儿身体矮小,智力低下,性发育迟缓,及早治疗部分症群可恢复。

四、实验室检查

(一)一般检查

①血常规呈轻中度贫血,红细胞与血浆均减少,可呈正常细胞型正常色素性,大致由于甲状腺激素不足影响红细胞生成素合成而骨髓造血功能减低所致;也可呈小细胞低色素性,则由于月经多失血与铁吸收障碍所致;少数呈大细胞型,与低胃酸、缺内因子、B_{12} 或叶酸有关,治后可迅速恢复;②血糖正常或偏低,口服葡萄糖耐量曲线低平;③血胆固醇、三酰甘油和 β-脂蛋白均增高,原发性者血胆固醇常较继发性者更高。

(二)甲状腺功能检查

1.甲状腺功能测定

①TSH 升高为原发性甲减的最早表现,常先于 T_3、T_4 下降,如 T_3、T_4 正常而 TSH 升高者可能为亚临床型甲减;②总 T_4 降低常 39nmol/L,亦较早于 T_3 下降;③总 T_3 <1.54nmol/L,仅见于后期或病重者;但 T_4、T_3 均受 TBG 影响,评价时应注意;④血清 rT_3 常明显低下,正常值为 0.72 ± 0.15mol/L 本病中由于 T_3、T_4 产量不足,T_4 转化为 T_3 倾向于增多以代偿甲减,以致 rT_3 下降,常<0.31 ± 0.12nmol/L;⑤BMR 低,常在-35%~-45% 以下;⑥吸[131]碘率低平,但受摄碘影响较多,少特异性。

2.病变部位鉴定

甲状腺功能低下明确后应查明病变部位。①血清 TSH,正常值为 $0\sim0.05$nmol/L(或 25.74 ± 12.87pmol/L),原发性甲减者常>0.17nmol/L,下丘脑-垂体性甲减 TSH 正常或低于正常;须做②TRH 兴奋试验,静脉注射 $200\sim500\mu g$ 后,血清 TSH 无反应者提示垂体性,延迟升高者下丘脑性;如 TSH 原已增高而 TRH 刺激后更高,提示原发性甲减;③TSH 兴奋试验,皮下注射 10 单位后,如甲状腺摄[131]碘率明显升高(可达 100%),提示继发于下丘脑-垂体,不升高者为原发性甲减;④T_3、T_4 虽不低而临床上呈甲减症群,且替代补充治疗无效者为受体性甲减。

(三)病因检查

病因大多可从分析病史等探讨,但多数原发性甲减属自身免疫性,可检查甲状腺微粒体抗体与甲状腺球蛋白抗体。

五、诊断和鉴别诊断

典型病例诊断并不困难,但仍须做功能试验确诊。诊断主要依靠 T、TSH 及 TRH 兴奋试验。早期症状多不典型而被忽视或误诊为贫血、特发性水肿、肾病综合征、肾炎.心增大者误诊为冠心病等。确诊时应注意除外 T_4、T_3 综合征,常见于慢性疾病,肝肾病伴血浆蛋白低下或老年者等。原发性甲减应与继发性者鉴别,尤其有蝶鞍增大者应小心除外垂体瘤引起的垂体性甲减,有高泌乳素血症者应除外泌乳素瘤,垂体瘤症群与功能试验和 X 线检查等常有助于诊断。

六、治疗

许多甲减如地方性缺碘、手术、放疗等引起者均可注意防治而减少发病,现在由于采用碘化盐和临床上重视等条件下已明显减少。由于药物、食物引起者应停用或减量,继发性者应处理原发病等。不论原发、继发性、暂时性、永久性甲减主要为替代补充疗法,临床表现可于2~4周后明显好转。常用制剂为甲状腺片,宜自小量开始,每晨15~30mg,以后每2~3周渐加至需要维持量,每日60~180mg,永久性者应终身服药,病程中应注意心动过速、心律不齐、心绞痛(老年)、多汗、兴奋、失眠、体重明显减轻等过量佐证,则应适当调整剂量。还可采用人工合成制剂左甲状腺素($L-T_4$),每日100~200μg(平均150μg)或三碘甲状腺原氨酸($L-T_3$),每日50μg,或用二者混合剂。以$L-T_4$作用较长而稳定,较优于$L-T_3$。

其他尚需对症治疗,有贫血者应补充铁剂、B族维生素、叶酸、肝制剂等,胃酸低者口服稀盐酸,与甲状腺片同服,疗程明显。也可加用中医中药,以助阳温肾补气为主,主药为党参、黄芪、仙茅、淫羊藿、补骨脂、附桂八味丸等。

黏液性水肿昏迷治疗①即可静脉注射$L-T_4$40~120pg,以后每日给50μg,分2~3次注射,或用$L-T_4$即刻注射200μg(或2~4μg/kg),以后每日注射50μg,以维持游离T_3、T_4水平,待患者苏醒后改口服,如无注射剂,可将药物溶化后经胃管灌入,每4~6小时1次,剂量同前,或用甲状腺片30~60mg,每4~6小时胃管给药,清醒后改口服;②保暖、给氧、保持呼吸道通畅,必要时气管切开;③氢化可的松200~300mg静脉注射,清醒且血压稳定后减量;④补液,5%~10%葡萄糖盐水,一般每日仅需500~1000mL,滴速不宜过快,以免心脏负担加重,并由于组织间水分动员,水分不宜过多;补液中可加入复合B族维生素、维生素C、氯化钾,并随时注意电解质平衡与酸碱平衡,尿量、血压等;⑤控制感染,应注意体温未必升高但仍有感染存在。

七、护理

1.给予高蛋白、高热量、高维生素含碘较多的饮食,如鸡蛋、鱼肉、玉米面、香蕉、芹菜等。

2.急性感染、胸腔积液、腹腔积液、心包积液、心力衰竭等均应卧床休息,注意保暖,不宜劳累。

3.心理护理:与患者多交谈,倾听患者的诉说,帮助患者解决心理障碍。嘱患者家属给予患者精神鼓励,多探视,使患者感到温暖和关心,以增强战胜疾病的信心。

4.病情观察:

(1)定期测量生命体征,有无怕冷、皮肤苍白、体温过低等表现。一旦发现体温低于35℃,呼吸缓慢、血压下降、嗜睡等情况应考虑可能发生黏液性水肿昏迷,应立即通知医师作相应的处理。

(2)观察大便的次数、性质、颜色及量,排便时有无疼痛。

(3)观察性格的改变,如表情淡漠、呆板、少言懒动、反应迟钝、嗜睡等。

5.用药指导:

(1)甲状腺剂片应从小剂量开始,逐渐增加剂量,中间不可随意停药或改变剂量,应严密观察生命体征变化,如出现多食、消瘦、心率加快、心律失常、血压升高、呕吐、腹泻、发热、大量出汗、情绪激动等应立即报告医师。

（2）加用利尿剂时,应注意液体出入量。

6.健康教育：

（1）对于地方性缺碘者,指导患者使用加碘盐,多食含碘的食物如紫菜、海带等。

（2）指导患者预防感染,避免受凉及皮肤损坏、创伤,注意个人卫生,冬季注意保暖。避免出入公共场所,避免与上呼吸道感染的人接触。

（3）讲解黏液性水肿发生的诱因及表现,如出现低血压、心动过缓、体温降低、抽搐、嗜睡等情况,及时与医师联系;指导患者慎用安眠药、镇静、止痛、麻醉药,避免精神刺激。

（4）讲解终身服药的必要性,应按时服药,不可随意停药或改变剂量,以免发生严重后果,如心肌梗死、心力衰竭等。

第四节　单纯性甲状腺肿

单纯性甲状腺肿是由于各种原因阻碍甲状腺激素合成而导致的代偿性甲状腺肿大者。疾病早期无甲状腺功能亢进及减退的表现。可呈地方性分布,常为缺碘引起,称为地方性甲状腺肿。也可呈散发性分布,由先天性甲状腺激素合成障碍或致甲状腺肿物质等所致,称为散发性甲状腺肿。

一、病因及发病机制

（一）缺碘

是地方性甲状腺肿最常见的原因、主要见于内陆山区,世界各地均有分布。本病的发生主要是由于流行地区的土壤、水源、食物中含碘很低。为了保持正常甲状腺功能,每人每日最低碘需要约为 $100\mu g$。当每天碘摄入低于此量,特别当生长发育、妊娠、哺乳等情况下,不能满足机体对碘的需要,因而影响甲状腺激素的合成。但缺碘不一定是地方性甲状腺肿的唯一原因。有些地方由于摄碘过多,使甲状腺有机碘形成减少,甲状腺激素的合成障碍,因而引起甲状腺肿。

（二）致甲状腺肿的物质

某些物质可阻碍甲状腺激素的合成,从而引起甲状腺肿,称为致甲状腺肿的物质。常见的致甲状腺肿的物质包括某些药物如硫氰酸盐、对氨柳酸、保泰松、锂、磺胺类等。硫脲类药物用于治疗甲状腺功能亢进症,如剂量过大,常可过多抑制甲状腺激素的合成而引起甲状腺肿。长期服用含碘药物可阻碍甲状腺内碘的有机化,也可引起甲状腺肿。某些食物如木薯,其中含有氰基苷,在肠道内分解形成硫氰酸盐,抑制甲状腺摄碘。致甲状腺肿物质所致的甲状腺肿常呈散发性,但也有呈地方性或加重地方性甲状腺肿。

（三）先天性甲状腺激素的合成障碍

由于某些先天性缺陷,主要包括某些酶的缺陷,影响甲状腺激素合成的某个环节包括碘转运至甲状腺,甲状腺内碘的有机化,碘化酪氨酸的耦联,甲状腺球蛋白的水解,碘化酪氨酸的脱碘等,使甲状腺激素的形成发生障碍,从而引起甲状腺肿。

单纯性甲状腺肿虽可由多种原因所引起,但有其共同的发病机制:主要由于一种或多种因素阻碍甲状腺激素的合成,甲状腺激素分泌减少,导致 TSH 分泌增加,从而导致甲状腺代偿性增生肥大,功能增加,使其分泌的甲状腺激素能基本满足机体的需要,使代谢率能维持在正常水平。但不少单纯性甲状腺肿患者,血清中 TSH 并不增多。这可能是由于甲状腺内缺碘或甲状腺激素合成发生障碍时,甲状腺组织对 TSH 的反应增强,所以 TSH 虽然仍在正常水平,仍能刺激甲状腺增生肥大。单纯性甲状腺肿患者血清中 T_3/T_4 比值增加,说明在缺碘情况下,甲状腺分泌相对多的 T_3 以满足代谢需要。因此,在一般单纯性甲状腺肿患者,代谢率仍能保持正常。但如基本病变较严重,上述代偿机制不能弥补甲状腺激素合成之不足,可出现甲状腺功能减退的表现。这些甲状腺功能减退的患者常伴有甲状腺肿。

二、病理

单纯性甲状腺肿的组织病理改变取决于原发疾病的严重程度与病程的长短。疾病早期,甲状腺滤泡上皮细胞常呈增生、肥大、血管丰富。甲状腺呈均匀、弥散性肿大,但仍维持原来的轮廓。随着病情的延长,病变反复加重与缓解,滤泡充满胶质,滤泡细胞呈扁平状。以后甲状腺组织出现不规则增生与再生,形成结节,表现为多结节性甲状腺肿并可出现自主性功能,也可出现结节内出血或钙化。

三、临床表现

单纯性甲状腺肿,除甲状腺肿大外,往往无其他症状。不少患者偶尔被家属发现颈部肿大,或与体格检查时才被注意到,甲状腺常呈轻度或中度弥散性肿大,质地较软,无压痛。随着病情的发展,甲状腺可逐渐增大,甚至引起压迫症状。压迫气管可引起咳嗽与呼吸困难,压迫食道引起吞咽困难,压迫喉返神经引起声音嘶哑,胸骨后甲状腺肿可压迫大静脉引起头部静脉回流受阻,面部呈血瘀,青紫水肿,颈部与胸部浅表静脉扩张,但均少见。后期可出现结节,表现为结节性甲状腺肿,有时结节内可突然出血,出现疼痛,结节明显增大,并可加重压迫症状。在多发性结节的基础上,可出现自主性功能亢进,也即多结节性甲状腺肿伴甲状腺功能亢进症。有时,多结节性甲状腺肿患者摄入碘过多,也可诱发甲状腺功能亢进,称为碘甲状腺功能亢进症(Job-Basedow 病)。

部分患者由于基础病变较严重,超过甲状腺的代偿能力,还可出现甲状腺功能减退的表现。在地方性甲状腺肿流行地区,如碘缺乏严重,可出现克丁病。

单纯性甲状腺肿的甲状腺功能检查一般是正常的。血清 T_4 正常或偏低,T_3 也正常,可偏高。甲状腺摄[131]碘率大多增高,但高峰不提前,可被 T_3 所抑制,但当甲状腺结节有自主性功能时,可不被 T_3 所抑制。TRH 兴奋试验反应常较低。甲状腺扫描:弥散性甲状腺肿常呈均匀性分布,结节性甲状腺肿可呈现有功能或无功能的结节。

四、诊断和鉴别诊断

单纯性甲状腺肿的诊断主要根据患者有甲状腺肿大而临床或实验室检查甲状腺功能基本正常。地方性甲状腺肿地区的流行病史有助于本病的诊断。

单纯性甲状腺肿应于慢性淋巴细胞性甲状腺炎相鉴别,因后者可仅表现为甲状腺肿大,但甲状腺球蛋白抗体与甲状腺微粒抗体明显增高,可资鉴别。

单纯性甲状腺肿出现结节时,特别当结节内出血,迅速增大,扫描显示冷结节时,可误诊为甲状腺癌,应加以鉴别。必要时可做甲状腺针刺活检。

五、治疗

单纯性甲状腺肿的治疗主要取决于病因。由于缺碘所致者,应补充碘剂。在地方性甲状腺肿流行地区可采用碘盐或碘油进行防治。一般可使甲状腺明显缩小,甲状腺肿与克丁病的发生率明显下降。有些地区采用碘油肌内注射,可发挥长效作用,对甲状腺能达到一个较长时期的供碘效应。40 岁以上,特别是结节性甲状腺肿患者,应避免大剂量碘的治疗,以免发生碘甲状腺功能亢进症。如单纯性甲状腺肿是由于进食含有致甲状腺肿的食物或药物者,停止服用这些药物后,甲状腺肿可自行消失。

但不少单纯性甲状腺肿患者,临床上无明显原因可发现,可采用甲状腺制剂抑制治疗,以补充内源性甲状腺激素之不足,抑制 TSH 的分泌,缓解甲状腺的增生与肥大。一般可采用甲状腺片治疗,每天 $60\sim180mg$,分次口服 $3\sim6$ 月,可使甲状腺明显缩小或消失。甲状腺素（$L-T_4$）治疗,每天 $100\sim150\mu g$,用甲状腺摄[131]碘率监测甲状腺抑制程度,要求 24 小时摄[131]碘率降至 5% 以下,能取得良好的效果,但停药后可复发。要使治疗产生持久性作用,应长期使用甲状腺激素。长期多结节性甲状腺肿患者,应作 TRH 兴奋试验,如 TSH 反应降低或无反应,表示甲状腺已有自主性功能,不能用甲状腺激素治疗,否则可发生甲状腺毒症。如 TSH 对 TRH 的反应正常,则可开始 $L-T_4$ 治疗。但老年人 $L-T_4$ 的剂量应减小,并逐渐增加,以免加重心脏负担。

总的来说,甲状腺制剂抑制治疗,对早期弥散性单纯性甲状腺肿疗效较好。治疗后,多数甲状腺肿可缩小或消失,但后期多结节性甲状腺肿疗效较差,甲状腺明显缩小者仅占 1/3,但抑制治疗能防止甲状腺进一步肿大。

单纯性甲状腺肿一般不采用手术治疗。但当发生压迫症状、特别经内科治疗无好转者,或疑有甲状腺癌者,可做甲状腺次全切除术。术后常需长期服用甲状腺制剂,以免复发。

六、护理

1.嘱患者使用含有碘的食盐,避免食用致甲状腺肿的物质如木薯等。

2.嘱患者坚持用药的重要性,不要随意减量或停药,按时化验检查。

3.心理护理:给予患者心理护理,尽量满足患者的各种日常生活需要,增强战胜疾病的信心。

4.当患者出现压迫症状需手术治疗时,需向患者解释手术的必要性,使患者积极配合术前各项检查和治疗。

第五节　皮质醇增多症

皮质醇增多症又称库欣综合征,是肾上腺皮质分泌过量的糖皮质激素（主要是皮质醇）所致。主要表现为满月脸、多血质外貌、向心性肥胖、皮肤紫纹、痤疮、高血压和骨质疏松等。病因可为促肾上腺皮质激素（ACTH）过多或肾上腺病变。

本病成人多于儿童,女性多于男性。儿童患者腺癌较多,年龄较大的患儿则以增生多见。成年男性多为增生,腺瘤较少。成年女性可患增生或腺瘤,如男性化表现明显者提示为癌。

一、病因和发病机制

(一)原发性肾上腺皮质病变

原发于肾上腺本身的肿瘤:临床上表现为库欣综合征。其中有皮质腺瘤(约占20%),皮质腺癌(约占5%)。此组瘤的生长和分泌功能为自主性,不受垂体促肾上腺皮质激素(ACTH)的控制。由于分泌大量的皮质醇,反馈抑制垂体ACTH的释放,患者血中测不到ACTH,以致瘤外同侧及对侧肾上腺皮质萎缩,此组瘤分泌皮质醇不受外源性糖皮质激素的抑制。对于外源ACTH的兴奋,癌一般不起反应,腺瘤有时可起反应甚至达到增生患者的反应水平。

(二)垂体瘤或下丘脑-垂体功能紊乱

继发于下丘脑-垂体病者可引起肾上腺皮质增生,称库欣病,占70%左右。在此组中患者有垂体前叶大腺瘤(>10mm者),伴蝶鞍扩大者约占10%。少数患者垂体内无腺瘤,而呈ACTH细胞增生,可能原因为①下丘脑或更高级神经中枢功能紊乱,CRF过多;②蝶鞍附近神经系肿瘤能分泌CRF;③异位(下丘脑以外)CRF分泌肿瘤。此外,有人提出少数肿瘤起源于垂体中残余的中叶细胞,这些细胞有支配神经,含有α-MSH,这种患者常有血泌乳素升高,用溴隐亭治疗有效。

(三)异位ACTH综合征、异位CRF综合征

异位ACTH综合征是由于垂体以外的癌瘤产生ACTH,刺激肾上腺皮质增生,分泌过量的皮质类固醇,最多见的是肺癌(约占50%),其次为胸腺癌和胰腺癌(各约占10%),其他还见于起源于神经嵴组织的瘤、甲状腺髓样癌等。另外,还有一些肿瘤可产生CRF,后者兴奋垂体ACTH细胞增生,分泌大量的ACTH,再促进肾上腺皮质增生,分泌增加。此类患者血中CRF升高。

(四)不依赖ACTH的肾上腺病结节性增生

(或称结节性发育异常)有少数患者呈现双侧性肾上腺结节性增生,但并非是由于ACTH过多所致。其中可分为二型,一型见于中年人,肾上腺病变呈大结节性增生,另一型见于年龄较轻者,病变呈深色小结节性,后者常为家族性,可伴发心脏黏液瘤,其他内分泌病。病因尚不明,可能有某种ACTH以外的物质刺激肾上腺,可能为针对肾上腺的抗体。

二、病理

1.肾上腺:①皮质增生双侧肾上腺腺体增大。切面见皮质增厚,呈黄褐色,显微镜下多数可见肾上腺皮质束状带增宽,细胞增生肥厚。少数病例有束状带和网状带同时增生,球状带受压、萎缩甚至消失。异位ACTH所致者,肾上腺体积往往更大,束状带明亮细胞减少,网状带致密细胞增生,肥大。此外,增生的肾上腺含有多个结节,可为大结节或小结节性增生;②皮脂腺瘤圆形或椭圆形,直径多为2~5cm,包膜完整,切面呈黄色或褐黄色,均匀状或分叶状。显微镜下见腺瘤含透明细胞和颗粒细胞,部分细胞核异型及深染,多数以颗粒细胞为主;③皮质腺癌一般病史短而生长较快,体积较大,切面常见出血、坏死,有异型腺癌细胞和核分裂,浸润或穿过包膜,晚期可转移至淋巴结、肝、肺等处。腺瘤和癌以外的肾上腺组织往往受压或被

抑制而萎缩。

2.库欣病患者垂体大多有微腺瘤,少数为大腺瘤,按传统 HE 染色及光镜下分类,这些垂体瘤大多为嗜碱性,少数为嫌色性或混合性腺瘤,由嗜碱性粒细胞和(或)嫌色细胞组成。嗜碱性粒细胞和较大的嫌色细胞皆能分泌 ACTH。此外,在本症患者中,垂体嗜碱性粒细胞大多出现 Crooke 透明变性,这种变化不论在肾上腺皮质增生和肿瘤患者中都能见到,是由于过多的糖皮质激素所引起。在电镜下,柱周的透明变性是由于结合的微丝束所致。

3.其他病理变化:在本病中其他较常见的病理变化为骨质疏松,肌肉和纤维组织萎缩,动脉硬化,左心室肥大,肾小管内可出现钙盐沉着,肾盂及输尿管中有尿路结石,胰腺可有局限性脂肪变性、坏死及胰岛增生,肝内有脂肪浸润。晚期肝大,时有来自肾上腺的转移癌。卵巢或睾丸常萎缩。

三、病理生理和临床表现

本病的临床表现主要由于皮质醇分泌过多,引起代谢障碍和对感染抵抗力降低所致。

(一)脂代谢障碍

面部和躯干肥胖(向心性肥胖)为本病的特征。患者面如满月,胸、腹、颈、背脂肪甚厚,至疾病后期,因肌肉消耗、脂肪转移,四肢显得相对瘦小,和面部、躯干肥胖形成鲜明地对比。向心性肥胖的原理还不甚明了,可能由于皮质醇一方面动员脂肪,使三酰甘油分解为甘油和脂肪酸,同时阻碍葡萄糖进入脂肪细胞,抑制脂肪的合成;另一方面还能促进糖异生,使血糖升高,兴奋胰岛素分泌而促进脂肪合成。因此,在皮质醇增多症患者中脂肪的动员和合成都受到促进,使脂肪重新分布,形成典型的向心性肥胖。

(二)蛋白脂代谢障碍

大量皮质醇促进蛋白质分解,抑制蛋白质合成。由于蛋白质分解而成的氨基酸进入肝脏,进行脱氨,给糖异生提供原料。肝外组织中蛋白质的合成也受到抑制,使病体处于负氮平衡失调状态。临床上出现蛋白质过度消耗的许多现象:皮肤变薄,毛细血管脆性增加,轻微的损伤即可引起瘀斑。在腹下侧、臀部、大腿等处,更因脂肪沉积,皮肤弹力纤维断裂,可通过菲薄的皮肤透见微血管的红色,形成典型的紫纹。病程较久者肌肉萎缩,骨质疏松,脊椎可发生压缩性畸形,身材矮小,有时呈佝偻、骨折,常易感染。儿童病者生长发育受到抑制。

(三)糖代谢障碍

大量皮质醇抑制糖利用而促进肝糖异生。进入肝脏的氨基酸、甘油、脂肪酸及乳酸增多,肝内促进糖异生的酶活性增加,糖异生旺盛使血糖升高。另外,皮质醇还有拮抗胰岛素的作用,减少葡萄糖利用,因而本病患者对葡萄糖耐量减少,部分患者出现类固醇性糖尿病。

(四)电解质紊乱

大量皮质醇有潴钠、排钾作用,但明显的低血钾碱中毒主要见于癌和异位 ACTH 综合征。在这些患者中,除皮质醇大量分泌外,具有盐皮质激素作用的去氧皮质酮(DOC)分泌也增多,加重低血钾。腺瘤一般不产生上述盐皮质激素,故甚少发生低钾低氯性碱中毒。低血钾使患者疲乏加重,引起肾脏浓缩功能障碍。部分患者因潴钠而有轻度水肿。

(五)高血压

本病中常见,可能和大量皮质醇、去氧皮质酮等增加有关,此外,患者血浆肾素浓度增高,从而催化产生较多的血管紧张素Ⅱ,引起血压升高。同时,患者常伴有动脉硬化和肾小动脉硬化,因而在治疗后部分患者血压仍不能降至正常。长期高血压可并发左心室肥大、心力衰竭和脑血管意外。

(六)对感染抵抗力减弱

长期皮质醇分泌增多使人体的免疫力减弱,到达炎症区病灶的单核细胞减少,巨噬细胞对抗原的固定、吞噬和杀伤能力减弱;中性粒细胞向血管炎症区域的移行减少,其运动能力、吞噬作用减弱;抗体的形成也可受到阻抑。在大量皮质醇作用下,细胞内的溶酶体膜保持稳定,也不利于消灭抗原。由于上述原因,患者对感染的抵抗力减弱,故皮肤真菌感染较多见,且较严重;化脓性细菌感染不易局限化,可发展成蜂窝组织炎、菌血症、甚至败血症。患者在患感染后,炎症反应往往不显著,发热不高,易于漏诊而造成严重的后果。

(七)造血系统及血液改变

皮质醇刺激骨髓,使红细胞计数和血红蛋白含量偏高,加以患者皮肤变薄,故面容呈多血质。白细胞总数及中性粒细胞增多。但促进淋巴组织萎缩、淋巴细胞和嗜酸性粒细胞的再分布,而其绝对值和分类均减少。

(八)性功能障碍

女性患者大多出现月经减少、不规则或停经,轻度多毛,痤疮常见,明显男性化(乳房萎缩、生须、喉结增大、阴蒂肥大)者少见,但如出现,要警惕为肾上腺癌。男性性欲可减退,阴茎缩小,睾丸变软。

(九)神经、精神障碍

患者常有不同程度的精神、情绪变化,如情绪不稳定、烦躁、失眠,严重者精神变态,个别可发生类偏狂。

(十)皮肤色素沉着

异位 ACTH 综合征患者,因肿瘤产生大量 ACTH、$\beta-LPH$、$N-POMC$,其内均含有促黑素细胞活性的肽段,故皮肤色素明显加深,具有诊断意义。重症增生型患者皮肤色素也可较深。

四、诊断和鉴别诊断

(一)诊断依据

1.临床表现:有典型的症状者,从外观即可做出诊断,但需知早期的以及不典型的病例,可无明显特征性变化,而以某一系统症状,如神经精神症状为主要表现。

2.糖皮质激素增多,失去昼夜分泌节律,且不能被小剂量地塞米松抑制。①尿17-羟皮质类固醇(17-羟)在20mg/24h 以上时,尤其是在 25mg/24h 以上时,诊断意义更大;②尿游离皮质醇多在$110\mu g/24h$ 以上(正常成人尿排泄量为 $47\sim110\mu g/24h$,均值 $75\pm16\mu g/24h$),因其能反映血中游离皮质醇水平,且不受其他色素干扰,诊断价值优于尿17-羟;③小剂量地塞米松抑制试验:每 6 小时口服地塞米松 0.5mg,或每 8 小时服 0.75mg,服药 2 日,第 2 日尿17-羟不能被抑制到对照值的 50%以下,或尿游离皮质醇不能抑制在$20\mu g/24h$ 以下;④血浆皮质醇[正常成人早晨 8 时均值为 $130\pm31.2nmol/L$(范围 $78\sim208nmol/L$);下午 4 时均值为 $61.1\pm24.7nmol/L$(范围 $26\sim117nmol/l$);夜 12 时均值为 $45.5\pm15.6nmol/L$(范围 $26\sim$

65nmolL)]:患者血浓度早晨高于正常,晚上不明显低于清晨(表示正常的昼夜节律消失);或午夜服用地塞米松1mg,次晨血皮质醇不受明显抑制。

(二)病因病理诊断

皮质醇增多症的病因病理诊断甚为重要,因为不同病因病理的治疗不同。除上述年龄、性别和病因有关外,临床上癌肿患者和异位ACTH综合征患者各有一些特点。肾上腺癌肿患者的年龄较幼,病情发展较快,病程较短,有明显的特殊临床表现,有低血钾性碱中毒者较多,女性患者常有明显的男性化;如肿瘤较大,在腹部可触及,亦可迫使同侧肾脏下移;如已转移至肝脏,肝脏可肿大,放射性核素扫描可显示放射性缺损区;如转移至肺脏,有多发性病灶。异位ACTH综合征较少有典型的向心性肥胖、紫纹、多血质,而表现为皮肤色素沉着、多消瘦、乏力、低血钾以及原发肿瘤的临床表现。但一些恶性程度低的肿瘤(如类癌)引起的异位ACTH综合征,如垂体性库欣病在临床表现和生化检查上均甚相似,鉴别亦困难,但治疗方法截然不同,可采用大剂量地塞米松抑制试验和CRF兴奋试验协助鉴别。

(三)鉴别诊断

本病易于单纯性肥胖症相混淆,因部分肥胖患者可有类似皮质醇增多症的一些表现,如高血压、耐糖量减退、月经少或闭经,腹痛可有条纹(大多数为白色,有时可为淡红色,但较细),可有痤疮、多毛,尿17-羟排出量亦可高于正常;另一方面,早期、较轻的皮质醇增多症患者,可有不典型的表现。二者不易鉴别。但在多数肥胖症患者,尿17-羟升高,但可被小剂量地塞米松所抑制,血浆皮质醇的昼夜节律变化维持正常。可助鉴别。2型糖尿病患者也常见于高血压、肥胖、糖耐量减退、尿17-羟偏高等,但无库欣综合征的典型表现,且血浆皮质醇的昼夜节律变化维持正常。酗酒兼有肝损害者可出现假性库欣综合征,包括临床表现,血、尿皮质醇分泌增高,不能如正常被小剂量地塞米松抑制,在戒酒1周后,生化异常即消失。抑郁症患者皮质醇、17-羟、17-酮增高,也不能被地塞米松正常地抑制,但无库欣综合征的临床表现。

五、治疗

应根据不同病因做相应的治疗,垂体性库欣病的治疗可从垂体、肾上腺两方面着手,可根据具体情况选择适当的治疗手段。

(一)垂体库欣病

1.经蝶窦切除垂体微腺瘤:大部分患者可找到微腺瘤,摘除瘤后可治愈。极少数患者手术可复发,一般说来,复发性多为大肿瘤。在手术显微镜和电视监视下可选择性地切除微腺瘤,最大限度地保留垂体的分泌功能,手术创伤小,并发症较少,术后可发生暂时性垂体-肾上腺皮质功能不足,需补充糖皮质激素,直至垂体-肾上腺功能恢复正常。

2.如经蝶手术未能发现并摘除垂体微腺瘤,或某种原因不能做垂体手术,对病情严重者,宜做一侧肾上腺全切,另一侧肾上腺大部分切除术,术后做垂体放疗,最好用直线加速器治疗。如不做垂体放疗,术后发生Nelson综合征的可能性较大,表现为皮肤、黏膜色素沉着,血浆ACTH明显升高,并可出现垂体大腺瘤。

对病情较轻者,可做垂体放疗,在放疗奏效后之前用药物治疗,控制肾上腺皮质激素分泌过多。

3.对垂体大腺瘤患者,需手术治疗,尽可能切除肿瘤,但往往不能完全切清,为避免复发,

可在术后辅以放射治疗,

4.影响神经递质的药物:可做辅助治疗,对于泌乳素升高者,可试用溴隐亭治疗。此外,还可用血清素拮抗剂赛庚啶,γ-氨基丁酸促效剂丙戊酸钠治疗本病以及 Nelson 综合征,可取的一定疗效,

(二)肾上腺腺瘤

经检查明确腺瘤部位后,手术切除后可获得根治。腺瘤大多为单侧性,术后为了促进对侧萎缩的肾上腺较快的恢复功能,应在激素替代治疗的同时,每日肌内注射长效 ACTH60~80U,两周后逐渐减量,每隔数日可减少 10U。如萎缩侧肾上腺反应欠佳,需较长期使用可的松做替代补充,每日 25.0~37.5mg。在肾上腺功能逐渐恢复时,可的松的剂量也随之递减,大多数患者能于 3 个月至 1 年内逐渐停用替代治疗。

(三)肾上腺癌

应尽可能早期作手术治疗。未能根治或已有转移者用药物治疗,减少肾上腺皮质激素的分泌。

(四)不依赖 ACTH 双侧肾上腺增生

做双侧肾上腺切除术,术后作激素替代治疗。

(五)异位 ACTH 综合征

应治疗原发癌瘤,视具体病情做手术、放射或化疗。如能根治,皮质醇增多症可以缓解;如不能根治,则需要用肾上腺皮质激素合成阻滞药。

(六)阻滞肾上腺皮质激素合成的药物

有以下几种:①双氯苯三氯乙烷(O_2P-DDD):可使肾上腺皮质束状带及网状带萎缩、出血、细胞坏死,但不影响球状带。开始每天 2~6g,分 3~4 次口服,在治疗 1 个月后,大部分患者的尿 17-羟、17-酮排出量下降。如疗效不明显,可增加至每日 8~10g,继续服用 4~6 周,直到临床症状缓解或达到最大耐受量,以后再较少至无明显不良反应的最大维持量。用药期间为避免肾上腺皮质功能不足,可适当补充糖皮质激素,因 $O,P-DDD$ 对外源性的激素代谢也有影响,故补充量应比正常替代量稍大。不良反应有食欲缺乏、恶心、嗜睡、头痛、乏力等;②甲吡酮(Su4885):能抑制肾上腺皮质 11β-羟化酶,从而抑制皮质醇的生物合成,每天 2~6g,分 3~4 次口服,可降低血皮质醇的含量,使症状缓解。此药不良反应较少,可有食欲减退、恶心、呕吐等。用此药后,形成大量的 11-脱氧皮质醇等中间产物,以致尿中 17-生酮类固醇或 17-羟排除量显著增加,故观察疗效需以血皮质醇为指标。③氨格鲁米特:此药能抑制胆固醇转变为孕烯醇酮,故皮质激素的合成受阻,对肾上腺癌不能根治的病例有一定的疗效,每日用量 0.75~1.0g 分次口服。④酮康唑:可使类固醇产生量减少,开始每日 1000~1200mg,维持量每日 600~800mg,此药毒性较轻,较易为患者接受,治程中需观察肝功能,少数患者可出现肝功能损害。用此药后睾酮的合成也减少,但也可由于减少皮质醇的产生,减轻了对垂体促性腺激素的抑制,睾酮的分泌也可增加。

(七)皮质醇增多症患者进行肾上腺瘤或增生切除手术前后的处理

因患者原来血浆皮质醇的水平甚高,一旦切除分泌激素的瘤或增生的肾上腺,体内皮质醇分泌锐减,有发生急性肾上腺皮质功能不全的危险,故手术前后需要妥善处理。于手术前 12

小时及 2 小时各肌内注射醋酸可的松 100mg(每侧臀部 50mg)。手术时静脉滴注氢化可的松 100~200mg,切除肿瘤或肾上腺前缓慢滴注;切除后加速滴注,当日共静脉滴注 200~300mg,同时肌内注射醋酸可的松每 6 小时 50mg;醋酸可的松在第 2、3 日减为每 8 小时 1 次,第 4、5 日减为 12 小时 1 次,每次 50mg 肌内注射,以保持血液中激素量比较稳定,必要时再加用氢化可的松静脉注射,以后,糖皮质激素改为口服维持量。对于肾上腺皮质增生切除一侧肾上腺或加另一侧部分切除的患者,可缓慢减量以至停药。腺癌一般难以根治,当减到维持量后,如尿 17-羟排出量仍明显过高,表示癌未彻底切除,需加用化疗;否则,可持续维持量,并观察有无复发现象。

六、预后

经有效治疗后,病情可望在数月后逐渐好转,向心性肥胖等症状减轻,尿糖消失,月经恢复,甚至可受孕,精神状态也好转,血压下降。如病程已久,肾脏血管已有不可逆损害,则血压不易下降至正常。癌的疗效取决于早期发现及能否完全切除。腺瘤如早期切除,预后良好,增生型患者治疗后的疗效不一,应定期观察有无复发,或有无肾上腺皮质功能不足。如患者皮肤色素沉着逐渐加深,提示有垂体瘤的可能性。

七、护理

1.心理护理:对患者进行心理护理,增加患者战胜疾病的信心。如手术要详细向患者讲解有关手术方面的知识,使患者消除对手术的顾虑及恐惧心理。

2.饮食护理:给予患者高蛋白、高维生素、低碳水化合物、低脂及富含钾、钙的食物。

3.告知患者遵医嘱服用药物的重要性,不可随意停药或减量。

4.嘱患者注意冷暖,及时添减衣服,不到公共场合人多的地方去,预防感冒。

第六节 原发性醛固酮增多症

醛固酮增多症分为原发性和继发性两大类。原发性醛固醇增多症(原醛症)是由于肾上腺皮质肿瘤或增生,醛固酮分泌增多,导致水钠潴留,体液容量扩张而抑制了肾素-血管紧张素系统;继发性醛固酮增多症的病因在肾上腺外,乃因有效血容量降低,肾血流量减少等原因致肾素-血管紧张素-醛固酮系统功能亢进。过多的血管紧张素Ⅱ兴奋肾上腺皮质球状带,于是醛固酮分泌增多。本节仅叙述原发性醛固酮增多症,多见于成人,女性较男性多见,占高血压病中的 0.4%~2.0%。

一、病因和病理

醛固酮瘤最多见,占原醛症的 60%~90%,多为一侧腺瘤,直径在 3cm 以下,大多介于 1~2cm,包膜完整,切面呈金黄色,有大量透明细胞组成,在电镜下,瘤细胞线粒体山脊呈小板状,显示小球带细胞的特征。极少数为双侧腺瘤。醛固酮瘤的原因不明,患者血浆中醛固酮浓度与血浆 ACTH 的昼夜节律平行。

(一)特发性醛固酮增多症(特醛症)

本病为成人原醛症第二多见的类型,占 10%～40%,为儿童原醛症最常见的类型,双侧肾上腺小球带增生,可伴有或不伴有小型及大型结节。病因还不明确,可能有以下因素:①血管紧张素Ⅱ的作用被加强,在静脉滴注血管紧张素Ⅱ后,醛固酮分泌增多的反应较正常人和醛固酮瘤患者为强。于特醛症患者,血管紧张素-转化酶抑制剂可使醛固酮分泌减少,血压正常,血钾上升,而于醛固酮瘤患者,作用不明显;②促进醛固酮分泌因子:ACTH 前体物(POMC)N端肽的 1 个片段,即人赖氨酸-r3-MSH(促黑素细胞素),为一糖化肽段(50～76 位)可兴奋醛固酮分泌,作用较 ACTH 为强,特醛症患者可测得高浓度的免疫活性 r-MSH,而醛固酮瘤患者浓度甚低。此外,尿中可测出可兴奋醛固酮分泌的糖蛋白,人尿、血、垂体中皆可测到,在切除垂体后降低,此物在特醛症患者明显增高。特醛症患者血中 β-内啡肽浓度也升高。以上均提示特醛症中垂体释放兴奋醛固酮的因子;③血清素拮抗药赛庚啶可使特醛症患者醛固酮分泌减少,提示在本型中存在着经血清素介导的兴奋醛固酮分泌因素。

(二)醛固酮癌

少见,为分泌大量醛固酮的肾上腺皮质癌,往往还能分泌糖皮质激素、雄激素。肿瘤体积较大,直径多在 3cm 以上,切面显示出血,坏死。肿瘤的恶性性质在细胞学上常难以确定,转移灶的存在得以确诊。

(三)异位的分泌醛固酮的肿瘤

少见,可发生于肾脏内的肾上腺残余或卵巢肿瘤。糖皮质激素可抑制性醛固酮增多症多见于青少年男性,可为家族性或散发性,家族性患者以常染色体显性方式遗传。肾上腺呈大、小结节性增生,其血浆醛固酮浓度与 ACTH 的昼夜节律平行,用生理替代性的糖皮质激素数周后可使醛固酮分泌量、血压、血钾恢复正常,发病机制还不明确,可能与垂体异常有关。

二、病理生理和临床表现

本病的主要临床表现是由于大量的醛固酮潴钠、排钾所引起。钠潴留导致细胞外液扩张,血容量增加,血管壁内及血循环钠离子浓度增加,醛固酮还加强血管对去甲肾上腺素的反应,引起高血压。细胞外液扩张达到一定程度后,引起体内排钠系统的反应,肾脏(主要是近曲小管)重吸收钠减少,心钠素分泌增多,促进钠的排泄,从而代偿了大量醛固酮的潴钠作用,使钠代谢达到近乎平衡状态,不再继续潴钠,因而避免了细胞外液的进一步扩张和出现水肿、心力衰竭。

大量醛固酮引起失钾,出现一系列的因缺钾而引起的神经、肌肉、心脏及肾脏功能障碍。细胞内大量钾离子丢失后,钠、氢离子由细胞内排出的效能减低,细胞内钠、氢离子增加,细胞内 pH 下降,细胞外液氢离子减少,pH 上升呈碱血症。在一般常见的其他原因(如厌食、呕吐、腹泻)引起缺钾时,肾小管上皮细胞内钾减少,于是肾远曲小管处 Na^+-H^+ 交换占优势,Na^+ 与 K^+ 交换减弱,尿呈酸性。而在原发性醛固酮增多症中,虽然肾小管上皮细胞内缺钾,但在醛固酮的作用下,继续失钾潴钠,故 Na^+-K^+ 交换仍被促进,于是尿不呈酸性,而成中性,甚至碱性,但细胞内氢离子增多而呈酸性。碱中毒时细胞外液游离钙减少,加上醛固酮促进尿镁排除,故可出现肢端麻木和手足搐搦。

原发性醛固酮增多症的主要临床表现如下:

（一）高血压

为最早期出现的症状，一般不呈恶性演变，但随着病情进展，血压渐高，大多是在170/100 mmHg 左右，高时可达 210/130mmHg 左右。

（二）神经肌肉功能障碍

①肌无力及周期性瘫痪甚为常见，一般来说，血钾愈低，肌肉受累越严重。常见诱因为劳累，或服用氯噻嗪、呋塞米等促进排钾的利尿药。麻痹主要累及下肢，严重时累及四肢，也可发生呼吸、吞咽困难，麻痹时间短者数小时，长者数日或更久，补钾后麻痹即暂时缓解，但常复发；②肢端麻木，手足搐搦。在低钾严重时，由于神经肌肉应激性降低，手足搐搦可比较轻微或不出现，而在补钾、麻痹消失后，手足搐搦续往往变得更明显。

（三）肾脏表现

①因大量失钾，肾小管上皮细胞呈空泡变性，浓缩功能减退，伴多尿，尤其夜尿增多，继发口渴、多饮；②常易并发尿路感染。

（四）心脏表现

①心电图呈低钾血症图形：Q－T 间期延长，T 波增宽，减低或倒置，U 波明显，T、U 波相连呈驼峰状；②心律失常：较常见者为期前收缩或阵发性室上性心动过速，严重时可发生心室颤动。

（五）其他

儿童患者有生长发育障碍，与长期缺钾等代谢紊乱有关。糖耐量减退，缺钾时胰岛素的释放减少、作用减弱。

三、实验室检查

（一）血、尿生化检查

①低血钾：大多数患者血钾低于正常，一般在 2～3mmol/L，严重者更低。低血钾往往呈持续性，也可为波动性，少数患者血钾正常；②高血钠：血钠一般在正常高限或略高于正常；③碱血症：血 pH 和 CO，结合力为正常高限或略高于正常；④尿钾高：在低血钾条件下（低于3.5mmol/L），每日尿钾仍在 25mmol 以上；5 尿钠排出量较摄入量为少或接近平衡。

（二）尿液检查

①尿 pH 为中性或偏碱性；②尿常规检查可有少量蛋白质；③尿比重较为固定而减低，往往在 1.010～1.018 之间，少数患者呈低渗尿。

（三）肾素－血管紧张素－醛固酮系统检查

①尿醛固酮排出量：正常人在普食条件下，均值为 7.7μg/24 小时，范围 3.4～12.7μg（RIA），本病中高于正常；②血浆醛固酮：正常人在普食条件下（含 Na160mmol，K60mmol）平衡 7 天后，上午 8 时卧位血浆醛固酮为 193.7±84.5nmol/L，患者明显升高；③醛固酮分泌率：正常人在普食条件下平均值为 77～109μg/24，患者明显升高。

醛固酮分泌的多少与低钾血症程度有关，血钾甚低时，醛固酮增高往往不明显，这是因为低血钾对醛固酮的分泌有抑制作用。本病醛固酮增多具有自主性，在摄入高钠饮食或采用氟氢皮质素类盐皮质激素使容量扩张后，醛固酮的分泌不受抑制。另一个特征是血浆肾素－血管紧张素活性降低，而且在用利尿剂和直立体位兴奋后不能显著升高。若为继发性醛固酮增多症,则以肾素－血管紧张素活性高于正常为特征。

(四)24 小时尿 17－酮类固醇及 17－羟皮质类固醇

一般正常。

(五)螺内酯试验

螺内酯可拮抗醛固酮对肾小管的作用,每日 320～400mg(微粒型),分 3～4 次口服,历时 1～2 周,可使本病患者的电解质紊乱得到纠正,血压往往有不同程度的下降。如低血钾和高血压是由于肾脏疾患所引起者,则螺内酯往往不起作用。

(六)低钠、高钠试验

①对疑有肾脏病变的患者,可做低钠试验(每日钠摄入限制在 20mmol 以下),本病患者在数日内尿钠下降到接近摄入量,同时低血钾,高血压减轻,而肾脏患者因不能有效地潴钠,可出现失钠、脱水。低血钾、高血压则不宜纠正;②对病情较轻、血钾降低不明显的疑似本病的患者,可做高钠试验,每日摄入钠量 240mmol。如为轻型原发性醛固酮增多症,则低血钾变得更加明显。对血钾已明显降低的患者,不宜进行本试验。

四、诊断和鉴别诊断

对同时有高血压和低血钾的患者,要考虑本病,如具备典型的血、尿生化改变,螺内酯能纠正代谢紊乱和降低高血压,则诊断可初步成立;如能证实醛固酮分泌增高和血浆肾素－血管紧张素活性降低,则可确诊。在确诊治疗方案前,还要尽可能鉴别是腺瘤还是增生,以及腺瘤的定位,则用以下方法检查:

(一)上午直立位前后血浆醛固酮浓度变化

正常人在隔夜卧位,上午 8 时血浆醛固酮值为 0.062～0.185nmol/L,保持卧位到中午 12 时,血浆醛固酮浓度下降,和血浆皮质醇浓度的下降相一致;如取立位时,则血浆醛固酮上升,说明体位的作用超过 ACTH 的作用影响。增生型本病患者在上午 8 至 12 时取立位时血浆醛固酮上升,明显超过正常人,这是因为这些患者在站立后血浆肾素有轻度升高,加上此型对血管紧张素的敏感性增强;而腺瘤患者在此条件下,血浆醛固酮不上升,反而下降,这是因为醛固酮瘤患者醛固酮分泌过度,血浆容量扩张,对肾素－血管紧张素系统起强烈的抑制作用,即使取立位 4 小时,也不能使血浆肾素有所增高。至于血浆醛固酮反而下降的原因,则与此时血浆 ACTH 按昼夜节律而下降有关。少数醛固酮瘤患者站立后血浆醛固酮呈上升反应,但反应微弱,增加不到一倍。如在试验前先服高钠饮食数日,或口服 9α 氟氢皮质激素数日,使血浆容量扩张更为明显,则在站立后血浆醛固酮不再呈上升反应,说明腺瘤的分泌不受体位的影响,可借此以鉴别。

(二)血浆去氧皮质酮、皮质酮及 18－羟皮质酮测定

醛固酮瘤患者上午 8 时血浆去氧皮质酮、皮质酮和 18－羟皮质酮常升高,以 18－羟皮质酮的升高为恒定和显著,常在 0.154nmol/L 以上[正常人、普食条件下,上午 8 时,卧位、血浆 18－羟皮质酮为 0.1nmol/L(标准度),样品不经层析、RIA];而特醛症患者上述类固醇为正常或仅轻度升高,以 18－羟皮质酮的鉴别诊断价值最高。醛固酮瘤患者 18－羟皮质酮明显升高的部分原因为严重缺钾、使醛固酮合成的最后步骤:18－羟皮质酮经脱氢转变为醛固酮的速度减慢;而特醛症中缺钾相对较轻,故上述影响较小。

(三)赛庚啶对血浆醛固酮的影响

口服 8mg 赛庚啶前及服后每半小时抽血,历时 2 小时,测血浆醛固酮。大多数特醛症患者血浆醛固酮下降 0.062nmol/L 以上,或较基值下降 30% 以上,多数患者在服后 90 分钟时下降最明显,平均下降约 50%。醛固酮瘤患者血浆醛固酮无变化。

(四)放射性碘化胆固醇肾上腺扫描或照相

根据 3 碘标记的胆固醇在肾上腺转化为皮质激素的原理,用扫描法显示腺瘤及增生组织中 3 碘浓集的部位。如一侧肾上腺有放射性浓集,表示该侧有腺瘤,一般腺瘤直径在 1cm 以上者,大多(80%～90%)能做出正确定位。

如二侧皆有放射性浓集,提示双侧增生。此法对双侧肾上腺增生的诊断价值不及对醛固酮瘤的定位,诊断符合率为 60%～70%。增生性病例有时两侧肾上腺放射性可以不对称,一浓、一淡,可误诊为腺瘤,必要时可在地塞米松抑制后再作扫描或照相,如一侧显像表示为腺瘤,双侧显像则表示为增生。

(五)B 超波

是应用于临床的一项无创伤性检查,对于直径大于 1.3cm 以上的醛固酮瘤可显示出来,小腺瘤则难以和特发性增生相鉴别。

(六)肾上腺 CT

此法的优点为非侵入性,无组织创伤,放射性小,诊断所需要时间短,可检查出小至直径 7～8mm 的腺瘤;需要注意肾上腺增生伴大结节者也可被误诊为肿瘤。特醛症在 CT 扫描时表现为正常或弥散性增生。

(七)肾上腺核磁共振显像(MRI)

肾上腺可显示为一轮廓清晰、均匀低密度的结构。醛固酮瘤的强度较正常肾上腺、肝脏为甚。

(八)肾上腺静脉血激素测定

如上述方法皆不能确定病因,可做肾上腺静脉导管术采双侧肾上腺静脉血测定醛固酮/皮质醇比值,腺瘤则比值常大于 10∶1。

(九)地塞米松抑制试验

如肾上腺影像学检查未能发现肿瘤,患者在上午直立位时血浆醛固酮下降(特醛症中升高),可做地塞米松抑制试验,每日总量 2mg,分次口服,如为糖皮质激素可抑制型原醛症,在 3 周后血钾、血、尿醛固酮、血压皆恢复正常。

对于有高血压、低血钾的患者,除本症外,还要考虑以下疾病:①原发性高血压患者因其他原因如服用氢氯噻嗪、呋塞米、慢性腹泻等而导致低血钾;②肾脏缺血而引起的高血压如急进性原发性高血压、肾动脉狭窄性高血压,患有这些疾病的一部分患者可因继发性醛固酮增多而合并低血钾,但患者的血压一般较本患者更高,进展更快,可伴有明显的视网膜损害。此外,此组高血压患者往往有急进性肾衰竭的临床表现,伴氮质血症,酸中毒等。肾动脉狭窄患者中部分可听到肾区血管杂音,放射性肾图、静脉肾盂造影、分侧肾功能检查可显示一侧肾功能减退。这一类患者血浆肾素活性高,对鉴别诊断较为重要;③失盐性肾病(失钾性肾病):通常由于上行性慢性肾盂肾炎较明显,尿钠排出量较高,常伴有脱水。血钠不高反而降低,无碱中毒,往往呈酸中毒。低钠试验显示肾脏不能保留钠等；④分泌肾素的肾小球旁细胞的肿瘤（肾素瘤）：分泌大量肾素可引起高血压，低血钾。患者的年龄较轻，而高血压严重，血浆肾素活性甚高，血管造影可显示肿瘤；⑤肾上腺其他疾病：皮质醇增多症，尤其腺癌和异位 ACTH 综合征所致者，可伴有明显的低血钾，临床症群可助鉴别诊断；⑥长期用避孕药有时也可引起高血压、低血钾。

五、治疗

腺瘤的根除方法为手术切除。特发性增生型虽可做大部分肾上腺切除术（一侧全切除，另一侧切除大部分），但手术疗效差，多数用药物治疗。

（一）手术治疗

手术前宜用适当的低盐饮食、螺内酯做准备，以纠正低钾血症并降低血压。每日螺内酯 120～240mg，分次口服，需要时适当补钾，待血钾正常，血压下降后，减至维持量，即进行手术。手术前夕肌内注射醋酸可的松 100mg。术中静脉滴注氢化可的松 100～300mg，术后逐步递减，约 1 周后可停药。腺瘤手术效果较好，术后电解质紊乱得以纠正，多尿、多饮症状消失，大部分患者血压降至正常，其余患者血压也有所下降。

（二）药物治疗

对于不能手术的肿瘤患者以及特发性增生型患者（未手术或手术后效果不满意），宜用螺内酯治疗，用法同手术前准备。长期应用螺内酯可出现男子乳房发育、阳痿，女性则出现月经不调等不良反应，可改用氨苯蝶啶或阿米洛利，以助排钠潴钾。必要时加用降压药物。对 ACTH 依赖型应用地塞米松治疗，每日 1mg 左右。

钙通道阻滞剂可使一部分原醛症患者醛固酮产生量减少，血钾和血压恢复正常，因为醛固酮的合成需要钙的参与。对特醛症患者，血管紧张素转换酶抑制剂可奏效。

六、护理

（一）手术前护理

1.观察血压变化及高血压症状，根据病情随时监测或每日 2 次，按时给予降压药并密切观察效果及不良反应。

2.观察低血钾症状，低血钾时因出现心动过速、期前收缩、易发生心搏骤停。应随时注意观察心率、心律的变化。静脉补钾时应严格补钾总量、速度、浓度及尿量的情况，并随时检测患者血钾的变化。

3.观察神经肌肉障碍情况，限制患者活动范围，切忌剧烈运动，防止跌倒，必要时给予适当的保护措施。

4.应给予低钠高钾饮食，每日限制钠的摄入量为 20mmol，钾为 270mmol。

（二）手术后护理

1.严密观察患者的生命体征。

2.观察患者有无肾上腺皮质功能不全的表现。应遵医嘱及时应用肾上腺皮质激素，并观察效果。

3.维持水电解质平衡，手术后钾及钙离子紊乱，需要经过一段时间的调整才能逐渐恢复正常，须继续按术前低钾、低钙情况进行护理，以免发生意外。

4.做好引流管护理，准确记录 24 小时出入量。

5.预防肺部并发症,定时为患者翻身、叩背,协助排痰,避免肺部感染及肺不张发生。

(三)健康教育

1.指导患者应进高蛋白、高热量、高钾、低钠饮食。

2.嘱患者注意安全,切忌远行,以防意外发生。

3.指导患者注意血压的变化,定时测量血压,遵医嘱正确用药,不可随意添加或减量甚至停药。

4.指导患者应用肾上腺皮质激素,并了解作用及不良反应,出现严重的不良反应,如过敏反应、高血压、感染等现象,应停止用药,及时就医。

5.向患者讲解口服钾离子药物的注意事项,尽量减少对胃肠道的刺激。

6.让患者及家属了解肾上腺皮质功能不全的征象,一旦出现应紧急就诊。

7.术后复查血的生化指标及醛固酮。

第七节 甲状旁腺功能减退症

甲状旁腺功能减退症是由于甲状旁腺(PTH)分泌过少而引起的一组临床症群,表现为神经肌肉兴奋性增高,低钙血症,高磷血症,与血清 iPTH 减少或不能测得。本病也可由于靶细胞对 PTH 反应缺陷所致,称为假性甲状旁腺功能减退症。

一、病因

本病可有多种原因所引起。较常见者为手术后甲状旁腺功能减退症与特发性甲状旁腺功能减退症两种。前者主要是由于甲状腺手术误将甲状旁腺切除或损伤所致,但也可因甲状旁腺手术而引起。偶或可因颈部放射治疗,或其他原因进行颈部手术而损伤甲状旁腺所致。

特发性甲状旁腺功能减退症的病因尚未明了。可能与自身免疫有关。本病患者血中可检出甲状旁腺抗体,同时也可有肾上腺皮质,甲状腺,或胃壁细胞抗体。还可伴有其他自身免疫性疾病如原发性甲状腺功能减退症,恶性贫血,特发性肾上腺萎缩所致的艾迪生病等。本病可有家族史。

严重的低镁血症有时可引起甲状旁腺功能减退。因为,镁离子为释放 PTH 所必需。缺镁时,血清 iPTH 明显降低或测不出。补充镁后,血清 iPTH 立即增加。低镁血症还可影响 PTH 对周围组织的作用。

甲状旁腺功能亢进症母亲所生新生儿可出现甲状旁腺功能减退,可能由于母亲高钙血症抑制胎儿甲状旁腺功能所致。

二、病理生理

由于 PTH 缺乏,骨吸收降低,$1,25(OH)_2D$ 形成减少,因而肠道吸收钙减少,同时,肾小管钙重吸收降低,尿钙排除增加,所以血清钙降低。当血清钙降至约 1.75mmol/L 以下时,尿钙浓度显著降低或消失。同时,由于肾脏排磷减少,血清磷增高。低钙血症与高磷血症是甲状旁腺功能减退症的临床化学特征。由于 PTH 缺乏,尿 cAMP 降低,但注射外源性 PTH 后,尿

cAMP 立即上升。由于血清钙浓度降低,主要是由于钙离子浓度降低,神经兴奋性增强,可出现手足搐搦,甚至惊厥。长期低钙血症可引起晶体白内障,基底神经节钙化,皮肤、毛发、指甲等外胚层病变,在儿童可影响智力发育。

三、临床表现

甲状旁腺功能减退症的症状取决于低钙血症的程度与时间,但血清钙下降的速度也具有重要作用。

低钙血症的主要表现首先是出现指端或嘴部麻木和刺痛,手足与面部肌肉痉挛,随机出现手足搐搦(血清钙一般在 2mmol/L 以下),典型的表现为双侧拇指强烈内收,掌指关节屈曲,指骨间关节伸展,腕、肘关节屈曲,形成鹰爪状。有时双足也呈强直性伸展,膝关节与髋关节屈曲。发作时可有疼痛,但由于形状可怕,患者常异常恐惧,因此加重手足搐搦。有些患者,特别是儿童,可出现惊厥或癫痫样全身抽搐,如不伴有手足搐搦,常被误诊为癫痫大发作。手足搐搦发作时也可伴有喉痉挛与哮喘。由于缺氧,又可诱发癫痫样大发作。

有些轻型或久病患者不一定出现手足搐搦。其神经肌肉兴奋增高的主要表现为 Chevostek 征与 Trousseau 征阳性。

除上述表现外,长期慢性低钙血症还可引起下列表现。头颅摄片可发现多数患者有基底神经节钙化,并可出现锥体外神经症状,包括典型的帕金森病的表现。纠正低钙血症可使症状改善。少数患者可出现颅内压增高与视盘水肿。

慢性甲状旁腺功能减退症患者可出现精神症状,包括烦躁、易激动、抑郁,或精神病。儿童患者常有智力发育迟缓,与牙齿发育障碍。

晶状体白内障在本病患者中颇为常见,可严重影响视力。纠正低钙血症可使白内障不再进行,但不易消失。

长期甲状旁腺功能减退症患者皮肤干燥、脱屑,指甲出现纵嵴,毛发粗而干,易脱落,易得念珠菌感染。血钙纠正后,上述症状也好转。

四、诊断和鉴别诊断

本病常有反复手足搐搦发作史。Chevostek 征与 Trousseau 征阳性。实验室检查如有血钙降低(常在 2mmol/L 以下,可低至 1mmol/L),血磷增高(常在 2mmol/L 以上),而能排除肾功能不全者,诊断基本可以确定。如血清 iPTH 测定结果明显降低或不能测得,或滴注外源性 PTH 后,尿磷与尿 cAMP 显著增高,诊断可以肯定。特发性甲状旁腺功能减退症患者,临床上常无明显的病因可发现,有时可有家族史。手术后甲状旁腺机减退症常于甲状腺或甲状旁腺术后发生。

特发性甲状旁腺功能减退症尚须与假性甲状旁腺功能减退症作鉴别。后者较为少见,血清 iPTH 常增高,注射 PTH 后尿磷与尿 cAMP 不增加,且常伴有其他发育畸形。

严重低镁血症(血清镁低于 0.4mmol/L)患者也可出现低钙血症与手足搐搦,血清 iPTH 可降低或测不到。但缺镁纠正后,低钙血症迅速恢复,血清 iPTH 也随之增加。

手足搐搦也可由其他原因所引起,如代谢或呼吸性碱中毒,维生素 D 缺乏,慢性腹泻等,应加以鉴别。

五、治疗

甲状旁腺功能减退症的治疗理论上应补充 PTH，但尚不能应用与临床，主要采用维生素 D 与补充钙剂，使血清钙基本接近正常，血清磷下降，防止手足搐搦发作与异位钙化。

甲状旁腺功能减退症患者每日需补偿葡萄糖酸钙 6～12g，或乳酸钙 4～8g，或氯化钙每日 2～4g，分次口服。氯化钙容易吸收，但对胃有刺激作用。碳酸钙含钙量虽较多（占 40%），但长期服用后可引起碱中毒，从而加重低钙血症，不宜多用。如以元素钙为指标，则每日需 0.5～0.1g（葡萄糖酸钙按重量含钙 9%，乳酸钙含钙 13%，氯化钙含钙 27%）。孕妇、乳母酌加，小儿也需多些。

降低血磷也很重要。因为高磷血症可抑制 $1,25(OH)_2-D$ 形成，从而使肠道钙吸收减少，饮食中应限制含磷高的食物如乳制品与肉类。也可加服氢氧化铝凝胶，每次 15～30mL，每日 3～4 次，使之与肠道磷酸盐相结合，减少磷的吸收。另外，血钙增高也可使血磷相应下降。

轻症甲状旁腺功能减退患者，经补充钙与限磷的治疗后，血清钙可基本保持正常，症状控制。较重患者则须加用维生素 D 制剂。但在甲状旁腺功能减退症患者中，由于 PTH 缺乏，肾脏使 $25(OH)D$ 转变为 $1,25(OH)_2D$ 的 1α－羟化酶活性低。所以，这些患者对维生素 D 的需要量较大，在治疗过程中容易引起高钙血症，应定期复查血清钙。

较为常见的维生素 D 制剂为维生素 D_2，可从小剂量开始，每天 20000 单位（0.5mg），口服。以后逐渐增加，一般每天需 40000～120000 单位（1～3mg）。本药作用较长。一旦出现高钙血症，停药后尚可持续多周。双氢速固醇（AT－10）每日 0.5～3.0mL，作用较快，停药后 1～3 周作用即消失，但价格昂贵。其他维生素 D 制剂有钙化醇［即 $1,25(OH)_2D_3$］，与骨化二醇［即 $25(OH)D_3$］，作用强，半衰期较短，前者剂量为 0.25～1.0μg/d，后者为 25～200μg/d。

维生素 D 与钙剂的剂量可以相互调节。增加维生素 D 剂量可加速肠道钙吸收，钙剂可相应减少；增加钙剂也可增肠道钙吸收，可相应减少维生素 D 的补充。一般希望将血清钙保持在 2.0～2.25mmol/L。一方面可防止手足搐搦发作，另一方面使尿钙不至过高，以免增加肾脏负担，甚至引起尿路结石。

当手足搐搦发作时，应立即静脉注射 10% 葡萄糖酸钙 10～20mL，注射速度宜慢，必要时，4～6 小时后重复注射。发作严重时，尚可短期辅以镇静剂苯巴比妥，安定，或苯妥英钠肌内注射，以迅速控制搐搦与痉挛。

如为低镁血症所致者，应立即补充镁。低镁血症纠正后，血钙也随之恢复。

六、护理

1.嘱患者多吃富含有钙（如排骨、奶类等）、镁（黑面粗粮等）的食物，定期检查血钙及血磷，以免血钙过高而引起尿路结石；少吃富含有磷的食物如豆制品和瘦肉等。

2.给予患者心理护理，避免过度紧张，使手足搐搦加重。

3.嘱患者宜穿柔软的内衣，床单要铺整齐，避免皱褶而摩擦刺激皮肤。

4.按医嘱服药，不要自行减量或自行停药。

5.注意静脉注射葡萄糖酸钙时，注射速度要缓慢，避免引起心律改变等不良反应。

第八节　糖尿病

糖尿病是一组病因和发病机制尚未完全明了的内分泌－代谢疾病,而以高糖血症为其共同的主要标志。因胰岛素分泌绝对或相对不足以及靶细胞对胰岛素敏感性降低,引起糖、蛋白质、脂肪和继发的水、电解质代谢紊乱。临床上出现烦躁、多尿、多饮、多食、疲乏、消瘦等表现。然而有相当一部分甚至多数患者并无上述症状,仅于全面体查或出现并发症时才被发现。糖尿病严重时可发生酮症酸中毒或其他类型的急性代谢紊乱。常见的并发症有急性感染、肺结核、动脉粥样硬化、肾、视网膜微血管病变及神经病变等。

一、糖尿病分类

1965 年世界卫生组织"糖尿病专家委员会"的第一次报告将糖尿病区分为原发性和继发性(又称症状性)两类。此外,根据临床表现、空腹血糖、口服葡萄糖耐量试验及皮质素葡萄糖耐量试验的结果,将原发性糖尿病区分为四期:①糖尿病倾向,也称糖尿病前期,无糖尿病症状,糖耐量和皮质素糖耐量均正常,但具有某些遗传倾向的背景,如在一级亲属中有糖尿病患者,女性有分娩巨大婴儿史等;②隐性糖尿病,系指在应激(如妊娠)时糖耐量低下,皮质素糖耐量试验结果阳性;③无症状糖尿病,也称化学性糖尿病,无糖尿病症状,空腹血糖正常或升高,糖耐量试验结果阳性;④临床糖尿病,已有糖尿病症状,空腹血糖升高。同时按发病年龄、起病急缓、代谢紊乱症状轻重和酮症倾向等方面的差别,将临床糖尿病区分为青少年发病型和成年发病型两个类型。前者大多属于胰岛素依赖型,后者大多属非胰岛素依赖型。1985 年的报告又做了某些修改,在临床类型中增加了营养不良相关糖尿病。此型多见于某些热带地区,其中一个类型称胰腺纤维钙化综合征,多见于以木薯为主食的地区。患者有发作性腹痛史,营养不良,胰腺外分泌及内分泌功能减退,胰腺管有多发性结石。另一类型称 M 型糖尿病,患者消瘦,不易发生酮症,对胰岛素有一定的抵抗性。还建议将 1 型和 2 型糖尿病只作为临床分型,不代表发病机制上的差异,即糖尿病主要可分为 1 型糖尿病与胰岛素依赖型糖尿病、2 型糖尿病与非胰岛素依赖型糖尿病两类具有相同的含义。本节主要介绍胰岛素依赖型和非胰岛素依赖型糖尿病。

二、病因和发病机制

糖尿病的病因和发病机制是个复杂的问题,至今尚未完全阐明。胰岛病变致胰岛素分泌缺乏或延迟,分泌变异胰岛素(已证实的报道只有几个家族),血液循环中存在抗胰岛素抗体或抗胰岛素受体抗体,胰岛素受体或受体后缺陷致使靶组织细胞对胰岛素的敏感性降低应是发生糖尿病的基本环节,通常认为遗传因素和环境因素及二者之间的复杂的相互作用是发生糖尿病的主要病因,而且属于多基因遗传疾病范畴。

在对单卵双生中糖尿病的发生情况的研究,发现如双生中 1 人在 50 岁以后出现糖尿病,另 1 个人在几年内也发生糖尿病的高达 90% 以上,其中大多数患者为非胰岛素依赖型糖尿病,提示遗传因素在此型糖尿病的病因中占主要地位。如双生中 1 人在 40 岁以前出现糖尿病,另 1 人也发生糖尿病的接近 50%,其中大多数患者为胰岛素依赖型糖尿病,提示此型糖尿病的发生,在遗传背景的基础上,环境因素的参与也是必需的。研究糖尿病遗传因素的另 1 个途径是探索本病与组织相容性抗原(HLA)系统之间的关系,已发现在胰岛素依赖型糖尿病患者中,HLA－DW_3、DW_4、B_8、B_{15}等抗原的发生频率显著高于非糖尿病患者群,提示免疫反应基因与 HLA 抗原之间可能存在连锁不平衡,使胰岛 B 细胞容易受到损伤,即对糖尿病的易感性增高。相反,HLA－DW_2、DW_7等存在则可能对糖尿病发病有一定的保护性。在非胰岛素依赖型糖尿病患者群中,HLA 抗原分布频率与正常对照无明显差异。此外,在胰岛素依赖型糖尿病患者早期,胰岛细胞抗体、胰岛细胞表面抗体、白细胞移动抑制试验的阳性率均显著高于正常对照组,胰岛病理检查常发现胰岛炎的组织学改变,酷似自体免疫性疾病的病理改变。与之相反,胰岛细胞抗体试验阳性及胰岛炎病变极少见于非胰岛素依赖型糖尿病,以上发现提示在遗传背景和免疫机制方面,胰岛素依赖型和非胰岛素依赖型糖尿病具有不同的病因。

在致胰岛素依赖型糖尿病的环境中,已发现若干病毒(如柯萨奇 B_4 病毒、腮腺病毒、脑心肌炎病毒等)可致实验动物胰岛感染,B 细胞广泛破坏,造成糖尿病。但用病毒感染实验动物可产生不同的结果,例如脑心肌炎病毒感染小鼠后,有些小鼠出现高血糖,有些仅在给予葡萄糖负荷后出现高血糖,有些不出现糖尿病,存在着对病毒感染"易感性"或"抵抗性"方面的差异。这种差异可能与胰岛 B 细胞膜上的病毒受体数目有关,也可能与免疫反应有关,即病毒感染惹发自体免疫反应,从而导致胰岛 B 细胞进行性破坏。然而,病毒感染的易感性和自体免疫反应又都为遗传因素所决定。在胰岛素依赖型糖尿病患者中胰岛细胞抗体阳性和胰岛炎病变也支持自体免疫反应在发病机制上可能起的重要作用。病毒感染导致人类糖尿病的根据还不够充分。有些报道在病毒感染(如柯萨奇 B_4 病毒)流行后糖尿病患病率提高,在糖尿病患者群中某一些病毒抗体阳性率高于非糖尿病患者群。较肯定的报道很少,如 1 例患胰岛素依赖型糖尿病的 10 岁患儿,病情危重,死后胰岛匀浆液组织培养获得病毒生长,致病原为柯萨奇 B_4 病毒变异种。

非胰岛素依赖型糖尿病远较胰岛素依赖型糖尿病多见,在所有糖尿病患者中占 90％以上。此型糖尿病多数发生在 40 岁以上的成年人,较多患者体型肥胖,胰岛病理改变大都较轻,其 B 细胞功能障碍,不论表现为胰岛素分泌高峰延迟或增高,胰岛素分泌的第一(快速分泌)时相均降低或阙如,而且与同时血糖浓度相比,胰岛素分泌指数仍低于正常,是出现饭后高血糖的主要原因。在各种环境因素中,肥胖是非胰岛素依赖型糖尿病的重要诱发因素之一。肥胖者外周靶组织细胞膜胰岛素受体数量减少,肥胖的 2 型糖尿病患者,不仅靶细胞胰岛素受体数量减少,而且还常伴有受体后缺陷,降低胰岛素的生物效应,因而对胰岛素的敏感性低下,是导致高血糖的另一个重要原因。感染和应激、缺乏体力活动、多次妊娠和分娩等均可能是非胰岛素依赖型糖尿病的诱发因素。胰高血糖素等拮抗胰岛素生理作用的激素分泌过多,胰岛邻分泌(胰岛素、胰高血糖素、生长抑素)功能调节失常,在导致糖尿病代谢紊乱的机制上有重要影响,但在病因学上的地位尚有待进一步研究。

三、病理

胰岛 B 细胞数量减少,细胞核深染,胞浆稀少呈脱颗粒现象。A 细胞相对增多。胰岛内毛细血管旁纤维组织增生,严重的可见广泛纤维化。胰岛素依赖型糖尿病患者常有明显的胰岛病理改变,B 细胞数量可只有正常的 10％。非胰岛素依赖型糖尿病患者胰岛病变较轻,在光学显微镜下约有 1/3 病例没有组织学上的肯定改变。在胰岛素依赖型糖尿病病的早期，50%～70%病例在胰岛及其周围可见淋巴细胞和单核细胞浸润，称为胰岛炎。

约 70%糖尿病患者全身小血管和微血管出现病变，称为糖尿病性微血管病变。常见于视网膜、肾、肌肉、神经、皮肤等组织，基本病变是 PAS 阳性物质沉着于内皮下而引起毛细血管基底膜增厚，此病变具有较高的特异性。糖尿病患者的大、中血管病变主要是动脉粥样硬化和继发于高血压的中、小动脉硬化，称为糖尿病性大血管病变。因同样病变亦可见于非糖尿病患者群中，故缺乏特异性。

糖尿病性神经病变多见于病程长和病情控制不良的患者，末梢神经纤维呈轴突变性，继以阶段性或弥散性脱髓鞘改变，神经营养血管亦可出现微血管病变。病变有时累及神经根、椎旁交感神经节和颅神经，脊髓和脑实质病变罕见。

肝脏脂肪沉积和变性（即脂肪肝）是糖尿病控制不良时常见的病理改变。

四、临床表现

糖尿病的各种临床表现可归结为以下几个方面：①代谢紊乱综合征：胰岛素分泌绝对或相对不足是导致代谢紊乱综合征的主要因素，胰高血糖素分泌增多加重代谢紊乱的发展。胰岛素依赖型（1 型）糖尿病多发于青少年，起病急，病情较重，烦渴、多饮、多尿、多食、消瘦、疲乏的症状明显或严重，有酮症倾向，以致出现酮症酸中毒。胰岛素分泌功能显著低下，葡萄糖负荷后血浆胰岛素浓度也无明显升高，患者的生存依赖外源性胰岛素，且对胰岛素敏感。在患病初期经胰岛素治疗，部分患者胰岛 B 细胞功能可有不同程度的改善，个别患者甚至一段时间不需要胰岛素治疗，称蜜月期。非胰岛素依赖型（2 型）糖尿病多发生于 40 岁以上成年和老年人，较多患者体型肥胖，起病缓慢，病情较轻，不少患者甚至无代谢紊乱症状，在非应激情况下不发生酮症。空腹血浆胰岛素水平正常、较低或偏高，故在治疗上可不依赖外源性胰岛素治疗。但有时为控制高血糖及症状而使用胰岛素治疗，且常对胰岛素较不敏感。有些患者在患病过程中胰岛 B 细胞功能减退逐渐加重，或对口服降糖药治疗失效，也须采用胰岛素治疗，严重代谢紊乱可表现为高渗性糖尿病昏迷或酮症酸中毒，乳酸性酸中毒在我国颇少见；②糖尿病慢性病变：糖尿病患者（不论是Ⅰ型或Ⅱ型）常伴有动脉粥样硬化性心脏病及脑血管疾病、糖尿病性肾病、神经系统病变、眼部病变等多种并发症。其发生发展与糖尿病发病年龄、病程长短、代谢紊乱程度和治疗控制程度有一定的相关，其发生率随病程延长而增高。这些并发症可单独出现或以不同组合同时或先后出现。胰岛素依赖型糖尿病的早期多不伴有这些并发症，在非胰岛素依赖型糖尿病患者中，有些在诊断糖尿病时已存在并发症，有些因出现这些并发症作为线索而发现糖尿病；③其他并发症：感染等并发症也较常见。

(一)代谢紊乱综合征

在胰岛素依赖型糖尿病，空腹及餐后胰岛素分泌绝对不足，导致一系列病理生理改变。在糖代谢方面，肝糖原合成代谢降低，分解代谢加速，葡萄糖异生增加，致使肝脏摄取和利用葡萄糖能力降低，因而不论空腹或餐后经常出现高血糖和糖尿。患者有多尿、口渴、多饮、善饥、多食等症状。在蛋白质代谢方面，肝和肌肉等组织氨基酸摄取减少，蛋白质合成代谢减弱，分解代谢加速，导致负氮平衡。血浆中成糖氨基酸（尤其是丙氨酸）水平降低，反映糖异生旺盛，成为肝葡萄糖输出增加的主要来源；同时成酮氨基酸水平增高，提示肌肉组织摄取亮氨酸、异亮氨酸、缬氨酸等支链氨基酸合成蛋白质减少。患者表现为消瘦、乏力、组织修复和抵抗力降低，儿童患者可出现生长发育障碍和延迟。在脂肪代谢方面，脂肪组织摄取葡萄糖及血浆脂蛋白清除三酰甘油和脂肪酸的能力降低，脂肪合成代谢减弱，脂蛋白酯酶活性低下，血中游离脂肪酸和三酰甘油浓度增高。在胰岛素极度缺乏时，激素敏感性酯酶活性增强，贮存脂肪的动员和分解加速，血游离脂肪酸浓度更高。肝细胞摄取脂肪酸后，因再酯化代谢通路受到抑制，脂肪酸与辅酶 A 结合脂肪酰辅酶 A，经 β 氧化生成乙酰辅酶 A。因草酰乙酸生成不足，乙酰辅酶 A 进入三羧酸循环受阻而大量缩合为乙酰乙酸，转化为丙酮和 β－羟丁酸。当酮体生成超过组织利用和排泄的速度时，将发展至酮症以至酮症酸中毒。

胰高血糖分泌增加且不为血糖增加所抑制，对产生上述代谢紊乱起促进作用，因胰高血糖素具有促进肝糖原分解、葡萄糖异生、脂肪分解和酮体生成的生理作用。在经胰岛素治疗取得糖尿病良好控制后，血浆胰高血糖素水平可降低至正常或接近正常。

在非胰岛素依赖型糖尿病，由于胰岛素分泌相对不足及胰岛素分泌的第一时相减弱，又常伴有靶组织细胞胰岛素受体及/或受体后缺陷，胰岛素敏感度降低，因而出现与胰岛素依赖型糖尿病相同的物质代谢紊乱。但一般程度较轻，症状也较轻，不少患者甚至无代谢紊乱症状。有些患者基础胰岛素分泌正常，因而空腹时葡萄糖输出不增加，空腹血糖正常或轻度增高，但进食后出现高血糖。有些患者在进食后胰岛素分泌持续增加，3～5 小时后可出现血浆胰岛素水平不适当地过高，引起反应性低血糖，并可能是个别患者的首发症状。在急性应激或其他诱发因素影响下，非胰岛素依赖型糖尿病患者也可并发酮症酸中毒，或高渗性非酮症糖尿病昏迷，或混合型（高血浆渗透压和酮血症）急性代谢失偿；乳酸性酸中毒在我国颇少见。

乳酸是糖酵解的正常代谢产物，由丙酮酸还原转化而来。剧烈运动、组织缺氧、饥饿等因素使乳酸生成增多。肝脏具有巨大利用乳酸的能力，将乳酸氧化为丙酮酸，少数乳酸经肾脏从小便排出，使血中乳酸与丙酮酸的比值保持在 10∶1 以下。在缺氧和休克等条件下，丙酮酸的氧化利用（进入三羧酸循环）受阻，血乳酸水平将升高。慢性肝病（如肝硬化）和肾病（如糖异生性肾病）常是发生乳酸性酸中毒的基础病变，周围循环衰竭、大量饮酒、苯乙双胍治疗、禁食治疗等是常见的诱发因素。患者表现显著虚弱乏力、意识迟钝、酸中毒大呼吸等，病情进展快，数小时后至数天发展至昏迷。检查主要发现代谢性酸中毒，血尿素氮、酮体、钠、氯正常或轻度升高，血 pH 降低，乳酸水平增高，乳酸与丙酮酸比值大于 10∶1，血糖正常或增高，但也可能降低。

(二)糖尿病慢性病变

糖尿病性大血管病变的发病机制与其糖尿病代谢紊乱之间的关系尚未确切阐述。动脉粥样硬化的某些易患因素如肥胖、高血压、脂质及脂蛋白代谢异常在糖尿病（主要是 2 型）人群中的发病率均高于相应的非糖尿病患者群，大血管病变的危险性与血清高密度脂蛋白（HDL）、胆固醇（主要是 HDL 胆固醇）水平呈负相关，与血清低密度脂蛋白和极低密度脂蛋白水平呈正相关，一般认为 HDL 胆固醇起保护作用。此外，激素（胰岛素、性激素、生长激素、儿茶酚胺等）水平异常、高血糖、高凝状态等也直接或间接与动脉粥样硬化的发生发展有关。如高胰岛素血症可能通过促进脂质合成及刺激动脉内膜平滑肌细胞增生，低胰岛素血症则可能通过减低脂质清除及降低血管壁溶酶体脂肪酶系活动而加速动脉粥样硬化的发生发展。山梨醇旁路代谢增强、生长激素过多以及血液流变学改变、凝血机制失调、血小板功能改变、红细胞 2,3-二磷酸甘油酸水平降低、糖基血红蛋白含量增高所导致的组织缺氧则可能与微血管病变的发生机理有关。另外,遗传易感性是并发大血管或微血管病变的基础因素。

1.心、血管病变

大、中动脉粥样硬化主要侵犯主动脉、冠状动脉、大脑动脉、肾动脉和肢体外周动脉等部位,引起冠心病(心肌梗死)、缺血性或出血性脑血管疾病、肾动脉硬化、肢体动脉硬化等。与相应的非糖尿病患者群比较,糖尿病患者群中动脉粥样硬化症的患病率较高,发病年龄较轻,病情进展较快。冠心病和脑血管意外的患病率较非糖尿病患者高 2～3 倍。在糖尿病患者的死亡的病因中,冠心病和脑血管病相似并占首位。肢体外周动脉粥样硬化以下肢动脉病变为主,表现为下肢疼痛,感觉异常和间歇性跛行等症状,严重供血不足可导致肢体坏疽。心脏微血管病变及心肌代谢紊乱可致心肌广泛灶性坏死等损害,有的人称之为糖尿病性心肌病,可能诱发心力衰竭、心律失常,甚至心源性休克和猝死。

2.糖尿病性肾病变

糖尿病对肾脏的主要影响通过肾小球微血管病变、肾动脉硬化和反复或慢性肾盂肾炎几种途径,尤其以前者为主。肾小球硬化症(亦称毛细血管间肾小球硬化症)是肾微血管病变的表现,如糖尿病史超过 10 年,多数患者将并发这种肾病变,是胰岛素依赖型糖尿病患者的首位死亡原因,在非胰岛素依赖型糖尿病患者,其严重性不如冠状动脉和脑血管病变。肾小球硬化症的病理改变有三种类型,其中结节性肾小球硬化型病变有高度特异性,弥散性肾小球硬化型病变最常见,对肾功能损害最大,但特异性较低,相似病变亦可见于系膜增生性肾小球肾炎和系统性红斑狼疮等其他疾病,第三种类型为渗出性病变,这种病变也可见于慢性肾小球肾炎和慢性肾盂肾炎等疾病。肾活检所见的组织学改变与临床表现和肾功能损害程度缺乏恒定的相关性。

1 型糖尿病早期常有肾脏增大,肾小球滤过率和肾血浆流量增加 20%～40%。早期在肾活检发现组织学改变时,临床上常无症状,常规尿常规和肾功能检查可正常。尿液微量蛋白、微量清蛋白、β-微球蛋白含量测定,及尿清蛋白排泄率测定有助于早期诊断。肾小球硬化症的肾病理改变和临床表现过程较慢,持续高血压有加速病情发展的不利影响。典型临床表现蛋白尿、水肿和高血压,最初尿蛋白为间歇性,运动试验可呈阳性(即运动后出现尿蛋白),以后渐呈持续性,尿镜检可发现白细胞和管型,血浆总蛋白和清蛋白低下,血脂明显增高,呈肾病综合征表现。晚期伴氮质血症,且常伴有糖尿病性视网膜病变,最终发生肾衰竭。

肾乳头坏死颇少见。急性型的典型表现是高热、肾绞痛、血尿和坏死的肾乳头组织从尿中排出,此型的病死率甚高。也有亚临床表现的肾乳头坏死,为放射线检查所发现。其发病机制与肾小球动脉硬化、感染及因自主神经损害引起的膀胱尿液反流等因素有关。

3.眼部病变

糖尿病视网膜病变是微血管病变另一个重要表现,其患病率随年龄和病程增长而增高,糖尿病史超过 10～15 年,半数以上患者可出现视网膜病变。多数为非增生性(亦称单纯性),早期表现为视网膜小静脉扩张和微血管瘤,荧光素血管造影有助于早期发现。随后可出现视网膜出血、水肿、微血栓、渗出等病变。新生血管的出现标志增生性视网膜病变,为不良预兆。新生血管易破裂致视网膜前和玻璃体积血,血凝块机化后,纤维组织牵拉造成视网膜剥离,是糖尿病患者失明的主要原因。失明在糖尿病患者群较在总人群高 10 倍。此外,糖尿病还可引起白内障、青光眼、屈光改变、虹膜睫状体病变等。

4.神经病变

糖尿病性神经病变可累及神经系统的任何一部分,以多发性周围神经病变最常见,通常为对称性,下肢较上肢严重,病程进展较慢。在临床症状出现前,电生理检查已可能发现感觉和运动神经传导速度减慢。临床上常首先出现下肢或上肢疼痛,性质为隐痛、刺痛或烧灼样痛,夜间及寒冷季节加重。于肢痛出现前常有指端感觉异常,分布如袜子或手套状,以及麻木、针刺、灼热或如踏棉垫感,有时伴痛觉过敏。后期可有运动神经受累表现,如肌张力减弱,肌力减弱以至肌萎缩和瘫痪,肌萎缩多见于手、足小肌肉和大腿肌。检查发现早期腱反射亢进,后期减弱或消失,震动感减弱或消失,触觉和温度觉也有不同程度的降低。周围神经病变与糖尿病病情和控制程度无密切相关性。单一外周神经损害(主要累及颅神经)并不多见,以动眼神经(Ⅲ)麻痹较早出现,其次是展神经(Ⅳ)麻痹,有自发缓解趋向。自主神经损害也常见,且较早出现,影响胃肠、心血管、泌尿系统和性器官功能。临床表现为瞳孔改变(缩小且不规则,光反射消失,调节反射存在)和泌汗异常(无汗、少汗或多汗),胃排空延迟、腹泻(饭后或午夜)、便秘等胃肠功能失调,直立性低血压、持续性心动过速、心搏间距延长等心血管自主神经功能失常,以及残余尿量增加、尿失禁、尿潴留、逆向射精、阳痿等泌尿道和男性器官功能异常的表现。

5.皮肤及其他病变

因组织缺氧引起小血管扩张,面色红润。因毛细血管脆性增加易出现皮下出血和瘀斑。皮肤小动脉病变所致供血不足可引起局部皮肤发绀或缺血性溃疡,溃疡表浅、疼痛,多见于足部。在局部缺血的情况下,神经营养不良和外伤可引起营养不良性皮肤溃疡,好发于足部,溃疡较深,无痛,不易愈合。皮肤溃疡常合并感染,甚至继发化脓骨髓炎。营养不良性关节炎(亦称 Charcot 关节)也是神经营养不良和外伤共同作用所致,好发于足部和下肢关节,受累关节有广泛骨质破坏和畸形。

(三)感染等并发症

疖、痈等皮肤化脓性感染常见。有时反复发作,有时引起败血症或脓毒血症。皮肤真菌感染如足癣、甲癣、体癣也常见。真菌性阴道炎和巴氏腺炎是女性糖尿病患者常见的并发症,多为白色念珠菌感染所致,其临床症状(外阴瘙痒)有时是女性糖尿病患者的主要或首发症状。糖尿病合并肺结核的发病率较非糖尿病者高,病灶多呈渗出干酪性,扩展播散较快,易形成空洞,下叶病灶也较多见,对这类患者的糖尿病控制以使用胰岛素治疗为宜、泌尿系感染中以肾盂肾炎和膀胱炎最常见,尤其多见于女性患者,常反复急性发作,大多转为慢性感染。此外,糖尿病患者中伴有肝硬化、胆囊病、牙周病等也较常见。

五、实验室检查

(一)尿糖测定

尿糖阳性是诊断糖尿病的重要依据,24 小时尿糖总量通常与代谢紊乱程度相一致,因而也是判断治疗效果的一个指标。但如并发肾小球硬化症,肾小球滤过率降低,肾糖阈升高,则血糖虽已轻度或中度升高,尿糖仍可阴性。妊娠时肾糖阈降低,有时血糖虽在正常范围内,也可出现尿糖阳性。

(二)血糖测定

空腹及餐后血糖升高是诊断糖尿病的主要依据,同时,血糖检测也是判断糖尿病治疗的主要指标。空腹静脉血糖(真糖法)的正常值为 3.3～5.6mmol/L 全血(60～100mg/dL),或3.9～6.4mmol/L 血浆(70～115mg/dL)。

(三)口服葡萄糖耐量试验(OGTT)

为确诊或排除糖尿病而空腹或餐后血糖未达到糖尿病诊断标准者,须进行口服葡萄糖耐量试验。以往我国多采用 100g 葡萄糖负荷量(成人),正常入口服葡萄糖后血糖高峰出现在 1/2 小时,少数在 1 小时,不超过 8.9～10.0mmol/L(160～180mg/d),2 小时后血糖恢复至服糖前水平。现在国内外倾向于采用75g 葡萄糖负荷(成人),儿童采用每千克 1.75g 葡萄糖负荷量,总量不超过 75g。

(四)糖化血红蛋白及糖化血浆清蛋白测定

外周血糖化血红蛋白(CHb,以 HbA1C 为主要成分)含量正常值为血红蛋白总量的4%～6%。未控制的糖尿病患者其含量可较正常高 2～4 倍。因红细胞转化率较慢,故在控制血糖后 GHb 含量并不很快下降,约 2 个月后可降至正常或接近正常。因此,GHb 测定可反映近2～3 个月内的血糖总水平,反复测定有助于监测病情控制程度。糖化血红蛋白与 GHb 测定的意义相同,因清蛋白转换率较快,其测定反映近 2～3 周内的血糖总的水平。

(五)其他改变

未控制的糖尿病患者较多出现高脂血症和高脂蛋白血症。以三酰甘油升高为主,胆固醇增高次之,高密度脂蛋白胆固醇常降低。高脂蛋白血症以 1 型最为常见,2 型次之。并发肾脏病变、高血压和肾动脉粥样硬化的患者可发生肾功能减退,并发酮症酸中毒者有血酮、电解质、酸碱度、二氧化碳结合力等改变,并发高渗性糖尿病昏迷的患者有效血浆渗透压增高。

(六)诊断和鉴别诊断

诊断标准诊断糖尿病应根据家族史、患病史、体征和尿糖、血糖测定,并应对糖尿病类型、代谢紊乱程度、及对存在的并发症及其病情做出估计,还应排除其他类型糖尿病。糖尿病的诊断标准尤其是 OCTT 标准极不统一。1979 年糖尿病的诊断标准如下:除根据糖尿病(包括其并发症)临床表现外,空腹血糖的正常上限定为 7.2mmol/L(130mg/dL),餐后 2 小时血糖的正常上限定为 11.1mmol/L(200mg/dL)。OGTT(葡萄糖 100mg)各时限的正常上限定为0'6.9,30'11.1,60'10.5,120'8.3,180'6.9mmol/L(分别为 125、200、190、150、125mg/dL),其中 30'或 60'血糖值为 1 点,其他各时限血糖的值分别作为 1 点,共四点,血浆葡萄糖含量测定采用邻甲苯胺法。诊断标准为:①显性糖尿病:有典型的糖尿病症状或曾有酮症酸中毒病史,空腹血糖≥7.2mmol/L(130mg/dL)或/及餐后血糖≥1.1mmol/L(200mg/dL),或 OGTT 四点中有三点≥上述正常上限值;②隐性糖尿病:无症状,但空腹血糖及餐后 2 小时血糖以及 OGTT 达到上述标准;③耐糖异常:无症状,OGTT 四点中有两点数值达到或超过上述正常上限值。糖耐量异常归入糖尿病可疑,须随访复查方可确诊或排除;④非糖尿病:无症状,血糖值正常,OCTT 在上述上限值范围内。

1980 年世界卫生组织"糖尿病专家委员会"第二次报告提出糖尿病的诊断暂行标准:①如

有糖尿病症状,任何时候血糖≥11.1mmol/L(200mg/dL)及/或空腹血糖≥7.8mmol/L(140mg/dL)可诊断为糖尿病。如任何时候血糖<7.8mmol/L(140mg/dL)及空腹血糖<5.6mmol/L(100mg/dL)可排除糖尿病;②如结果可疑(血糖值在上述二者之间),应进行OGTT(成人口服75g葡萄糖,儿童每千克体重用1.75g,总量不超过75g)。2小时后血糖≥11.1mmol/L(200mg/dL)可诊断为糖尿病,血糖≥7.8~<11.1mmol/L(≥140~<200mg/dL)之间为葡萄糖耐量异常;③如无糖尿病症状,除上述两项诊断标准外,尚须另加一项标准以确定诊断,即口服葡萄糖后1小时血糖也≥11.1mmol/L(200mg/dL),或另一次OGTT 2小时血糖≥11.1mmol/L(200mg/dL),或另一次空腹血糖≥7.8mmol/L,(140mg/dL)。

对于妊娠期糖尿病的诊断,世界卫生组织建议采用相同的标准。美国糖尿病资料(NODG,1979年)建议采用O'Sullivan提出的标准,OGTT用100g葡萄糖,空腹血糖>105、1'>190、2'>145mg/dL,如有两个或三个时限的血糖值达到上列数值可诊断为妊娠期糖尿病。

2010年ADA糖尿病诊断标准

1.糖化血红蛋白A1c≥6.5%。

2.空腹血糖FPG≥7.0mmol/L,空腹定义为至少8h内无热量摄入。

3.口服糖耐量试验时2h血糖≥11.1mmol/L。

4.在伴有典型的高血糖或高血糖危象症状的患者,随机血糖≥11.1mmol/L。在无明显高血糖时,应通过重复检测来证实标准1~3。

与过去相比有两个方面的进步:增加糖化血红蛋白指标;弱化了症状指标,更多人纳入糖尿病范畴,得到早期诊治。我国现已采用此诊断标准。

鉴别诊断主要是排除其他原因所致的尿糖试验阳性,药物对糖耐量的影响,及继发性糖尿病。①其他原因所致的尿糖阳性有肾性糖尿、食后糖尿、应激性糖尿、假阳性反应等。肾性糖尿病系因肾糖阈减低所致,血糖及糖耐量均正常。胃空肠吻合术后、甲状腺功能亢进症等疾患可使糖类在肠道内吸收过速,弥散性肝病时葡萄糖转化为肝糖原的功能延缓或不全,均可出现进食后一过性高血糖和糖尿,OCTT表示空腹血糖正常,弥散性肝病因肝糖原储存减少,空腹血糖可偏低,1/2小时和1小时血糖浓度超过正常,2小时和3小时血糖正常或低于正常。急性应激性肾上腺素释放大量增加,促肾上腺皮质激素、肾上腺皮质激素及生长激素的释放也增加,从而降低糖耐量,可出现暂时性高血糖和尿糖。尿中出现乳糖、果糖、半乳糖可致班氏反应阳性,服用大量的维生素C也可致尿糖试验假阳性;②药物对糖耐量的影响。噻嗪类利尿剂、呋塞米、糖皮质激素、口服避孕药、阿司匹林、吲哚美辛、氟哌啶醇、三环类抗抑郁药等由于抑制胰岛素释放或拮抗胰岛素的生理作用,从而降低糖耐量,甚至造成继发性糖耐量异常或糖尿病;③与其他类性糖尿病(即继发性糖尿病)的鉴别。详细询问病史、全面体检及必要的特殊检查和检验,不难做出鉴别。原发性疾病痊愈后,糖耐量应有改善和恢复正常。

六、治疗

由于对糖尿病的病因和发病机制尚未充分了解,目前对预防糖尿病缺少有效方法,而且缺乏病因治疗。应加强早期治疗、长期治疗及治疗措施的个体化;采取包括体力锻炼、饮食治疗、降糖药物和宣传教育等综合措施;尿糖和血糖检测以及家庭自我血糖监测(使用血糖计),每3

个月定期复查糖化血红蛋白,了解糖尿病控制程度,以便及时调整治疗方案;每年 1 至 2 次全面复查,还着重了解血脂水平,以及对动脉粥样硬化、视网膜和肾脏微血管病变、神经病变等慢性并发症的早期发现和治疗。长期和良好的病情控制不仅可以纠正糖尿病代谢紊乱、消除症状、保障(儿童患者)正常生长发育,并可在一定程度上延缓或预防并发症的发生。

对于 1 型糖尿病患者,一旦建立诊断应开始包括胰岛素治疗在内的综合治疗措施。对于 2 型糖尿病患者,如无重要的急、慢性并发症,可先试用体力锻炼和饮食治疗几个月,对于超重肥胖患者,减肥治疗尤为重要。如疗效满意则不必加用降糖药物治疗,如疗效不满意,可加用磺胺类口服降糖药物,亦可直接加用胰岛素治疗。如磺胺类药物治疗出现原发或继发失败,都应改用胰岛素治疗。此外,在长期治疗过程中,如情况或病情发生变化,或出现并发症,均应及时调整治疗方案。

为在治疗过程中监测病情变化,尿糖定性测定简单易行,佐以 24 小时尿糖定量测定,对了解糖尿病控制程度有一定的实用意义,但不是最敏感和可靠的指标。血糖水平仍然是反映糖尿病代谢状况的主要指标,但多次静脉采血受到一定限制。糖化血红蛋白测定是检测糖尿病病情的重要手段,但不是用于短期内及时调整降糖药物剂量的指标。应用血糖计测定毛细血管血葡萄糖含量可使患者及时了解血糖水平的变化及调整用药剂量,从而改善糖尿病控制并避免发生低血糖反应。虽然毛细血管血糖含量接近动脉血糖含量,在进食后高于静脉血糖浓度,且欠缺恒定的比例关系,但在空腹状态,毛细血管和静脉血糖浓度相差不多,是实现家庭自我血糖监测的主要手段。对于接受强化胰岛素治疗方案或持续皮下胰岛素输注(CSII)治疗的患者,是应当具备的条件之一。这两种胰岛素治疗方案多用于 I 型糖尿病患者,目的在于获得正常或接近正常的血糖水平。然而,因受各种主客观条件的限制,尤其是 I 型糖尿病患者,有时不得不放松对治疗的控制要求。

(一)一般治疗

患者的长期密切配合是取得良好效果的基础,故应对患者和家属给予充分的宣传教育,使患者了解糖尿病的基础知识和治疗控制要求,学会作尿糖测定,如有条件学会使用血糖计,掌握饮食治疗的具体措施,使用降糖药物的注意事项,学会胰岛素的注射技术,从而在医务人员的指导下长期坚持合理治疗。

不论哪一种糖尿病类型和有无症状,患者都应保持规律的生活制度,忌吸烟和烈性酒,讲究个人卫生,预防各种感染。

体力锻炼应作为糖尿病治疗的一项基本措施,按年龄、性别、体力、有无并发症等不同条件,循序渐进和长期坚持。接受中效和短效胰岛素治疗的 1 型糖尿病患者,常波动于相对性胰岛素不足和胰岛素过多之间。在胰岛素相对不足时进行运动可使肝葡萄糖输出增加,血糖浓度增高,游离脂肪酸和酮体生成增加,对代谢状况产生不利影响。在胰岛素相对过多时,运动使肌肉摄取和利用葡萄糖增加,肝葡萄糖生成降低,血糖浓度降低,甚至可诱发低血糖反应。故对于 1 型糖尿病患者,体力锻炼在餐后进行,运动量不宜过大,持续时间不宜过长,同时,餐前胰岛素皮下注射于腹壁,使运动不过多增加胰岛素吸收速度,以避免运动后的低血糖反应。多食和肥胖常见于 2 型糖尿病患者,对于接受饮食治疗或口服降糖药物的患者,运动使肌肉摄取葡萄糖的增加超过肝糖原输出增加,因而血糖浓度降低,不出现运动后低血糖反应。此外,长期锻炼对于肥胖亦有利。

(二)饮食治疗

是另一项基础治疗措施,不论糖尿病类型、病情轻重或有无并发症,也不论是否应用药物治疗,都应严格和长期执行。饮食总热量和营养成分须适应生理需要,进餐定时定量,以利于血糖水平的控制。

饮食热量估计首先按患者的性别、年龄和身高得出理想体重。然后根据理想体重和工作性质,参照原来生活习惯等因素,计算每日所需总热量。成年人休息者每千克理想体重给予热量 $0.105\sim0.125MJ$(25～30 千卡),轻体力劳动者 $0.125\sim0.146MJ$(30～35 千卡或 kcalth),中度体力劳动者 $0.146\sim0.167MJ$(35～40 千卡),重体力劳动者 $0.167MJ$(40 千卡)以上。儿童、孕妇、乳母、营养不良及消瘦者、伴有消耗性疾病者应酌情增加,肥胖者酌减,使患者体重逐渐下降至正常的 $\pm5\%$ 左右。

饮食中的蛋白质含量成人每日每千克理想体重 $0.8\sim1.2g$,儿童、孕妇、乳母、影响不良或伴有消耗性疾病者宜增加至 $1.5\sim2.0g$。脂肪量每日每千克理想体重 $0.6\sim1.0g$。其余为糖类。总括来说,糖类约占饮食总热量的 $50\%\sim60\%$,蛋白质占饮食总热量的 $12\%\sim15\%$,有时达 20%,脂肪占 $30\%\sim35\%$。再按食品成分将上述饮食热量分配转为食谱。提倡用较粗制米、面和一定量的杂粮,提倡使用含不饱和脂肪酸的植物油,而不是富含饱和脂肪酸的猪油、奶油或其他动物油;忌食用单糖如蔗糖、蜜糖及各种果糖、甜糕点饼干、冰激凌、软饮料等;少用胆固醇含量高的食物如动物内脏、全脂牛奶、蛋黄等,但蛋白质来源应至少有三分之一来自动物蛋白,以保证必需氨基酸的需要;提倡食用绿色叶蔬菜。这些选择还有利于各种维生素和微量元素的摄入,并含有较多食物粗纤维,增强胃肠蠕动,延缓消化吸收,降低餐后血糖高峰。

三餐热量分配为 1/5、2/5、2/5 或 1/3、1/3、1/3,也可按 1/7、2/7、2/7、2/7。对Ⅰ型糖尿病患者应从午、晚餐抽出一部分热量安排夜宵。在使用降糖药(胰岛素或磺脲)后,按血糖改变再作适当调整,但不宜因降糖药剂量过大而增加饮食总热量。又如在治疗过程中体形消瘦患者体重已恢复,饮食方面也应做适当调整以避免体重继续增加。

(三)口服降糖药治疗

1.磺胺类

此类药物直接刺激胰岛 B 细胞释放胰岛素,此外,实验和临床研究均提示磺胺类可改善Ⅱ型糖尿病患者的胰岛素受体/或受体后缺陷,从而增强靶组织细胞对胰岛素的敏感性,即所谓胰外降血糖作用。对糖尿病患者磺胺类降血糖作用依赖于尚存在的相当数量的(30％以上)有功能的 B 细胞组织。主要适应证是单用饮食治疗不能获得良好临床和生化控制的非胰岛素依赖型糖尿病,如已使用胰岛素治疗,每日需要量在 20～30 单位以下。对胰岛素抗药性或不敏感患者可试用磺胺类药物。胰岛素依赖型糖尿病以及合并严重的感染、进行大手术或伴有肝肾功能不全的患者,均不适用。糖尿病合并妊娠者也不适用。

在使用磺胺类药物治疗时应注意与其他药物的相互作用。因减弱葡萄糖异生,或降低磺脲与血浆蛋白结合以及降低药物在肝脏的代谢和肾脏的排泄等因素,某些药物可增强磺脲的降糖效应,如水杨酸制剂、磺胺类、保泰松、氨基比林、氯霉素、胍乙啶、利血平、β-肾上腺素能阻滞剂等。某些药物如噻嗪类利尿药、呋塞米、依他尼酸、糖皮质激素等,因抑制胰岛素释放,或拮抗胰岛素作用，或促进磺脲在肝脏降解等因素，可降低磺脲的降血糖作用。在使用磺脲药物治疗时应注意，以避免出现低血糖、增加磺脲毒性或降低治疗效果等不良反应。

磺脲药物有多种。第一代药物有甲苯磺丁脲（D860）、氯磺丙脲、乙酰磺环己脲、甲磺氮䓬脲等。第二代药物有优降糖、格列吡嗪、格列齐特、格列喹酮、甲磺冰片脲等。

目前最多选用的是优降糖，格列吡嗪和格列齐特也已应用于临床，格列喹酮的代谢产物由胆汁排入肠道，很少经肾排泄，因而对合并肾功能不全的患者，很少发生低血糖反应，较为安全。甲苯磺丁脲仍继续应用。治疗应从小剂量开始，与早餐前半小时 1 次口服，根据尿糖和血糖测定结果，按治疗需要每周增加剂量 1 次，或改为早、晚餐前两次口服，直接取得良好控制。如病例选择适当，80％以上可获得良好或满意效果。糖尿病控制不佳称为原发治疗失败，较多见于非肥胖型的Ⅱ型糖尿病患者。已得到疗效而于治疗 1～3 年后再失败者约 15％，称为继发治疗失败，当甲苯磺丁脲治疗失败时，改用第二代磺胺类药物治疗，仍可能取得满意疗效。

磺胺类的毒不良反应包括低血糖反应以及消化系统、造血系统、皮肤和其他方面的毒性反应。剂量过大、饮食不配合、使用长效制剂或同时应用增强磺脲降血糖作用的药物可诱发低血糖反应。尤其多见于肝、肾功能不全和老年患者，并有可能在停药后仍有反复低血糖反应发作，持续 1～2 天。消化系统的不良反应包括恶心、消化不良、呕吐、胆汁淤滞性黄疸和肝功能损害。造血系统的不良反应以白细胞减少较多见，其他有粒细胞缺乏、再生障碍性贫血、溶血性贫血、血小板较少等。皮肤的表现有皮肤瘙痒、皮疹和光敏性皮炎，以上表现属于过敏反应性质，多见于治疗后 6～8 周。这些不良反应虽然少见，若一旦出现应立即停药，并给予相应的治疗。此外，氯磺丙脲可显著加强酒精的作用，出现皮肤潮红甚至诱发心动过速；还可致抗利尿激素不适当分泌过多及肾小管对抗利尿激素的敏感性增强，导致低钠血症以致中毒。

2.双胍类

对正常人并无降糖作用，对糖尿病患者降糖作用的原理尚未完全阐明。可能的机理：促进肌肉等外周组织摄取葡萄糖，加速无氧酵解；抑制葡萄糖异生；抑制或延缓葡萄糖在肠胃道吸收。与磺胺类联合使用可增强各自的降糖作用。

主要适应证是症状轻、体形肥胖的非胰岛素依赖型糖尿病，如疗效不够满意，可加用磺胺类。其次为磺胺类治疗有效但未达到良好控制者，可加用双胍类。胰岛素依赖型糖尿病在胰岛素治疗过程中血糖波动大的患者，可试加用双胍类。不适于磺胺类治疗的情况也不适于双胍类治疗。

常用药物为二甲双胍，每日剂量 500～1500mg，分 2～3 次口服。其次为苯乙双胍（DBI），又称降糖灵，作用持续时间约 6～10 小时，每日剂量为 50～150mg，分 2～3 次口服，最好不超过 100mg。

常见不良反应是胃肠道反应，表现为口干苦、金属味、厌食、恶心、呕吐、腹泻等，饭后服药及从小剂量开始可减轻此反应。偶有过敏反应，表现为皮肤红斑、荨麻疹等。二甲双胍较苯乙双胍的不良反应为小。因双胍类促进无氧糖酵解，产生乳酸，如存在肝、肾功能不全，低血容量休克或心力衰竭等缺氧情况，可能诱发乳酸性酸中毒，因此有些国家已严格限制使用双胍类药物，但在我国多采用较小剂量，故乳酸中毒罕见。

3.葡萄糖苷酶抑制剂

降低餐后血糖。常用的包括阿卡波糖、伏格列波糖,均需与第一口主食同时服用,若食物中不含碳水化合物可不服。主要不良反应为腹胀、排气增多、腹泻、慢性腹泻、胃肠道炎症忌用。

4.噻唑烷二酮类(格列酮类)

尤其适用于胰岛素抵抗显著的Ⅱ型糖尿病患者。常用的药物有罗格列酮、吡格列酮。本药物主要不良反应为水肿,有心力衰竭倾向或肝病者慎用。

(四)胰岛素治疗

1.适应证

①所有胰岛素依赖型糖尿病;②非胰岛素依赖型糖尿病经饮食及口服降糖药治疗未获得良好控制者,经体力锻炼和饮食治疗效果不佳者亦可直接加用胰岛素治疗而不选用口服降糖药;③糖尿病急性代谢紊乱-酮症酸中毒和高渗性昏迷,乳酸性酸中毒伴有高血糖,胰岛素治疗是急性治疗中必需和关键性的;④合并重症感染或消耗性疾病,并发进行性视网膜病变、神经病变、肾小球硬化症,或并发急性心肌梗死、脑血管意外等急性疾患的糖尿病患者。对于后两种情况,在胰岛素治疗过程中尤须避免发生低血糖反应;⑤伴有外科手术与施行大手术前后,尤其是使用全身麻醉的患者;⑥糖尿病包括妊娠期糖尿病患者妊娠和分娩时;⑦营养不良相关糖尿病患者。

2.制剂类型

按作用快慢不同,胰岛素制剂可分为速(短)效、中效、长(慢)效三类。应用凝胶过滤柱层可以发现一般胰岛素制剂出现 3 个峰,其纯度约为 95%,其余 5%含有胰高血糖素、胰多肽、胰岛素聚合体、胰岛素原及其中间降解产物,是胰岛素制剂的致敏性和抗原性的主要来源。现有高纯度制剂供临床使用,单峰胰岛素制剂的纯度约为 98%,单组分(MC)制剂的纯度达 99%。一般胰岛素制剂的来源为猪或牛胰岛素,其氨基酸序列与人类胰岛素略有差别。通过半人工合成或遗传工程技术,已有人类胰岛素制剂供临床使用。对于因为出现抗胰岛素抗体以致对胰岛素敏感性明显低下的患者,以及对某些暂时需要胰岛素治疗的患者,以使用高纯度胰岛素或人类胰岛素制剂为宜。

3.使用原则和剂量调节

对于无急性代谢紊乱和急性并发症的 1 型和适应胰岛素治疗的 2 型糖尿病患者,都应在一般治疗和饮食治疗的基础上使用胰岛素治疗,对于 2 型糖尿病患者,可先用中效(NPH 或 Lente)胰岛素每天早餐前皮下注射 1 次,开始剂量约为 0.2～0.3 单位每千克体重。或用中效与速效胰岛素(按 2/3 与 1/3 比例)混合使用。根据尿糖和血糖测定结果,每隔数天调整胰岛素剂量,直至取得良好控制。如早晨空腹血糖不能满意下降,可每天注射中效胰岛素两次,早餐前的胰岛素剂量约为全日量的 2/3,晚餐前胰岛素用量为 1/3。也可将中效与速效胰岛素混合使用,早餐前大致按 2/3 与 1/3 比例,晚餐前胰岛素大致按 2:1 或 1:1 比例。上述胰岛素治疗方案对绝大多数 2 型糖尿病患者可取的良好控制,但对于 1 型糖尿病患者有时仍未能得到满意控制。以下几种强化胰岛素治疗方案可供选择:①早餐前注射中效与速效胰岛素,晚餐前注射速效胰岛素,夜宵前注射中效胰岛素;②早、午、晚餐前注射速效胰岛素,早餐前同时注射长效(ultralente)胰岛素。或将长效胰岛素分两次于早、晚餐前注射,全日量不变。采用强化胰岛素治疗方案,有时早晨空腹血糖仍较高,其可能的原因有:①夜间胰岛素作用不足;②"黎明现象",即夜间血糖控制良好,也无低血糖,仅于黎明一段时间出现高血糖,其机理尚待研究;③低血糖后反应性高血糖,即 Somogyi 现象,低血糖出现在黎明前,有时症状轻微和短暂而未被发现。夜间多次(0、2、4、6、8am)测血糖(最好用血糖计)有助于发现早晨高血糖的原因。采用强化胰岛素治疗须有密切的血糖监护和家庭自我血糖监护,以便及时调整饮食和胰岛素剂量,避免低血糖反应,维持良好的糖尿病控制。

为了模拟胰岛素的生理分泌,使血糖控制更接近生理水平,现已使用在 1 型糖尿病患者持续皮下胰岛素输注(CSII)。将速效胰岛素置于可再充盈的容器内,连续固定于皮下的注射针头(严格无菌技术,每周更换一次部位),用可调程序的微型电子计算机控制胰岛素输注,模拟胰岛素的持续基础分泌和进食时的脉冲式释放,胰岛素剂量和脉冲式注射时间均可通过计算机程序的调整来控制。严格的无菌技术、密切的自我血糖监护和正确与及时的程序调整是保持良好血糖控制的必备条件。

糖尿病患者伴发急性并发症时,如重症感染、急性心肌梗死或急症手术等,不论哪种类型的糖尿病,也不论过去是否使用胰岛素治疗,均应使用胰岛素治疗以渡过急性期。同时要避免发生低血糖反应,尤其对于合并急性心肌梗死或脑血管意外的患者。急性并发症痊愈或缓解后按病情调整糖尿病治疗方案。糖尿病患者如需施行选择性大手术,尤其是在全身麻醉下施行手术,应在手术前即开始或改用胰岛素治疗,于手术日及手术后早期,宜选用速效胰岛素或联合应用速效或中效制剂,中效胰岛素使用术前原剂量的 20%~50%,并参照尿糖和血糖测定结果,补充注射普通胰岛素。若静脉滴注葡萄糖液,可每 2~4g 葡萄糖加入 1U 速效胰岛素。至术后恢复期再调整糖尿病治疗方案。糖尿病患者发生上述情况时,因急性应激促使代谢紊乱迅速严重恶化,此时胰岛素治疗在于防止和纠正代谢紊乱恶化,维持水、电解质和酸碱度平衡,并应注意避免发生低血糖反应。

4.胰岛素的抗药性和不良反应

一般胰岛素制剂多为生物制品(牛或猪),且纯度较低,因而且有弱抗原性和致敏性。正常人或糖尿病患者多次接受胰岛素注射约 1 个月后,其循环血液中均出现抗胰岛素抗体,尤以牛胰岛素制剂抗原性更强。此外,还因靶细胞(如肥大的脂肪细胞)膜的胰岛素受体和受体后缺陷,以及胰岛素受体抗体的产生等因素,极少数患者可表现为胰岛素抗药性,即在无酮症酸中毒和拮抗胰岛素作用的条件下,每日需要胰岛素量超过 100U 或 200U(人为的定义)。对于这种情况,最好的选择是换用单组分人类胰岛素速效制剂,其次为高纯度速效猪胰岛素,速效猪胰岛素一般制剂更次之。如皮下注射不能降低血糖,可试用静脉注射 20U 并观察 1/2~1 小时后血糖是否肯定下降,如无效,应迅速加大胰岛素剂量,给予静脉注射,有时每日剂量可达 1000U 以上,同时使用糖皮质激素(如泼尼松 40~80mg/d)及口服降糖药联合治疗。必须密切监护病情变化,及早发现可能出现的酮症或低血糖反应。经适当治疗若干时日后胰岛素抗药性可自行消失。

胰岛素过敏通常表现为局部过敏反应,在注射部位感觉瘙痒,随后出现荨麻疹样皮疹。全身荨麻疹少见,可伴有恶心呕吐、腹泻等症状。严重的过敏反应(如血清病、过敏性休克)罕见。

处理措施包括更换胰岛素制剂,抗组织胺药物和糖皮质激素治疗,脱敏疗法等。严重过敏反应需中断或暂时中断胰岛素治疗。脂肪营养不良－注射部位皮下脂肪萎缩或增生,是少见的局部不良反应。停止在该部位注射后常可缓解自然恢复,每次更换注射部位是主要预防措施。使用高纯度或人类胰岛素制剂几乎不发生过敏反应和脂肪营养不良。

胰岛素治疗初期可因钠潴留作用发生轻度水肿,可自行缓解,无须中断治疗。还因血糖快速下降改变渗透压,致使晶体折射性能改变引起视力模糊,常于数周内自然恢复。

(五)糖尿病合并妊娠时的治疗

包括在妊娠期前已患糖尿病(几乎都是胰岛素依赖型并已接受胰岛素治疗)和在妊娠时才发现的妊娠期糖尿病患者。妊娠对于糖尿病以及糖尿病对孕妇和胎儿均有复杂的相互影响。胎儿的能量需要主要来自葡萄糖,依赖母体不断供应,使孕妇的空腹血糖低于妊娠前水平,而血游离脂肪酸和酮酸浓度增高。胎儿胰岛素酶增加胰岛素的降解,胎盘泌乳素(HPL)和雌激素等拮抗胰岛素的外周作用,尤其是在妊娠中、后期,患者对胰岛素的敏感性常明显降低,胰岛素需要量增加;但在临产至分娩后敏感性迅速恢复,胰岛素需要量也显著减少。糖尿病患者在妊娠时较多合并尿路感染、羊水过多和妊娠毒血症,甚至诱发酮症酸中毒。这些因素都给孕妇和胎儿带来不利的影响。随着治疗的进展,现在糖尿病孕妇病死率已明显下降,接近非糖尿病孕妇的病死率。但胎儿和新生儿的患病率和病死率仍较高,如早产、死胎、巨大儿、新生儿低血糖症、呼吸窘迫综合征等。此外,先天性畸形和智力发育不全也较多见。

为了估计病情的严重程度,White关于糖尿病合并妊娠分类意见得到广泛采纳。反映病情严重性与糖尿病发病年龄、病程和是否出现血管病变相关,即发病年龄越轻、病程越长、已出现微血管病变常表示病情严重。育龄糖尿病妇女在妊娠前已应对糖尿病给予良好的控制,在妊娠期同样需要严格控制。饮食治疗原则与非妊娠患者相同,总热量约每日每千克体重38千卡,蛋白质每日每千克体重1.5～2.0g,糖类不少于250g,在妊娠应允许孕妇体重正常增长。在整个妊娠期都须要对孕妇的血糖水平和胎儿的生长、发育、成熟进行密切监护。对绝大多数患者都应采用胰岛素治疗,即使病情轻亦不宜选用降糖药物治疗。通常选用短效和中效制剂,使餐前血糖水平不超过5.6mmol/L(100mg/dL)。在妊娠28周前后,胰岛素需要量常有不同程度的增加,应密切监护尿糖和血糖变化,调节胰岛素用量。在任何时候如发现糖尿病控制不良,或发生并发症而加重代谢紊乱,或患者不能正确掌握治疗要求,均应住院治疗以取得良好控制。在妊娠32～36周时宜住院治疗直至分娩。住院后需密切观察产科病情变化,36周前早产婴病死率较高,38周后胎儿宫内病死率增高,故一般在37周左右进行引产或剖宫产,有剖宫产指征者应施行剖宫产,无剖宫产指征的可先施行引产,如引产不成功或产程过长,可改行剖宫产。产后应注意对新生儿低血糖症的处理。

胰腺(节段或全胰腺)移植若获得成功将使糖尿病的治疗效果得到改观。

七、预后

现在已注意到心血管和脑血管并发症是糖尿病患者的主要死亡原因;酮症酸中毒而致死亡已较过去明显下降,但仍不容忽视;重症感染不少见;肾脏病变、视网膜病变、神经病变也是死亡或影响劳动力的重要因素。为进一步改善糖尿病的预后,早期发现和严格控制糖尿病,预防和治疗各种感染,早期发现和治疗后期并发症,是主要的措施。

八、护理

(一)预防感染

1. 病情观察密切观察血糖、尿糖变化、了解患者有无感觉异常、感染、破损,特别注意检查足部皮肤。有无咳嗽、咳痰,有无腹痛及排尿异常。评估患者的营养状况、卫生状况。

2. 控制血糖严格遵守饮食治疗规则,按时服用降糖药物,不私自停减药。

3. 保持身体清洁、避免损伤经常用温水擦洗身体,特别应注意保证口腔、会阴、足部的清洁。

4. 防止呼吸道感染注意室内通风、保持室内空气新鲜,注意保暖;嘱患者避免接触上呼吸道感染的患者。

5. 积极处理皮肤损伤及感染一旦发现皮肤损伤及感染,应积极清创、消毒、包扎、应用抗感染药物,必要时请专科医师处理。

(二)足部处理:

1. 嘱患者定期检查足部皮肤出现鸡眼、裂缝、水泡、溃疡、趾甲异常时勿自行处理。

2. 促进血液循环按摩足部、注意保暖。适当运动、临睡前温水泡脚,使用热水袋温度不宜超过 50℃ 。

3. 选择合适的袜鞋穿干净、合脚、舒适的鞋袜,注意不穿紧身裤、吊带袜以免影响下肢血液循环。

4. 禁烟尼古丁刺激血管收缩,加重肢体末端缺血。

(三)药物护理

1. 口服降糖药物

(1)胰岛素促泌剂应在饭前半小时口服。用药剂量过大、进食少、活动量大、老年人易发生低血糖反应;较少的变态反应有皮疹、粒细胞减少等。

(2)双胍类药物进食时或餐后服,苯乙双胍胃肠反应较大,可引起酮尿、高乳酸症,禁用于肝肾功能不良、心、肺功能不全、低氧血症等。用药过程中监测酮体及肝功能。二甲双胍有轻度的胃肠反应,少数患者有腹泻、肝功能损害,停药后可恢复。

(3)葡萄糖苷酶抑制剂应与第一口饭同时嚼服,不良反应有腹胀、腹痛、腹泻。

(4)噻唑烷二酮类(格列酮类)主要不良反应为水肿,有心力衰竭倾向或肝病者慎用。

2. 胰岛素

(1)不良反应:①低血糖反应最常发生,危险也较大,主要与用量过大、进食过少或运动过多有关;②过敏反应局部注射部位发生红肿、痛痒皮疹;全身反应包括皮疹、血管神经性水肿,甚至发生过敏性休克;③注射部位脂肪萎缩。

(2)注意事项:①剂量应准确胰岛素剂型不一,特别注意每毫升的含量,以免发生剂量不准;②注射时间一般中长效胰岛素应与进餐关系可不严格,但速效制剂必须强调在进餐前半小时注射;③注射部位的选择与轮换常用部位有臀大肌、上臂外侧、腹部、股外侧,将每个部位分为 15 个注射点,每天 3 次,可用 5 日,1 周内同一注射部位不应注射 2 次;④胰岛素保存 5℃ 冰箱保存(长效及中效可保存 3 年,普通胰岛素保存 3 个月)禁止冷冻;为防止注射部位脂肪萎缩,使用前 1 小时自冰箱取出恢复至室温;⑤混合注射胰岛素时,先抽取普通胰岛素,再抽取中长效胰岛素。

(四)健康教育

健康教育应包括①饮食控制;②坚持运动;③学会自测尿糖;④使用胰岛素者应掌握胰岛素的注射技巧;⑤使用降糖药物的注意事项;⑥自我保护注意清洁卫生,防止皮肤损伤,预防感冒及其他感染,保持生活规律,情绪稳定,外出时随身携带疾病卡,并带糖果,以备低血糖时迅速食用;⑦定期复查血糖、肾功能、眼底。

第九节　糖尿病酮症酸中毒

一、诱因

糖尿病酮症酸中毒(DKA)是指糖尿病患者在各种诱因的作用下胰岛素不明显增加,升糖激素不适当升高,造成糖、蛋白质、脂肪以至于水、电解质、酸碱平衡失调而导致高血糖、高血酮、酮尿脱水、电解质紊乱、代谢性酸中毒等一个症候群。多发生在胰岛素依赖型患者,其诱因有:感染、胰岛素治疗中断或不适当减量、饮食不当、创伤、手术、妊娠和分娩等,有时无明显诱因。

二、病理生理

(一)酸中毒

糖尿病代谢紊乱加重时,脂肪动员和分解加速,大量脂肪酸在肝脏经 β 氧化产生酮体,血酮升高时称为酮血症,尿酮排除增加时称为尿酮。酮体中乙酰乙酸和 β 羟丁酸系酸性产物,消耗体内储备碱,但由于组织的利用及体液缓冲系统和肺、肾对酸碱平衡的调节代偿,早期血pH 仍保持在正常,属代偿性酮症酸中毒。若代谢紊乱进一步加剧,血酮浓度继续升高,超过体内调节能力,则血 pH 下降,发生失代偿性酮症酸中毒。此时代谢紊乱加速恶化,表现为:①组织分解加速,细胞内有机磷酸酯分解,钾离子从细胞内释出;②毛细血管扩张和通透性增加,影响微循环功能并可致体温降低;③抑制组织的氧利用,进一步抑制能量代谢;④代偿性换气过度,当血 pH 降至 7.2 以下时,刺激呼吸中枢引起深快呼吸,降至 7.0 时可致呼吸中枢麻痹。

(二)严重失水

由于①大量酮从肺、肾排出,带出大量水分。同时血糖浓度增高,血浆渗透压上升,水从细胞内向细胞外转移,伴渗透性利尿,使失水更加严重;②蛋白质和脂肪分解加速,产生酸性代谢产物如磷酸、硫酸、有机酸和酮酸,排出时损失水和钠、钾等离子;③酮症酸中毒引起厌食、恶心、呕吐,水入量减少,排除增加。

(三)电解质平衡紊乱

因渗透性利尿,丧失钠、钾、氯、磷酸根离子。酸中毒时钾离子从细胞内释放出细胞外液,经肾小管与氢离子竞争排除,又因失水使血容量浓缩和肾脏排出减少,血清钾浓度可正常或偏高,掩盖了体内严重缺钾。随着治疗进程,补充血容量、矫正酸中素及注射胰岛素,钾离子转回细胞内,且随尿量增加而排出增加,如补钾不足,可与短时内发生严重的低血钾,导致心律失常,甚至心搏骤停。

(三)带氧系统失调

酮症酸中毒时红细胞 GHb 含量增加,增强血红蛋白与氧的亲和力;同时 2,3－二磷酸甘油(2,3－DPG)降低,使血氧离解曲线左移,二者均致氧释放量下降,造成组织缺氧。但血 pH 下降使血红蛋白与氧的亲和力下降(即 Bohr 效应),因而组织缺氧在某种程度上改善。如治疗时过快提高血 pH,反而可能加重组织缺氧。

(四)循环及肾衰竭

酸中毒时微循环功能失常,加之严重的缺水,血容量减少,血压下降,可发生周围循环衰竭。早期尿量增多,随着病情的发展,血压下降,肾灌注量降低,当收缩压低于 70mmHg 时,肾滤过量减少引起少尿或尿闭,严重时可发生急性肾衰竭。

(五)中枢神经功能衰竭

因缺氧以及失水、血液黏稠度增加、渗透压增高、微循环衰竭等因素参与,引起中枢功能障碍。导致呼吸加快加深、潮式呼吸、血压下降、意识迟钝、嗜睡以致昏迷。长期缺氧可导致脑水肿。

三、临床表现

除感染等诱发因素引起的症状外,早期酮症或处于代偿性酸中毒阶段常仅有多尿、口渴、多饮、疲倦等糖尿病症状加重或首次出现。当酸中毒发展至失代偿后,病情迅速恶化,出现食欲减退、恶心、呕吐、极度口渴、尿量显著增多等症状,常伴有头疼、嗜睡、烦躁、呼吸加深,呼气中含有丙酮,如烂苹果味。后期患者呈严重失水,尿量减少、皮肤黏膜干燥、弹性差、眼球下陷、眼压低、声音嘶哑、脉细速、血压下降、四肢厥冷。当病情发展至晚期,各种反射迟钝甚至消失,终于昏迷。少数病例可有腹痛,有时误诊为急腹症,应予注意。

四、实验室检查

(一)尿

尿糖、尿酮强阳性,可有蛋白尿和管型尿。当肾功能严重损害而阈值增高时,尿糖和尿酮可减少。

(二)血

血糖多数为 $16.7\sim33.3$mmol/L($300\sim600$mg/dl),有时可达 55.5mmol/L(1000mg/dl)以上。血酮体增高,严重时可超过 4.8mmol/L(50mg/dL)。CO_2 结合力降低,轻者为 $13.5\sim18.0$ mmol/L($30\sim40$ 容积％),重者在 9.0mmol/L(20 容积％)以下。CO_2 分压降低,酸中毒失代偿后血 pH 下降至 7.35 以下,剩余碱负值增大(>-2.3mmol/L),阴离子间隙增大,与碳酸氢盐降低大致相等。血钠血氯降低,初期血钾正常或偏低,尿量减少后可偏高。治疗后如补钾不足可下降至 3mmol/L(11.7mg/dL)以下。血尿素氮和肌酐常偏高。血清淀粉酶增高可见于 $40\%\sim75\%$患者,治疗后 $2\sim6$ 天内降至正常。血浆渗透压多轻度上升。白细胞计数增高,即使无合并感染,亦可达 $20,000$ 左右,以中性粒细胞增多为主。

五、诊断和鉴别诊断

对于昏迷、酸中毒、失水、休克的患者,均应考虑本病单独或合并存在的可能,特别对原因不明、呼吸有酮味或虽血压低而尿量较多者,更应提高警惕。合并存在系指有些糖尿病患者合并其他疾病(如尿毒症、脑血管意外)所致的昏迷,或因其他疾病致昏迷后又诱发酮症酸中毒,均应注意鉴别。一般通过检查尿糖、尿酮、血糖、血酮、CO 结合力等,诊断可以明确。另一重要的方面是与低血糖昏迷、高渗性非酮症糖尿病昏迷及乳酸性酸中毒之间的鉴别。

六、治疗

良好控制糖尿病,及时防治感染等并发症和其他诱因,是主要预防措施。在患病早期仅有酮症酸中毒表现不明显时,仅须补充液体并开始胰岛素治疗,密切观察病情、根据血糖、尿糖测定结果,调整胰岛素剂量。

(一)补液

糖尿病酸中毒患者常有重度脱水,可达体重 10% 以上。严重失水时组织微循环灌注不足,使胰岛素不能有效进入组织间液而发挥生物效应。按比例失水多于失钠,但输入低渗液体可能因血浆渗透压下降过速,诱发脑水肿,所以通常使用等渗氯化钠液。如血钠浓度超过155mmol/L,可输入 0.45% 氯化钠液。如无心功能不全,开始补液时速度应较快,在 2 小时内输入 1000～2000mL,较快补充血容量,改善周围血循环和肾功能。以后根据血压、心率、每小时尿量、末梢循环情况以及必要时根据中心静脉压,决定输液量和速度,第二至第六小时约输入 1000～2000mL。第一天输液总量 4000～5000mL,严重失水者可达 6000～8000mL。如治疗前已有低血压或休克,快速输液不能有效升高血压,应输入胶体溶液并采用其他抗休克措施。对老年患者或伴有心脏病、心功能不全的患者,应在中心静脉压监护下调节输液速度及补液量。因血糖原已显著增高,故开始治疗时不需用葡萄糖溶液。当血糖降至 13.9mmol/L(250mg/dL)左右时,可开始输入 5% 葡萄糖,防止低血糖反应。

(二)胰岛素治疗

应采用小剂量(速效)胰岛素治疗方案。以前治疗酮症酸中毒常规使用大剂量胰岛素,首剂常用 50～100U,小剂量胰岛素治疗是与之相比较而言。基础研究表明每小时静脉滴注胰岛素 0.1U/千克体重,血胰岛素浓度可恒定达到 100～120μU/mL。这一血清胰岛素水平已有抑制脂肪动员和分解及酮体生成的最大效应,相当强的降低血糖的生物效应,而促进钾离子转运的作用较弱。现小剂量胰岛素治疗方案已得到广泛采纳,较常用的是胰岛素持续静脉滴注,每小时每千克体重 0.1U;亦有采用间歇肌内注射或间歇静脉注射,每小时注射Ⅰ次,剂量仍为每千克体重 0.1U。以上 3 种治疗方案均可加用首次负荷量,静脉注射胰岛素 20U,对血压偏低的患者更为必要。据国内、外大量临床经验总结,这种治疗方案效果可靠,使血糖稳定下降,每小时约降低 3.9～6.1mmol/L(70～110mg/dL)。如两小时后血糖无肯定下降,提示患者对胰岛素敏感性较低,胰岛素剂量应加倍。加大剂量后需继续定时检测血糖。当血糖降至13.9mmol/L(250mg/dL)时,可用 5% 葡萄糖液加胰岛素(每 3～5g 葡萄糖加 1U 胰岛素)继续静脉注射滴,或改为皮下注射,每 4～6 小时 1 次,根据血糖、尿糖检测结果调整胰岛素剂量。这种疗法不仅可靠、有效、简便、安全,且较少发生低血钾、脑水肿和后期低血糖等严重不良反应,明显降低病死率。但与传统的大剂量胰岛素治疗相比较,总的成功率并无明显差别。

(三)纠正电解质及酸碱平衡失调

轻症患者经补液及胰岛素治疗后,钠丧失和酸中毒可逐渐得到纠正,不必补碱。严重酸中毒使外周血管扩张和降低心肌收缩力,导致低体温和低血压,并降低胰岛素的敏感性。当血pH降至7.1～7.0时,抑制呼吸中枢和中枢神经功能,故应给予相应的治疗。但补充碳酸氢钠过多过快又可产生不利影响,如脑脊液pH反常降低(因二氧化碳透过血脑屏障的弥散快于碳酸氢根),血pH骤升使血红蛋白亲和力上升,而红细胞2,3DPG升高和GHb含量下降较慢,因而加重组织缺氧,有诱发或加重脑水肿的危险。此外,还有促进钾离子向细胞内转移和反跳性碱中毒等影响,故应慎使用。如血pH低于7.1～7.0,或血碳酸氢根低于5mmol/L(相当于CO_2结合力4.5～6.7mmol/L,即10～15容积%),给予碳酸氢根50mmol/L(约5%$NaHCO_3$84ml),用注射用水稀释至等渗溶液(1.25%)后快速静脉滴注,随后缓慢滴注,血碳酸氢钠的提高不宜超过15mmol/L。如血pH大于7.1或碳酸氢根浓度大于10mmol/L(相当于CO_2结合力11.2～13.5mmol/L或25～30容积%),无明显酸中毒大呼吸,可暂时不予补碱。在纠正代谢紊乱过程中,代谢性酸中毒也将得到改善和纠正。

酮症酸中毒患者体内总缺钾量常达300～1000mmol,治疗前血钾水平不能真实反映体内缺钾程度,治疗后4～6小时血钾常明显下降,有时达严重程度。如治疗前血钾已低于正常,开始治疗时即应补钾,头2～4小时通过静脉输液每小时补钾13～20mmol(1.0～1.5g氯化钾),或用氯化钾和磷酸钾缓冲液各一半,以防止治疗过程中出现高血氯,并可加快红细胞2,3DPC含量恢复。如治疗前血钾正常,每小时尿量在40mL以上,可在输液和胰岛素治疗同时即开始补钾;若每小时尿量少于30mL,宜暂缓补钾,待尿量增加后再开始补钾。如治疗前血钾水平高于正常,应暂缓补钾。以后最好在心电监护下,结合尿量和血钾水平,调整补钾和速度。待病情恢复,患者神志清醒后还应继续口服钾盐数天。

(四)处理诱发病和并发症

1.休克

如休克严重且不易纠正,应考虑是否合并感染性休克或急性心肌梗死等,并针对病情紧急处理。

2.严重感染

常为本病的诱因,亦可继发于本病,应积极治疗。

3.心力衰竭、心律失常

年老或合并冠状动脉硬化病变,尤其是急性心肌梗死,补液过多可导致心力衰竭和肺水肿,应着重预防,根据中心静脉压、血压、心率、尿量等临床情况调整补液量和速度,并采用毛花苷C、呋塞米等治疗。血钾过低、过高均可引起严重的心律失常,宜在心电图监护下严密预防,及时纠正。

4.肾衰竭

急性肾衰竭可有本病引起的休克和失水所致,亦可因原有肾病变的基础。应注意预防,一旦发生,需及时对症处理。

5.脑水肿

与脑缺氧、输注碳酸氢钠过早过多、血糖下降过快、山梨醇旁路代谢亢进等因素有关。常于血糖已降低、酸中毒已改善时,昏迷反而加重,并出现颅内压增高的征象。此时应采用脱水剂如甘露醇、呋塞米,静脉注射地塞米松等治疗。这一并发症病病死率甚高,应着重预防和早期发现及治疗。

6.因酸中毒引起的呕吐或伴有急性胃扩张

可用5％碳酸氢钠洗胃,清除胃残渣,预防吸入性肺炎,并可减轻病情和改善休克。

七、护理

1.病情观察:监测生命体征及神志变化(如瞳孔大小和反应)。尤其注意血压、体温及呼吸的形态、气味;尿量的变化,准确记录出入量;密切监测血、尿糖、尿酮体、电解质、肾功能及血气分析。

2.遵医嘱补液,给予胰岛素,纠正水电解质及酸碱平衡紊乱。

3.昏迷的护理:对于昏迷患者应加强口腔、皮肤护理,保持呼吸道通畅,预防呼吸系统、泌尿系统感染、防止血栓性静脉炎及肌肉萎缩,防止患者坠床受伤等。

第十节 胰岛素瘤

胰岛素瘤亦称胰岛B细胞瘤,在成人并不少见,为器质性低血糖症中较常见的病因。其病理改变,胰岛B细胞瘤约占90％,约90％为单个,少数为多个;其次为腺瘤;再次为弥散性B细胞增生或胰岛B细胞增生症。胰岛素瘤绝大多数位于胰腺内,胰头、胰体、胰尾分布几乎相等;异位者极少,以胃壁、十二指肠或空肠上段的肠壁多见,偶见于梅克尔憩室、胆管、肝脾等处。胰腺瘤一般较小,平均直径为1～2cm,亦可达15cm,血管丰富,有完整的包膜,较正常胰腺组织坚韧。腺瘤每有局部浸润,多向肝及门脉淋巴结转移。少数胰岛素瘤可与其他内分泌腺瘤并存(Ⅰ型多发性内分泌腺瘤)。

一、发病机制

正常胰动脉血糖浓度与胰静脉胰岛素含量呈负相关,血糖下降时,胰岛素分泌减少甚至停止。胰岛素瘤组织缺乏这种调节机制,虽血糖明显降低而继发分泌胰岛素,使血浆胰岛素浓度绝对过高,或绝对值虽正常但与血糖浓度相比则相对高,抑制肝糖原分解,减少糖异生,促进肝、肌肉和脂肪利用葡萄糖,从而血糖下降,出现症状。

二、临床表现

本病多于成年发病,男女大致相等。其临床表现主要为低血糖症群,常在饥饿或运动后出现,多于清晨空腹时或下半夜发生,少数患者也可见于午饭、吃饭前,可归纳为以下两组症状。

(一)交感神经和肾上腺髓质兴奋

为交感神经和肾上腺髓质对低血糖的反应,释放多量肾上腺素所引起的症状和体征。患者感觉心慌、饥饿、软弱、手足颤抖、皮肤苍白、出汗、心率增加、血压轻度升高等。

(二)脑功能障碍

脑细胞因葡萄糖供应不足伴氧供应降低所致。脑功能障碍可以由思维轻度受损以致昏迷、死亡。受累部位可从大脑皮层开始,顺序波及间脑、中脑、脑桥和延脑。初期精神不能集中、思维和语言迟钝、头晕、嗜睡、视物不清、步态不稳;可有幻觉、躁动、易怒、行为古怪等精神失常的表现。病情发展,皮层下依次受累时,患者神志不清、幼稚动作、肌肉震颤及运动障碍等,甚至癫痫样抽搐、瘫痪、并出现病理性神经反射、最后昏迷、体温降低、肌张力低下、瞳孔反射消失。

上述两组症状的出现与血糖下降的速度及程度有关。如血糖下降较快,则多先出现交感神经兴奋症状,然后发展为脑功能障碍症状。如血糖下降较慢,则可以没有明显的交感神经兴奋症状,而只表现为脑部功能障碍,甚至精神行为异常、癫痫样发作、昏迷为首发症状以致临床上常误诊为精神病、癫痫或其他器质性脑病(如脑炎等)精神神经症状除取决于血糖下降速度外,还与低血糖程度、个体反应性和耐受性有关。因此,不同患者或同一患者各次发作的表现可以不尽相同。在长期低血糖的患者,有时血糖虽低于 2.8mmol/L,甚至低于 1.1mmol/L (20mg/dL)仍无症状。但有时血糖虽不很低,而患者已出现症状,甚至癫痫样大发作或昏迷。

起病多缓慢,早期症状较轻,可自然或进食后缓解,发作次数不多,以后发作次数渐频,症状也渐加重。少数患者不呈低血糖发作形式,其临床过程表现为慢性精神症状。轻症患者由于进甜食可防止或终止低血糖发生,故可因摄食过多而出现肥胖。频繁发作低血糖者,可因脑细胞坏死、软化引起脑功能减退,表现为智力低下、痴呆、精神失常,甚至可以有中枢性瘫痪等后遗症,肿瘤摘除后也不易恢复。腺癌患者病情一般发展较快,且有恶性疾病的全身表现及癌瘤转移引起的肝大等体征。

三、诊断和鉴别诊断

胰岛素瘤可遵循以下步骤以确定患者有自主性胰岛素不适当分泌过多所致的低血糖,并进行定位诊断。

(一)确定为低血糖症

可根据以下三联征确定:①空腹和运动促使低血糖症状发作;②发作时血糖低于 2.8mmol/L;③供糖后低血糖症状迅速缓解。

空腹血糖降低不明显,可用持续饥饿和运动试验诱发。患者于晚餐后禁食,次晨 8 时取血测血糖和胰岛素。如无明显低血糖症状,则在严密观察下继续禁食,但可饮水,每 4~6 小时或在出现低血糖症状时抽血测血糖和胰岛素。一旦出现低血糖症状于抽血后即给予葡萄糖终止试验。如一直不出现低血糖反应,则于禁食后 12、24、36、48、60、72 小时加作两小时的运动,以促使发作。胰岛素瘤患者几乎全部在 24~36 小时出现低血糖表现和胰岛素不适当分泌过多的证据。如持续禁食 72 小时后仍不出现低血糖反应者可排除胰岛素瘤的诊断。

(二)胰岛素不适当分泌过多的证据

正常人空腹血浆胰岛素(放射免疫测定法)在 172pmol/L(24μ/mL)以下,胰岛素瘤患者超过正常,可达 717~1434pmol/L(100~200μ/mL)。胰岛素释放指数,对确定胰岛素不适当分泌更有意义。正常人胰岛素释放指数恒小于 0.3,多数胰岛素瘤大于 0.4,可至 1.0 以上。胰岛素释放指数增高,表示胰岛素分泌量与血糖浓度之间的生理关系失常,胰岛素不适当分泌过多。正常人血糖低于 1.65mmol/L(30mg/dL)时,胰岛素停止分泌,但胰岛素瘤分泌胰岛素为自主性,虽血糖低于 1.65mmol/L(30mg/dL)时,仍继续分泌胰岛素,此时胰岛素如大于 36~43pmol/L(5~6μ/mL),虽然胰岛素释放指数达不到上述标准,亦可肯定为胰岛素不适当分泌过多。因此,对一些血糖很低而胰岛素不很高的患者,还可计算胰岛素释放修正指数"以确定诊断,如小于 50μu/mg 为正常,大于 85μ/mL 为胰岛素瘤。胰岛素瘤患者血浆胰岛素原与 C

肽含量亦升高,对鉴别外源性胰岛素所致的低血糖有意义。

(三)肿瘤定位

B超波和腹部CT检查有助于肿瘤定位。术前选择肠系膜上动脉或腹腔动脉造影、术中甲苯胺蓝注射液对肿瘤定位亦有帮助。

胰岛素瘤需与下列疾病相鉴别:

(四)胰岛外肿瘤所致的低血糖症

以发源于上皮细胞和间质细胞的癌瘤为常见,如原发性肝癌(晚期)、肺癌、肾上腺癌、纤维瘤或纤维肉瘤等。源于间质细胞者,肿瘤大小不一,多位于胸腔膜后壁。引起低血糖的原因,可能由于癌瘤分泌胰岛素样生长因子(不可抑制的胰岛素样活性物质),或癌瘤对葡萄糖过度利用。血浆胰岛素不高,且有原发瘤的表现,可助鉴别。

(五)其他内分泌所致的低血糖

多见于垂体前叶或肾上腺皮质功能减退,各有其特有病的特点。

(六)肝病所致的低血糖

有明显的肝病证据。

(七)特发性低血糖

参考下节。

(八)精神异常和癫痫

胰岛素瘤于低血糖发作时才出现癫痫样发作和严重的精神异常,检查血糖可将其他原因所致者区别。

四、治疗

低血糖发作时的治疗轻者进食糖果或糖水,严重者静脉注射50%葡萄糖50～100mL,低血糖症状可即缓解。严重者除给予静脉注射50%葡萄糖外,还需继续给予5%～10%葡萄糖静脉注射直至患者能进食,必要时可加用氢化可的松100mg静脉注射及/或胰高血糖素1～2mg肌内注射。

根本治疗手术切除肿瘤为治疗的根本措施。手术探查未找到肿瘤者,多主张从胰尾开始向胰头逐渐分阶段切除。每切除一段同时检测血糖,如血糖上升表示不能摸到的细小肿瘤已去除。为避免吸收不良并发症,一般在切除85%胰岛时虽未找到肿瘤也需停止手术。

一时未找到或手术未成功者,可用二氮嗪100～200mg,每日2～3次,并加用双氢氯噻嗪以消除钠潴留。苯妥英钠、普萘洛尔、氯丙嗪等亦有抑制胰岛素分泌的作用,也可使用。

链脲佐菌素能破坏胰岛B细胞,但毒性较大,可引起肝、肾损害,仅用于不能切除的胰岛素瘤或作为癌瘤术后的辅助治疗。剂量每千克体重20～30mg,每周1次,总量8～12g。

五、护理

1.向患者讲解有关胰岛素瘤的相关知识,使患者对此疾病有所了解。

2.告知患者血糖计检测血糖的方法,随身备有果糖,以防发生低血糖时应用。给予患者心理护理,增强患者对治疗的依从性,使其积极配合医师进行治疗。

3.告知生活起居有规律、戒酒烟。需手术治疗的患者要向患者讲解手术的过程、手术目的及手术注意事项,消除患者对手术的恐惧心理。

第十一节 特发性低血糖反应

本病主要见于情绪不稳定和神经质的人,中年女性多见。精神刺激、焦虑常诱发,可有忧虑、血管舒缩不稳、无力、结肠激惹综合征等表现。其发病可能是神经体液对胰岛素分泌/或糖代谢调节欠稳定,或因迷走神经紧张性增高使胃排空加速及胰岛素分泌过多。病因尚不清楚,可能代表一组异质性疾病。

一、临床表现

低血糖多于早餐后 2~4 小时,临床表现以肾上腺分泌过多症群为主,患者感觉心悸、心慌、出汗、面色苍白、饥饿、软弱无力、手足震颤、血压偏低等。一般为昏迷或抽搐,偶有昏厥。午餐及晚餐后较少出现。每次发作约 15~20 分钟,可自行缓解,病情非进行性进展。空腹血糖正常,发作时血糖可以正常或低至 2.8mmol/L(50mg/dL),但不会更低。血浆胰岛素水平、胰岛素释放指数均在正常范围内。口服葡萄糖耐量试验在服糖后 2~4 小时,血糖可下降至过低值,然后恢复至空腹时水平。患者耐受 72 小时禁食。糖尿病家族史阙如。

二、诊断和鉴别诊断

根据临床表现特点并除外以下情况:

(一)非胰岛素依赖型糖尿病早期的反应性低血糖

进食后胰岛素分泌增高及/或延迟反应,在食物吸收高峰过后血中仍有过多的胰岛素而发生低血糖反应,常在进食后 3~5 小时出现。其特点有:①口服葡萄糖耐量试验呈耐量减少或糖尿病曲线,空腹血糖升高或为正常高限,进食葡萄糖后最初血糖正常上升,但峰值可延迟 2、3 小时,胰岛素分泌明显延缓,在 2~4 小时后胰岛素分泌较正常增多,低血糖在血糖峰值后出现;②部分患者有糖尿病家族史;③可有逐渐发展为糖尿病的倾向。

(二)胃肠手术后的反应性低血糖

胃大部分切除、胃空肠吻合、伴有或不伴有迷走神经切除的幽门成形术等所致,有明确的家族史。进食后食物迅速移至小肠,结果导致食物迅速吸收,促进胰岛素过早分泌。口服葡萄糖耐量试验显示服糖后血糖峰值讯即出现,低血糖则在服糖后 2~3 小时出现。

(三)胰岛素瘤

部分胰岛素瘤低血糖出现在餐后,易于本病混淆而漏诊。胰岛素瘤口服葡萄糖试验,低血糖在服糖后第 3~4 小时出现,且出现低血糖后,血糖仍继续下降,胰岛素释放指数增高。

三、治疗

1.对患者说明本病的性质,给予精神分析和安慰解释工作。鼓励患者进行体育锻炼。

2.调节饮食饮食结构宜适当提高蛋白质、脂肪含量,减少食糖量,小量多餐,进较干的食物,避免饥饿。此外,在食物中加入纤维(非吸收性碳水化合物如果胶等)有一定的帮助。

3.可试用小量安定剂如安定、氯氮䓬等。抗胆碱能药物如溴丙胺太林、阿托品等,以延缓食物吸收和减少胰岛素分泌,亦可使用。

由于病情可自然缓解,经一段时间合理治疗后,应对病情重新估计,以确定是否需要继续治疗。

四、护理

1.告知患者合理饮食,使患者及家属认识到控制饮食的重要性,自觉遵守饮食治疗的要素,制订切实可行的饮食计划(饮食结构宜适当提高蛋白、脂肪含量,减少糖量,小量多餐)。

2.饮食量和药量要保持平衡,每餐食量相对固定。发生低血糖时轻者进食葡萄糖,重者立即静脉注射 50%葡萄糖注射液 20～40mL,必要时继续给予 10%葡萄糖注射液静脉滴注。

3.对患者进行心理护理,消除患者对此病的恐惧、焦虑心理。

第十二节　痛风

痛风是长期嘌呤代谢障碍、血尿酸增高引起的组织损伤的一组异质性疾病。临床特点是:高尿酸血症、特征性急性关节炎反复发作,在关节滑液的白细胞内可找到尿酸结晶,痛风石形成,其严重者可导致关节活动障碍和畸形,肾尿酸结石及/或痛风性肾实质病变。上述表现可单独或联合存在。

一、病因和发病机制

尿酸为嘌呤代谢的最终产物,主要由细胞代谢分解核酸和其他嘌呤类化合物以及食物中的嘌呤经酶的作用分解而来。嘌呤代谢速度受 1－焦磷酸－5 磷酸核糖(PRPP)和谷氨酰胺的量,以及鸟嘌呤核苷酸、腺嘌呤核苷酸和次黄嘌呤核苷酸的负反馈控制来调节。5－磷酸核糖和三磷酸核苷在 PRPP 合成酶催化下生成 PRPP。后者和谷氨酰胺受磷酸核糖焦磷酸酰胺移换酶催化生成 1－氨基－5 磷酸核糖,是嘌呤代谢的首步反应,上述 3 种嘌呤核苷酸对它有负反馈抑制作用。人尿酸生成的速度主要决定于细胞内 PRPP 的浓度,而 PRPP 合成酶、磷酸核糖焦磷酸酰胺移换酶、次黄嘌呤－鸟嘌呤磷酸核糖转移酶和黄嘌呤氧化酶对尿酸生成又起重要作用。

痛风的生化标志是高尿酸血症[血尿酸浓度超过正常上限,正常人血尿浓度(尿酸酶法,血清),男性 0.15～0.38mmol/L(2.4～6.4mg/dL),女性更年期以前 0.1～0.3mmol/L(1.6～5.2mg/dL),女性更年期后其值接近男性]。尿酸在细胞外的浓度,取决于尿酸生成速度和经肾脏排出之间的平衡关系。尿酸生成增多,或排泄减少,或排泄虽未减少但生成超过排泄,或生成增多与排泄减少同时存在,均可使尿酸积累而出现血尿酸增高。37℃时,血浆尿酸的饱和度约为 0.42mmol/L(7mg/dL),高于此值即为超饱和,尿酸盐可在组织内沉积而造成痛风的组织学改变。流行病学认为血尿酸超过 0.42mmol/L 时,发生痛风性关节炎或肾尿酸结石的危险性增加。但高尿酸血症病者只有一部分发展为临床痛风,其转变的确切机理未明。因此,高尿酸血症和临床痛风二者间的界限,往往不易划分。高尿酸血症和痛风可分为原发性和继发性。

(一)原发性高尿酸血症和痛风

由先天性嘌呤代谢紊乱引起,一部分遗传缺陷比较明确,一部分则分子缺陷未能确定。发病有关因素如下:

1.肾尿酸排泄减少

肾排泄尿酸通过肾小球滤出、肾小管重吸收和肾小管分泌来实现。大多数原发性痛风病者高尿酸血症的产生，主要是由于尿酸排泄不足，其尿酸生成一般正常。尿酸排泄不足主要是由于肾小管分泌减少所致，肾小球滤出减少、肾小管重吸收增加也可能参与。此组疾病可能属多基因遗传缺陷，但其确切发病机制未明。

2.尿酸生成增多

限制嘌呤饮食5天后，如每日尿酸排泄超过600mg，可认为尿酸生成增多。痛风患者中有尿酸生成增多所致者仅占少数，一般不超过10％。酶的缺陷为导致尿酸生成增多的原因。酶缺陷的部位可能有：①PRPP合成酶活性增高，使PRPP的量增加；②磷酸核糖焦磷酸酰胺移换酶的浓度或活性增高，对PRPP的亲和力增加，降低对嘌呤核苷酸负反馈作用的敏感性；③次黄嘌呤－鸟嘌呤磷酸核糖转移酶部分缺乏，使鸟嘌呤转变为鸟嘌呤核苷酸及次黄嘌呤转变为次黄嘌呤核苷酸减少，以致对嘌呤代谢的负反馈作用减弱；④黄嘌呤氧化酶活性增加，加速次黄嘌呤转变为黄嘌呤，黄嘌呤转变为尿酸。上述酶缺陷中的前三项，已证实可引起临床痛风，经家系调查表明为性联遗传。但在多数原发性痛风患者中，其分子缺陷未能确定，代谢紊乱情况亦不清楚，家系调查为多基因遗传。

肥胖、糖尿病、动脉粥样硬化、冠心病、高血压等常与痛风伴发，但在发病机制上，并无证据表明彼此间的关系。高嘌呤食物对于具有痛风素质者可成为发病的促进因素。

(二)继发性高尿酸血症和痛风包括下述两种情况；

1.继发（伴发）于其他先天代谢紊乱疾病

糖原累积病Ⅰ型，是因葡萄糖－6－磷酸缺乏而致病，可伴同嘌呤合成增加，尿酸生成过多和排泄减少而发生高尿酸血症。Lesch－Nyhan综合征，由于次黄嘌呤－鸟嘌呤磷酸核糖转移酶完全（或几近完全）缺乏致尿酸生成过多。上述两种疾病久后可出现痛风症状。

2.继发于其他疾病或药物

骨髓增生性疾病和淋巴增生性疾病，如白血病、多发性骨髓瘤、淋巴瘤、慢性溶血性贫血、癌，以及肿瘤化学治疗和放射治疗后，由于核酸转换增加，致尿酸生成增加。慢性肾病和铅中毒性肾病，以及一些药物如噻嗪类利尿药、呋塞米、小剂量阿司匹林、乙胺丁醇、吡嗪酰胺、烟酸、酒精等，可使尿酸排出减少。此外，在饥饿、糖尿病酮症酸中毒、酒精性酮症、乳酸性中毒等，一些过多的有机酸如β－羟丁酸、自由脂肪酸、乳酸等，对肾小管分泌尿酸起竞争性抑制作用而使尿酸排出减少。以上情况均可出现高尿酸血症，但发展为临床痛风则少见。

下面只讨论原发性痛风：

二、临床表现

原发性痛风大部分发病年龄在40岁以上，多见于中年、老年，男性占95％，女性则多于更年期后发病，常有遗传家族史。

(一)无症状期

仅有血尿酸持续或波动性增高。从血尿酸增高至症状出现时间可长达数年至数十年，有些可以终生不出现症状。但随年龄的增长，出现痛风的比率增高，其症状出现的倾向与高尿酸血症的水平和持续时间有关。

（二）急性关节炎期

体液 H^+ 浓度为 39.81nmol/L（相当于 pH7.4 时），尿酸盐最高溶解度为 0.38mmol/L（6.4 mg/dL）。血尿酸长期维持在超饱和浓度以上，在尿酸盐与血浆清蛋白及 α_1、α_2 球蛋白结合减少，局部 H^+ 浓度增高（pH 降低）和温度降低等条件下，可沉淀成为无定形尿酸钠以至微小结晶。关节组织中血管较少，组织液 H^+ 浓度较高，基质中含有黏多糖酸又较为丰富，故尿酸较易沉积。在关节滑囊内沉积的尿酸盐为多形核白细胞吞噬，释放趋化因子，使尿酸盐沉积部位的多形核白细胞显著增加。为多形核白细胞吞噬的尿酸盐在细胞内引起一系列反应，当多形核白细胞受损时，细胞质内的尿酸盐和溶酶体内酶类逸出关节滑液，引起炎症反应。

病者常在午夜突然发病，每因疼痛而惊醒。初时为单关节炎症，以拇指及第一跖趾关节为多见，其次为其他趾关节和附、踝、跟、膝、指、肘等关节，偶有双侧同时或先后发作，后期可发展为多关节炎。关节红、肿。热、痛和活动受限，大关节受累时可有关节腔积液。可有发热，血白细胞数增多，红细胞沉降率增高。一般经过 1～2 天或多至几周后，可自然缓解，关节功能恢复，此时受累关节局部皮肤可出现脱屑和瘙痒，为本病特有的症候，但非经常出现。急性期缓解后，病者全无症状，称为间歇期。此期可持续数月或数年，少数病者仅有 1 次单关节炎，以后不再发作，但多数病者在 1 年内复发。有些病者急性期症状轻微未引起注意，待出先关节畸形后始被发现。受寒、劳累、饮酒、食物过敏或富含嘌呤食物、感染、创伤和手术等为发病常见诱因。

（三）慢性关节炎期

多数由急性关节炎反复发作发展而来，每见于未经治疗或虽治疗而未达到治疗目的的病者。表现为多关节受累，发作较频，间歇期缩短，疼痛日渐加重，甚至发作后疼痛亦不完全缓解。严重者，亦可累及肩、髋、脊柱、骶髂、胸锁、下颌等关节和肋软骨，表现为肩背痛、胸痛、肋间神经痛及坐骨神经痛。胸骨的疼痛有时酷似心绞痛。痛风石为本期常有的表现，是因尿酸盐产生的速度超过尿酸盐沉积的速度，结果使尿酸盐池扩大，最终尿酸盐在软骨、滑液膜、肌腱和软组织等处沉积；在皮下结缔组织处者，形成黄白色赘生物，一般以外耳的耳郭、对耳轮、距趾、指间和掌指等处易见，可因尿酸盐沉积增多而增大。关节可因痛风石增大，关节结构及其软组织破坏，纤维组织及骨质增生而导致畸形和活动受限。关节畸形表现为骨质缺损为中心的关节肿胀，无一定形态且不对称。痛风石经皮肤溃破排出白色尿酸盐结晶，所形成的溃疡不易愈合，但继发感染少见。有效的治疗可改变本病的自然发展规律，早期如能防治高尿酸血症，病者可以没有本期的表现。

（四）肾结石

痛风病者肾尿酸结石的发病率为 10%～25%。形成尿酸结石的主要原因为肾排泄尿酸增多。每日尿酸排出在 1100mg，或以上时，尿酸结石的发生率达 50%；与血尿酸增高亦有一定的关系，如血尿酸 ≥0.77mmol/L（13mg/dL），其发病率大约可达 50%。患者可有肾绞痛、血尿等。因尿酸结石可透 X 线，需要肾盂造影才能证实。部分痛风患者，可以肾尿酸结石为最先的临床表现。

（五）肾病变

为尿酸盐在肾间质组织沉积所致；如在集合管、肾盂或输尿管形成尿酸盐结晶使尿流阻断,可导致梗阻性肾病。病情为慢性经过,患者可有间歇性蛋白尿、等张尿、高血压、血尿素氮升高,晚期发展为肾功能不全。部分患者以肾病变为最先的临床表现而无关节炎症状,易与肾小球肾炎和原发性高血压合并肾病变相混淆;如在晚期肾功能不全时始被发现。则较难判断高尿酸血症与肾病孰为因果。

三、诊断和鉴别诊断

根据典型的关节炎发作表现、诱发因素、家族病史、发病年龄,以及泌尿道尿酸结石病史等,可考虑为痛风。以下检查,可确定诊断,而以前三项最为重要:①血尿酸增高,一般在急性期增高明显,但与临床症状严重程度不一定平行;②关节腔穿刺取滑囊液进行旋光显微镜检查,可发现白细胞内有双折光现象的针形尿酸盐结晶;③痛风石活检或穿刺取内容物检查,证实为尿酸盐结晶;④受累关节 X 线片检查,在骨软骨缘邻近关节的骨质,可有圆形或不整齐的穿凿样透明缺损,系有尿酸盐侵蚀骨质所致,为痛风的 X 线特征,但在早期可无此表现。急性期诊断有困难者,可用秋水仙碱作诊断性治疗,如为痛风,则服用秋水仙碱后症状迅速缓解。

痛风急性关节炎期须与风湿性关节炎、类风湿关节炎急性期、化脓性关节炎、创伤性关节炎等鉴别。慢性关节炎期须与类风湿关节炎、假性痛风等鉴别。类风湿关节炎多见于女性,好发于四肢近端小关节,多关节受累,关节肿胀呈梭形、对称,伴明显的僵直,类风湿因子阳性,血尿酸不高,受累关节 X 线片早期仅有软组织肿胀和骨质疏松而关节改变不明显,久后关节面狭窄不平,出现骨侵蚀;晚期有骨性强直等特征,但关节边缘的穿凿样骨质缺损较痛风小。假性痛风发病年龄较大,以膝关节为多见,关节滑液含焦磷酸结晶或磷灰石,X 线片可见软骨钙化,血尿酸不高。

原发性痛风还需与继发性痛风相鉴别。继发性痛风各有导致血尿增高的病因、原发病的临床表现,结合病史和实验室检查,一般不难区别。尿酸生成增多的病者,红细胞 PRPP 合成酶、次黄嘌呤-鸟嘌呤磷酸核糖转移酶等含量测定有助于确定酶缺陷部位。

四、治疗

原发性痛风目前尚无根治办法,但控制血尿酸可使病情逆转。防治要求达到下列目的:①终止急性发病,防止复发;②纠正高尿酸血症,使血尿酸浓度经常保持在正常范围内;③防止尿酸结石形成和肾功能损害。具体措施如下:

(一)一般处理

调节饮食,防止过胖。蛋白质摄入量限制在每千克标准体重 1g 左右,糖类占总热量不超过 $50\%\sim60\%$,果糖宜少摄取,以免增加腺嘌呤核苷酸分解,加呋塞米酸生成。不进高嘌呤食物(心、肝、肾、脑、沙丁鱼、酵母等),严格戒酒,避免诱发因素。鼓励多饮水,使每日尿量在 2000mL 以上。尿 H^+ 浓度在 1000nmol/L 以上(pH6.0 以下)时,宜服碱性药物,使尿 H^+ 浓度维持在 1000nmol/L 以下(pH6.0~6.5 之间),不宜使用抑制尿酸排泄的药物。应对痛风病患者家属进行体检,以发现早期病例。

无症状的高尿酸血症应进行医学监护,如血尿酸经常超过正常范围,经饮食控制而未能恢复正常,特别有明显家族史及/或每日尿酸排泄超过 1100mg,即使未出现关节炎、肾结石或肾功能不全等表现;亦须用降尿酸药物,使血尿酸维持正常。

(二)急性期处理

绝对卧床休息,抬高患肢,避免受累关节负重。休息应至关节疼痛缓解 72 小时后始恢复活动。早期用药疗效较好,如延迟用药,疗效可随时间的推移而下降。常用药物有:

1.秋水仙碱

为治疗痛风急性发作的特效药,能迅速终止急性发作,一般于开始治疗后 6～12 小时症状减轻,24～48 小时内约有 90% 以上病例得到缓解。剂量为每小时 0.5mg 或每 2 小时 1mg 口服,直至症状缓解或出现腹泻等胃肠道毒不良反应或虽用至最大剂量 6mg 而病情无改善时停用。静脉注射秋水仙碱能较迅速获得疗效,减少胃肠道不良反应,且其在白细胞的浓度较高并保持 24 小时恒定,一次静脉注射秋水仙碱后,经 10 天后仍能检出。因此,在口服秋水仙碱出现严重胃肠道症状时,可予静脉缓慢注射秋水仙碱,剂量为 2mg,以生理盐水 10mL 稀释,注射时间不少于 5 分钟,如病情需要,每隔 6 小时后可再给予 1mg(以相当于 5～10 倍容积生理盐水稀释),共两次,总剂量一般不超过 4mg。秋水仙碱能导致骨髓抑制、肝细胞损害、秃发、精神抑郁、上行性麻痹、呼吸抑制等。在有骨髓抑制和肝、肾疾病的患者尤易出现毒性作用,因此这些患者使用秋水仙碱时需较少剂量,血白细胞减少的患者不能使用。

2.吲哚美辛

开始剂量为 50mg,每 6 小时 1 次,症状缓解后按此剂量继续 24 小时,以后逐渐减量至每次 25mg,每日 2～3 次。

3.糖皮质激素

能迅速缓解急性发作,但停药后往往出现"反跳现象"(复发),因此只在秋水仙碱、吲哚美辛或其他非甾体类抗感染药(如保泰松、萘普生、fenoprofen 等)无效或有禁忌证时采用。泼尼松的剂量为 10mg,每日 3～4 次。

(三)发作间歇和慢性期的处理

主要是使用排尿酸或抑制尿酸合成药物,以控制高尿酸血症,使血尿酸维持在正常范围内。

1.排尿酸药

适用于血尿酸增高,肾功能尚好的患者,如患者肌酐清除率低于 80mL/分时疗效开始降低,达 30mL/分时无效。

(1)丙磺舒(丙磺舒):抑制肾小管对尿酸重吸收,增加其排泄,从而降低血尿酸浓度。一般从 0.25g 开始,每日 2 次,两周内递增至 0.5g,每日 2～3 次。如血尿酸下降不显著,可每 1～2 周调整剂量 1 次,在原来每日剂量中增加 0.5g,直至血尿酸降低至理想水平。最大剂量每日不超过 3g。由于其半衰期为 6～12 小时,因此每日必需分 2～4 次服药。不良反应有过敏、胃肠道刺激、皮疹;偶可引起急性痛风发作,可辅以秋水仙碱治疗。

(2)苯磺唑酮:作用机理与丙磺舒同。但作用时间较长。由于能增强丙磺舒排尿酸作用,对一些难治的患者,可与丙磺舒同用。剂量从每次 50mg,每日 2 次开始,逐渐增至每次 100mg,每日 3～4 次。最大剂量为每日 800mg。维持量可根据血尿酸浓度决定。不良反应与丙磺舒同,但其对骨髓毒性的发生率较高。

(3)苯溴马隆:作用机理与丙磺舒相同。由于其毒性低,对肾功能不全者其疗效优于上述两药。有效剂量为每日 25～100mg。

排尿酸药不但使血尿酸浓度降低,并可防止痛风石形成,已形成者能使之缩小。由于尿中的尿酸浓度可因服排尿酸药而提高,故在服药期内需大量饮水,同时口服碳酸氢钠以碱化尿液,晚上加服乙酰唑胺 250mg 可使尿保持碱性,增加尿酸的溶解度,避免结石形成。尿 H^+ 浓度以维持在 1000nmol/L 以下(pH6.0 以上)为宜。已有尿酸结石形成,每日从尿排出尿酸盐900mg 以上时,不宜用排尿酸药。在使用排尿酸药时,不宜与水杨酸、乙酰吡嗪、噻嗪类利尿剂呋塞米、依他尼酸等抑制尿酸排泄的药物同用。

2.抑制尿酸合成药

别嘌呤醇能抑制黄嘌呤氧化酶,使尿酸生成减少。适用于尿酸生成过多,对排尿酸药过敏或无效,以及不适宜使用排尿酸药的患者。剂量为每次 100mg,每日 2～4 次,最大剂量每日可用至 600mg。待血尿酸降至正常范围,然后逐渐减至能使血尿酸维持在正常水平的合适剂量。别嘌呤醇在体内的半衰期为 2～3 小时,而其主要代谢产物——氧嘌呤醇的半衰期则长达18～30 小时,且对黄嘌呤氧化酶能起抑制作用,因此认为别嘌呤醇可以每日 1 次用药,其疗效与分次用药相同。此药与排尿酸药同用可加强疗效,特别适用于痛风石严重而肾功良好的患者。不良反应有胃肠道不适、皮疹、发热、毒性表皮坏死松解,肝和骨髓损坏等,多见于肾功能不全的患者。因此,对有明显肾功能不全的患者,别嘌呤醇的剂量应减半。用药期间可引致痛风发作,给予秋水仙碱 0.5mg,每日 3 次,可使症状缓解。

3.其他

关节活动障碍可进行理疗和体疗。痛风石较大或经皮破溃,可用手术将痛风石剔除。

五、护理

1.向患者讲解有关痛风的知识,使患者对此病有所了解,自觉遵医嘱按时按量服药。

2.调节饮食:注意不食用高嘌呤食物如心、豆制品、肝、肾、脑、蟹、沙丁鱼、酵母等,严格戒酒。并告知患者限制蛋白质摄入量,每天每千克标准体重在 1g 左右,果糖宜少摄取,以免增加腺嘌呤核苷酸分解,加呋塞米酸生成。

3.避免诱发因素(如控制体重、低盐低脂饮食等)。鼓励患者多饮水,使每日尿量在2000mL 以上,宜服碱性药物。要对痛风患者家属进行体检,以发现早期病例。

4.急性期患者应绝对卧床休息,抬高患者,避免受累关节负重。待关节疼痛恢复 72 小时后方可恢复活动。

第七章　血液内科疾病

第一节　缺铁性贫血

缺铁性贫血是指体内可用来制造血红蛋白的贮存铁已被耗尽、红细胞生成受到障碍时所发生的贫血。这种贫血的特点是骨髓、肝、脾及其他组织中均缺乏可染色铁，血清铁蛋白浓度降低，血清铁浓度和血清转铁蛋白饱和度亦均降低。典型病例的贫血表现为小细胞低色素型。

一、病因和发病机制

缺铁性贫血可发生于下列情况：

(一)铁的需要量高而摄入不足

一般正常成年男子中单纯因食物中铁的供应不足很少引起缺铁性贫血。在生长快速的婴儿、青少年、有月经或妊娠期或哺乳期的妇女，由于铁的需要量高，如果饮食中缺少铁则易致缺铁性贫血。无论是人乳、牛乳或羊乳铁的含量均低于(0.1mg/dL)。谷类食物如米、面、乳儿糕等含铁也很低，且所含磷酸和肌醇六磷酸能与铁形成复合物，使铁不易吸收。故8个月以上的婴儿如果仍以乳类或谷类食物为主要营养而未及时添加蛋黄、肝、肉类等食物，尽管体重可以增加，并长得很胖，但常可发生缺铁性贫血。女孩月经来潮后如果铁的供应不足也易发生缺铁性贫血。月经量过多、多次妊娠和哺乳是妇女中最多见的缺铁原因。哺乳期间每日从乳汁中丧失铁0.5~1mg。有严重缺铁性贫血的孕妇生下的婴儿体内铁的贮存量很少，因此比一般婴儿更易患缺铁性贫血。

(二)铁的吸收不良

因铁的吸收障碍而发生缺铁性贫血者比较少见。曾经胃次全切除手术的患者，术后由于食物迅速进入空场，有些食物没有经过十二指肠，故食物中的铁没有很好吸收。这种患者与手术数年后当体内原有的贮存铁已被用完后，可出现缺铁性贫血。各种不同原因引起的长期腹泻也可引起缺铁性贫血。许多缺乏胃游离盐酸的患者可以经过多年后才发生缺铁性贫血。

(三)失血

无论男性或女性，失血，尤其是慢性失血，是缺铁性贫血最多见、最重要的原因。在成年男性中最多见的失血(亦即缺铁)原因是消化道出血如溃疡病、癌、钩虫病、食道静脉曲张出血、痔出血以及服用水杨酸盐(阿司匹林)后发生的胃窦炎、膈疝、肠道息肉、肠道憩室炎、肠道出血性毛细血管扩张症引起的出血比较难诊断，常被忽视。在妇女中月经量出血过多是缺铁性贫血最多见的原因。据统计，1次月经量不超过40mL，很多妇女不一定体会到月经量超过正常。

大量的慢性血管内溶血，铁随含铁血黄素或血红蛋白从尿排出，也可引起缺铁性贫血。这种情况最多见于阵发性睡眠性血红蛋白尿。

二、临床表现

缺铁性贫血如果发生慢，早期可没有症状或症状很轻。贫血发生和进展较快者症状较重。其表现与一般慢性贫血大多相似。一般常见的症状有面色苍白、倦怠无力、心悸和心率加快，体力活动后气促，眼花、耳鸣等。踝部可出现水肿。有些特殊的神经系统症状如容易兴奋、激动、烦躁、头痛等在儿童尤其多见，与红细胞含铁的酶缺乏有关。部分患者（大多为儿童）可有嗜食泥土、石屑、煤屑、生米等异食癖，贫血和缺铁纠正后，这些症状即消失。偶尔可出现上皮细胞组织异常所产生的症状如舌痛或萎缩性舌炎，口角炎，皮肤干燥皱缩，毛发干燥无泽、易脱落，指（趾）甲变薄，变脆、缺乏光泽，重者变平或凹下呈勺状（反甲），以及吞咽困难等。这种贫血有关的吞咽困难亦称 Plummer-Vinson 综合征，其特点为吞咽时感觉有食物黏附在咽部。

三、实验室检查

（一）血液

缺铁早期可以没有贫血或极轻度贫血。贫血轻者红细胞平均体积（MCV）及红细胞血红蛋白平均浓度（MCHC）可以仍在正常范围内，较重者则为典型的小细胞低色素型。红细胞比容和血红蛋白浓度降低的程度超过红细胞计数减少的比例。在血片中可见到红细胞染色浅淡，中心淡染区扩大。贫血严重者红细胞内血红蛋白呈一圈狭窄的环。可见很小的红细胞、靶形细胞、椭圆形细胞和形状很不规则的红细胞。网织红细胞计数大多正常。但当急性失血时可以暂时轻度升高。白细胞计数正常或轻度减低。血小板计数高低不一。

（二）骨髓

有核细胞增生中度增多，主要由于幼红细胞数量增多。中幼红细胞比例增高，由于胞浆减少，体积较小，边缘不整齐。有一些幼红细胞的核已经固缩似晚幼红细胞，但胞浆仍染成紫蓝，表明由于铁的缺乏，血红蛋白合成减少，故胞浆的发育迟于核。粒系细胞和巨核细胞数量和形态均正常。骨髓涂片经亚铁氰化钾染色（普鲁士蓝染色）后，在骨髓碎粒中不能见到含铁血黄素颗粒、小珠或小块，铁粒幼细胞（含铁小粒的幼红细胞）阴性或极少。

（三）血清铁

血清铁浓度降至 $10.7\mu mol/L$（$60\mu g/dL$）以下，血清铁饱和度 15％ 以下，血清铁结合力（TIBC）增高，血清铁蛋白浓度降至 $10\sim20\mu g/L$ 以下。严重贫血时红细胞的游离原卟啉增高。

四、诊断和鉴别诊断

诊断的步骤可分为两部分，首先，明确缺血是缺铁性的，然后找出缺铁的原因或贫血的原发病。

仔细分析病史往往已可得出缺铁性贫血及其原因的初步印象，但诊断的确定常需要借助实验室检查，同时还须要排除其他贫血而有一项或几项相似的实验室发现者。缺铁性贫血的诊断依据有以下各点，但各点的诊断价值并不相同。

红细胞形态的改变小细胞低色素性贫血是缺铁性贫血的典型发现，但常出现于贫血严重时，对早期和轻症病例诊断价值不大。另一方面，低色素性贫血也经常出现于海洋性贫血和铁粒幼细胞贫血等，减低了对缺铁性贫血的诊断价值。

铁剂治疗性试验缺铁性贫血患者每日口服铁制剂后，短时期网织红细胞计数明显升高，常于 5～10 天到达高峰，平均 6％～8％，范围 2％～16％，以后又降至正常范围。这种反应只出现于缺铁性贫血,任何非缺铁引起的贫血无此反应,因此,此试验是临床上诊断缺铁性贫血的一种简单可靠的方法。但注意患者同时有慢性炎症、感染、尿毒症、肝病、恶性肿瘤、结缔组织病等的存在,网织红细胞反应可以不明显;如有肠道吸收功能障碍亦无此反应,但如用注射铁剂做实验,反应仍明显。

骨髓铁染色这是诊断缺铁性贫血最直接和可靠的方法之一。骨髓涂片碎粒中含铁血黄素颗粒的消失只出现于未经治疗过的缺铁性贫血。铁粒幼细胞大多亦消失,但在缺铁早期可以有少数存在。任何不伴有缺铁性贫血骨髓中含铁血黄素不但不消失,而且常常增加。慢性炎症和慢性系统性疾病伴发贫血时,铁的利用不良,铁粒幼细胞亦可明显减少(但不完全消失),但由于贮存中铁增多,含铁血黄素颗粒常明显增加。铁粒幼细胞贫血和海洋性贫血虽然也都是低色素性贫血,但含铁血黄素和铁粒幼细胞都明显增加。

血清铁、血清铁总结合力和血清铁饱和度需要鉴别的是慢性炎症和系统性疾病伴发的贫血。这些疾病的血清铁也是低的,但血清铁总结合力降低而不升高,血清铁饱和度也降低但不如缺铁性贫血显著。

血清铁蛋白测定血清铁蛋白的浓度能准确反映体内铁贮存量的多少。其浓度很稳定。这是诊断缺铁性贫血的最敏感、可靠的方法。通常以血清蛋白$<12\mu g/L$作为缺铁诊断的标准。

五、治疗

治疗缺铁性贫血的原则是:①病因治疗,尽可能除去缺铁和贫血的原因;②补充足量的铁以供血红蛋白恢复正常所需,并补足体内正常的铁贮存量。

(一)病因治疗

治疗病因对纠正贫血的效果、速度、原发疾病的治愈以及防止其复发,均有重要的意义,因此必须重视。单纯的铁剂治疗有可能使血常规好转或恢复正常,但对于原发病(例如胃肠道癌)并无效。贫血得到纠正后如不重视进一步的病因诊断和治疗,可使本来可以治愈的疾病失去治愈的机会。

(二)铁剂治疗

1.口服铁剂

最常见的铁剂为硫酸亚铁,成人剂量为每次0.3g或0.2g,每日3次。进餐时或饭后吞服以减少胃肠道刺激。如仍有不适可将剂量减半,待反应消失后再逐渐恢复原剂量。忌茶,以防铁被鞣酸沉淀而不易被吸收。

如果口服铁盐不能使贫血减轻,需考虑以下可能:①患者未按时服用;②诊断有误,所患贫血可能不是缺铁性的;③出血未得到纠正,因出血丧失的铁超过了摄入的铁量;④同时还有炎症、感染、恶性肿瘤等干扰了骨髓对铁的利用;⑤有腹泻或肠蠕动过速,影响了铁的吸收;⑥所用的药片太陈旧,以致在胃肠道内不能很好地溶解而吸收。

2.铁剂注射

铁剂注射的应用不如口服铁盐方便,且多反应,价格昂贵,因此必须严格掌握适应证,不应乱用。应用注射铁的适应证是:①肠道对铁的吸收有障碍,例如胃切除或胃肠吻合术后、慢性腹泻、脂肪痢等;②伴有胃肠道疾病;例如消化道溃疡、溃疡性结肠炎、阶段性回肠炎、胃切除后胃肠功能紊乱、妊娠时持续呕吐等,口服铁剂后症状加重;③口服铁剂虽然减轻而确实仍有严重的胃肠道反应;④不易控制的慢性失血,估计失铁量超过了肠道能吸收的铁量;⑤妊娠晚期伴有严重的缺铁性贫血,急需改善铁的供应情况者。

常用的铁注射剂有右旋糖酐铁和山梨醇枸橼酸铁。这两种制剂各含铁 50mg/mL。患者所需铁的总剂量应先准确计算,不应超量以免引起急性铁中毒。计算方法:每提高血红蛋白 10g/L,需给右旋糖酐铁和山梨醇枸橼酸铁 300mg,如果以达到血红蛋白 150g/L 及补充贮存铁 500mg 计算,则计算公式如下:

铁的总剂量(mg)=300×(150-患者的血红蛋白 g/L)+500

首次给药剂量为 50mg,如无不良反应,第 2 日可增加 100mg,如仍无不良反应,以后每日 100~200mg,直至总剂量给完。给药途径是臀部深位肌内注射。右旋糖酐铁亦可做缓慢静脉注射或稀释后作静脉注射。山梨醇枸橼酸铁不可做静脉注射。

约有 5%患者注射铁剂后可发生局部疼痛、淋巴结炎、头痛、头晕、发热、荨麻疹、关节痛、肌肉痛、低血压,偶尔可发生过敏性休克。注射山梨醇枸橼酸铁后还可有排尿刺激症状,尿排出后逐渐变成黑色。

六、预防

缺铁性贫血是可以预防的。在易发生这类贫血的人群中尤应重视开展卫生宣传工作和采取预防措施,例如:改进婴儿的哺乳方法,及时增加适当的辅助食品;在妊娠后期和哺乳期间可每日口服硫酸亚铁 0.2g 或 0.3g;在钩虫病流行区进行大规模的寄生虫病防治工作。

七、预后

贫血本身不难治,预后决定于原发病是否能治愈。

八、护理

(一)病情观察

观察贫血症状、体征,评估其活动耐力,有无头晕、头痛、食欲缺乏、测心率、呼吸频率。了解有关检查结果,以判断患者贫血的程度。

(二)限制活动

根据患者贫血程度、发生速度及原有身体状况,帮助患者制订活动计划。

(三)饮食护理

应进食高蛋白、高维生素、高铁质食品,动物食品的铁更容易吸收。纠正长期不吃肉食的习惯,消化不良者,要少食多餐。食用含维生素 C 的食品,有利于铁的吸收。另外餐后不宜立即饮浓茶、牛奶、咖啡,因茶中含鞣酸,与铁结合形成沉淀物质,牛奶中含磷较高,均影响铁的吸收。

(四)药物的护理

1.口服铁剂的护理

(1)向患者解释口服铁剂易引起胃肠道反应,该类药物宜在饭后服用,从小剂量开始,若有不适反应及时告知医护人员。

(2)口服液体铁制剂时,患者要使用吸管,避免染黑牙齿。

(3)服铁剂时同时忌饮茶水、牛奶、咖啡。

(4)服用铁剂期间大便会变成黑色,向患者说明以消除顾虑。

2.注射铁剂的护理

需深部肌内注射,可减轻疼痛。

(1)不要在皮肤暴露部位注射。

(2)抽取药液入空针后,需更换针头注射。

(3)可采用"Z"型注射法,以免药液溢出。

不良反应:极少数患者可有局部疼痛、淋巴结肿痛,全身反应轻者面红、头晕、荨麻疹,重者可发生过敏性休克,注射 10 分钟至 6 小时之内注意观察不良反应。

(五)健康教育

1.开展预防缺铁性贫血的卫生宣传,对婴幼儿强调改进喂养方法,应及时增加辅食。妊娠期、哺乳期妇女除食用含铁较多的食物外,还可每日服少量硫酸亚铁 0.2g。

2.向患者详细解释贫血的病因及积极根治病因的重要意义,以提高自我保健意识。本病预后取决于原发病是否能根治,则贫血可彻底治愈。

第二节　巨幼细胞贫血

巨幼细胞贫血是指叶酸、B 族维生素缺乏或其他原因引起 DNA 合成障碍所致的一类贫血。外周血红细胞的平均体积(MCV)和平均血红蛋白(MCH)均高于正常。骨髓中出现巨幼红细胞为此类贫血的共同特点。

一、病理和发病机制

叶酸缺乏的原因:①摄入量不足,这大多与营养不良、偏食、婴儿喂养不当、食物烹煮过度等有关,这些是各种原因中最主要的;②需要量增加,例如妊娠、哺乳、溶血性贫血及骨髓增生性疾病时骨髓细胞增生过多过速、恶性肿瘤、甲状腺功能亢进、慢性炎症、感染、长期发热等,这些也是主要的原因;③小肠吸收功能不良,例如乳糜泻、热带口炎性腹泻等;④应用影响叶酸代谢或吸收的药物如氨甲蝶呤、乙胺嘧啶、苯妥英钠、异烟肼、环丝氨酸等。

维生素 B_{12} 的缺乏几乎都与胃肠道功能紊乱有关,因食物中缺少维生素 B_{12} 而发生者很少见,但长期素食者中偶尔亦可发生。肠道功能紊乱引起的维生素 B_{12} 缺乏的机理可分为:①缺乏内因子,例如恶性贫血、胃切除后;②肠黏膜吸收功能障碍,例如小肠部分切除后、空肠憩室、节段性回肠炎、肠道的放射性损伤、乳糜泻、热带口炎性腹泻等;③寄生虫或细菌夺取维生素 B_{12},例如短二叶裂头绦虫病、外科手术后的盲伴综合征等。

四氢叶酸和维生素 B_{12} 都是 DNA 合成过程中的重要辅酶。这两种维生素缺乏造成巨幼红细胞贫血的生化关键即在于 DNA 的合成障碍。在 DNA 合成的途径中脱氧鸟苷酸(dUMP)转变为脱氧胸苷酸(dTMP),这一环节中所需的甲基由亚甲基四氢叶酸提供,因此,任何原因引起的叶酸缺乏都影响上述生化过程,结果影响 DNA 的合成。维生素 B_{12} 在 DNA 合成过程中有两种作用:①使高半胱氨酸转变为甲硫氨酸,这与叶酸的代谢有密切关系。维生素 B_{12} 缺乏时,从甲基四氢叶酸转变为四氢叶酸及亚甲基四氢叶酸的量减少,还可使进入细胞的甲基四氢叶酸减少,因此维生素 B_{12} 缺乏所造成的结果与叶酸直接缺乏的结果相同,产生的血液学改变和有关临床表现(不包括神经系统方面的)也是相同的;②维生素 B_{12} 缺乏影响甲基丙二酸辅酶 A 转变成琥珀酸辅酶 A,结果,血内甲基丙二酸盐增多,这可能与神经损伤有关。

叶酸或维生素 B_{12} 缺乏时由于幼红细胞内 DNA 的合成速度减慢,细胞处于 DNA 合成期时间的延长但胞浆内 RNA 的合成不受影响,因此 RNA 与 DNA 的比例失调,结果形成细胞体积大而核发育较幼稚的状态(巨幼细胞),这种细胞大部分在骨髓内未及成熟即被破坏一红细胞无效性生成。类似情况也发生在粒系细胞和巨核细胞,但不若红系细胞严重。

二、临床表现

起病大多缓慢。主要表现有下列几方面。

(一)贫血

主要有乏力、疲倦、心悸、气促、头晕、耳鸣等一般慢性贫血的症状。面色苍白逐渐加重。部分患者可有轻度黄疸。

(二)消化道症状

舌痛、舌面光滑、舌乳头萎缩常见,舌质绛红如瘦牛肉,这在恶性贫血中尤为显著。可发生口角炎和口腔黏膜小溃疡。食欲缺乏、食后腹胀、腹泻或便秘,均为常见症状。体重减轻或消瘦在叶酸缺乏的患者中更为显著。

(一)神经系统症状

典型的表现有四肢发麻,软弱无力,共济失调,站立和行路不稳,深部知觉减退以至消失,腱反射尤其是膝腱及跟腱反射早期亢进,以后减弱以至消失,Babinski 征和其他锥体系体征阳性。还可有括约肌功能失调、健忘、易激动以至精神失常。这些表现与末梢神经变性、脊髓亚急性联合变性和脑组织的损害有关,可出现于维生素 B_{12} 缺乏尤其是恶性贫血患者。单纯的叶酸缺乏不引起这些表现,除非同时伴有维生素 B_{12} 缺乏,但可以出现末梢神经炎。

(二)其他

肝、脾轻度肿大可出现于恶性贫血,因血小板减少可出现瘀点或其他出血症状。

三、实验室检查

(一)血液

贫血大多较严重,属大细胞、正常色素型。MCV 大多在 $110\sim140fl$ 间,MCV 增高,但 MCHC 仍属正常。血片中红细胞大小不均和异形明显而以卵圆形的大红细胞较多见。多染性及嗜碱性点彩细胞增多。可出现少数有核红细胞和 Howell-Jolly 小体。网织红细胞计数正常或轻度增高。白细胞和血小板计数大多轻度减少。中性粒细胞分叶过多,多者可达 $6\sim8$ 叶。偶见体积特大的血小板。

(二)骨髓

骨髓细胞增生显著增多,尤其是红系。粒:红比例降至约 $1:1$。红系细胞呈现明显的巨幼细胞型。细胞增大。原始巨幼细胞体积大,直径 $28\sim35\mu m$,胞浆染成深蓝色,核周围有淡染区或环,染色质呈颗粒状或浓缩成小块被间隙分开。中幼和晚幼巨幼细胞核的发育明显落后于胞浆。晚幼巨幼细胞可含有 Howell-Jolly 小体。异常的有丝分裂多见。粒系细胞常出现巨型带状核、晚幼粒及中幼粒细胞。巨核细胞减少,可出现体积特大和分叶过多现象。骨髓铁增多,但如同时伴有缺铁性贫血则可以减少。适当治疗后贫血减轻或消失时,骨髓铁减少。

(三)胃液分析

胃液分泌量减少。游离盐酸大多缺乏或显著减少,注射组织胺后少数叶酸缺乏的患者可有少量游离盐酸出现。恶性贫血患者的胃游离盐酸常永远消失。

血液生化血清间接胆红素常偏高或轻度超过正常范围。血清铁增高,适当治疗后常降低。血清叶酸或维生素 B_{12} 缺乏降至正常范围以下。

血液生化血清间接胆红素常偏高或轻度超过正常范围。血清铁增高,适当治疗后常降低。血清叶酸或维生素 B_{12} 缺乏降至正常范围以下。

四、诊断

巨幼红细胞贫血的诊断一般并不困难,根据:①骨髓中出现较多的典型的巨幼细胞;②上述典型的血常规,诊断即可成立。巨幼细胞贫血的诊断成立后必须进一步明确其原因:是叶酸缺乏还是 B_{12} 缺乏所致,这与治疗方针和预后有关。用血液形态学检查的方法,这两种不同维生素引起的贫血是无从区别的。但根据病史、体征、更重要的是,某些实验室检查及小剂量试验性治疗的结果,加以综合分析,两者的鉴别是可以做出的。

虽然叶酸和维生素 B_{12} 缺乏所致的巨幼细胞性贫血都与营养缺乏有关,但多数情况下造成缺乏的原因、条件有所不同,如有脊髓联合变性的症状、体征出现,可以认为贫血与维生素 B_{12} 缺乏有关而非叶酸缺乏所引起;不过,维生素 B_{12} 缺乏所致的巨幼细胞贫血不一定都有神经系统的症状,故没有神经系统的症状并不排除维生素 B_{12} 缺乏之可能。另一方面,叶酸缺乏可因同时伴有维生素 B_{12} 缺乏而出现末梢神经的表现,但这与脊髓联合变性不同,两者不可混淆。可靠的鉴别诊断常须以上述生化检查和治疗性试验的结果为依据。

巨幼细胞性贫血不一定都是叶酸缺乏或维生素 B_{12} 缺乏所引起。红白血病和骨髓增生异常综合征患者的骨髓中亦出现很多巨幼细胞,但常常还有多少不一的原粒细胞和其他异常。红白血病的巨幼细胞可有多核和特大型。巨幼细胞贫血还出现于罕见的遗传性乳清酸尿。这几种病症的血清叶酸和维生素 B_{12} 均不减少,用叶酸或维生素 B_{12} 治疗亦均无效。

五、治疗

除重视消除或纠正致病原因外,主要的治疗方法是补充足够所缺乏的维生素-叶酸或维生素 B_{12}。

叶酸缺乏:对叶酸缺乏的患者可给予叶酸 5mg 口服,每日 1～2 次。一般于服药开始的第四天起网织红细胞计数明显升高,以后即逐渐降低,至 1～2 月时血常规和骨髓象完全恢复正常。胃游离盐酸亦能重新出现。治疗时间的长短可根据致病原因而决定,如果病因不易去除或纠正,治疗时间可延长。

在用叶酸之前必须在诊断上排除维生素 B_{12} 缺乏的可能。叶酸对纠正维生素 B_{12} 缺乏的血常规亦有效,特别是用大剂量治疗时,但不能减轻神经系统的症状,甚至可使之加重而造成严重后果,不可不注意。

叶酸缺乏的患者常同时有蛋白质、其他维生素或铁缺乏,在治疗时亦应注意补充。维生素 B_{12} 缺乏:对维生素 B_{12} 缺乏的患者需用维生素 B_{12} 治疗。因引起缺乏的原因大多与吸收障碍有关,故给药方式应该是肌内注射而不是口服。开始时每日给药 $100\mu g$,2 周后改为每周 2 次,连续给药 4 周或待血常规恢复正常后每月注射 1 次,作为维持治疗。恶性贫血及胃切除后的患者需长期接受维持治疗。如果血常规的进步不明显,应考虑是否同时还存在叶酸缺乏、感染、甲状腺功能减退等因素。如果血常规进步开始很明显,但以后进步缓慢,需考虑同时有缺铁性贫血。乳头萎缩和胃游离盐酸的消失在恶性贫血患者不能恢复正常。神经系统症状的减轻较缓慢,如果治疗前症状已很严重,有些症状不能完全消失。

六、预防

大多数病例的叶酸或维生素 B_{12} 缺乏是可以预防的。针对不同的原因采取不同的措施,例如对婴儿、孕妇和营养不良的患者,要特别注意营养防止偏食,改进食物的烹煮方法或另外补充叶酸。有慢性溶血性贫血、慢性炎症或感染、骨髓增生性疾病或恶性肿瘤的患者亦宜适当补充叶酸。对胃切除的患者宜补充适当的维生素 B_{12}。

七、预后

预后良好,但是恶性贫血患者需终身维持治疗,神经系统的症状不易恢复正常。

八、护理

1.病情观察:观察贫血症状、体征,评估其活动耐力,有无头晕、头痛、食欲缺乏、测心率、呼吸频率。了解有关检查结果,以判断患者贫血的程度。

2.限制活动:根据患者贫血程度、发展速度及原有身体状况,帮助患者制订活动计划。

3.饮食护理:应进食高蛋白、高维生素食物,纠正长期不吃肉食的习惯,特别是含有维生素和叶酸的食物如肝、酵母、绿色蔬菜等食物。消化不良者,要少食多餐。

4.对于患有恶性贫血的患者,由于患者需要长期服药维持治疗,患者对治疗有时失去耐心,要向患者详细解释长期服药的必要性,不要随意减量或停药,确保治疗的疗效。

5.对于有神经系统症状的患者,由于神经系统的症状不可以完全恢复,要及时给予患者心理护理,消除患者由此带来的焦虑、烦躁等不良情绪,增强患者战胜疾病的信心,使患者积极配合各项检查和治疗,确保治疗效果。

第三节　再生障碍性贫血

再生障碍性贫血(再障)是因骨髓造血组织显著减少,引起造血功能衰竭而发生的一类贫血。外周血中红细胞、粒细胞和血小板都明显减少(全血细胞减少)。临床上常出现较重的贫血、感染和出血。

一、病因和发病机制

部分病例显然是由于化学、物理或生物因素对骨髓的毒性作用所引起,称为继发性(或症状性)再障。最常见的原因是药物、工业或生活中接触的某些化学物质的中毒或过敏,其次是各种形式的电离辐射,较少见的是病毒感染和免疫反应等。约半数以上的病例找不到明显的原因,称为原发性(或特发性)再障。引起继发性再障的原因如下:

(一) 药物及化学物质

这种物质根据起对骨髓的抑制作用可分为两大类:一类与毒物的剂量有关,只要接触的剂量较大,任何人都能发生骨髓抑制;另一类是在仅仅接触到一般剂量甚至很小剂量后在某些人中即可引起再障。

在上述药物中特别是要提出氯(合)霉素是药物引起再障之最多者。这是一种氮苯衍生物。在多数情况下,骨髓抑制的程度与药物的剂量有关,能引起短期可逆性的骨髓抑制。其毒性作用是因骨髓造血细胞内的线粒体蛋白质合成受到抑制,在细胞内可见到空泡。与药物停止接触后,骨髓功能常可恢复。在很少数人中骨髓抑制与药物剂量无关,即使药物已停止接触,严重的骨髓抑制仍然持续存在,病死率很高。这种患者的基因对氯霉素特别敏感,以致DNA的合成受到限制,结果造血干细胞的分裂和分化受到阻碍。氯霉素还能与干细胞的蛋白质形成一种结合蛋白而被淋巴细胞或抗体排斥,也可使细胞膜发生细微的抗原改变或损害骨髓的微血管结构。

苯是工业用化学物品中用途最广,也是最重要的骨髓抑制毒物。许多种石油产物用作溶剂者都是含苯的。它广泛用于各种工业如石油化工、塑料、油漆、燃料、制药、杀虫剂、皮革、人造皮革、化肥等的生产和皮鞋作业等。不同人对苯的骨髓抑制敏感程度不一致。它引起再障的可能性与剂量无关,也可能是一种特异反应。长期与苯每天接触比1次大剂量接触的危害更大。偶尔可以与苯已停止接触后数月甚至数年才出现骨髓抑制现象。

(二) 电离辐射

高能辐射如X线、γ射线、中子等可因阻扰DNA的复制而抑制细胞的有丝分裂,因而减少造血干细胞的数量。对骨髓血管微循环和基质也有损害,干扰骨髓细胞的再生。

感染再障可以发生于病毒性感染之后,甲乙二型病毒性感染均可致病。这种病例往往比较严重。通常认为有关的病毒即能影响肝脏,也能影响骨髓。所谓原发性再障病例中不少在起病前曾有病毒性呼吸道感染。

(三) 感染

再障可以发生于病毒性感染之后,甲乙二型病毒性感染均可致病。这种病例往往比较严重。通常认为有关的病毒即能影响肝脏,也能影响骨髓。所谓原发性再障病例中不少在起病前曾有病毒性呼吸道感染。

(四) 其他原因

再障可以发生于妊娠时,分娩后贫血缓解。有少数阵发性睡眠性血红蛋白尿病例最后逐渐演变成典型的再障。

关于再障的发病机制现在尚不完全清楚,目前有以下几种学说。

(五) 造血干细胞缺乏

在人类中以骨髓细胞作为体外培养也证明大多数再障患者的骨髓中CFU-C(骨髓多能干细胞亦称集落形成单位)的浓度减低,BFU-E(红细胞爆裂集落形成单位)及CFU-E(扩散核红系集落形成单位)也都减少,而骨髓移植成功后能将患者治愈。干细胞因受损害而自增能力有缺陷可能也有关。

(六)骨髓微循环的缺陷

少数患者骨髓移植后植入的细胞不能很好增值。这种患者的骨髓(或外周血)细胞作体外培养时 CFU-C 的增值和分化都正常,不能证明患者的骨髓中有抑制性细胞成分或血清中有抑制因子。但是对这种患者用骨髓基质细胞及其幼稚细胞作移植即能使患者的骨髓恢复正常。根据以上发现,认为这种患者的发病可能与造血环境有缺陷有关。

(七)免疫机制异常

体外骨髓培养显示从部分再障患者的骨髓中(或外周血)中分离出 T 淋巴细胞对红系和粒系细胞的生长有抑制作用,但如果用抗 T 细胞的单克隆抗体预先清除患者骨髓中的 T 细胞后再作培养,则 BFU-E 及 CFU-C 的集落即增多。临床上应用抗胸腺球蛋白(ATG)或大剂量肾上腺皮质类固醇、环磷酰胺或环孢素等作免疫抑制治疗,有时能使贫血缓解。根据这些发现,认为部分再障病例的发生与免疫机制有关。

此外,作为激素介体及第二信使的环腺苷酸(cAMP)与造血功能关系密切,可能有调节作用。

二、病理

所有病例的全身红骨髓总量都是显著减少的,从未发现过有所谓"骨髓增生型"的再障病例。有一些病例的红骨髓几乎完全被黄的胶状的脂肪组织所代替,切片上很少有造血组织。更多见的是骨髓内仍可见到一些散在的、局灶性增生正常甚至活跃的造血组织,但是总的造血组织量仍是显著减少的。病情较急性和严重的病例骨髓损害发展迅速而广泛,多波及长骨、扁平骨及短骨。病情较轻和慢性的病例骨髓的变化先累计髂骨而后脊椎及胸骨。全身淋巴组织包括脾脏、淋巴结、扁桃体及肠黏膜下淋巴结滤泡均有不同程度的萎缩,病情严重和急性者更为明显。反复感染及长期多次输血可使脾脏轻度肿大。

三、临床表现

主要的临床表现为进行性贫血、出血和感染。原发性病例和慢性病例大多起病缓慢,继发性病例和急性病例颇多起病急遽者。药物引起的患者,服药与起病时间可自数天、数周至数月不等。

(一)急性病例

症状较重,早期突出的症状可以是贫血、出血及感染。高热、畏寒、出汗、口腔或咽部溃疡、皮肤感染、肺部炎症均较多见,重者可因败血症而死亡。皮肤出现淤血、瘀斑、鼻出血、齿龈出血、消化道出血、女性月经过多等出血症状均较多见。眼底可出现小出血点、出血斑或火焰状出血。颅内出血亦不少见,可致死亡。总之,出血部位很多,程度也很严重。贫血在病之早期较轻,但进行较速。可有轻度水肿。肝脾不肿大。这种病例病情险恶,病程较短,一般常用治疗方法的效果较差。患者大多数于起病后数月至 1 年内死亡。

(二)慢性病例

主要表现常常为倦怠无力,劳累后气促、心悸、头晕、面色苍白等贫血症状。出血较轻微,内脏出血较少见。感染、发热一般较轻微,出现较晚,治疗后较易控制。肝、脾、淋巴结均不肿大,但晚期因反复感染或长期多次输血,脾脏可轻度肿大。病程较长,患者可以生存多年,若治疗恰当,病情可能好转甚至缓解,但有少数病例可以变为急性过程。

四、实验室检查

(一)血液

全血细胞减少为主要特点,但在早期三者不一定同时出现,而是先后出现。3 种血细胞减少的程度不一定呈平行关系。急性病例的细胞减少多进展较速,较严重,慢性病例较慢,程度较轻。

患者就诊时贫血大多已很严重。血红蛋白可以低至 $20\sim30g/L$ 以下。贫血属正常细胞正常色素型。慢性贫血病例血片中的红细胞可有轻度大小不均和异形。网织红细胞计数大多极低,慢性病例有时可以轻度增高,但如校正至正常红细胞计数或计算其绝对数仍都是低的。白细胞计数早期可以正常,但以后都减少,可以低至 $1\times10^9/L$ 以下。中性粒细胞的百分数和绝对数都是低的。中性粒细胞的颗粒可以减少,但其碱性磷酸酶反应的阳性率和积分都很高。淋巴细胞的百分数增高,但绝对数在重病例中也是减少的。单核细胞也减少。血片中红系和粒系均无幼稚细胞出现。血小板计数也减少,重病例可减少至 $15\times10^9/L$ 以下。出血时间延长,血块退缩不良,束臂试验阳性。

(二)骨髓

急性病例的骨髓穿刺物中骨髓碎粒很少或无,脂肪滴显然增多,有时仅抽得血水样物。镜下:有核细胞量很少,主要由于幼红细胞和粒系细胞显著减少或几乎不存在。巨核细胞不易找到。淋巴样细胞、吞噬型组织细胞、浆细胞和组织嗜碱性细胞相对增多。

慢性病例在骨髓再生不良部位,其骨髓象与急性病例相似或稍较轻,但如抽取到灶性增生部位的骨髓,细胞数量的减少不一定很明显,甚至幼红细胞可以增多,但巨核细胞大多仍难找到。粒细胞中可有空泡。急性和慢性病例的含铁血黄素都是增多的。

五、诊断和鉴别诊断

凡有严重的贫血,特别是伴有出血和发热、感染的患者,血液表现为全血细胞减少,而脾脏不肿大,均应考虑再障的可能。骨髓检查是诊断本病的主要依据,最好作骨髓活检。骨髓穿刺如果技术欠佳,或因标本内混有较多血液,可以误诊为再障。这种标本中没有骨髓碎粒,也没有或很少有脂肪滴,浆细胞、吞噬细胞、组织嗜碱性粒细胞等成分不存在或不增多。另一方面,涂片中骨髓细胞不明显减少也并不完全排除再障慢性病例的可能。遇临床上可疑为再障而骨髓中有核细胞不明显减少的病例,应从多处不同部位进行骨髓活检或穿刺。如果有条件应用 ^{99m}Tc、^{111}In 进行全身骨髓扫描与 γ 闪烁照相,可以观察骨髓造血组织的分布状况,对再障可做出明确的诊断。再障的诊断如已成立,应进一步查明原因。

再障需与下列疾病相鉴别

(一)有全血细胞减少的其他疾病

特别是肝、脾、淋巴结不肿大者。"亚白血病"或"非白血病"的临床症状在早期与再障几乎一样,白细胞和血小板计数也很低,血片中很少或完全找不到原始或幼稚白细胞,但骨髓象中白细胞显著增多,原始(淋或非淋)细胞无论百分数或绝对数都是明显增多的。再障患者的骨髓标本中即使细胞较丰富,原始(白血病)细胞并不增多。

(二)阵发性睡眠性血红蛋白尿(PNH)

此病也伴有全血细胞减少,且再障患者中偶尔有很少数也可有对补体敏感度增高的红细胞,因此这两种病可以发生混淆。但 PNH 是溶血性贫血,患者可有轻度溶血性黄疸,网织红细胞计数常有轻度增高,骨髓中红系细胞增生增多,酸化血清溶血试验经常阳性,尿沉渣中含铁血黄素亦常阳性,如有发作性血红蛋白尿则诊断更为明确,这些发现多数不存在于再障。

(三)其他原因引起的血小板减少或中性粒细胞减少

如血小板减少性紫癜、粒细胞缺乏症、脾功能亢进等,经仔细检查和骨髓检查一般不难做出鉴别。

六、治疗

再障的治疗原则是:①防止患者与任何对骨髓造血功能可能有毒性作用的物质接触;②支持治疗,包括防治感染、出血及输血等;③采取各种措施促进骨髓造血功能,增加血细胞产量,包括药物治疗、免疫抑制剂、脾切除、骨髓移植、胎肝细胞移植等。

(一)防止与毒物接触

在周围环境中凡有可能引起骨髓损害的物质应去除、避免接触。禁用一切对骨髓有抑制性的药物。

(二)支持疗法

1.要重视个人和周围环境的清洁卫生、保持皮肤清洁,重视口腔卫生。各种注射、穿刺均应严格无菌技术。尽量不做肌内注射。中性粒细胞计数少于 $0.3×10^9/L$ 者应予隔离。

2.控制感染:如无明显的感染或发热,不宜采用预防性的抗生素治疗。明显的感染已发生,则应给予适当的抗生素治疗。如有发热而引起感染的细菌没有查明,可先采用大剂量的广谱抗生素如氨苄西林或头孢菌素、头孢呋辛或其他适当的抗生素。

3.止血:通常认为糖皮质激素有减低毛细血管壁通透性的作用,对皮肤、口、鼻出血的止血效果较好,但如果用药 7~10 天还未见效,应立即停用,以免招致或引起感染扩散。在出血较严重尤其是中枢神经系统、泌尿生殖系统或胃肠道出血时,最好给患者输浓集的血小板或富含血小板血浆(PRP);如无条件,只能给予新鲜全血的输血、糖皮质激素对颅内和内脏出血均无效。

4.输血:输血是一个重要的治疗措施,但不应滥用而是审慎地应用。如果病情严重,考虑要做骨髓移植者尽可能不输血以减轻免疫反应。输血主要适应证是贫血严重并有缺氧症状者。一般认为血红蛋白在 60g/L 以上者不需输血。如有输血的适应证,只需输入浓集的红细胞,尽量少用全血。多次输血的危险有:①增加病毒性肝炎和艾滋病等的疾病的传染机会;②增加以后输血反应的机会;③增加对移植物 HLA 的免疫反应,使以后如果须作骨髓移植时成功的机会减少;④许多次输血后可发生继发性血色病。输注血小板的适应证上面已经提过。对有严重感染或败血症而中性粒细胞有显著减少的患者,输注浓集白细胞可使本来用抗生素治疗无效的感染得到控制。不过从供血者一次很难得到足够数量的白细胞,且白细胞在血液循环中只能生存几小时,故除非有多次较大量的白细胞输注,否则控制感染的时间很短。白细胞输注的费用昂贵。

(三)刺激骨髓造血功能的药物

1.雄激素

大剂量睾酮用来治疗再障,对病情较轻的慢性病例疗效较好。但对于严重的急性病例无效。成人剂量为 50～100mg 肌内注射,每日 1 次。如果有效,常于治疗开始后 2～3 个月时出现网织红细胞计数上升,然后血红蛋白上升。如果经 3～4 个月时治疗仍无效应,可以认为无效,应立即停药。长期应用此药物的毒性或不良反应有肝功能损害并可出现黄疸,其次是水滞留、体重增加、痤疮、毛发增多、女性停经及男性化表现,男性可有性欲亢进等。另一缺点是长期肌内注射引起局部硬结,甚至脓肿。也可口服蛋白质合成激素如羟甲雄酮(100mg/d)及氟羟甲雄酮(20～30mg/d),其次为司坦唑醇(6mg/d)。这些药物的优点:①疗效较高,经过 2 个月的治疗有 70％患者贫血缓解,且对丙酸睾酮无效的患者仍有效;②可以口服,既方便又避免了长期肌内注射的局部反应;③不良反应比丙睾稍轻。不过,这类药物对肝功能都有损害,故在治疗中经常要注意测试肝功能。如果连续治疗四个月而仍不见网织红细胞计数或血红蛋白上升,亦应停药。如果治疗有效,可继续用药至血红蛋白达 100g/L 左右(一般需 6～9 个月),然后将剂量逐渐减少,最后以小剂量维持一段时间。有些患者能维持缓解,有些则在停药后复发。

2.糖皮质激素

常用的有泼尼松龙或泼尼松。对多能干细胞无刺激作用。个别患者用这种激素治疗后贫血减轻,但多数患者效果不佳。

3.碳酸锂

碳酸锂有刺激骨髓促使白细胞增多的作用。用以治疗再障患者能使中性粒细胞暂时或持久升高。在慢性病例中值得试用。常用的剂量为每次 0.3g 口服,每日 3 次。

4.其他药物

用生物碱一叶萩碱治疗再障慢性病例,部分患者获得进步或缓解。始用剂量为 8mg/d,如无不良反应,1 周后增至 16mg/d,肌内注射。用药 1.5～2 月后,有相当一部分患者开始有效。治疗宜持续 6 月以上。如与司坦唑醇联合用药,疗效尤佳。其作用认为是通过兴奋自主神经系统改善骨髓血液循环而调节骨髓造血功能。山莨菪碱也有相似的作用,用于治疗再障,也有一定的疗效。

(四)免疫抑制剂

用抗胸腺球蛋白(ATG)或抗淋巴细胞球蛋白(ALG)治疗时能取得满意的疗效。

(五)脾切除

一般地说,脾切除后并不能改善骨髓造血功能,再障并不是脾切除的适应证,特别是有严重的出血和感染的急性病例。但慢性或亚急性病例如果输血次数越来越多而贫血难以减轻,红细胞破坏过多已成为贫血的一个重要因素时,这种患者脾切除后贫血可以减轻,输血次数减少,血小板输入后的存活时间也能延长。

(六)骨髓移植及胎肝细胞输注

骨髓移植已被用来治疗病死率很高的急性型再障患者。最适当的移植时机是在起病后不久,未经输血,尚未发现感染时,年龄最大不超过 40 岁,通常采用同父母的亲兄弟姐妹 HLA 完全相同的骨髓(异基因骨髓移植)。移植如果成功可望将再障完全治愈。骨髓移植失败的原因有感染、出血,移植物被排斥和移植物抗宿主病(GVHD)。以同卵孪生子的骨髓移植(同基因骨髓移植),许多危险的并发症可以避免,成功率很高,可是这种供者的机会太少了。骨髓移植是当前将严重患者治愈唯一希望最大的治疗方法。但是由于适当的骨髓来源受到限制,专门技术、特殊条件设备的要求很高,医疗费用昂贵,这些都是使骨髓移植很难广泛应用。

鉴于骨髓移植受到种种限制,有试用胎儿肝细胞以代替骨髓细胞作移植,获得成功后可使再障缓解或治愈。在妊娠 2～6 个月时,肝脏是胎儿造血的主要器官,含有丰富的造血干细胞。通常采用健康孕妇妊娠 3～5 个月时经人工流产出的胎儿将其肝组织制成悬液,给患者输注。由于细胞量少,需多次输注。胎儿细胞的优点是来源多,抗原性低,故血型和 HLA 问题不需考虑,亦不发生 GVHD,方法简便。缺点是细胞量少,目前成功率还很低。

七、预后

预后因骨髓衰竭程度、患者的年龄、治疗方法及治疗早晚等因素而不同。急性病例很差,患者大多于起病后数月至 1 年内死亡。最多见的死亡原因是感染和颅内出血。但骨髓移植如果成功有希望治愈。病情较轻的慢性病例可能完全恢复正常而获治愈。

八、预防

主要采用以下措施:

1.在有关的工业生产中,严格执行防护措施,严格遵守操作规程,防止有害的化学和放射性物质污染周围环境。

2.防止滥用对造血系统有害的药物,加强药品和毒物的管理。医院如必须应用各种可能引起再障的药物时(特别是氯霉素、保泰松一类药物时)必须加强观察血常规,及时采取适当措施。

3.对家庭应用多种溶剂、染发剂等的毒性要加强宣传工作,以引起群众对其毒性的认识和警惕。

4.爆发战争时,做好化学战争和核爆炸的防御工作。

九、护理

(一)病情观察

定时测血压、心率,注意意识状态。观察皮肤黏膜出血部位、出血范围、出血量及有关检查结果。

(二)保持身心休息

限制活动,多卧床休息以防再次出血,被血污染的衣物、地面应迅速处理,避免患者受惊吓。并嘱患者静心养病,积极配合治疗。

(三)饮食

应给予高热量、高蛋白、高维生素、少渣软食,以减少口腔黏膜损伤。餐后可用冷的苏打漱口水含漱。

(四)皮肤出血的护理

肢体皮肤或深部组织出血可抬高肢体,以减少出血,深部组织血肿也可应用局部压迫方法,促进止血。避免搔抓皮肤,保持皮肤清洁。尽量少用注射药物,必须使用时注射后用消毒棉球充分压迫局部直至止血。

(五)鼻出血的护理

少量出血可用干棉球或 1:1000 肾上腺素棉球塞鼻腔压迫止血,并局部冷敷,使血管收缩达到止血。若出血不止,用油纱条作后鼻孔填塞,压迫出血部位促进凝血。嘱患者不要用手挖鼻痂,可用液状石蜡滴鼻,防止黏膜干裂出血。

(六)口腔、牙龈出血的护理

牙龈渗血时,可用肾上腺素棉球或吸收性明胶海绵片帖服齿龈。牙龈出血时可引起口臭,使患者食欲受到影响,可用1%过氧化氢液体漱口。不要用牙刷、牙签清洁牙齿,可用棉签蘸漱口液洗牙齿。用液状石蜡涂抹口唇,以防干裂。

(七)用药的护理

注意观察止血、抗生素等药物的作用、不良反应。特别是应用丙酸睾酮时,应向患者说明该药物的不良反应,以便消除患者的顾虑,坚持用药。该药物的不良反应及护理:①该药物为油剂,需深部注射;由于吸收慢,注射部位易发生肿块,要经常检查注射部位,发现硬块要及时处理;②男性化,如毛须增多、声音变粗、痤疮、女性闭经等,上述不良反应于停药后短期内会全部消失;③肝功能受损,用药过程中应定期检查肝功能。

(八)输血及血液制品

遵医嘱输入浓缩血小板、血浆或新鲜血输注时要认真核对血型、姓名、输入后注意输血反应、过敏反应。

(九)降温的护理

体温38.5℃以上应行降温:①物理降温:在头颈、腋下及腹股沟等大血管处放置冰袋,患者不宜用酒精擦浴,以免造成皮下出血;②药物降温:经物理降温无效给予药物降温,药量不宜过大。以免引起大量出汗、血压下降,甚至虚脱。

(十)寒战与大量出汗的护理

寒战时全身保暖,并饮用较热的开水。大量出汗时注意更换内衣,减少不适。

(十一)脑出血的护理:

1.嘱患者卧床休息,密切观察患者有无脑出血先兆,如头疼、呕吐、精神烦躁不安等。

2.如发生颅内出血,处理如下:①迅速通知医生;②患者平卧位,头偏向一侧,保持呼吸道通畅;③开放静脉,按医嘱给予脱水剂、止血药或输浓缩血小板液;④观察患者的意识状态、瞳孔大小、血压、脉搏及呼吸频率、节律等。

第四节　遗传性球形细胞增多症

遗传性球形细胞增多症是一种红细胞膜有缺陷的遗传性贫血。外周血中出现球形细胞,其渗透脆性增高。在慢性溶血的过程中可有多次急性溶血发作。贫血加重并出现黄疸。脾常肿大。脾切除后贫血得到纠正。

一、病因和发病机制

本病通过染色体显性遗传,但有部分患者在家族中查不出有同样疾病患者,通常认为这种情况可能发生了新的基因突变所致。

本病的根本缺陷是红细胞膜的支架蛋白成分异常。结果红细胞的形态和功能均不正常。本病的红细胞变成球形,其特点是直径变小而厚度增加,面积的缩小多于体积,故面积∶体积比率下降。球形细胞因膜的面积减少,其变形性能比正常细胞差。这种细胞的膜对 Na^+ 的通透性增高。为了排除进入红细胞内过多的 Na^+,红细胞必须加速代谢,加速细胞内糖的分解,产生更多的 ATP 以提供能量,结果糖及 ATP 的消耗均过多。ATP 含量减少还使细胞膜上的 $Ca^{2+}/Mg^{2+}-ATP$ 活性降低,大量 Ca^{2+} 积聚在红细胞内和膜上,使红细胞变形性能进一步下降。红细胞内 Na^+ 的浓度增高使红细胞的形状更趋于球形。当球形红细胞在脾脏内要通过脾索与脾窦间直径比红细胞小得多的微循环时,由于其变形性能差,不易或不能通过,因而被滞留在脾脏内。处于这种氧、糖和 pH 均较低的环境下,更不适宜于红细胞的生存,结果大量红细胞在脾脏内被破坏。本病患者的脾脏功能是正常的,它所以破坏大量的红细胞,是因为这些红细胞本身有缺陷。

二、临床表现

主要为贫血、黄疸和脾脏增大。这些症状于幼年甚至新生儿时期即可出现,但不少患者由于骨髓造血功能的代偿,贫血可以不明显或极轻微,直至成年后或中年时才因贫血加重而引起重视。在整个慢性溶血过程中,贫血和黄疸可以有多次发作。发作可因感受刺激,但很多时候原因不明。几乎所有患者均有轻至中度的脾大,有时显著增大。各种患者症状轻重很不一致。

较多的并发症有色素胆结石,但不一定出现症状,少数患者在溶血和贫血很严重的时,突然骨髓中红系细胞发生再生障碍危象,此时贫血加重,网织红细胞几乎消失,偶尔中性粒细胞和血小板亦减少,一般与 7~10 天后能自动好转。此危象是因短小病毒感染引起。

三、实验室检查

血红蛋白可降至 70g/L 左右,发生危象时更低。MCV 大多仍属正常或稍低,MCHC 常轻度增高。血片中可见球形细胞,多少不一。这种细胞直径较小,圆形,深染,中心淡染区消失。贫血严重时球形细胞多见,贫血较轻时可以很少见。网织红细胞计数增至 5%~20%。可出现有核红细胞。红细胞的渗透脆性明显增高,但在发作较轻或平时无贫血时,往往只有将红细胞经 37℃ 温育 24 小时后才能显示其渗透脆性增高。将患者的红细胞在其自己的血清中在 37℃ 温育后 10%~50% 红细胞发生溶血(正常红细胞<4%),过多的溶血可被预先加入的葡萄糖纠正(自溶血试验)。抗人球蛋白试验阴性。骨髓中红系细胞增生显著增多。

四、诊断和鉴别诊断

本病的临床表现已很特殊。主要诊断依据是贫血是溶血性的,血液中出现球形细胞而抗人球蛋白试验阴性,渗透脆性试验(特别是温育后的红细胞)和自溶血试验阳性,家族中如有同样的疾病患者有助于诊断,但有时家族的病情非常轻,血常规可以正常,因此容易被忽视,但温育后红细胞的渗透脆性常比正常人高。

本病必须与其他伴有球形细胞的贫血相鉴别,尤其是温抗体所致的自体免疫溶血性贫血。后者的抗人球蛋白试验结果阳性。

五、治疗

脾切除是本病最有效的治疗方法。手术后虽然红细胞的天性缺陷依旧存在,但贫血得到完全和持久的纠正。故所有贫血较严重的患者均应作脾切除手术。幼儿患者可适当延长手术时间。

六、护理

1.嘱患者保持心情舒畅,避免情绪波动而加重病情。

2.嘱患者多吃含有叶酸的食物如肝、酵母、绿色蔬菜等。

3.嘱注意冷暖及时添加衣服,避免感冒。

4.向患者讲解有关疾病的知识,当贫血较严重时能够理解并配合脾切除手术。

5.须脾切除手术患者,术前给予患者心理护理,消除患者对手术的恐惧心理;术后给予患者必要的生活护理,使患者手术后身体较快得到恢复。

第五节　阵发性睡眠性血红蛋白尿

阵发性睡眠性血红蛋白尿(简称PNH)是一种获得性红细胞内在缺陷所引起的慢性溶血性贫血,其临床特点为特别好发于睡眠时的间歇性血红蛋白尿和持续的含铁血黄素尿。

一、病因和发病机制

本病的病因目前尚不清楚。许多证据都提示PNH是一种克罗恩病。少数病例在起病时或病程过程中其临床和实验室发现与再障性贫血相似。偶尔再障及骨髓纤维化症的红细胞在体外可出现PNH样的缺陷。极少数病例在病之末期可并发急性白血病。这些事实都提示PNH可能是某种因素造成干细胞的损伤,产生了不正常的克隆,从而产生免疫缺陷的红细胞,可能也产生有缺陷的粒细胞和血小板。

本病的基本异常是红细胞获得性的缺陷,这种缺陷可能影响了膜蛋白的结构,结果使红细胞对正常血清中的补体特别敏感而发生溶血。在体外用补体结合抗体的方法可将PNH患者的红细胞分成两类:一类对补体敏感,其中又可分为高度敏感和中度敏感两类,另一类则不敏感(正常红细胞)。这种对补体敏感的红细胞每一单位的抗体比正常红细胞能固定更多的补体C_1,而每一C_1分子又能比正常红细胞促使更多的C_3固定于红细胞。但是抗体本身对PNH细胞表面的溶血并非必要。实际上另一途径(备解素)更能使C_3固定于红细胞表面而发生溶血。临床上溶血程度的轻重与补体高度敏感红细胞所占比例的多少有关。患者的血小板对补体也敏感,虽然血小板的生存时间不因此而缩短,但血小板功能的改变使得容易发生血栓形成。

对补体溶血高度敏感的红细胞,其胞膜表面的乙酰胆碱酯酶的活性减低也最多,但这种酶的减少与溶血无关。一般认为这两种异常是红细胞膜同一种缺陷所造成的。用光学显微镜检查看不出红细胞表面有什么异常,但电子显微镜显示细胞表面有陷窝和隆起。

本病的溶血主要是血管内溶血,为什么最容易发生在睡眠时,其机理尚不清楚。

二、临床表现

本病初期发作时患者年龄大多在20～40岁间。男女均可得病。与遗传及种族无关。

起病缓慢。最主要的症状是贫血和血红蛋白尿。贫血轻重不一致,临床上已做出诊断者大多贫血较重,但有一些患者贫血可以轻微,甚至无贫血。贫血较重者有轻度巩膜黄染。肝脾可肿大。

血红蛋白尿的主要表现是尿色深如浓红茶以至酱油样。它最多发生于睡眠时,一般于半夜或清晨醒来时解出的尿易出现这种颜色;如果睡眠改变在白昼,则尿色的改变即发生于白昼睡眠后。但当发作严重时,不论夜晚或白昼均可发生,唯白昼较轻。血红蛋白尿的发作往往是间歇性的,间歇时间自数周至数月不等。约半数患者于起病时或起病后不久既有血红蛋白尿,但有些患者在贫血出现数月至数年后才出现,个别患者可以在整个病程中始终不出现这种症状。血红蛋白尿可因精神紧张、感染、过度劳累、妊娠、疫苗接种、月经、输血、外科手术、服药(如铁剂)等因素诱发。发作严重时可伴有腹痛、腰痛及高热等症状。

本病较多的并发症为静脉系统的血栓形成,包括四肢、肠系膜、肝、门静脉、脑静脉,产生各种不同的症状和体征。

三、实验室检查

(一)血液

贫血大多较重,多数属正常细胞、正常色素型,但如缺血严重也可以是小细胞、低色素型的。网织红细胞计数轻度增高。白细胞计数及中性粒细胞减少。血小板常有轻度减少。血片中红细胞形态比较正常。中性粒细胞碱性磷酸酶(NAP)积分减低。

(二)尿

血红蛋白尿发作时尿隐血试验阳性。即使不发作时尿沉淀经铁染色后经常可见到蓝色的含铁血黄素颗粒(Rous 试验),很多颗粒是在上皮细胞内,但因有些细胞已经破碎故亦可不在细胞内。

(三)骨髓

红细胞系增生明显增多。血红蛋白尿发作频繁而又未经输血的患者因铁丧失过多,含铁血黄素颗粒可以变为阴性,铁粒幼细胞减少或消失。

(四)溶血试验

1.酸化血清溶血试验

(亦称酸溶血试验或 Ham 试验):患者的红细胞在自己的或血型相合正常人的酸化(pH 6.4~6.6)血清中 37℃ 能发生溶血。试验结果阳性者有 10%～15% 红细胞发生溶血。这是确诊 PNH 的试验。

2.蔗糖溶血试验

(亦称糖水试验):PNH 细胞在离子强度低的等渗溶液中如同时有血清存在能发生溶血。将患者的抗凝血与 10% 蔗糖水溶液按 1∶9 比例混合,在 37℃ 温育 30 分钟。10% 以上的红细胞发生溶血作为试验结果(+),5%～10% 溶血者不能完全肯定。此试验比酸化血清溶血试验敏感度更高但特异性稍差,可作为 PNH 的过筛试验。

四、诊断和鉴别诊断

有血红蛋白尿发作的病例诊断比较容易,但这种症状可能被忽视。血红蛋白尿的发作常常是间歇性的,也可以因症状较轻而未引起患者的注意,也可以在贫血出现后多年不发生。因此对原因不明的慢性贫血或溶血性贫血,必须深入了解有关血红蛋白尿的病史,PNH 的可能性必须考虑或排除。全血细胞减少而 NAP 减低为本病的诊断提供线索。如果尿沉渣中含铁血黄素颗粒阳性,本病的可能性很大,但在其他原因引起的血管内溶血时,此试验亦可阳性。诊断的成立应以阳性的酸化血清溶血试验为依据。

PNH 与再障关系密切,在病的早期或过程中可能出现再障的血常规和骨髓象,但再障病例的 NAP 不减少。尿含铁血黄素阴性,酸化血清溶血试验及蔗糖溶血试验除极个别病例外,一般均为阴性。

五、治疗

目前尚无特殊治疗,但某些措施能使溶血和贫血减轻。

(一)输血

输血不但使贫血减轻,还能抑制患者的骨髓造血功能,因而减少血循环中 PNH 细胞的数量,使溶血减轻。不过全血输血在患者中使溶血加重。这可能是因输入的供者白细胞与患者血浆中的白细胞凝集素发生免疫反应而激活了患者的补体系统。如将供者的红细胞事先用生理盐水洗涤 3 次或用冷冻保存的红细胞常可避免这种反应。

(二)雄激素

雄激素能刺激造血功能,对部分患者能使血红蛋白上升,可先用较大剂量的羟甲雄酮或氟羟甲雄酮,以后以小剂量维持。

(三)泼尼松

在部分患者中能使溶血减轻。溶血严重发作时或对其他治疗无效时可以试用。由于此类药不良反应较多,故不宜长期应用。

(四)铁剂

如有缺铁的确凿证据,可以口服铁剂。铁治疗偶尔可加重溶血或血红蛋白尿,这是因新生的红细胞增多,血液循环中 PNH 细胞也增多之故。

(五)其他药物

在外科手术后如需用抗凝药物以预防血栓形成,可采用香豆素类药物。一般认为不宜采用肝素。因肝素在部分患者中可加重溶血。右旋糖酐疗效不佳。

骨髓移植患者经 HLA 配型相合的异基因骨髓移植后有可能可获得治愈。

六、预后

病程较长,症状时轻时重。一般患者的生存时间为 5~10 年,但有些患者能生存至 20 年以上,少数患者症状逐渐减轻。死亡原因有严重的贫血、重要器官血管血栓形成、出血、感染等。

七、护理

1.心理护理:给予患者心理护理使患者保持良好的心情,避免因情绪波动而加重病情。

2.饮食护理:应进食高蛋白、高维生素、高铁质食品。

3.输血及血液制品:遵医嘱输入浓缩红细胞或新鲜血,输注时要认真核对血型、姓名、输入后注意输血反应、过敏反应。

4.注意身心休息,避免过度劳累,起居生活要有规律,注意冷暖及时添减衣服,避免感冒而加重病情。

5.药物护理:详细向患者讲解有关激素及铁剂药物的不良反应及注意事项,使患者对此有所了解。告知患者遵医嘱用药,不要随意减量或终止用药,如激素类药物应逐渐减量后再停药,避免出现"反跳现象";铁剂不可直接口服,应该用吸管抽吸,避免牙齿被染色,肌内注射时应作深部注射,以免引起局部疼痛等。

6.病情观察:此患者易并发静脉系统的血栓,可应用香豆素类药物进行预防,但必须密切观察患者的出凝血时间。

第六节　急性白血病

白血病是造血系统的一种恶性疾病,其特点为体内有大量白血病细胞广泛而无控制地增生,出现于骨髓和其他器官和组织,并进入外周血液中。这种细胞大多是未成熟和形体异常的白细胞。部分病例也有幼稚和形态异常的红细胞或巨核细胞的异常增生。

急性白血病是指患者的骨髓和外周血中主要的白血病细胞为原始(淋巴系、粒系或单核系)细胞且无控制地增生,未经治疗患者的自然病程一般仅为几个月。

一、病因和发病机制

白血病的病因和发病机制非常复杂,现在还不完全清楚。病毒感染是主要的致病因子,但还有许多因素如放射、化学毒物或药物、遗传因素等可能是致病的辅助因子。染色体内基因结构的改变直接引起细胞发生恶变。免疫功能的降低有利于发病。

(一)病毒

C 型 RNA 病毒,能通过内生的 DNA 多聚酶(即反转录酶)按照 RNA 的顺序合成 DNA 的复制品。这种复制即前病毒,被插入宿主的染色体 DNA 中可诱发恶变。肿瘤病毒携带有一种或几种特异性瘤基因,称为病毒源瘤基因(v—onc)。现已发现大多数脊椎动物的细胞基因体内有与 v—onc 同源的基因,称为细胞源瘤基因(c—onc)或原瘤基因。其功能可能与调节细胞的增生、分化和发育有关。v—onc 被整合入宿主细胞的基因体内后可使邻近的基因的表现发生恶变,这种过程称为插入性诱变。一般认为更多见的反转录病毒的感染在适当条件下可使 v—onc 激活而变成细胞恶性转变的基因,导致靶细胞发生恶变。进入人体的病毒基因即使不含有 v—onc,如果改变了基因的正常功能,也有可能引起白血病。人类 T 淋巴细胞逆病毒(HTLV)所含的某些基因结构产生的蛋白质本非病毒颗粒的结构成分,但能作用于前病毒,刺激病毒的转录,引起细胞增生,结果 HTLV—Ⅰ型病毒引起 T 细胞白血病,HTLV—Ⅱ型病毒引起多毛细胞白血病。

正常细胞被病毒感染后,即使在易感的人中感染可以长期持续存在,大多不立即发生白血病或恶性肿瘤。恶性肿瘤的发生往往是许多细胞改变逐渐加深、逐渐积累的结果。但有些危险因素可促使其发生大大加速,这些因素包括放射(包括放射治疗)、化学毒物和药物(特别是烷化剂)、大量病毒的多次接触以及免疫功能的降低等。患者的年龄与发病也有很大关系。

(二)放射

电离辐射有致白血病的作用。其作用与放射剂量的大小及放射部位有关。一次较大剂量

(100~900rad)或多次小剂量的放射均有致白血病的作用。1945 年日本广岛和长崎遭到原子弹袭击后的幸存者中以后发生白血病的发病率比未经辐射者高数十倍。类风湿性脊椎炎患者经放射治疗后得白血病的比例比当地一般人高十几倍。放射所致白血病的类型以急粒和慢粒最多见。尚无足够的证据表示一般的 X 线诊断时的放射剂量能引起白血病。

(三)化学因素

多种化学物质或药物可能诱发白血病,其中大多数为急粒和慢粒。苯的致白血病作用比较肯定,与这种毒物有职业性接触者的白血病发病数比一般人高。氯霉素和保泰松可能有致白血病的作用。用于抗癌化疗的多种烷化剂在动物实验中和细胞培养系统中已证明有致癌作用。霍奇金病、多发性骨髓瘤、慢淋白血病、卵巢癌以及其他多种癌肿患者经长期烷化剂治疗,以后患急性非淋巴细胞白血病(急非淋)的发病数显然较高。职业性接触氯乙烯、金属毒物和应用抗肿瘤药是发生白血病的重要危险因素。

(四)遗传因素

遗传因素可以影响白血病的发病数。单卵性双胎中如 1 人患白血病,另 1 人患白血病的机会是每 5 人中有 1 人,比双卵性双胎的发病率高 12 倍。但有人认为环境中的某些相同的致白血病的作用不能完全排除。

某些遗传性或先天性疾病常伴有较高的白血病发病率。这种疾病时常有染色体结构的异常,例如第 21 号染色体有 3 个染色体的先天性愚型(Down 综合征),其急性白血病的发病率比正常人高 20 倍。其他一些疾病如先天性全血细胞减少症(Fanconi 综合征)、先天性血管扩张红斑症(Bloom 综合征)及先天性血内丙球蛋白缺乏症等患者的白血病发病率也都比较高,前两种也都伴有染色体异常。

(五)细胞遗传学

某些染色体异常与白血病的发生直接有关。染色体的断裂和易位可使瘤基因的位置发生移动和被激活。最明显的例子是慢粒白血病的 Ph1 染色体-t(9;22)(q34;q11)。9 号染色体上的细胞源瘤基因 c-abl 易位至 22 号染色体的长臂之一的远端、局限于 DNA5kb 的一段称为断裂点集中区(bcn)的基因体内,与 bcn 衔接而产生一杂交基因。此基因能产生 1 种新的mRNA,由此再产生 1 种具有酪氨酸激酶活性、独特的异常蛋白 P210,能特异地直接引起慢粒白血病的发生。

(六)其他血液病

多种血液病如慢粒白血病、骨髓纤维化症、真性红细胞增多症、原发性血小板增多症、骨髓增生异常综合征、恶性淋巴瘤、阵发性睡眠性血红蛋白尿、多发性骨髓瘤等最后都可以急性白血病为其结局。这些疾病之所以易发生急性白血病有两种可能:一种可能与前一种病的化疗和放疗有关;另一可能是两种疾病之间存在内在的联系。

现在认为多数情况下白血病是一种克隆性恶性疾病。恶性转变可发生在造血干细胞的广泛范围内,累及的范围可以多少不一。如果转变发生在多能干细胞的较原始阶段,则恶性克隆的造血可致多系别血细胞的异常,例如慢粒白血病的特殊标志——Ph[1] 染色体不但出现粒系细胞,也可出现于幼稚红系细胞和巨核细胞,晚期发生急变时,部分病例的原始细胞还可以具有淋巴细胞的特点。如果转变发生在造血干细胞已经相对分化或成熟阶段,则恶性病变只限于某一系别的细胞,例如急淋和急粒白血病。根据这种概念,白血病的恶性细胞可能起源于1个细胞,发展为1个克隆,经过相当时间的克隆扩增,最后成为造血器官中的主要成分并抑制正常造血细胞的增生。

异常细胞的出现不一定能发展成白血病或其他恶性肿瘤。现认为宿主的免疫功能缺陷与白血病的发生有一定关系。免疫功能缺陷使已形成的癌细胞不及时被消灭,反而得到生长优势。

(七)分类

从治疗方法和预后的估计出发,急性白血病可分为急淋和急非淋两大类。

1.急淋白血病

共分为3型。L3型细胞内含有明显的空泡,胞浆染色嗜碱深染,容易识别。L1及L2型用下列记分法区别。

2.急非淋白血病:共分7型。

M1:未分化原粒细胞占骨髓非幼红细胞的≥90%,至少3%细胞为过氧化物酶染色(+)。

M2:未分化原粒细胞占骨髓非幼红细胞的30%~89%,单核细胞<20%,其他粒细胞>10%。

M3:急性早幼粒细胞白血病,胞浆内颗粒粗大。

M4:原始细胞占骨髓非幼红细胞的30%以上,其中各阶段的未成熟粒细胞>30%,但<80%,各阶段的单核系细胞>20%。

M4嗜酸:除M4各特点外,嗜酸粒细胞占非幼红细胞的≥5%。

M5:原单、幼单及单核细胞占骨髓非幼红细胞的≥80%;其中如果原单≥80%为M5a,原单<80%为M5b。

M6:幼红细胞占所有骨髓有核细胞的≥50%,原始白细胞占非幼红细胞的≥30%。

M7:原巨核细胞白血病。

按照免疫学特点,急淋白血病可分为T细胞和B细胞两大类,再分成多种亚型。免疫分型与上述形态学分型不相关,只有L3型必然为B细胞急淋。

二、临床表现

各型急性白血病的临床表现大致上相同,但也有一些小的不同。

(一)起病情况

可以急遽,突然出现高热、衰竭或(及)出血症状,也可缓慢地出现进行性乏力、苍白、低热或(及)轻微的出血。有时最早的主诉可能是"牙痛"和拔牙后出血不止、"感冒"或月经过多。

(二)感染

发热为最常见的症状之一,可以发生在疾病的任何阶段。起初可能仅是低热,但当感染不能控制时,体温逐渐升高,可达到39~40℃以上,常伴有畏寒、多汗、盗汗、消瘦、衰竭、全身疼痛等症状。高热常伴有明显的感染灶,但有时即使仔细检查也不能发现。口腔炎最多见。齿龈炎或咽峡炎严重时可发生溃疡,甚至坏死,使饮食困难,加重痛苦。扁桃体周围炎、肛周炎或脓肿、肺部感染均较多见,可以很严重。皮肤感染、甲床炎、中耳炎亦较多见。严重感染可致菌血症或败血症。较常见的致病菌有肺炎克雷白菌、绿脓杆菌、大肠埃希菌、金黄色葡萄球菌、粪链球菌等。一些平时不易致病的细菌和真菌在急性白血病患者中也可引起严重的感染,称为机会性感染,尤其是经大量抗生素、糖皮质激素和抗白血病化疗药物联合应用后。常见的真菌感染有念珠菌、曲菌、隐球菌等。病毒感染如带状疱疹也较多见。偶尔发生卡氏肺囊虫肺炎。

(三)出血

齿龈出血、鼻血、皮肤瘀点或瘀斑均为常见的症状,在急性早幼粒细胞患者尤其严重。结膜或眼底亦可出血,有时影响视力。晚期可出现颅内出血,引起头痛、瞳孔大小不等、瘫痪,以至昏迷或突然死亡。出血的原因多与血小板减少有关,少数可因血管内凝血(DIC)及(或)纤维素溶解亢进而发生。

(四)各器官浸润的表现

1.骨骼系统

胸骨下端常有局部压痛点,这一体征有助于诊断。四肢关节痛或骨痛在儿童特别多见,往往因此而误诊为风湿病、偶尔骨膜上出现无痛肿块,最多发生于眼眶周围,引起眼球突出、复视、甚至失明;也可出现于颅骨、胸骨、肋骨或四肢骨。称为绿色瘤,多见于急粒患者。

2.脾、肝、淋巴结肿大

脾和浅表淋巴结肿大在急淋患者中较多见,大多为轻度肿大,不痛。纵隔淋巴结在急淋患者中可以明显肿大,称为白血病Ⅰ淋巴瘤综合征。肝大较少见。

3.齿龈肿胀

齿龈可以掩盖部分牙齿,最多见于急单和急粒单患者中。

4.皮肤浸润

比较少见。其表现为局部皮肤稍隆起、硬、呈紫红色。有时在皮下可触及较硬、轻微疼痛的结节,表面皮肤不变色。

5.脑膜或中枢神经系统(CNS)白血病

脑膜或中枢神经系统被白血病细胞浸润时可出现脑膜炎或 CNS 的症状。症状出现大多较晚,很多出现治疗后血液和骨髓仍在缓解中,但有时出现较早,在白血病尚未缓解甚至尚未治疗时。可发生于各种细胞类型的白血病,但以急淋最多见。主要的临床表现为头疼、头晕,重者有呕吐、颈项强直,但不发热。脑脊液压力增高,因细胞增多的程度不同而清澈或混浊,细胞大部分为白血病细胞,无细菌,蛋白质增多,糖减少。

6.生殖系统症状

男性阴茎异常勃起罕见,但可成为突出的症状。因白血病细胞浸润睾丸而发生无痛性睾丸肿大,大多发生于急淋治疗后长期血液和骨髓缓解的男孩或青年中,睾丸肿大多为一侧,另一侧虽不肿大,但活检显示有白血病细胞浸润存在。

三、实验室检查

(一)血常规

贫血程度轻重不一,红细胞形态正常。网织红细胞计数减少,也可轻度升高。血小板计数大多减少,但早期可以正常或轻度减少。

白细胞方面的异常是主要的。白细胞计数高低很不一致。未经治疗时白细胞总数可以增高、减低、也可以正常。不少患者初诊时白细胞计数在 $3 \times 10^9 / L$ 以下,最低者在 $1 \times 10^9 / L$ 以下。计数高者超过 $10 \times 10^9/L$，末期可以增长很快，最高可达 $100 \times 10^9/L$ 左右。血片中成熟的中性粒细胞大多明显减少，而出现相当数量有核仁的原始细胞，一般占 $30\% \sim 90\%$，最多可达 95% 以上。但有少数患者的血片中可以找不到或仅有极少数这种原始细胞。这种病例习惯上称为非白血性或亚白血性白血病。

急性白血病细胞类型的鉴别用 Wright 染色有时是可能的，但有时很困难。Auer 小体只出现于急粒，较少见于急粒单和急单，如有发现可以排除急淋。急性早幼粒的细胞含有较多的粗大颗粒，分枝或柴捆样的 Auer 小体多见，故易于识别。分化较好的急单（M5b）型细胞形态有其特点，同时有较多幼单细胞出现。急淋中的 L1 及 L3 亦较易识别。但是除了这几种情况外，很多时候各型急性白血病的鉴别很难确定，必须用细胞化学染色等方法才能做出可靠的鉴定。

（二）骨髓象

骨髓中细胞量显著增加，主要是原始的白血病细胞大量增多。幼红细胞减少（红白血病例外），粒：红比例明显增高。巨核细胞常减少，除非 M7 型急性白血病。

（三）血液生化

血清尿酸浓度增高，尿内尿酸排泄量增加，在用细胞毒药物治疗时更甚。

（四）染色体

用现代高分辨的分带检验技术，在 $80\% \sim 85\%$ 患者中可以检出染色体组型异常。有一些组型异常具有特异性，例如：t(15,17) 只见于 M3；16 号染色体的结构异常最多见于 M4 嗜酸型及 M2；t(8;14) 出现于 B 细胞急淋。可是，某些型的染色体异常多种多样，缺乏特异性。染色体组型的分析有助于诊断和疗效监测。

四、诊断和鉴别诊断

诊断并不困难。血片检查通常可以明确诊断。骨髓检查使诊断更加明确。如果非白血病性或亚白血病性白血病，则必须有骨髓检查。由于各型白血病的治疗方法和预后不同，故急性白血病的诊断成立以后，必须进一步明确其类型。

有一些疾病的临床表现或血常规与急性白血病相类似，应注意鉴别。

（一）其他原因引起的口腔炎症

口腔炎为急性白血病常见的症状之一。如发生在病之早期尚未做出白血病的诊断时，每易误诊为其他原因引起的齿龈炎、急性扁桃体炎、咽峡炎等。血液学检查可做出鉴别，但如考虑不周，往往漏诊。

（二）某些感染引起的白细胞增多或异常

传染性单核细胞增多症的血液中出现的异常细胞可被当做白血病细胞，但此病的异常细胞有多种形态为其特点，血清中嗜异性抗体效价逐渐上升，病程良性。百日咳、传染性淋巴细胞增多症、风疹和某些其他病毒感染时，血液中出现很多淋巴细胞，但无异常的细胞，且症状、病程各异，不可误诊为急淋白血病。

（三）原发性或药物性血小板减少性紫癜

这些疾病的贫血与出血的程度成比例，大多数为轻或中度，血液中没有原始细胞，骨髓中巨核细胞增多或正常，原始或幼稚白细胞不增多。

(四)其他原因引起的贫血

再生障碍性贫血或其他贫血易与非白血病或亚白血性白血病发生混淆。骨髓象检查可做出明确鉴别。

(五)风湿热

急性白血病可因关节痛、发热、贫血、鼻出血及心动过速等症状而误诊为风湿热,尤其在儿童中。血液及骨髓检查能迅速做出鉴别。

五、治疗

急性白血病的疗效近年已有较大提高,在适当的条件下,不少患者可以获得治愈。治疗措施包括几个方面:①化学治疗是当前主要的治疗措施,赖以引起白血病缓解,延长患者的生存时间;②支持疗法以保障化疗顺利进行,防止并发症;③髓外白血病的防治;④骨髓移植,这是当前将白血病完全治愈最有希望的措施。

(一)化学治疗

急性白血病的化疗可分缓解诱导和缓解后治疗两个阶段。缓解诱导的目的是迅速将白血病细胞尽量减少,使骨髓的造血功能恢复正常,达到完全缓解的标准。所谓完全缓解即白血病的症状、体征完全消失,血常规和骨髓象基本上恢复正常。急性白血病未治疗时体内的白血病细胞数估计在 $5 \times 10^{10} \sim 10^{13}$,经过治疗而达到缓解标准时体内仍有相当数量的白血病细胞,估计在 $10^8 \sim 10^9$ 或以下,且在髓外某些隐蔽之处仍有白血病细胞的浸润。因此,缓解开始后仍需采用巩固和强化化疗,持续较长时间,以便进一步消灭残存的白血病细胞,防止复发,延长缓解和生存时间,争取治愈。

有关化疗的具体措施,要注意和掌握下列几个问题:①抗白血病药物和化疗方案的选择;②用药剂量;③药物的毒性作用;④用药和停药时间。

多种药物的联合化疗所引起的缓解率常比单独一种药物引起的缓解率高。现今大多采用2~4 种药物的联合化疗。药物的剂量直接影响治疗结果。原则上应采用最大耐受量。一般说,剂量越大对白血病细胞的杀伤力越高,但同时其毒性越强。由于各个患者的病情不同,年龄不等,对药物的效应和毒性反应的大小不同,故对一般治疗方案中所介绍的剂量不必强求一致,而应根据各个患者的某些具体情况而随时加以适当调整。另一方面,用药剂量过小,虽然药物的毒性反应较轻,但对白血病细胞的疗效较差,结果缓解率较低,即使发生缓解,缓解时间也较短,复发后再治疗的效果较差。

如果患者未经治疗已有高热和严重的感染,宜先选用抗生素控制感染,待病情好转后再开始化疗。在每一个疗程结束后应有一段休息时间,一般为 2~3 周,以便骨髓内正常血细胞有再生、恢复的机会,同时也诱使本来处于休眠期(G_0)的白血病细胞进入增生循环,在下次化疗时更易被杀灭,因而提高疗效。

在化疗过程中必须经常观察病情和药物的毒副反应,定期检验血液,每一疗程结束后作骨髓复查,以此来指导下一步的治疗。

急淋白血病的化疗:最基本的诱导化疗方案是长春新碱加泼尼松(或泼尼松龙)(VP 方案)。在此基本方案中再加入门冬酰胺酶(VAP 方案)或柔红霉素(VDP 方案),儿童中的缓解率可达 95%,成人中 65%~75%。遇难治的病例,四种药可同时应用(VADP 方案),成人中缓解率可达 80％左右。

缓解开始后,可每日口服 6－巯基嘌呤,每周注射 1 次较大剂量的氨甲嘌呤,定期以 VAP 或 VDP 作强化治疗。对儿童患者需治疗 2～3 年。在缓解前或至晚缓解开始时须作 CNS 白血病预防性治疗,可以单纯鞘内注射氨甲嘌呤或氨甲嘌呤加阿糖胞苷,每月 1 次,共 1 年,或鞘内化疗加头颅放射治疗。这种治疗在儿童中治愈率可达 50％,在成人中缓解和生存时间可延长至 3～5 年以上,但治愈率不到 5％。

急非淋白血病的化疗:国外常用的标准诱导方案是 DA 方案。化解率 65％～70％。国内常用方案之一是 HOAP 方案,平均缓解率约为 60％。单独用小剂量阿糖胞苷缓解率为 20％～50％,缓解时间较短。此方案适宜老年患者、有明显感染或白细胞及(或)血小板计数很低的患者。小剂量阿糖胞苷在体外实验中有促使白细胞分化(成熟)的作用,但对骨髓有抑制作用。还可试用巨剂量阿糖胞苷($3g/m^2$ 每 12 小时 1 次,连续 4 次或 12 次),继之以 DNR 或 AMSA,可以进一步提高缓解率或使难治病例缓解。由于剂量大,毒性高,采用宜慎重,尤其不适宜于老年人。视黄酸(亦称维甲素)有促使分化的作用,能使急性早幼粒白血病发生缓解而无骨髓抑制作用,亦不发生 DIC,全反式者疗效更高,但缓解时间短。

缓解后治疗方法很不一致。如果采用原化疗方案继续治疗,缓解时间约为 1 年。如用巨剂量阿糖胞苷作强化治疗,缓解时间可延长至 16 个月至 3 年以上。

(二)支持治疗

1.感染的防治

严重感染是主要的死亡原因,故防治感染至为重要。病区中应设立"无菌"病房或区域以便将中性粒细胞计数极低或进行化疗时的患者隔离其中。要注意口腔、鼻腔和皮肤的清洁和灭菌。食物和食具应先灭菌。口服不易吸收的抗生素如庆大霉素、粘菌素和抗真菌药如制菌霉素、万古霉素等以杀灭或减少肠道的细菌和真菌。如果感染或发热已存在,应速作有关培养和胸部 X 线检查以明确感染所在部位和性质,并给予适当的抗生素治疗。在致病菌查明之前或有持续的发热至 38.5℃以上者,应即给予足量的广谱抗生素如氨苄西林、头孢霉素(如头孢替唑钠等)、左氧氟沙星等。对感染难以控制而中性粒细胞又很少的患者,如有条件可用血细胞分离机分离出正常人或慢粒白血病(化疗前)的白细胞,输给患者,则抗感染的效果较好,但每天需输注粒细胞 $1×10^{10}$ 或更多,连续 4 天。

2.出血的防治

如果血小板计数过低而引起出血,输注浓集的血小板悬液是最有效的止血措施,要求血小板计数能维持在至少 $30×10^9$L 以上。如果出血系 DIC 所引起,则需给予适当的抗凝治疗。

3.贫血的治疗

如贫血严重,常需输血。最好给予浓集的红细胞;如同时有出血,亦可给予新鲜全血。

4.尿酸肾病的防治

患者白血病细胞总数即多,破坏亦多,血清尿酸及尿中尿酸浓度均高,化疗时尤甚,可产生尿酸肾结石,如果阻塞肾小管,可发生尿酸肾病,发生少尿或无尿和急性肾衰竭。故对患者要注意尿量,检验尿沉渣和测定血尿酸浓度。要告诉患者多饮水。进行化疗时可同时给予别嘌呤醇每日 3 次,每次 100mg,以抑制尿酸的合成。如果发生少尿或无尿,必须迅速采取处理急性肾衰竭的措施。

(三)髓外白血病的防治

脑膜或 CNS 白血病的治疗前面已经提到。睾丸白血病需采用放射治疗。即使只有一侧睾丸肿大,亦需采用两侧放射。

(四)骨髓移植

骨髓移植获得成功可望获得完全治愈。这一治疗方法的原理是先用全身放射和强烈的免疫抑制剂尽量杀灭患者体内的所有的白血病细胞,同时充分抑制患者的免疫功能,接着移植正常人的骨髓(造血干细胞)。正常骨髓可采自遗传上完全相同的单卵孪生子(同基因骨髓移植),但这种机会极少。通常采用 HLA 相合的亲兄弟姊妹的骨髓(异基因骨髓移植)。做骨髓移植的患者只限于年龄在 35 岁以下者,最大不超过 40 岁。进行移植的时间最好在第一次完全缓解时,除非是低危的急淋儿童。40%～60%患者可望获得长期生存或治愈。骨髓移植失败的原因有严重的感染或出血,移植物被排斥,移植成功后发生移植物抗宿主病(GVHD),少数患者以后可以复发。由于受到骨髓来源困难、患者的年龄、GVHD 的危险性、技术条件要求高以及高昂的治疗费用等限制,骨髓移植目前尚难广泛开展。近年来正在临床试用自体骨髓移植。不论事先是否将抽出的骨髓作清除白血病细胞的处理,结果都能使部分患者的缓解时间和生存时间明显延长。

六、预后

未经治疗者平均生存时间仅 3 个月左右,但经现代化疗治疗者,疾病可发生缓解,生存时间明显延长,甚至长期生存或治愈。

七、护理

(一)病情观察

询问患者有无恶心、呕吐及进食情况,疲乏无力感有无改善。观察体温、脉搏、口腔、鼻腔、皮肤有无出血,血常规、骨髓变化,记录出入量。

(二)保证休息、活动和睡眠

根据患者的体力,活动与休息可以交替进行,以休息为主,静点后可下床活动 10～15 分钟,卧床休息 30 分钟再下床活动,患者若无不适,可以每天室内下床活动 3～4 次,以后逐渐增加活动时间或活动次数。每天睡眠 7～9 小时。

(三)饮食护理

需要高蛋白、高维生素、高热量饮食。向患者、家属说明化疗期间需保证足够营养,可帮助化疗顺利进行。让家属带给患者平日喜欢的饭菜和水果,对恶心、呕吐者,应在停止呕吐后指导患者进行深呼吸和有意识吞咽,以减轻恶心症状,可少量多次进食,并可遵医嘱给予止呕吐药。同时保证每天饮水量。

(四)化疗不良反应的护理

1.局部反应

某些化疗药,可引起静脉炎,药物注射速度要慢,在静脉注射后要用生理盐水冲洗静脉,以减轻其刺激。若发生静脉炎需及时使用普鲁卡因局部封闭,或冷敷、休息数天直至静脉炎痊愈,否则可造成静脉封闭。静脉注射时,注意轮换血管使用。药物外漏皮下可引起局部组织的炎症甚至坏死,处理同静脉炎。

2.骨髓抑制

抗白血病药物在杀伤白血病细胞的同时也会损害正常细胞,在化疗中必须定期检查血常规、骨髓象,以便观察疗效及骨髓受抑制情况。

3.胃肠道反应

某些化疗药物可以引起恶心、呕吐、食欲缺乏等反应。化疗期间患者饮食要清淡、易消化和富有营养,必要时可用止吐镇静剂。

4.预防感染

保持病房清洁卫生,定期开窗通风和紫外线消毒,保持口腔卫生,女性患者应注意会阴部卫生,合理应用抗生素,高蛋白、高维生素、高热量饮食。

5.输血或输血浆护理

患者全血减少或贫血明显者,遵医嘱输血或血浆,以恢复抵抗力及体力。

第七节　慢性粒细胞白血病

慢性粒细胞白血病是造血系统的一种恶性疾病,其特点是周围血常规和外周血中主要为已成熟的和幼稚阶段的粒细胞,其自然病程一般为几年。

一、病因和发病机制

同急性粒细胞白血病。

二、临床表现

慢性粒细胞白血病患者年龄在 30～40 岁者居多,20 岁以下者罕见。本病的自然病程可分为慢性期和急性期两个明显的不同期。

起病大多缓慢。早期可没任何症状,有一些患者为了其他原因检验血液时才发现血常规不正常,此时脾脏可能已明显肿大。最早出现的自觉症状往往是乏力、低热、多汗或盗汗、体重减轻等代谢亢进的表现。脾大可引起左季肋后或左上腹沉重不适、食后饱胀的感觉。由于进展缓慢,就医时往往已发病数月之久。较少见的症状有背痛或四肢痛,因脾脏梗死而引起左上腹或左下胸剧痛。晚期当血小板减少时皮肤、齿龈易出血。女性可有月经量过多。

体检时可见皮肤及黏膜中度苍白。最突出的体征是脾大,一般患者初次就诊时常常已达到脐平面上下,坚实,无压痛,但如有新近发生的脾梗阻则有明显的局部压痛,并可听到摩擦音。肝也常有中度肿大。浅表淋巴结常不肿大。胸骨下部常有轻至中度的压痛。晚期可出现皮肤或黏膜瘀点。眼底可出现静脉充血和白心的瘀点。眼眶、头颅以及乳房和其他软组织可出现无痛性肿块(绿色瘤)。

经过治疗上述慢性期的表现可得到控制,但于起病后 1～4 年约 70% 患者可发生病变变异,出现急变的表现。

三、实验室检查

(一)血液

初次就诊时的白细胞计数大多在$(200\sim400)\times10^9/L$,最高可达$(600\sim1000)\times10^9/L$,早期无症状的患者大多在$50\times10^9/L$以下,血片中可见各发育阶段的粒系细胞,因此很像骨髓象。原粒细胞一般为$1\%\sim3\%$,早幼粒加原粒细胞最多不超过10%,中幼和晚幼粒细胞数量较多,中性分叶核粒细胞绝对数虽增多,但由于幼稚粒细胞大量存在,其百分数低于正常,嗜酸及嗜碱性粒细胞百分数和绝对值均增高,并与预后有关。淋巴及单核细胞百分数明显降低。细胞化学染色显示中性粒细胞的碱性磷酸酶(NAP)活性显著降低或完全呈阴性,但经有效的治疗后仍能上升至正常,复发时又下降。在病之早期,红细胞计数和血红蛋白可有轻度至中度减少,逐渐加重。血片中可出现少数有核红细胞。血小板计数早期大多正常,约$1/3$病例增高,晚期常减少。

(二)骨髓

骨髓中有核细胞量显著增多,其中主要的细胞为晚幼及中幼粒细胞,其次为早幼粒、带状核和中性分叶核细胞,嗜酸和嗜碱粒细胞也增多,原粒细胞至多不超过10%。红系细胞减少。粒:红比例增至$(10\sim50):1$。巨核细胞增多或正常,晚期减少。偶尔可出现状似Gaucher细胞的吞噬细胞,这大概与大量白细胞破坏后细胞内的脂类物质被吞噬有关。晚期骨髓内纤维组织增多。

(三)染色体

约90%以上的患者的粒细胞中有一种异常染色体,称为Ph^1染色体$-t(9;22)(q34;q11)$。这种异常也存在于幼稚红细胞和巨核细胞,但不存在于淋巴细胞成纤维细胞。Ph^1染色体不因治疗而消失,在缓解和复发时均有存在。当发生急变时还可出现一些其他的染色体异常。Ph^1染色体阴性的患者预后比阳性者差,其生存时间常常少于1年。

(四)血液生化

血清维生素B_{12}浓度及维生素B_{12}的结合力均显著增高为本病的特点之一,增高的幅度与白细胞增多程度成正比。增高的原因是大量正常的和白血病性粒细胞产生了过多的运输维生素B_{12}的转钴蛋白I。血清尿酸浓度可以增高,尤其是在化疗时。

四、诊断和鉴别诊断

凡遇到发生时间较短的巨脾,并有贫血、乏力、多汗等症状的患者,均应考虑慢粒白血病的可能。诊断应无困难,因血液学的异常发现很独特。检验NAP反应有助于进一步的肯定诊断。Ph^1染色体可认为是慢粒的特异性诊断依据,不过,因约10%病例无此发现,故如不能发现有Ph^1染色体可认为并不能排除慢粒的诊断。

慢粒须与下列各种情况做出鉴别诊断。

其他原因引起的脾大在未做白细胞计数和分类计数时,慢粒可因脾大而与肝硬化、晚期血吸虫病、黑热病等相混淆。

类白血病反应类白血病反应大多发生于细菌感染、炎症、急性溶血、恶性肿瘤等病症,故尚有这些病症的各种临床表现同时存在。在白细胞计数大多在$(50\sim100)\times10^9/L$以下,罕见超过$(100\sim150)\times10^9/L$者。中性粒细胞常有中毒颗粒和空泡,嗜酸和嗜碱粒细胞不增多。类白血病反应可发生在各种年龄的患者,而慢粒在儿童中极少见。主要鉴别要点是类白血病反应的 NAP 反应强阳性,染色体组型分析无 Ph^1 染色体。

骨髓纤维化症慢粒尤其是晚期与骨髓纤维化的早期容易混淆。两者均有明显的脾大、消瘦、多汗,血液中性粒细胞增多,并出现晚幼粒细胞和中幼粒细胞及有核红细胞,但骨髓纤维化症的白细胞计数比慢粒低,大多不超过 $30 \times 10^9/L$,血液中幼稚粒细胞百分数较低,NAP 反应大多增高,红细胞异形较明显,泪滴形红细胞较多;骨髓活检示纤维组织增生较明显;Ph^1 染色体阴性;病程较长。这些特点均有助于做出鉴别诊断。。

四、疾病变态

慢粒白血病至晚期细胞分化越来越差,原来治疗有效的药物疗效越来越差。这一转变期称为疾病变态。这种情况的发生是逐渐发展的。约 70% 患者于慢粒诊断成立后 1～4 年间,平均 40 个月,先是出现倦怠、乏力、盗汗、背痛、体重减轻、胸骨压痛,脾脏增大迅速,有原因不明的发热,贫血加重,血小板减少,嗜碱粒细胞增多,但血液中原始细胞不明显增加。这一阶段称为加速期,可以持续数月,甚至 1～2 年,然后出现急性白血病的血常规、骨髓象和临床表现,称为急变期或原红细胞转变期。此时,血液中原细胞增多至 30%～80%,早幼、中幼、晚幼和成熟粒细胞变得很少。原细胞形态大多符合原粒细胞,但有约 20% 病例的原细胞符合原淋细胞,并含有末端脱氧核苷酰转移酶(TdT,高浓度的 TdT 存在于急淋白血病细胞)。贫血和血小板减少更加严重。治疗效果较差。患者大多于急变出现后 2～6 个月内死亡,主要死亡的原因为感染、出血或衰竭。

五、治疗

白细胞计数在 $100 \times 10^9/L$ 以下者不需要立刻治疗;超过 $200 \times 10^9/L$ 者均需采取积极治疗措施。当前以采取细胞毒药物作化疗为主。

(一)化疗

有效的药物有白消安、羟基脲、二溴甘露醇、氮芥类药物如环磷酰胺、苯丙酸氮芥、嘧啶苯芥等、6-巯基嘌呤以及我国从中药青黛中提取的靛玉红等。其中以白消安为首先药物,其次为羟基脲。

1.白消安

缓解率在 95% 以上,服用方便为此药的优点。始用剂量为每日 4～8mg,口服。3 周左右时白细胞计数开始下降,可逐渐适当减少剂量。当白细胞数降至 $20 \times 10^9/L$ 时,宜暂停用药,待计数稳定后再以小剂量维持白细胞数于 $(7～12) \times 10^9/L$ 间。一般维持剂量为每 1～3 天给药 2mg,连续 2～3 个月。慢粒缓解时 NAP 可以上升至正常,但 Ph^1 染色体不消失。白消安的毒不良反应主要是骨髓抑制,特别是血小板减少,个别患者虽然用药剂量不大也会发生全血细胞减少,恢复较慢。长期服用此药可引起肺纤维化、皮肤色素沉着、状似慢性肾上腺皮质功能减退的症状、精液缺乏或停经。

2.羟基脲

始用剂量为每日 3g,口服。用药后白细胞下降很快;当降至 $20 \times 10^9/L$ 左右时,将剂量减少一半;降至 $10 \times 10^9/L$ 时,将剂量再减少。维持剂量每日 0.5～1.0g。一般不完全停药,因停药后白细胞计数很快上升。此药的优点是:①作用快;②如果白细胞数下降过多,停药后能很快上升;③不良反应少。缺点是经常需验血以指导治疗,经常需要维持治疗,不像白消安治疗后有一段"缓解"的时间,因此对患者较不方便。

3.其他药物

近年来试用 α 干扰素对慢粒亦有效,且能暂时抑制 Ph^1 阳性细胞的生成,但不良反应较多。

(二)放射治疗

以 X 线作脾区深部放射是治疗慢粒的标准方法,现在多采用放射性(P)的内放射治疗,这些放射疗法控制血液和临床表现都很有效。但由于各自的缺点,自化疗药物问世以来,现已极少应用。

(三)其他治疗

1.白细胞除去术

化疗前如果白细胞数在 $500×10^9/L$ 以上,可先用血细胞分离机作白细胞除去术以迅速降低白细胞数,避免白细胞过多可能阻塞微血管而引起脑血管意外的危险。

2.别嘌呤醇

化疗开始时,特别是用羟基脲治疗时,宜同时加用别嘌呤醇(0.1g 每日 3 次)以防止细胞破坏过多而迅速引起尿酸肾病。

3.脾切除

脾切除不能防止急变的发生,也不能延长患者的生存时间。故现在已不采用。

4.骨髓移植

年龄不超过 45～50 岁在慢性期的患者,以亲兄弟姊妹 HLA 相同的异基因骨髓移植,移植成功者一般都能获得长期生存或治愈。

(四)慢粒急变的治疗

可按急性白血病的化疗方法治疗,但疗效较差。白血病细胞如是急粒型,可按急非淋治疗,但缓解率很低;如是急淋型,用长春新碱及泼尼松治疗或其他治疗急淋的化疗方案治疗,约 50% 患者可获得缓解,但缓解的时间很短。急变期作异基因骨髓移植的成功率很低,患者大多死于骨髓移植的并发症,即使获得暂时缓解,也很快复发。在慢性期预先抽取患者自己的骨髓做体外深低温保存,待急变时作自体骨髓移植,移植成功机会较大。这样引起的第二次慢性期只不超过 3 个月左右,生存时间约 6 个月左右。

六、预后

未经治疗者的中数生存时间约为 3.1 年。无论化疗或放疗,初次治疗的效果非常显著,症状、体征可完全消失,血常规、骨髓象恢复正常或接近正常,在发生急变之前体力的恢复和一般健康情况都很好,但是生命的延长不多,中数生存时间约为 3～4 年(范围 1～10 年),约 15% 可生存至 5 年或更长时间。Ph^1 染色体阴性的患者预后特别差。急变一旦发生后大多于几周至几月内死亡。骨髓移植成功后可明显延长患者的生命时间。

七、护理

(一)休息与活动

治疗期间要注意休息,尤其贫血较重的患者(血红蛋白 60g/L 以下),以休息为主,不可过劳。

(二)饮食

进食高蛋白、高维生素食品,如瘦肉、鸡、新鲜蔬菜及水果,每日饮水 1500mL 以上。

(三)症状的护理

定期洗澡,注意口腔卫生,少去人群多的地方,以预防感染。脾大显著者,易引起左上腹不适,可采取左侧卧位。

(四)药物的护理

遵医嘱给患者服用白消安(或羟基脲),定期复查血常规,以不断调整剂量、白消安可引起骨髓抑制、皮肤色素沉着、阳痿、停经。向患者说明药物的不良反应,使之与医护人员配合,坚持治疗。

(五)病情观察

注意观察患者有无不明原因的发热、骨痛、贫血、出血加重及脾脏迅速肿大,有变化时及时就诊,以便早期得到治疗。

(六)健康教育

1.慢性期缓解后患者的指导

帮助患者建立长期养病的生活方式,缓解后可以工作和学习,但不要过劳,要安排休息、锻炼、睡眠、饮食、按时服药、定期门诊复查,保持情绪稳定,家庭应给予患者精神、物质多方面的支持。出现贫血、出血加重、发热、脾脏增大时,要及时去医院检查,以防发生急变,

2.饮食指导

给患者及家属讲解饮食调理的重要性,由于患者体内白血病细胞数量较多,基础代谢增加,每天所需热量增加。因此,给患者提供高热量、高蛋白、高维生素的饮食,尽量给予患者易消化、易吸收、易于氧化分解的糖类食物以补充消耗的热量,防止体内蛋白质过度分解。

3.定期门诊复查

出现贫血加重、发热、脾大时,要及时去医院检查。

第八节　慢性淋巴细胞性白血病

慢性淋巴细胞性白血病是指骨髓和外周血中主要是成熟的小淋巴细胞,其自然病程一般为几年。在我国及东亚各民族地区都比较少见。而在欧美白人中发病率较高,约 $3/10^5$。起病时平均年龄为 60 岁,20 岁以下者罕见,男性发病率较高。

一、临床表现

很多患者在血常规上已发生明显改变可以做出临床诊断时,往往还没有症状和体征。最早出现的症状常常是乏力、疲倦、体力活动时气促。浅表淋巴结特别是颈淋巴结经常肿大,常首先引起患者的注意,晚期成串成堆,直径可达 2~3cm,无压痛,坚实,可移动。肠系膜或腹膜后淋巴结肿大可引起腹部或泌尿系统症状。脾轻至中度肿大,肝亦可肿大。

稍晚期出现食欲减退、消瘦、微热、盗汗、贫血等症状。约 10％或以上的患者可发生自体免疫性贫血,此时贫血较严重,并可出现黄疸。晚期可有皮肤紫癜和出血倾向,易发生感染,尤其是呼吸道感染,这与正常免疫球蛋白的产生减少有关,可成为死亡的直接原因。有些患者有皮肤瘙痒。

偶见白血病性皮肤浸润,表现为紫红或棕红色结节或皮肤增厚。全身皮肤可发红。扁桃体、唾液腺或泪腺可以肿大。

二、实验室检查

血液最突出的表现是小淋巴细胞增多。白细胞计数多在$(15\sim50)\times10^9$/L,少数可超过 100×10^9/L。早期,小淋巴细胞占白细胞的 65％～75％,晚期 90％～98％,其形态与正常的小淋巴细胞难以区别。中性粒细胞和其他正常的白细胞均显著减少。早期,贫血可以不存在或很轻微,以后逐渐加重。如果发生自体免疫溶血性贫血,则贫血可以很严重,网织红细胞计数增高,血片中出现大小不均、异形及多染性红细胞和有核红细胞,抗人球蛋白试验阳性,血清胆红素增高。晚期,血小板计数常减低。

骨髓淋巴细胞显著增多,而正常的粒系、红系细胞和巨核细胞均减少,晚期更加显著。发生溶血性贫血时幼红细胞增多。

免疫学异常约半数患者的血清丙种（γ）球蛋白减少,随着疾病的进展而加重。对疫苗刺激的抗体产生减少,但细胞免疫反应一般尚不减弱。大多数病例的恶性淋巴细胞表面有单克隆的 IgM 抗体。

三、临床分型

慢淋分期的目的是为了指导治疗和估计预后。目前通行的国际临床分型如下:

A 期血液中淋巴细胞≥15×10^9/L,骨髓中淋巴细胞≥40％。无贫血或血小板减少。淋巴结肿大少于 3 个区域(颈、腋下、腹股沟淋巴结不论一侧或两侧,脾、肝各为一个区域)

B 期血液和骨髓同上。淋巴结肿大累及 3 各或更多区域。

C 期血液和骨髓中淋巴结同上,但有贫血(血红蛋白,男性 110g/L,女性＜100g/L 或血小板减少(＜100×10^9/L)。淋巴结累及范围不计。

四、治疗

A 期患者不需要治疗,但应定期观察病情是否进展。B 期和 C 期患者均需治疗。

化学治疗苯丁酸氮芥是目前治疗慢淋的首选药物。始用剂量为每日 6～10mg 口服,1～2 周后减至每日 2～6mg。根据血常规变化随时调整剂量,以防白细胞数过低。B 期患者单独用苯丁酸氮芥治疗已足。但 C 期患者需同时加用泼尼松每日 10～20mg,由于剂量较小,可以较长期应用。环磷酰胺对慢淋的疗效也好,剂量为每日 50～100mg 口服。患者经化疗后大多能达到症状减轻,淋巴结和脾脏缩小,白细胞计数下降。但即使白细胞计数正常,血液和骨髓中淋巴细胞百分数仍高,血清 γ 球蛋白减少,淋巴结和脾脏轻度肿大常持续存在。停药后数周内即复发的患者需连续不断治疗。

放射治疗主要用于浅表或深部淋巴结肿大或脾大经上述化疗而效果不显著者。如有压迫或阻塞症状,亦需要局部放射治疗,效果较好。用 ^{60}Co 作全身照射也能在部分患者中引起缓解。不过现今临床上很少应用。现多采用 X 线三维适形放疗。

并发症的治疗如并发自体免疫溶血性贫血或血小板减少,应先采用糖皮质激素治疗,疗效尚佳;如疗效不显,则脾大较显著,则可考虑脾切除手术。手术后血液中淋巴细胞变化不大,但血红蛋白和血小板计数常能升高。

如有反复的感染或严重的感染,除用抗生素外,亦可给予 γ 球蛋白注射剂。

五、预后

病程长短不一,短者 1~2 年,长者 10 余年,平均 3~4 年。主要的死亡原因为骨髓功能衰竭引起的严重贫血、出血或感染,肺炎尤其多见。

六、护理

(一)休息与活动

治疗期间要注意休息,尤其贫血较重的患者(血红蛋白 60g/L 以下),以休息为主,不可过劳。

(二)饮食

进食高蛋白、高维生素易消化食品,食物要色、香、味俱全,增加患者的食欲,增强患者的体质,确保患者的放化疗能够水利进行,每日饮水 1500mL 以上。

(三)症状的护理

定期洗澡,注意口腔卫生,少去人群多的地方,以预防感染。脾大显著者,易引起左上腹不适,可采取左侧卧位。

(四)病情观察

注意观察患者有无不明原因的发热、骨痛、贫血、出血加重及脾脏迅速肿大,有变化时及时就诊,以便早期得到治疗。

(五)药物的护理

向患者解释药物的相关知识及不良反应,使患者对此有所心理准备。输注化疗药物时注意观察液路是否通畅,避免药物外渗及输注化疗药物后一定要用生理盐水冲洗输液血管,避免药物沉积在血管壁等而引起局部血管静脉炎的发生。

(六)心理护理

由于此病放化疗时患者会产生一些不适感,如恶心、呕吐等,使患者易烦躁不安,要及时给予心理护理,消除患者的不良情绪,使患者积极配合各种治疗。

第九节　淋巴瘤

淋巴瘤是一组起源于淋巴结或其他淋巴组织的恶性肿瘤,可分为霍奇金病(简称 HD)和非霍奇金淋巴瘤(简称 NHL)两大类。组织学可见淋巴细胞和(或)组织细胞的肿瘤性增生。临床以无痛性淋巴结肿大最为典型,肝脾也肿大,晚期有恶病质、发热及贫血。

一、病因和发病机制

淋巴瘤的病因和发病机制尚不清楚,病毒病因学说较受重视。在动物和组织培养中,导致淋巴瘤的病毒现已明确。鸡的 Rous 肉瘤病毒能引起家禽的淋巴瘤。在人类，Epstein—Barr（简称 EB）病毒，一种 DNA 疱疹病毒，已在好发于非洲儿童 Burkitt 淋巴瘤组织培养中分离获得。注射 EB 病毒可在白色棕毛狱中引起淋巴瘤。用荧光免疫法检查部分 HD 患者血清，也可发现高价抗 EB 病毒抗体。HD 患者淋巴结连续组织培养，在电镜下可见 EB 病毒颗粒。1976 年日本发现成人 T 细胞淋巴瘤/白血病（ATL），现已证实为 HTLV—2 抗原型。流行病调查发现 ATLV 抗原的抗体经常存在于 ATL 流行区健康成人血清中，这些人中也有已发生 ATL 者。

宿主的免疫功能决定对淋巴瘤的易感性。已发现遗传性或获得性免疫缺陷伴发淋巴瘤者较正常人为多；器官移植后长期应用免疫抑制剂者发生了恶性肿瘤，其中 1/3 为淋巴瘤。干燥综合征系免疫功能紊乱的疾病，其中淋巴瘤的发病数比一般人为高。

在免疫缺陷的情况下，反复感染、异体器官移植以及淋巴样细胞对宿主的抗原刺激等均引起淋巴组织的增生反应。由于 T 抑制细胞的缺失或功能障碍，淋巴细胞对抗原刺激的增生反应，缺少自动调节的反馈控制，因而出现无限制的增生，终于导致淋巴瘤。

二、病理和分类

淋巴瘤的典型淋巴结病理学特征有三：①正常滤泡性结构为大量异常的淋巴细胞和组织细胞所破坏；②被膜周围组织同样有上述大量细胞浸润；③被膜及被膜下窦也被破坏。

(一)霍奇金病

目前认为是一种独立的类型，以肿瘤组织中找到的里—斯（R—S）细胞为特征。组织学类型系根据病变组织内淋巴细胞和组织细胞的不同成分而定，目前仍较普遍采用 1966 年 Rye 会议的分类方案，该法简便，有利于指导诊疗工作。

上述各种类型以结节硬化型及混合细胞型最为常见，约占 40%。各型并非固定不变，尤其以淋巴细胞为主型，2/3 可向其他各型转化。仅结节硬化型较固定，认为系独特类型。

(二)非何杰淋巴瘤

1966 年 Rappaport 根据病理组织分布将 NHL 分为结节型和弥散型两大类。

该分类法易于掌握并能结合治疗和预后，曾为临床广泛采用。现代免疫学发展后，该分类法已不能适应要求。1975 年 Lukes 和 Collins 利用转化淋巴细胞标记及其在淋巴结内的定位，提出形态与功能相结合的免疫功能分类法。由于 T 细胞在形态与功能联系方面差异较大，所以该法上有误差。1982 年上海会议修订的 NHL 分类。国际专家组在美国根据细胞体积与分化程度将 NHL 按恶性程度分为低、中、高三类，也有临床参考价值。

三、临床表现

由于病变部位和范围不尽相同，临床表现很不一致。原发部位可在淋巴结，也可在结外的淋巴组织，例如扁桃体、鼻咽部、胃肠道、脾、骨骼和皮肤等。结外淋巴组织原发病变多见于 NHL。疾病播散方式有从原发部位向邻近淋巴结依次播散者如 HD，也有越过邻近而向远处淋巴结播散者，常见于 NHL。NHL 还可以多中心起源，所以一旦确诊，常已扩散全身。下面分别叙述 HD 和 NHL 主要临床表现。

(一)霍奇金病

多见于青年，儿童少见，首见症状常是无痛性的颈部或锁骨上的淋巴结肿大（占 60%～

80％），左多于右，其次为腋下淋巴结肿大。肿大的淋巴结可以活动，也可以相互粘连，融合成块，触诊有软骨样感觉。如果淋巴结压迫神经，可引起疼痛。少数患者仅有深部而无浅表淋巴结肿大。深部淋巴结肿大可引起邻近器官的压迫症等；腹膜后淋巴结肿大可压迫输尿管，引起肾盂积水；硬膜外肿块导致脊髓压迫症状等。

另外一些 HD 患者（30％～50％）以原因不明的持续性或周期性发热为主要起病症状。这类患者一般年龄较大，男性较多，病变较为弥散，常已有腹膜后淋巴结累及。发热后患者有盗汗、疲乏及消瘦等全身症状。周期性发热（Pel－Ebstein 热）约见于 1/6 患者。部分患者可有局部及全身皮肤瘙痒，多为年轻患者，特别是女性。全身瘙痒可为 HD 的唯一全身症状。

体检脾大并不多见（约占 10％左右），但这种患者的脾脏经病理检查，32％有病变。脾脏受累表明有血源传播。肝实质受侵可以起肿大和肝区疼痛，少数可发生黄疸。肝病变系从脾脏通过静脉播散而来，所以肝大较脾大为少。

HD 尚可侵犯全身各系统或器官：例如肺实质浸润、胸腔积液、骨髓浸润引起的骨痛、胸椎或腰椎破坏，以及脊髓压迫症状等。带状疱疹好发于 HD，占 5％～16％。

（二）非霍奇金淋巴瘤

可见于各种年龄组，但随年龄的增长而发病率增多。男性较女性为多。大多以无痛性颈部淋巴结肿大为首见表现，但较 HD 为少。分化不良性淋巴细胞型易侵犯纵隔。肿大的淋巴结也可引起相应的压迫症状。发热、消瘦、盗汗等全身症状仅见于 24％患者，大多为晚期或病变较弥散者。全身瘙痒很少见。除淋巴细胞良好型外，NHL 一般发展迅速，易发生远处扩散。

咽淋巴环病变通常占恶性肿瘤的 10％～15％，患者多伴有颈部淋巴结肿大。所以发生颈淋巴结累及时，必须对扁桃体、咽鼻部及纵隔进行检查。NHL 较 HD 更有结外侵犯倾向，尤其是弥散型组织细胞型淋巴瘤。结外累及以胃肠道、骨髓及中枢神经系统为多。NHL 累及胃肠道部位以小肠为多，其中半数以上为回肠，其次为胃，结肠很少受累。临床表现为腹痛、腹泻和腹块，症状可类似消化性溃疡、肠结核或脂肪泻等。个别因肠梗阻或大量肠出血施行手术而确诊。脾大仅见于较后期的病例。胸部 NHL 以肺门及纵隔受累最多，半数有肺部浸润或/和胸腔积液。尸解中近 1/3 可有心包及心脏受侵。中枢神经系统病变多在疾病进展期，约有 10％，以累及脑膜及脊髓为主。NHL 中骨髓累及者 1/3～2/3，与肿瘤类型有关。骨骼损害也较 HD 为多。组织细胞型淋巴肉瘤可原发于骨骼，患者年龄较轻，多在长骨，主要是溶骨性。皮肤表现较 HD 为常见，多为特异性损害，如肿块、皮下结节、浸润性斑块、溃疡等。肾脏损害（约 10％）也较 HD 为多，常为双侧浸润，但不一定有临床表现。

四、实验室检查

（一）霍奇金病

1.血液

血常规变化较早，常有轻或中度的贫血，偶尔抗人球蛋白试验阳性。少数白细胞轻度或明显增多，伴有中性粒细胞增多。约 1/3 患者有嗜酸性粒细胞增多。晚期淋巴细胞减少。骨髓被肿瘤细胞广泛浸润或发生脾功能亢进时，可有全血细胞减少。

2.骨髓

大多为非特异性，如能找到里－斯细胞对诊断有帮助。里－斯细胞大小不一（20～

60μm），多数较大，形态极不规则，胞浆嗜双色性，核外形不规则，可呈"镜影"状，也可有多核或多叶，偶有单核，核染质粗细不等，核仁可达核的 1/3。结节硬化型 HD 中的里－斯细胞由于变形、浆浓缩，两细胞核之间似有空隙，称为腔隙型里－斯细胞。骨髓浸润大多由血源播散而来，骨髓穿刺涂片阳性率仅为 3％，但活检法可提高至 9％～22％，用以探查骨髓播散，意义较大。

3.免疫学检查

用结核菌素、淋巴细胞转化试验及玫瑰花瓣形成试验均可提示 T 淋巴细胞功能异常，而 B 淋巴细胞功能不受影响，

4.其他检查

当疾病活动期，患者有血沉加速，血清中 α，球蛋白、结合球蛋白及血清铜增高。血清碱性磷酸酶和血钙升高，提示骨髓受累。

（二）非霍奇金淋巴瘤

1.血液和骨髓

白细胞数多正常，伴有淋巴细胞增多和相对增多。NHL 血源播散较早，约占 20％的淋巴细胞性淋巴瘤在晚期并发白血病，此时血常规酷似急性淋巴细胞白血病。约 5％的组织细胞性淋巴瘤晚期也可发生急性组织细胞或单核细胞白血病。

2.免疫学检查

患者可并发抗人球蛋白试验阳性溶血性贫血。少数弥散型淋巴瘤患者可出现单克隆 IgG 或 IgM。

五、诊断和鉴别诊断

对慢性、进行性、无痛性淋巴结肿大要考虑本病的可能，应作淋巴结穿刺物涂片、淋巴结印片和病理切片检查。当有皮肤损害时，可做皮肤活检及印片。如果有血细胞减少，血清碱性磷酸酶增高或有骨骼病变时，可做骨髓涂片及活检以寻找里－斯细胞或淋巴瘤细胞。据报道里－斯细胞偶见于传染性单核细胞增多症、结缔组织病及其他恶性肿瘤。因此在缺乏 HD 其他组织学改变时，单独见到里－斯细胞，不能确诊 HD。

淋巴瘤须与其他淋巴结肿大相鉴别。结核性淋巴结炎多局限于颈两侧，可彼此融合，与周围组织粘连，晚期由于软化、破溃而形成窦道。以发热为主要表现的淋巴结瘤，须和结核病、败血症、结缔组织病等鉴别。结外淋巴瘤须和相应器官的其他恶性肿瘤相鉴别。

诊断本病后再正确地确定病变范围，有利于制订合理治疗方案及估计预后。AnnArbor 分期法，主要用于 HD，其他淋巴瘤可参照应用：

Ⅰ期病变仅限于一个淋巴结区（Ⅰ）或单一的淋巴器官或部位外（IE）。

Ⅱ期病变累及横膈同一侧两个或更多的淋巴结区（Ⅱ），或局限性累及一个淋巴器官或部位外并同时伴有一或更多淋巴结区病变（Ⅱ$_E$），但都在横膈一侧。

Ⅲ期横膈上下都有淋巴结病变（Ⅲ），可以同时伴有脾累及（Ⅲ$_S$）。或同时伴有淋巴器官或部位外累及（Ⅲ$_E$）；或两者均存在（Ⅲ$_{SE}$）。

Ⅳ期弥散性后播散性累及一个或更多淋巴器官或组织（骨髓、肝、骨骼、肺、胸膜、胃肠道、皮肤、肾脏等），淋巴结累及可有可无（Ⅳ）。

所有各期又可按患者有无全身症状(主要指发热、盗汗及 6 个月内体重减轻 1/10 或更多)分为 A、B 两组,A 组无全身症状,B 组有全身症状。

为了做好病期划分,除对患者进行细致的病史询问和体格检查外,尚须作胸部 X 线片以除外纵隔、肺门淋巴结及肺部病变。对膈上Ⅰ或Ⅱ期患者而疑有腹膜后或盆腔淋巴结累及时可做下肢淋巴造影,正确率达 75% 以上。也可进行计算机 X 线断层摄影(CT)及 B 超波检查,对探查高位腹膜后淋巴结较淋巴造影更为有效。

六、治疗

由于放射法的合理应用和联合化疗的积极推广,淋巴结瘤的疗效已有较快提高,尤其 HD,大多早期病例都能经放射治疗而痊愈。NHL 的疗效虽较 HD 为差,但也有获得痊愈的早期患者。组织学类型和临床分期的确立对决定治疗方案和预后有密切关系。要争取首次治疗即获得完全缓解,对长期生存可创造有利条件。

(一)放射治疗

HD 的放射治疗已取得显著成就。^{60}Co 较为有效,但最好应用直线加速器。用高能射线大面积照射 HD 的ⅠA 至ⅢB 期的方法有扩大及全身淋巴结照射两种。扩大照射除照射被累及的淋巴结及肿瘤组织外,尚须包括附近可能侵及的淋巴结区,例如病变在横膈上采用斗篷式。横膈下倒"Y"字式照射。斗篷式照射部位包括两侧从乳突端至锁骨上下,腋下、肺门、纵隔以至横膈的淋巴结;要保护肱骨头、喉部及肺部免受照射。倒"Y"字式照射应包括从横膈下淋巴结至腹主动脉旁、盆腔及腹股沟淋巴结,同时照射脾区。剂量为 35~40Gy(3500~4000rad),3~4 周照射完毕。全身淋巴结照射即膈上为斗篷式并加照膈下倒"Y"字式。IA 及ⅠAHD 患者经上述放疗后 5 年存活率达 84%,半数以上可达 10 年;IB 及ⅡB5 年存活率也可在半数以上。Ⅲ期中临床分期与病理分期常不一致,以放疗加化疗为妥。在 HD 的各种类型中以结节硬化型的疗效较其他为好,儿童及女性患者也较为满意。

NHL 虽然对放疗也敏感,但复发率较高。所以全淋巴结照射作为根治性治疗仅适用于ⅠA 及ⅡA 而病理组织分型多属于淋巴细胞分化较好者。结节型对照射有效者,无病生存时间平均约 3.3 年而弥散型相应仅为 11 月。所以对病变发展迅速或范围广泛的病例应以化疗为主,局部小区域或再用姑息性放射治疗以控制肿块及巩固疗效。NHL 的原发病灶如在扁桃体、鼻咽部或原发于骨骼的组织细胞淋巴瘤,则局部放疗后可获得较为满意的长期缓解。

(二)化学治疗

适用证为:①不适于放射治疗者,或病变已达Ⅲ、Ⅳ期患者;②在紧急情况下需迅速解除压迫症状时,如脊髓压迫症、上腔静脉受压、气管受压窒息等;3 对于Ⅰ及Ⅱ期淋巴瘤患者可作为放疗的辅助疗法,如胸腔 HD 而纵隔病变巨大者。

自使用 MOPP 方案以来,晚期 HD 预后大有改观,初治者的完全缓解率有 65% 增至 85%。MOPP 缓解患者中 66% 可生存 5~10 年。MOPP 方案至少用 6 个疗程,或一直用至完全缓解,再额外加 2 疗程。对有明显全身症状者、骨髓累及、反复化疗史、属淋巴耗竭型及结节硬化型伴有纵隔累及者,MOPP 的疗效较差。对 MOPP 有耐药者可采用 ABVD,或在 MOPP 基础上加用博来霉素或阿霉素。

NHL 的化疗方法众多,疗效决定于组织亚型,而疾病分期不如 HD 重要。化疗指征可参考 HD 但病变广泛的Ⅱ期，应以放疗加辅助化疗为好。Ⅲ期及Ⅳ期虽属晚期但按 Rappaport 分类尚分为预后较好和预后不佳两大类：

预后较好者有结节型淋巴细胞性或混合细胞性、弥散性淋巴细胞分化良好型淋巴瘤；预后不佳者有组织细胞型、弥散性混合细胞型或淋巴细胞分化不良型淋巴瘤。对结节性淋巴瘤的治疗，至今尚无统一的治疗意见，除结节性混合型外，强烈化疗并未被证实可延长生存时间。

COP 方案是预后较好的 NHL 的常用联合化疗。对淋巴细胞性淋巴瘤的完全缓解率为 50%，对预后不佳的弥散性淋巴瘤，COP 可能有效，但以有阿霉素的联合化疗方案为好，例如 CHOP、BACOP 等。用 CHOP 的完全缓解率为 67%。BACOP 为 48%。CHOP 的应用，使 NHL 治疗有重要进展，无病生存时间大为提高，估计 30%～35%NHL 患者可被治愈。但是至今尚有 35%～60%NHL 患者虽经积极治疗，始终无法取得缓解。胃肠道、骨髓或中枢神经系统的累及，以及大块肿瘤病变（>8cm）均系不利的预后因素。此外应用于 NHL 者尚有 COMLA（环磷酰胺、长春新碱、大剂量氨甲蝶呤、甲酰四氢叶酸及阿糖胞苷；其中甲酰四氢叶酸用以解救氨甲蝶呤毒性）及 M－BACOD（氨甲蝶呤＋博来霉素＋阿糖胞苷＋环磷酰胺＋长春新碱＋地塞米松）。

由于局部放疗较手术切除更有缓解率，故目前手术仅限于活组织检查。

七、护理

（一）休息与活动

治疗期间要注意休息。

（二）饮食

进食高蛋白、高维生素食品，如瘦肉、鸡、新鲜蔬菜及水果，每日饮水 1500mL 以上。

（三）症状的护理

定期洗澡，注意口腔卫生，少去人群多的地方，以预防感染。

（四）药物的护理

向患者说明药物的不良反应，使患者对药物的不良反应有足够的思想准备，使之与医护人员配合，坚持治疗。

（五）病情观察

注意观察患者有无不明原因的发热、颈部及其他部位无痛性淋巴结的肿大、贫血等症状，有变化时及时就诊，以便早期得到治疗。

（六）健康教育

1.慢性期缓解后患者的指导

帮助患者建立长期养病的生活方式，缓解后可以工作和学习，但不要过劳，要安排休息、锻炼、睡眠、饮食、按时服药、定期门诊复查，保持情绪稳定，家庭应给予患者精神、物质多方面的支持。

2.饮食指导

给患者及家属讲解饮食调理的重要性，由于患者体内淋巴细胞数量较多，基础代谢增加，每天所需热量增加。因此，给患者提供高热量、高蛋白、高维生素的饮食，尽量给予患者易消化、易吸收、易于氧化分解的糖类食物以补充消耗的热量，防止体内蛋白质过度分解。

第十节　真性红细胞增多症

真性红细胞增多症为红细胞与血总容量的绝对增多,血液黏稠度增高;临床特征有皮肤红紫、肝脾大以及神经性症状。

一、临床表现

患者大多为中年或老年,男性多于女性。起病缓慢,可以病变若干年后才出现临床症状。有些偶然查血时才发现。临床表现的主要病理生理基础是血(红细胞)总容量增多,血液黏稠度增高,导致全身各脏器血流缓慢和淤血。早期可出现头疼、眩晕、疲乏、耳鸣、眼花、健忘等类似神经官能症症状。以后出现肢体麻木与刺痛、多汗、视力障碍、皮肤瘙痒及消化道溃疡症状。本病嗜碱性粒细胞增多,嗜碱颗粒富含组织胺,大量释放刺激胃腺壁细胞,可导致消化道溃疡;刺激皮肤有明显的瘙痒症。由于血管充血、内皮损伤,以及血小板 3 因子减少、血块回缩不良等原因,可有出血倾向。在血管性症状方面,约有半数病例有高血压。Gaisbock 综合征指本病合并高血压而脾脏不肿大。当血流显著缓慢尤其伴有血小板增多时,可有血栓形成、梗死或静脉炎。血栓形成常见于四肢、脑及冠状血管。严重的神经系统表现有瘫痪等由脑血管损伤所引起的症状。

患者皮肤和黏膜显著红紫,尤以面颊、唇、耳、鼻尖、颈部和四肢末端(指、趾及大小鱼际)为甚。眼结合膜显著充血。约 79.9%患者有肝大,部分系因充血所致,大多为轻度;后期可导致肝硬化,称 Mosse 综合征。87.8%患者有脾大,大多较明显,可发生脾梗阻,引起脾周围炎。

二、实验室检查

血液色深而稠,黏滞性为正常的 5～8 倍。同位素测定血总容量增多,其中主要为红细胞容量增多(男≥36mL/kg,女>32mg/kg,^{51}Cr 标记红细胞法)而血浆容量正常,红细胞计数大多为$(6\sim10)\times10^9$ L,血红蛋白可高达 160～240g/L。小细胞低色素性红细胞增多(由于缺铁)。网织红细胞计数大多正常,偶尔血中可有少数幼红细胞,约 3/4 患者有白细胞增多,大多数在$(10\sim30)\times10^9$ L,个别高达 50×10^9 L,核象左移,常有 1%～2%中幼及晚幼粒细胞可见。90.2%患者粒细胞碱性磷酸酶活性显著增高。2/5 病例中有血小板增多,多数在$(300\sim1000)\times10^9$ /L,有巨型和畸形。白细胞较血小板升高者多见。出、凝血时间正常。

骨髓各系造血细胞都显著增生,脂肪组织减少,巨核细胞增生较明显。粒与幼红细胞的比例下降。铁染色显示贮存铁减少。

血液生化多数患者的血尿酸增加。血清 γ－球蛋白可增多,α_2 球蛋白降低。约 2/3 患者有高组胺血和高组胺尿症。血清维生素 B_{12} 及维生素 B_{12} 结合力增加,血清铁降低。

三、鉴别诊断

本病主要诊断标准有:①红细胞容量增多;②血动脉血氧饱和度≥0.92;③脾大。如脾脏不肿大则须具备下列任何一条次要诊断依据:①白细胞增多;②血小板增多;③中性粒细胞碱性磷酸酶活性增高;④骨髓中红、粒、巨三系细胞过度增生。

本病须与相对性和继发性红细胞增多症相鉴别。相对性红细胞增多症是因血容量减少，血液浓缩而红细胞量并不增多；发生严重的脱水、大面积烧伤、慢性肾上腺皮质功能减退等。继发性红细胞增多症出现于慢性缺氧状态，例如高山居住、肺气肿等肺部疾病、发绀性先天性心脏病、肺源性心脏病、慢性风湿性心瓣膜病以及氧亲和力增高的异常血红蛋白病等；也可因肾囊肿、肾盂积水、肾动脉狭窄等，皮质醇增多症，各种肿瘤如肝癌、肺癌、小脑血管母细胞瘤、肾上腺样瘤、子宫平滑肌瘤等而引起。精神紧张或用肾上腺素后脾脏收缩所致的称为应激性红细胞增多症，患者伴有高血压而红细胞容量正常。

四、并发症

如无严重并发症，病程发展较缓慢，患者可生存 10～15 年以上。病程进展可分为三期：①红细胞及血红蛋白增多期，可持续数年；②骨髓纤维化期，此期血常规处于正常代偿阶段，可持续数年；③贫血期，即骨髓衰竭期，有巨脾、髓样化生和全血细胞减少，持续数月到两年，个别病例可演变为急性白血病。

并发症中以出血、血栓形成和栓塞最多见，常是病死原因。高尿酸血症可产生继发性痛风，肾结石及肾衰竭。

五、治疗

治疗目的是尽快使血容量及红细胞容量接近正常，抑制骨髓造血功能，从而缓解病情，减少并发症。

(一)静脉放血

可在短时间内使血容量降至正常，症状减轻，减少出血及血栓形成的机会。每隔 2～3 天放血 200～400mL。直至红细胞数在 6×10^{11} 以下，红细胞比容在 50% 以下。放血 1 次可维持疗效 1 个月以上。本法简便，可先采用，亦可作为轻症病例的唯一治疗。但放血后有引起红细胞和血小板反弹性增高的可能，宜加注意。对老年人及有心血管疾患者，放血要慎重，一次放血量不宜过多，间隔时间可稍延长

(二)放射性治疗

^{32}P 的 β 射线能抑制细胞核的分裂，使细胞数减低。初次口服或静脉注射剂量为 $11.1 \times 10^7 \sim 14.8 \times 10^7 Bq(3 \sim 4mCi)$，约 6 周后，红细胞开始下降，3～4 个月后接近正常，症状有所缓解，75%～80% 有效。如果 3 月后病情未见好转，可再给药 1 次，但 1 年内不得超过 $55.5 \times 10^7 Bq(15mCi)$。缓解时间可维持 2～3 年，个别病例达 8 年。复发时用 ^{32}P 治疗仍有效，但缓解时间短于初次治疗。^{32}P 可能有促使患者更易转化为白血病的危险。

(三)骨髓抑制剂

以烷化剂较为满意，有效率 80%～85%、环磷酰胺作用较快，缓解时间则以白消安及苯丁酸氮芥(瘤可宁)为长，疗效可持续 1～2 年，也有长达 6～7 年者。

六、护理

1.向患者讲解有关疾病的知识，使患者对本病的治疗有所了解，积极配合医师进行各项检查及治疗，减少并发症的发生，延缓患者的寿命。

2.嘱患者生活起居要规律，戒酒烟，保持心情舒畅，减少并发症的发生。

3.静脉放血治疗临时效果较显著，但有引起红细胞及血小板反跳增高的可能，因此对于有

老年人及有心血管疾患者,放血要慎重,1次放血量不宜过多,间隔时间可稍延长。

4.密切观察放化疗期间患者的疗效及不良反应,及时与医师沟通,以便及时调整用药剂量,提高患者的治疗效果。

第十一节　过敏性紫癜

过敏性紫癜是一种血管变态反应性出血性疾病。本病是机体对某种物质发生变态反应,引起广泛性小血管炎,使小动脉和毛细血管通透性和脆性增高,伴渗出性出血和水肿。皮肤和黏膜累及最多见,但也可发生于胃肠道、关节和肾脏。本病多为自限性疾病,也有反复发作或累及肾脏而经久不愈。

一、病因

(一)感染

细菌(β—溶血性链球菌、金黄色葡萄球菌、肺炎球菌、结核杆菌)、病毒(风疹、水痘、麻疹、流感)和肠道寄生虫等。

(二)食物

主要为机体对鱼、虾、蟹、蛋、牛奶等异性蛋白质发生过敏。

(三)药物

抗生素(青、链、红、氯霉素)、磺胺类、解热镇痛剂(水杨酸类、保泰松、安乃近)、镇静剂(苯巴比妥类、水合氯醛)等。

(四)其他

昆虫咬伤、植物花粉、预防接种等。

二、临床表现

本病以儿童和青少年较多见。起病方式不一,多数儿童和部分成人往往在发病前1~3周有上呼吸道感染史,并有全身不适、倦怠乏力、发热和食欲缺乏等前驱症状;继之出现皮肤紫癜,少数患者在紫癜出现前,先有关节痛、腹痛、腰痛或黑便、血尿等。这些病例早期容易误诊或漏诊。本病由于症状的多样性,通常根据病变累及部位所出现的临床表现,可分为五型。

(一)皮肤型

最常见。本病以真皮毛细血管和小动脉呈无菌性、坏死性血管炎。大多数以皮肤瘀点为主要表现,可伴有皮肤轻微瘙痒,小形荨麻疹或丘疹。瘀点在四肢和臀部,特别在下肢内侧为多见。瘀点大小不等、分布对称、反复发作、分批出现、颜色深浅不一。瘀点可融合成片,或略高出皮肤表面,呈出血性丘疹状,严重者可融合成大血泡,中心呈出血性坏死。瘀点和瘀斑可在数日内逐渐消退,但可反复出现。少数病例可伴发眼睑、口唇、手、足等处局限性血管性水肿。

(二)腹型(Henoch 紫癜)

主要变现为腹痛,常呈阵发性绞痛或持续性钝痛,可伴有呕吐、腹泻和便血。腹型病变是由浆液血性分泌物渗入肠壁,以致黏膜下出现水肿、出血,引起肠蠕动增加和肠痉挛,甚至发生肠套叠、肠段坏死。腹型若在紫癜前出现,易误诊为急腹症,甚至因误诊而施行腹部手术。

(三)关节型(Schonlein 紫癜)

以关节肿胀、疼痛为主,多发生于膝、踝、肘、腕等关节。关节腔可有积液和发热感,一般在数月内消退,积液吸收后不留后遗症,关节症状一般发生在皮肤紫癜之后,有时关节症状呈游走性,若发生在紫癜之前易误诊为风湿性关节炎。

(四)肾型

以儿童为多见。其特点为紫癜发生后 1 周,偶有延长至 7~8 周,出现蛋白尿和血尿,有时伴有管型尿和水肿。一般在数周内恢复,但易反复发作,迁延数月,且可发展成为慢性肾炎。轻者表现为局灶性轻型肾炎,严重者可有肾小球毛细血管灶性坏死或全肾受累,少数成为肾病综合征。也可发生尿毒症,唯少见。

(五)混合型和少见型

以上各型临床表现,可有不同程度同时存在者,称为混合型。其他如病变累及中枢神经系统,可有头痛、呕吐、惊厥、瘫痪和昏迷;累及呼吸道则有咯血、哮喘、胸膜炎、肺炎等表现。少数可有视神经萎缩、虹膜炎;或结膜、视网膜出血等。

三、实验室检查和诊断

白细胞计数在 $10×10^9$ L 左右,伴感染时可增高,有寄生虫者嗜酸性粒细胞增多。失血过多的可致贫血。血小板计数、出血时间和凝血时间均正常。有皮肤症状者结合阴性的出、凝血试验检查结果,诊断并不困难。如无皮肤症状者而仅有腹痛、关节痛、或水肿和尿改变,应仔细与急腹症、风湿病或肾炎等相鉴别。

四、防治和预后

尚无满意的治疗方法。

一般性治疗本病与变态反应有关,可试用抗组织胺药物如异丙嗪、苯海拉明或氯苯那敏等,唯疗效不一。

腹痛者以解痉剂如阿托品、东莨菪碱等治疗。脑部症状、水肿等可用高渗利尿剂。肾上腺皮质激素有抗过敏及改善毛细血管通透性,对腹型和关节型有较好的疗效;对肾脏病变的效果不明显,也不能预防肾炎并发症。皮质激素的剂量和疗程,视病情而定,一般需用 1~3 个月。肾型严重者可用免疫抑制剂治疗。

病因防治尽可能寻找病因或致病因素,防止再接触。消除病灶,驱除肠道寄生虫等。

本病预后一般良好,若无肠套叠、肠梗阻、中枢神经并发症或发展为慢性肾炎者,其病死率很低。

五、护理

1.嘱患者在一般感染后要及时治疗消除感染灶,防止过敏反应的发生。

2.禁吃鱼、虾、蟹等有可能引起过敏性疾病的食物,尽量少接触植物花粉等物质。

3.告知患者注意生活起居要规律,戒酒烟;根据天气及时添减衣服,预防感冒。

4.药物护理:向患者讲解有关抗组织胺类药物的不良反应,如可引起嗜睡,不能从事高空或驾驶等工作;激素类不可随意停药及减量,应按医嘱按时、按量服药,避免发生"反跳现象"等不良反应。

第十二节 特发性血小板减少性紫癜

特发性血小板减少性紫癜(ITP)是一种自体免疫性出血性综合征,或称自体免疫性血小板性紫癜,是血小板减少中最常见的疾病。根据临床分析,本病可分为急性型和慢性型,急性型多见于儿童,慢性型多见于成人。一般常将病情迁延半年以上而不愈或时常复发的病例,成为慢性型。

一、病因和发病机制

目前认为与免疫因素有关。

(一)抗血小板抗体

本病抗血小板抗体有两种形式,即血小板表面相关免疫球蛋白G(PAIgG)和结合于血小板的免疫球蛋白G(PBIgG)。PAIgG可能是真正的抗血小板抗体,是由病理性免疫所产生,结合于血小板膜的抗原部位,加速血小板在单核巨噬细胞系内被其吞噬和破坏。脾脏是抗血小板抗体产生的主要场所。体外培养证实本病患者脾脏中能产生大量IgG抗体。PAIgG属7S的γ-球蛋白,绝大多数慢性患者的抗体为IgG型,仅有少数为IgM型。血小板相关补体(PAC、、PAC)也有所增高。血小板和巨核细胞有共同的抗原性,抗血小板抗体可与自体或同种血小板相结合,也可与巨核细胞相结合,因而导致血小板的破坏,同时也影响巨核细胞对血小板的生成。

(二)血小板的破坏

本病的发病机制,在急性型可能是病毒抗原吸附于血小板表面,继之与抗体结合,或者是免疫复合物与血小板结合;慢性型则是抗血小板抗体作用于血小板相应的抗原、被抗体被覆的血小板大多在脾脏内破坏,小部分在肝脏内破坏。发病期间血小板生存的时间明显缩短,仅1~3天,急性型的血小板生存时间更短些;血小板的更新率约加速4~9倍。骨髓巨核细胞往往出现代偿性增生,表现为细胞数增多、成熟障碍、颗粒型巨核细胞和(或)幼稚型巨核细胞比例增高,血小板生成减少;同时也伴有血小板功能的改变。

(三)其他因素

慢性型患者多见于女性,以青春期后与绝经期前易发病,可能是雌激素抑制血小板生成及促进单核巨噬细胞对抗体被覆血小板的破坏有关。此外,毛细血管的脆性增高,也可以加重本病的出血症状。

二、临床表现

(一)起病

急性型以儿童为多见,大多数在起病前有上呼吸道感染或病毒感染史(风疹、水痘等),以往曾称为感染后血小板减少性紫癜。急性型起病急骤,发病时血小板明显减少。慢性型起病较隐袭,病程往往迁移半年以上,一般以青年和中年妇女为多见。

(二)出血症状

皮肤和黏膜出血为主要症状,病灶大多为大小不等,分布不均的瘀点和瘀斑,通常先出现于四肢,尤其是下肢为多,躯干次之、可有鼻盖、齿龈出血、口腔黏膜和眼结膜下出血。严重者可有消化道、泌尿道出血;女性患者可能单独以月经过多或子宫出血为主要表现。急性型出血程度较为严重,偶因视网膜出血失明,或因颅内出血而危及生命。大多数急性型患者半年以内好转。慢性型常反复发作,每次发作常持续数周或数月,甚至迁延数年;其中有部分患者经各种治疗,仍难以奏效,呈难治型。

(三)体征

本病际出血表现外,慢性型常有轻度脾大。因出血过多,病程持续过久,可出现贫血体征。

三、实验室检查

起病时血小板计数明显减少(急性型常低于 $20 \times 10^9/L$,血小板形态大多正常,偶有体积增大、颗粒减少、染色过深的改变。出血时间延长、血块回缩不良、束臂试验阳性、凝血常规检查正常。血小板生存时间明显缩短。

骨髓巨核细胞数增多或正常,多为未成熟型,胞浆少,颗粒也少,核较幼稚;血小板形成减少。急性型的改变更为显著。

血小板表面相关免疫球蛋白增高,其含量与病情的严重程度约呈负相关,检测的阳性率70%～100%。血小板功能也有异常。贫血程度与出血有关,白细胞计数正常或稍增高,嗜酸粒细胞可增多。

四、诊断和鉴别诊断

根据血小板减少,出血症状和骨髓象等特点,诊断并不难成立。由于血小板减少的病因较多,须排除继发性病因的可能。脾脏较大者,应考虑脾功能亢进所致的血小板减少;其他如再生障碍性贫血、急性白血病、血栓性血小板减少性紫癜、自体免疫溶血性贫血合并血小板减少(Evans综合征)等,均须结合临床表现、实验室检查和骨髓象变化,仔细鉴别。

五、治疗

血小板减少和出血症状严重者,应卧床休息,同时防止外伤和避免应用对血小板有不利影响的药物。

(一)肾上腺皮质激素

为本病的首选药物,对急性型和慢性型急性发作的出血症状,均有一定的临床效果,近期有效率可达70%～90%。停药后仍易复发。本病对各种肾上腺皮质激素制剂的疗效相近似,病情严重的可用氢化可的松或地塞米松,短期静脉注射。一般可用泼尼松每日 $1\sim1.5mg/kg$ 或 $30\sim60mg$,分次口服;肝功能较差或长期对泼尼松无效者,可改用泼尼松龙。复发时用糖皮质激素仍有效,剂量有时稍加大。糖皮质激素在妊娠初期不宜应用,必要时在中期应用,唯妊娠期糖皮质激素治疗易诱发子痫和精神症状。一般待出血症状改善,血小板数接近正常后,再经 $2\sim3$ 周,然后逐渐减量,通常需用小剂量的泼尼松(每日 $5\sim10mg$)维持 $4\sim6$ 个月;对于多次反复发作的病例,也可维持治疗 1 年左右。

达那唑(danazol)系杂环类固醇激素,每日 $400\sim600mg$,对难治性病例有半数获得 $2\sim6$ 个月的疗效。

(二)脾脏切除

脾脏切除可以减少血小板的破坏场所,仍是本病有效的治疗方法之一,但必须掌握其适应证:①糖皮质激素治疗 6 个月以上未见效;②糖皮质激素疗效较差,或减少剂量即易复发,或血小板计数仍在 $50×10L$ 以下;③对糖皮质激素有禁忌证者;④同位素标记血小板输入体内后,脾区放射指数较高,或脾与肝的比例增高。脾切除的有效率达 $70\%～90\%$,完全缓解者 $45\%～60\%$;但术后仍有复发的,故须注意下列情况:如出血较为严重、年龄小于 2 岁、心脏病不耐受手术及妊娠期等,不宜手术。

(三)免疫抑制剂法

对糖皮质激素和脾切除疗效很差或无效的难治型病例,可应用细胞毒免疫抑制剂治疗,通常可与糖皮质激素合用。常用的药物有:①长春新碱(静脉注射或静脉滴注 6～8 小时,每周 1 次,每次 2mg,第 3 周后减半剂量或延长间歇期);②环磷酰胺(每日 $100～150mg$,静脉注射或分次口服);③硫唑嘌呤(每日 $50～150mg$,分次口服)。免疫抑制剂的疗程 4～6 周,甚至数月,约有 50% 患者获得良效。上述药物的疗效无多大差别。长春新碱的作用稍快。

(四)其他疗法

对本病疗效较差的病例,采用大剂量免疫球蛋白,每日 $400mg/kg$,静脉注射,连续 5 天,可使急性型的血小板计数很快上升,疗效可稳定数日至数月;而对慢性病例多为暂时性疗效。临床上可用于严重出血、外科术前准备、妊娠或分娩的患者等,唯费用昂贵。血浆置换治疗适用于成人新发作的急性"ITP"病例,而慢性者可获得暂时疗效。

(五)支持疗法

血小板偏低而无出血症状者,可继续临床观察。抢救危重患者(如颅内出血),脾切除术前或术中,或血小板计数低于 $20×10^9/L$ 伴出血者,可酌情输注浓缩血小板悬液;一般不宜用于慢性型,以免产生同种抗血小板抗体而影响疗效。

六、护理

1.嘱患者注意冷暖,及时添减衣服。避免感冒而加重病情。

2.儿童患者要告知家长,注意孩子安全,避免儿童玩耍磕碰而引起局部淤血、瘀斑加重。

3.告知患者及家属遵医嘱按时服药,不得擅自减量或停药,以免影响治疗效果。

4.给予患者心理护理使其保持心情舒畅,使药物发挥最好的疗效。

5.对于须作脾脏切除的患者要及时向患者及家长讲解手术的必要性及治疗效果,使患者能够积极配合。

第十三节 输血和输液反应

输血是一种重要的治疗措施,以前通常采用新鲜血或血库短期保存的全血。现在随着血液分离技术的提高,多采用成分输血。所谓成分输血,即将全血中的不同成分,用物理或物理化学方法加以分离提纯,制成单独的血液制品,例如红细胞、粒细胞、血小板、血浆及其衍生物;针对所缺少的或不正常的血液成分予以补充或纠正。成分输血可以浓集所需要的补充成分,又可避免因输入不同成分而引起的不良反应或免疫反应,而且一血多用,节约血源。

一、适应证

(一)全血输血

全血输注主要用于各种原因引起的循环血容量不足,以防治休克。全血细胞减少症例如再生障碍性贫血或白血病等也可经输全血治疗。此外新生儿溶血症的换血治疗及体外循环等也可应用全血。

(二)成分输血

以下介绍各成分制备及临床适应证:

1.红细胞输注

以全血离心或自然沉淀后去除血浆而得的浓集红细胞;也可在上述浓集液中加入生理盐水、羟乙基淀粉及右旋糖酐,制成不同浓度的红细胞悬液(要求红细胞比积提高到70%以上)。浓集红细胞主要用于血容量正常的各种贫血患者。它既可以提高输红细胞效果又不增加受血者的心脏负荷,因而对伴有心功能不全的贫血患者,可防止心力衰竭的发生。

另有少白细胞的红细胞,即将上述浓集红细胞离心、尼龙纤维过滤和洗涤可以除去约95%白细胞和90%的血小板。少白细胞的红细胞用于反复输血而屡有发热反应者或已检出有白细胞或血小板抗体者。

洗涤红细胞:反复用生理盐水洗涤红细胞以去除大部分血浆及部分白细胞和血小板。这种红细胞的主要适应证是患者输入全血或血浆后屡次发生过敏反应,也适用于血液透析、器官移植、阵发性睡眠性血红蛋白尿患者。缺乏 IgA 患者因过去输血而对 IgA 致敏,已产生抗 IgA 抗体者,可以冰冻红细胞洗涤后输入以防过敏反应。

冰冻红细胞:应用冰冻剂(如甘油),在$-80℃$下可冰冻保存多年,适用于保存稀有血型或患者红细胞,以备自身输血之用。由于冰冻红细胞内极少保留粒细胞、淋巴细胞、血小板及血浆,因而也可适用于有粒细胞和血小板抗体者、器官移植者及对血浆有过敏者。

2.血小板输注

有 3 种血小板制品:①富血小板血浆,即用新鲜血浆经离心去除红细胞后获得;②浓集血小板,将富血小板血浆再经离心,以去除大部分血浆;③单采血小板,用血细胞分离机从单一供体中获得有效剂量的血小板制品。血小板输注适用于血小板显著减少者($<20×10^9/L$)或血小板功能缺陷而伴有明显出血者。一次大量库血输入发生严重出血者也可输注血小板。血小板的输注剂量成人应达 $1×10^{11}$kg 体重(约 1200mL 全血中分离出的血小板总量),连续 3~4天,效果较好。随机供者血小板,适用于初次或多次输注无不良反应者。患者反复输注血小板(一般需接受 20 个供者血小板后才发生免疫反应),因同种免疫而产生血小板抗体后,以后必须输注 HLA 相配的或经交叉试验无反应的单一供体者血小板,否则不但输注后疗效差,且有发热反应。

3.粒细胞输注

一般以离心法从常规鲜血中取得浓集粒细胞,但效果不佳。从配伍的 HLA 型的单一鲜血员中用红细胞分离机以单采形式获得,最为理想,输注粒细胞的指征为粒细胞缺乏症(粒细胞绝对值$<0.5×10^9/L$并伴有严重的感染,而短期内尚难用抗生素控制者。一次输注的粒细胞至少需 $1.0×10^{10}$,连续 4 天才有效。

4.血浆成分的输注

现应用的有：①新鲜冰冻血浆系采集 6 小时内分离血浆,以快速冷冻,具有全部血浆蛋白和凝血因子;②体液保存血浆系 4℃全血中分离出的血浆,用以补充血容量或蛋白质,纠正低血容量休克,但血浆中缺乏不稳定凝血因子;③冷沉淀物系从单一新鲜冰冻血浆在 4℃融化后的小量蛋白质沉淀物,含有Ⅷ因子活性,纤维蛋白原及一定量的因子Ⅻ。此外尚有因子Ⅷ浓缩物、凝血酶原复合物、清蛋白制剂及丙种球蛋白。

二、禁忌证

(一)全血输血

有严重输血反应史者,各种免疫性疾病引起的贫血,血液透析,同种器官移植,贫血伴有心力衰竭、酸中毒、高钾血症及慢性肾衰竭。

(二)成分输血

已发生同种免疫反应,如每次输血后有发热反应或血清中检出白细胞 HLA 抗体或抗血小板抗体,均为白细胞或血小板输注的禁忌证。

三、输血反应

输血反应轻重不一,有时危及生命,往往与技术误差或操作不严有关,是可以预防的。严格掌握适应证是避免输血反应的最有效措施。

(一)发热反应

少数受血者(约 2%)有输血后发热反应。常见的原因是多次受血后,患者血浆中产生抗白细胞抗体,作用于输入的白细胞而发生凝集反应,导致发热。妇女多次妊娠也可在血中出现白细胞同种凝集素。反复输血所产生的抗血小板抗体,也可导致输血反应,但一般程度较轻。

发热反应可在输血过程中,也可因输注过快而在输注后 15 分钟即发生。先是寒战,随后体温高达 38～41℃以上,多于 1～2 小时后逐渐缓解。个别有抽搐,低血压以至昏迷,全身麻醉时发热反应常不明显。具有抗白细胞抗体阳性的受血者,输入浓集粒细胞后除上述反应外,少数尚有呼吸困难、发绀及肺水肿等严重反应。

治疗应立即减慢输注速度或停止输血。给口服阿司匹林或抗组织胺药物,必要时肌内注射氯丙嗪或静脉滴注氢化可的松 200mg,均可明显减轻反应。如疑有粒细胞肺部浸润时应立即终止输血并两肺 X 线片观察。对有白细胞或血小板抗体的受血者可输入无白细胞或血小板的血液。

(二)过敏反应

过敏反应约占输血的 1%,多数发生在有过敏使者,由于受血者血液循环内有抗 IgA 抗体与输入血液内的 IgA 发生抗原抗体反应。抗 IgA 抗体发生在反复输血或多次妊娠者,反应较轻,大多数仅为荨麻疹发作;也可发生在有 IgA 缺陷的患者,临床表现较重。此两类抗体均系IgG,与补体结合。如果输入血中含某种抗原而受血者内有相应的 IgE、致敏的肥大细胞和嗜碱粒细胞,发生抗原抗体反应后可释放多种活性物质而引起过敏反应。

过敏反应大多发生在输血后期或即将结束时,一般为局限性或广泛性的皮肤瘙痒或荨麻疹,常在数小时后消退。较重者可发生平滑肌痉挛,表现为喉头痉挛、支气管哮喘、甚至血管神经性水肿、严重者发生过敏性休克。如果发生大片荨麻疹可给抗组织胺药物。反应严重者应立即停止输血,并皮下注射肾上腺素(1:1000,0.5~1mL)和肾上腺皮质激素。不得选用有过敏史的供血者。在采血前4小时供血者应禁食。有抗IgA抗体的受血者,可输注洗涤红细胞,以除去血浆中的IgA。

(三)溶血性反应

溶血反应仅占极少数,但有反复输血者发生率高。ABO天然血抗体属IgM型,易激活补体。如输入ABO血型不合可使红细胞在血管内迅速破坏。亚型间输血,例如受血者为AB,血中有A1抗体而供血者为A_1B型,也可发生溶血反应。Rh系统不合,例如Rh阴性者首次接受Rh阳性血后,可产生抗Rh抗体,如果重复输入Rh阳性血可产生溶血反应。抗Rh抗体作用较弱,多属于IgG,致敏红细胞在脾内被破吞噬,所以溶血反应常在输血后1~2小时才发生。但几天后由于抗体效价增高,也可发生血管内溶血,同时血管外溶血加重。阵发性睡眠性血红蛋白尿输血后发热,可能与输入的补体有关,补体可促使患者红细胞加速破坏。

溶血反应轻者有发热,短暂的血红蛋白尿或一过性轻度黄疸。有时仅见输血后贫血反趋严重。重者早期既有寒战、高热、随即腰痛、胸闷、气急、脉速以至血压下降、烦躁不安等溶血性休克症状,随后出现血红蛋白尿及黄疸。在全身麻醉状态下,手术时可见创面严重渗血,血压下降。1/3~1/2患者凝血功能障碍,可能系组织缺氧或播散性血管内凝血所致。休克后尚可发生少尿、尿闭以至急性肾衰竭。

对于溶血反应患者应立即重新检测供血者和受血者的血型以及重复交叉配合试验。详细核对受血者及供血者血型及血袋姓名记录,有无错误。溶血反应必须治疗及时,一旦疑有溶血反应,立即停止输血。抢救重点在抗休克,维持血液循环功能,保护肾脏。可输入右旋糖酐及血浆以纠正血容量,用多巴胺以升压。静脉注射大剂量地塞米松。在纠正血容量后可静脉注射25%甘露醇利尿。已发生肾衰竭或播散性血管内凝血者应作相应的处理。

(四)空气栓塞及输血后循环负荷过重

空气栓塞由于输血时输液管内空气没有排净,或换血前液体已输空,护士没有发现直接换上血液所致。循环负荷过重是由于大量快速输血,迅速增加血容量及心排血量,使心脏负荷加重而导致心力衰竭。对于原有心脏或肺部疾患、严重贫血、血浆蛋白过低或年迈体弱者,输血过程中更易出现心力衰竭和肺水肿。这是输血死亡的常见原因。

临床上最多见的是急性肺水肿,较少见的是缓慢起病的心力衰竭,伴有进行性气急及肺部湿啰音,持续12~24小时,有时可以并发支气管肺炎。应立即停止输血,取半卧位并供氧吸入,迅速静脉注射毛花苷C、呋塞米或皮下注射吗啡。必要时可从静脉放血,放血量应相当于输入量,但有低血压者,放血是禁忌的。预防在于掌握输血适应证,控制输入速度及血量。对有心肺疾患及老幼患者,输血量一次不宜超过300ml。严重贫血者输给浓集红细胞,可预防循环负荷过重。

(五)输血后出血倾向

见于大量输入贮存血。由于贮存血中血小板数减少,功能也不正常,血浆凝血因子含量明显减少。此外输血后溶血反应,大量红细胞破坏可释放促凝物质,引起播散性血管内凝血而导致出血。可输入成分血液以补充足量血小板和凝血因子。适量肾上腺皮质激素可改善血管壁功能。

(六)细菌污染血的输血反应

虽是少见的输血反应,但后果严重,可在几小时内休克死亡。血液多数被嗜冷的革兰阴性杆菌污染,革兰阳性细菌较少见。

含内毒素的产气大肠埃希菌或绿脓杆菌,即使输入少量,也可以引起严重的反应。受血者立即发生虚脱,剧烈寒战、高热、大汗和烦躁不安。继之有内毒素性休克症状,后期可并发肝或肺脓肿。若为革兰阳性细菌例如含外毒素的葡萄球菌,输入后反应不甚严重。患者有发热、头痛、怕冷、全身不适、四肢酸痛及消化不良症状,一般不出现休克征象。

应立即将袋内剩余血作细菌培养,并将血浆低层及细胞层分别作涂片染色检查细菌。立即停止输血,同时进行抗感染和抗休克抢救。保养液、采血和输血器必须严格灭菌,以预防细菌污染。有化脓性感染者不能献血。

(七)输血后疾病的传播

供血者的某些疾患可通过血液传播给受血者,主要是病毒性肝炎、艾滋病和疟疾等。

1.输血后肝炎

我国主要是乙型肝炎,其次是丙型肝炎,另外巨细胞病毒和 EB 等也都可能成为输血后乙型病毒肝炎的致病因子。在选择供血者时的条件必须严格,每次供血前均必须检查肝炎表面抗原。若 HbsAg 阳性者必须禁止供血。

2.艾滋病

输血和输入血浆凝血因子制品均可引起艾滋病,因此输血前必须进行 HIV 检测,避免因输血造成艾滋病的传播。

3.其他

梅毒、疟疾等疾病。

(八)其他不良反应

大量输血后(1 次或 1 天输入 1500mL 以上)可引起枸橼酸中毒,患者有低钙性手足搐搦及心律失常。因血浆钾离子浓度随库存日期而增加,输血后可发生血高钾症。处于免疫功能抑制的患者多次输血后,有可能导致移植物抗宿主反应,常在输血两周后,表现为红斑、肝大及全血细胞减少。此外长期反复输血可导致含铁血红素沉着。加压输血不慎可发生空气栓塞等。

四、护理

(一)发热反应的护理

可减慢输液速度或停止输液。同时针刺合谷、内关,或耳针神门、肾上腺等穴位,多可自行恢复。重者应立即停止输血,高热者给予物理降温,并根据医嘱给予抗过敏药物。要保留剩余血液及输液瓶等,做细菌培养查找反应原因。

(二)过敏反应

应立即停止输血,皮下注射 1‰肾上腺素 0.5~1mL,给予抗过敏药物,必要时氧气输入等,多次输血者为预防过敏可于输血前服抗过敏药物。

(三)溶血反应

血管内溶血时立即停止输血,给予氧气吸入,换输相容的血液,给予利尿剂,肾衰竭时作血液透析；血管外溶血时应查明原因，尽量避免再次输血。

(四)空气栓塞及循环负荷过重反应

空气栓塞时应立即使患者取左侧卧位，已使进入右心室的气体浮向其心尖部，避免阻塞肺动脉出口，经心脏跳动将空气混为泡沫，分次、小量进入肺动脉内，以免发生阻塞。严重时可通过中心静脉导管抽出空气；循环负荷过重反应时应立即停止输血，同时给予患者氧气吸入，并使氧气通过 50%～70%酒精的湿化瓶。因酒精有降低支气管肺泡内泡沫表面张力的作用，使泡沫破裂，从而改善肺泡的通气功能，以纠正缺氧状态。也可静脉注射酚妥拉明 5mg 或用阿托品、山莨菪碱代替，以扩张周围血管，减轻心脏负荷，缓解肺水肿。对病情许可者，可取坐位双腿下垂，以减少下肢静脉回流，从而减少回心血量，缓解肺水肿症状。重要的是预防为主，输血速度不可过快，尤其是对老年人、儿童及患有心脏病者。

(五)凝血机制紊乱

可以补给钙剂及凝血剂。短时间内输入大量库存血还可导致心肌功能降低及高血钾，亦可给钙剂预防，并应加强观察。

(六)严格筛查供血者的血液

供血者每次供血前必须进行相关的血液检查如 HIV、HbsAg 等，预防性血源性传染病的感染。

参考文献

[1]王姗姗.实用内科疾病诊治与护理[M].青岛:中国海洋大学出版社,2019.

[2]马忠金,邓志云,许迪,等.实用内科疾病的诊治与护理[M].石家庄:河北科学技术出版社,2013.

[3]王惠凌,尹娟,凌丽,等.实用内科疾病诊治与护理[M].上海:第二军医大学出版社,2011.

[4]张敬芝.内科疾病诊治与护理[M].北京:科学技术文献出版社,2020.

[5]甘晓雅.临床内科疾病的诊治与护理[M].北京:科学技术文献出版社,2020.

[6]张金梅,等.现代内科疾病诊治方法与护理要点[M].武汉:湖北科学技术出版社,2015.

[7]张强.内科临床常见疾病诊治与护理[M].新疆人民卫生出版社,2016.

[8]毕东敏,江军,赵艳利.临床内科疾病的诊治与护理[M].长春:吉林科学技术出版社,2015.

[9]刘海燕,谢善冰,王洪霞.内科临床疾病诊治与护理[M].长春:吉林科学技术出版社,2014.

[10]唐家琦.内科常见疾病的诊治与护理[M].哈尔滨:黑龙江科学技术出版社,2003.

[11]李双.临床常见疾病诊治与护理[M].长春:吉林科学技术出版社,2019.

[12]汤凤莲.临床内科诊治精要　下[M].长春:吉林科学技术出版社,2016.

[13]汤凤莲.临床内科诊治精要　上[M].长春:吉林科学技术出版社,2016.

[14]艾江,薛平.临床疾病诊治与护理[M].牡丹江:黑龙江朝鲜民族出版社,2011.

[15]薛洪璐,等.现代内科临床精要[M].长春:吉林科学技术出版社,2019.